PROGRAMA DE EDUCAÇÃO CONTINUADA EM PSIQUIATRIA (PEC-ABP)

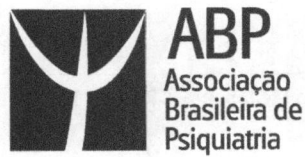

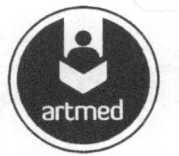

A Artmed é a editora oficial da ABP

Nota
A medicina é uma ciência em constante evolução. À medida que novas pesquisas e a própria experiência clínica ampliam o nosso conhecimento, são necessárias modificações na terapêutica, onde também se insere o uso de medicamentos. Os autores desta obra consultaram as fontes consideradas confiáveis, num esforço para oferecer informações completas e, geralmente, de acordo com os padrões aceitos à época da publicação. Entretanto, tendo em vista a possibilidade de falha humana ou de alterações nas ciências médicas, os leitores devem confirmar estas informações com outras fontes. Por exemplo, e em particular, os leitores são aconselhados a conferir a bula completa de qualquer medicamento que pretendam administrar, para se certificar de que a informação contida neste livro está correta e de que não houve alteração na dose recomendada nem nas precauções e contraindicações para o seu uso. Essa recomendação é particularmente importante em relação a medicamentos introduzidos recentemente no mercado farmacêutico ou raramente utilizados.

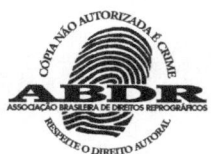
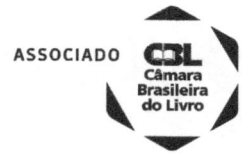

P964 Programa de Educação Continuada em Psiquiatria (PEC-ABP) : temas fundamentais / Organizadores, Antônio Geraldo da Silva, Antonio Egidio Nardi, Alexandre Paim Diaz. – Porto Alegre : Artmed, 2021.
xii, 328 p.; 25 cm.

ISBN 978-65-81335-18-2

1. Psiquiatria. I. Silva, Antônio Geraldo. II. Nardi, Antonio Egidio. III. Diaz, Alexandre Paim.

CDU 616.89

Catalogação na publicação: Karin Lorien Menoncin – CRB 10/2147

Antônio Geraldo da Silva
Antonio Egidio Nardi
Alexandre Paim Diaz
organizadores

PROGRAMA DE EDUCAÇÃO CONTINUADA EM PSIQUIATRIA (PEC-ABP)

Temas fundamentais

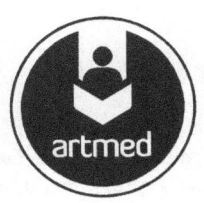

Porto Alegre
2021

© Grupo A Educação S.A., 2021.

Gerente editorial
Letícia Bispo de Lima

Colaboraram nesta edição

Coordenadora editorial
Cláudia Bittencourt

Capa
Paola Manica | Brand & Book

Preparação de originais
Antonio Augusto da Roza e Lisandra Cássia Pedruzzi Picon

Leitura final
Vitória Duarte Martinez

Projeto gráfico e editoração
TIPOS – Design editorial e fotografia

Reservados todos os direitos de publicação ao GRUPO A EDUCAÇÃO S.A.
(Artmed é um selo editorial do GRUPO A EDUCAÇÃO S.A.)
Av. Jerônimo de Ornelas, 670 – Santana
90040-340 – Porto Alegre – RS
Fone: (51) 3027-7000 Fax: (51) 3027-7070

SÃO PAULO
Rua Doutor Cesário Mota Jr., 63 – Vila Buarque
01221-020 – São Paulo – SP
Fone: (11) 3221-9033

SAC 0800 703-3444 – www.grupoa.com.br

É proibida a duplicação ou reprodução deste volume, no todo ou em parte, sob quaisquer formas ou por quaisquer meios (eletrônico, mecânico, gravação, fotocópia, distribuição na Web e outros), sem permissão expressa da Editora.

IMPRESSO NO BRASIL
PRINTED IN BRAZIL

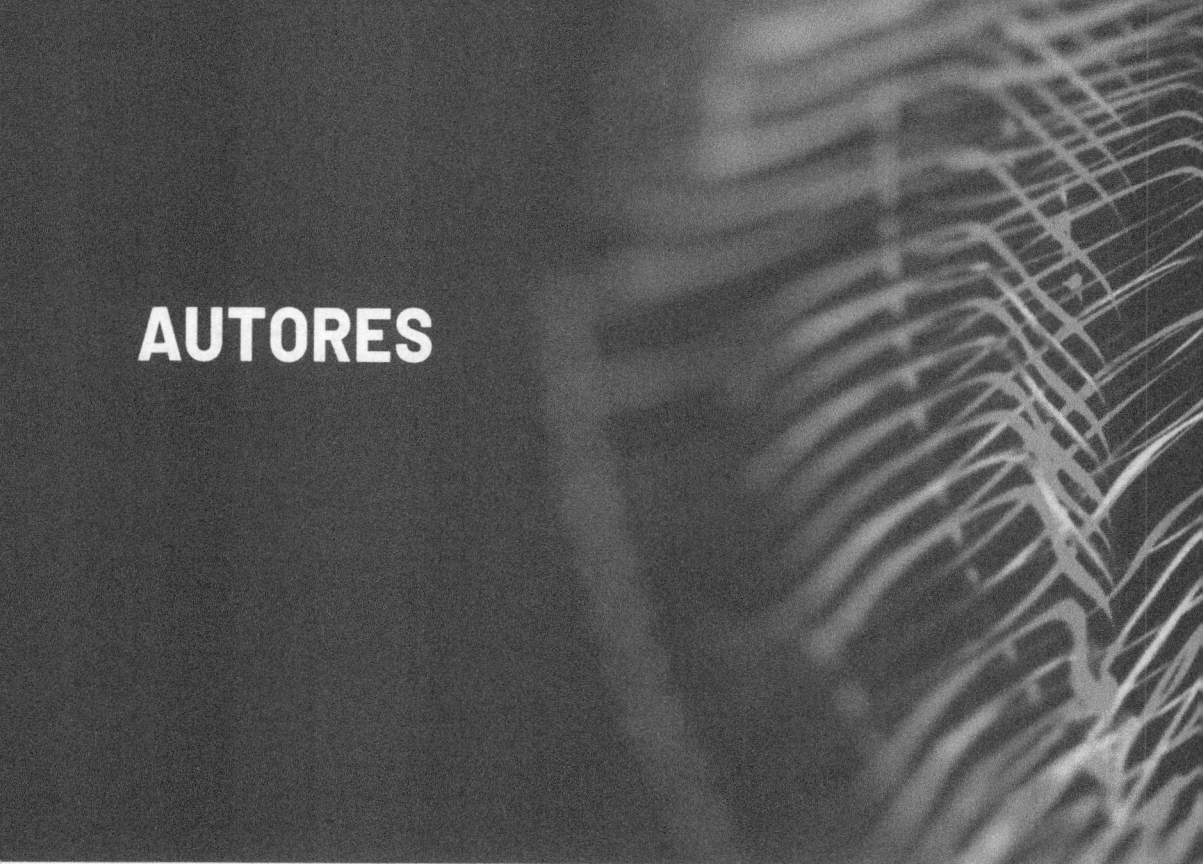

AUTORES

Antônio Geraldo da Silva
Presidente da Associação Brasileira de Psiquiatria (ABP). Presidente da Associação Psiquiátrica da América Latina (APAL). Doutoramento em Bioética pela Universidade do Porto, Portugal. *Associate editor for public affairs da BJP – Brazilian Journal of Psychiatry, review editor* da *Frontiers* e editor sênior da revista *Debates em Psiquiatria* (RDP). Psiquiatra e psiquiatra forense pela ABP/AMB/CFM.

Antonio Egidio Nardi
Psiquiatra. Professor titular de Psiquiatria da Faculdade de Medicina do Instituto de Psiquiatria (IPUB) da Universidade Federal do Rio de Janeiro (UFRJ). Editor-chefe do *Brazilian Journal of Psychiatry*. Membro titular da Academia Nacional de Medicina (ANM) e da Academia Brasileira de Ciências (ABC).

Alexandre Paim Diaz
Psiquiatra. Mestre e Doutor em Ciências Médicas pela Universidade Federal de Santa Catarina (UFSC). *Postdoctoral Research Fellow,* The University of Texas Health Science Center at Houston, Louis A. Faillace, MD, Department of Psychiatry and Behavioral Sciences, Houston, Texas, Estados Unidos.

Alcina Juliana Soares Barros
Psiquiatra. Psicoterapeuta de orientação analítica pelo Centro de Estudos Luís Guedes (CELG), Hospital de Clínicas de Porto Alegre (HCPA). Especialista em Psiquiatria Forense pela ABP e pela Universidade Federal de Ciências da Saúde de Porto Alegre (UFCSPA). Doutora em Psiquiatria e Ciências do Comportamento pela Universidade Federal do Rio Grande do Sul (UFRGS). Membro da American Academy of Psychiatry and the Law.

Alexandre Martins Valença
Psiquiatra. Professor associado da Universidade Federal Fluminense (UFF). Médico do IPUB/UFRJ e da Coordenação de Programas de Saúde do Trabalhador (CPST-UFRJ). Especialista em Psiquiatria pela Universidade Federal de Pernambuco (UFPE). Mestre e Doutor em Psiquiatria pela UFRJ.

Analice Gigliotti
Psiquiatra. Professora da Escola Médica de Pós-graduação da Pontifícia Universidade Católica do Rio de Janeiro (PUC-Rio). Chefe do Setor de Dependências Químicas e Comportamentais da Santa Casa de Misericórdia do Rio de Janeiro. Especialista em Dependência Química pela Universidade Federal de São Paulo (Unifesp). Mestra em Psiquiatria pela Unifesp.

Bruno Palazzo Nazar
Psiquiatra. Professor de Psiquiatria do Programa de Pós-graduação em Psiquiatria e Saúde Mental do IPUB/UFRJ. Pesquisador visitante sênior do King's College London, Inglaterra. Mestre e Doutor em Psiquiatria pela UFRJ.

Camila Seixas
Psicóloga cognitivo-comportamental, terapeuta clínica e supervisora. Professora do Centro Universitário UniRuy Wyden. Especialista em Saúde Mental pela Universidade do Estado da Bahia (UNEB) e em Terapia Cognitivo-comportamental pela Universidade Federal da Bahia (UFBA). Mestra e Doutora em Ciências da Saúde pela UFBA.

Daniel Segenreich
Psiquiatra. Professor da Faculdade de Medicina de Petrópolis (FMP/FASE). Vice-presidente da Associação Brasileira do Déficit de Atenção (ABDA). Especialista em Déficit de Atenção pelo Grupo de Estudos de Déficit de Atenção (GEDA), UFRJ. Mestre e Doutor em Psiquiatria pelo IPUB/UFRJ.

Daniela Ladeira Reis
Psicóloga e supervisora clínica. Especialista em Terapia cognitivo-comportamental. Mestre em Família na Sociedade Contemporânea pela Universidade Católica do Salvador (UCSAL). Doutora em Processos Interativos dos Órgãos e Sistemas pela UFBA. Membro da diretoria e fundadora da Associação de Terapias Cognitivas da Bahia (ATC-BA).

Diogo Telles Correia
Psiquiatra. Professor associado com agregação da Faculdade de Medicina da Universidade de Lisboa, Clínica Universitária de Psiquiatria e Psicologia, Portugal.

Evelyn Kuczynski
Pediatra e psiquiatra. Especialista em Psiquiatria da Infância e da Adolescência pela ABP. Doutora em Psiquiatria pelo Departamento de Psiquiatria da Faculdade de Medicina (FM) da Universidade de São Paulo (USP).

Fabio Gomes de Matos e Souza
Psiquiatria. Professor titular de Psiquiatria da Universidade Federal do Ceará (UFC). Mestre em Farmacologia pela UFC. Doutor em Psiquiatria pela Universidade de Edimburgo (UNE), Grã-Bretanha.

Fernando Portela Câmara
Psiquiatra. Fundador e diretor do Instituto Stokastos. Ex-professor associado da UFRJ. Especialista em Psiquiatria e Psicoterapia pela ABP/AMB/CREMERJ. Mestre e Doutor em Ciências pela UFRJ.

Francisco B. Assumpção Jr.
Psiquiatria da infância e da adolescência. Professor associado do Instituto de Psicologia da USP. Livre-docente pela FMUSP. Membro da Academia Paulista de Psicologia (cad. 17) e da Academia Paulista de Medicina (cad. 103). Mestre e Doutor em Psicologia pela PUC-SP.

Gabriela de Moraes Costa
Psiquiatra. Professora do Curso de Medicina da Universidade Federal de Santa Maria (UFSM) e da Universidade Franciscana (UFN). Especialista em Psiquiatria Forense pela UFCSPA. Mestra em Farmacologia pela UFSM. Doutoranda em Farmacologia na UFSM.

Gabriela M. Dias
Médica voluntária do Setor de Psiquiatria Infantojuvenil da Santa Casa de Misericórdia do Rio de Janeiro, responsável pelo Ambulatório de Atendimento ao Pré-escolar. Professora convidada do Curso de Atualização em Psiquiatria Infantil do Cursomedi/ Santa Casa/RJ. Professora do Curso de Especialização em Terapia Cognitivo-comportamental Aplicada a Infância e Adolescência da PUC-Rio. Especialista em Psiquiatria pela UFRJ. Mestra em Psiquiatria e Saúde Mental pela UFRJ.

Helio Elkis
Psiquiatra. Professor associado III do Departamento de Psiquiatria da FMUSP. Coordenador do Programa de Esquizofrenia (Projesq) do Instituto de Psiquiatria (IPq) do Hospital das Clínicas (HC) da FMUSP. Especialista em Psiquiatria pela ABP. Mestre, Doutor e Livre-docente pela FMUSP. Pós-doutorado na Case Western Reserve University, Cleveland, Estados Unidos.

Irismar Reis de Oliveira
Psiquiatra. Professor titular de Psiquiatria da UFBA. Doutor em Neurociências pela UFBA.

Itiro Shirakawa
Psiquiatra. Doutor em Psiquiatria pela Unifesp – Escola Paulista de Medicina (EPM).

Joel Rennó Jr.
Psiquiatra. Professor colaborador do Departamento de Psiquiatria da FMUSP. Diretor do Programa de Saúde Mental da Mulher do IPq-HCFMUSP. Coordenador da Comissão de Saúde Mental da Mulher da ABP. Doutor em Ciências pelo Departamento de Psiquiatria da FMUSP.

Juliana Copetti
Psiquiatra. Especialista em Dependências Químicas e Comportamentais pela Universidade Gama Filho (UGF).

Leonardo Baldaçara
Psiquiatra. Professor adjunto da Universidade Federal do Tocantins (UFT). Coordenador da Comissão de Emergências Psiquiátricas da ABP. Mestre e Doutor em Psiquiatria e Psicologia Médica pela Unifesp.

Leonardo C. P. Câmara
Psicólogo e psicanalista. Professor adjunto do Departamento de Psicologia da Universidade Federal de São Carlos (UFSCar). Especialista em Neuropsicologia pela PUC-Rio. Mestre e Doutor em Psicologia pela UFRJ.

Leonardo Fernandez Meyer
Psiquiatra. Preceptor do Programa de Residência Médica em Psiquiatria Forense do IPUB/UFRJ. Psiquiatra perito do Instituto de Perícias Heitor Carrilho. Especialista em Psiquiatria Forense pela ABP. Mestre em Psiquiatria pela UFRJ.

Lisieux E. de Borba Telles
Psiquiatra. Professora de Psiquiatria da UFRGS. Preceptora da Residência em Psiquiatria Forense do HCPA. Coordenadora do Departamento de Ética e Psiquiatria Legal da ABP. Especialista em Psiquiatra Forense pela ABP. Mestra em Psiquiatria Forense e Doutora em Medicina pela Universidade Nacional de La Plata (UNLP), Argentina.

Lucas Hosken
Psiquiatra. Especialista em Psiquiatria Infantil pelo IPUB/UFRJ.

Luísa Weber Bisol
Psiquiatra. Doutora em Bioquímica pela UFRGS.

Mercêdes Alves
Psiquiatra. Professora assistente de Psiquiatria da Faculdade de Ciências Médicas de Minas Gerais (FCMMG). Especialista em Psiquiatria pela AMB e ABP.

Rafael Martins Coelho
Psiquiatra do Centro de Neuropsicologia Aplicada/Memory Clinic. Especialista em Psiquiatria pelo IPUB/UFRJ. Doutorando em Ciências Médicas no Instituto D'Or (IDOR) de Pesquisa e Ensino.

Renan Rocha
Psiquiatra. Consultor científico do Programa Saúde Mental da Mulher (ProMulher) do HC da USP. Membro da Comissão de Estudos e Pesquisa em Saúde Mental da Mulher da ABP.

Sergio Eduardo de Carvalho Machado
Profissional de Educação Física. Professor permanente do Programa de Pós-graduação em Ciências da Atividade Física da Universidade Salgado de Oliveira (Universo). Coordenador do Laboratório de Neurociência da Atividade Física da Universo. Pesquisador colaborador do Laboratório de Pânico e Respiração do IPUB/UFRJ. Mestre e Doutor em Saúde Mental pela UFRJ.

Thais Simões
Psiquiatra. Capacitação em Terapia Dialética Comportamental pelo Linehan Institute Behavioral Tech. Especialista em Psiquiatria pela ABP.

Tiago Figueiredo
Psiquiatra. Coordenador da Pós-graduação em Neuropsicologia da Universidade Celso Lisboa (UCL). Pesquisador do GEDA/UFRJ. Especialista em Transtorno do Controle dos Impulsos pela FMUSP. Mestre em Psiquiatria Clínica pelo IPUB/UFRJ. Doutorando em Ciências Médicas no IDOR.

Valfrido Leão de Melo Neto
Psiquiatra. Professor adjunto de Psiquiatria da Faculdade de Medicina da Universidade Federal de Alagoas (Famed/UFAL) e professor auxiliar de Psiquiatria da Universidade Estadual de Ciências da Saúde de Alagoas (Uncisal). Mestre e Doutor em Psiquiatria pelo IPUB/UFRJ.

Vanessa Leal
Psiquiatra. Mestranda em Ciências Médicas na UFSC.

Verônica de Medeiros Alves
Enfermeira. Professora adjunta de Saúde Mental da UFAL. Orientadora do Programa de Pós-graduação em Enfermagem da Escola de Enfermagem da UFAL. Doutora em Saúde Mental pelo IPUB/UFRJ.

PREFÁCIO

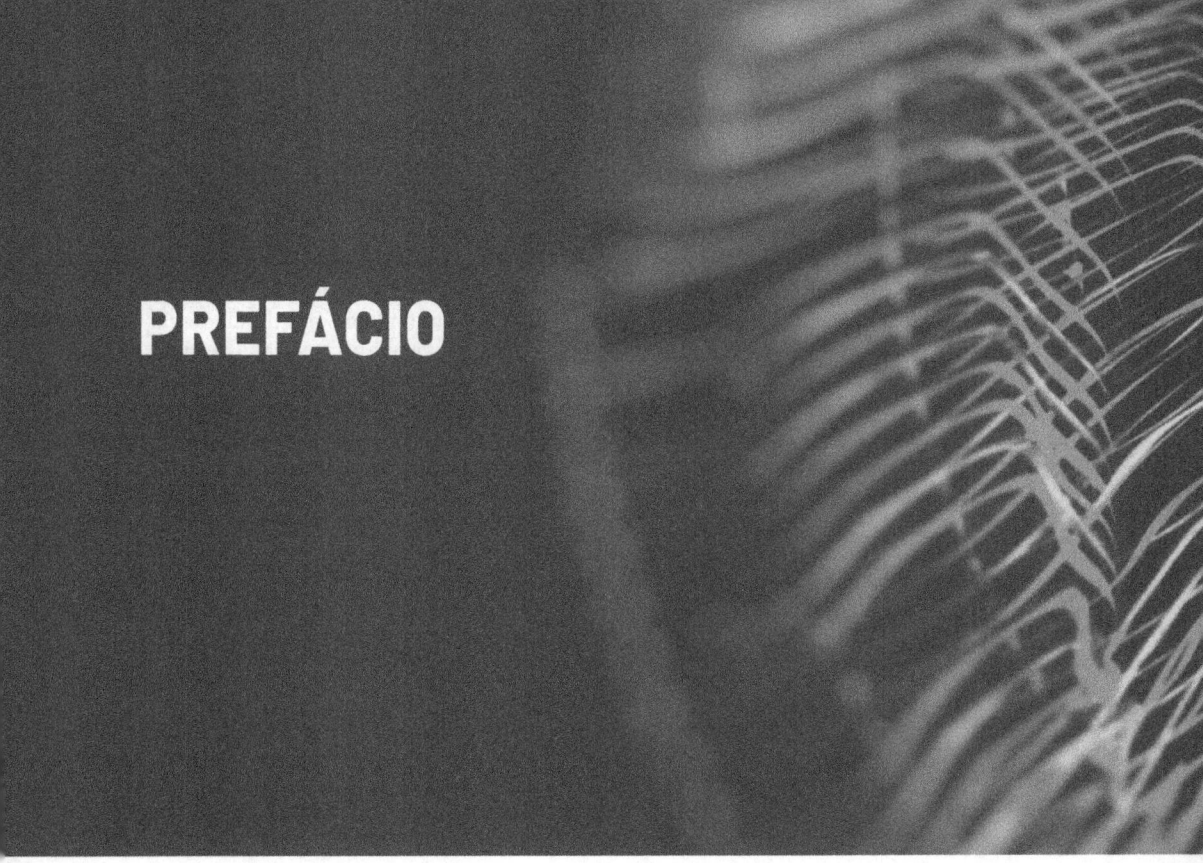

É com grande satisfação que a Associação Brasileira de Psiquiatria (ABP) apresenta o livro *Programa de educação continuada em psiquiatria (PEC-ABP)*, que reúne temas fundamentais da área, abordados por profissionais consagrados de diversas instituições acadêmicas brasileiras.

Como o título sugere, a obra foi planejada e elaborada para abranger os principais temas da especialidade, desde discussões essenciais, como as que envolvem a psiquiatria e a sociedade, aos novos tratamentos em saúde mental, impulsionados pelo exponencial conhecimento neurocientífico que tem transformado a profissão nos últimos anos. O livro inclui capítulos direcionados às áreas de atuação do psiquiatra, como psiquiatria forense e psiquiatria da infância e da adolescência, além da abordagem de transtornos mentais como esquizofrenia, transtorno bipolar e transtornos por uso de substâncias. Dedica-se, também, a tópicos relevantes, como suicídio, cujas taxas vêm aumentando no Brasil, saúde mental da mulher, emergências psiquiátricas e os desafios clínicos impostos pela comorbidade entre transtornos da personalidade e outros transtornos psiquiátricos. Traz ainda capítulos sobre intervenções terapêuticas não farmacológicas, como a estimulação magnética transcraniana e a terapia cognitiva.

Apesar de a psiquiatria contar com tratamentos efetivos e seguros, e de todo o avanço neurocientífico que tem auxiliado a desvendar a fisiopatologia das doenças psiquiátricas – uma complexa e dinâmica interação entre mecanismos biológicos e o ambiente –, o estigma ainda é uma barreira que priva muitas pessoas do acesso ao tratamento adequado. Esse relevante tópico também é discutido neste livro, assim como a importância da implementação e da disseminação da ciência em psiquiatria, a fim de que o espaço entre as descobertas científicas e sua aplicação na prática clínica seja breve e que o conhecimento científico em relação à saúde mental esteja acessível e compreensível à população.

Esta obra é parte do conjunto de esforços que a ABP direciona para proporcionar a melhor educação continuada a seus associados e aos profissionais e estudantes das diversas áreas da saúde com especial interesse em saúde mental. Além de promover o maior congresso de psiquiatria da América Latina e um dos maiores do mundo, o Congresso Brasileiro de Psiquiatria, a ABP disponibiliza aulas em seu *website* e discute, semanalmente, os principais temas relacionados à psiquiatria pelo canal ABP TV – programas ao vivo, disponibilizados gratuitamente na internet. Por meio de suas mídias sociais e campanhas como "Setembro amarelo", "Psicofobia" e "Craque que é craque não usa *crack*", a ABP atua junto à sociedade, na defesa da vida, no combate ao estigma e na ampla e responsável divulgação de informação científica à população.

Considerando o conjunto de temas abordados, além da qualificação dos profissionais que generosamente doaram seu tempo e seu vasto conhecimento para construir esta obra, temos certeza de que mais uma vez a ABP cumpre o seu papel e que este livro será uma fonte valiosa para o aprendizado e o aperfeiçoamento de todos aqueles que se dedicam à saúde mental.

Os organizadores

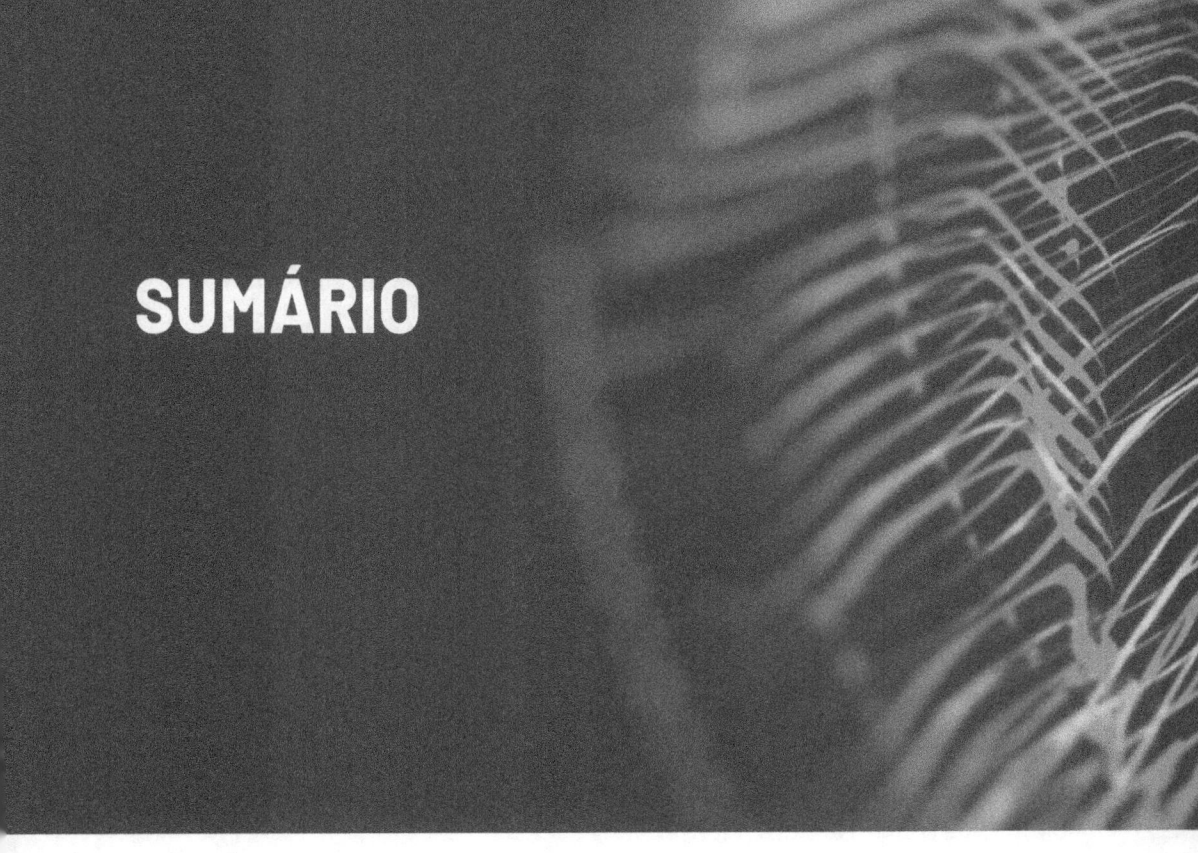

SUMÁRIO

Capítulo 1 — 1
DISSEMINAÇÃO E IMPLEMENTAÇÃO DA CIÊNCIA EM PSIQUIATRIA
Alexandre Paim Diaz

Capítulo 2 — 11
DEZ PRINCÍPIOS PARA UM TRATAMENTO EFETIVO DOS TRANSTORNOS POR USO DE SUBSTÂNCIAS
Juliana Copetti
Analice Gigliotti

Capítulo 3 — 33
MACONHA: DA ILEGALIDADE À PRÁTICA CLÍNICA
Analice Gigliotti
Thais Simões
Lucas Hosken

Capítulo 4 — 55
PSIQUIATRIA DA INFÂNCIA E ADOLESCÊNCIA: PRINCÍPIOS GERAIS
Francisco B. Assumpção Jr.
Evelyn Kuczynski

Capítulo 5 — 79
SAÚDE MENTAL E PRÉ-ESCOLA
Gabriela M. Dias

Capítulo 6 — 95
TRANSTORNO DE DÉFICIT DE ATENÇÃO/HIPERATIVIDADE NO ADULTO
Tiago Figueiredo
Antônio Geraldo da Silva
Daniel Segenreich

Capítulo 7 — 111
TRANSTORNO DE DÉFICIT DE ATENÇÃO/HIPERATIVIDADE E APRENDIZAGEM
Rafael Martins Coelho
Bruno Palazzo Nazar
Daniel Segenreich

Capítulo 8 — 131
TRANSTORNO BIPOLAR
Fabio Gomes de Matos e Souza
Luísa Weber Bisol

Capítulo 9 — 157
SUICÍDIO
Verônica de Medeiros Alves
Valfrido Leão de Melo Neto

Capítulo 10 — 173
O DIAGNÓSTICO DA ESQUIZOFRENIA NO PRESENTE (CID-10 E DSM-5) E NO FUTURO (CID-11)
Helio Elkis
Itiro Shirakawa

Capítulo 11 — 179
TERAPIA COGNITIVA PROCESSUAL
Irismar Reis de Oliveira
Daniela Ladeira Reis
Camila Seixas

Capítulo 12 — 201
ESTIMULAÇÃO MAGNÉTICA TRANSCRANIANA
Mercêdes Alves
Antônio Geraldo da Silva

Capítulo 13 — 219
PSIQUIATRIA FORENSE
Lisieux E. de Borba Telles
Alcina Juliana Soares Barros
Gabriela de Moraes Costa

Capítulo 14 — 237
ESTIGMA
Vanessa Leal
Alexandre Paim Diaz
Antônio Geraldo da Silva

Capítulo 15 — 243
FILOSOFIA, PSIQUIATRIA E SOCIEDADE
Fernando Portela Câmara
Leonardo C. P. Câmara
Antônio Geraldo da Silva

Capítulo 16 — 249
SAÚDE MENTAL DA MULHER: TÓPICOS IMPORTANTES
Joel Rennó Jr.
Renan Rocha

Capítulo 17 — 267
EMERGÊNCIAS PSIQUIÁTRICAS
Leonardo Baldaçara

Capítulo 18 — 283
NOVOS TRATAMENTOS EM PSIQUIATRIA: EXERCÍCIO FÍSICO COMO RECURSO TERAPÊUTICO COADJUVANTE
Sergio Eduardo de Carvalho Machado
Diogo Telles Correia

Capítulo 19 — 299
TRANSTORNOS DA PERSONALIDADE E COMORBIDADES
Alexandre Martins Valença
Lisieux E. de Borba Telles
Leonardo Fernandez Meyer

Índice — 323

CAPÍTULO 1

DISSEMINAÇÃO E IMPLEMENTAÇÃO DA CIÊNCIA EM PSIQUIATRIA

Alexandre Paim Diaz

PONTOS-CHAVE

- O conhecimento científico se fundamenta na observação sistemática dos fenômenos, na formulação, no teste e na modificação de hipóteses, bem como na reprodutibilidade dos achados.
- Em relação à psiquiatria, há uma lacuna entre o avanço do conhecimento científico, sua disseminação e sua implementação em nossa realidade.
- A disseminação da ciência pode ser conceituada como a "distribuição direcionada da informação e de materiais de intervenção para o público".
- A implementação da ciência pode ser entendida como o uso do conhecimento decorrente de evidências científicas para incorporar e manter intervenções efetivas na prática clínica e na comunidade.
- Há várias evidências em relação à prevenção e ao tratamento em psiquiatria com potencial para implementação a custo relativamente baixo e acessível à comunidade. Esse processo deve seguir paralelamente ao investimento em pesquisas neurocientíficas que auxiliem na construção de uma psiquiatria cada vez mais precisa.
- A disseminação e a implementação da ciência possibilitam reduzir a distância entre a pesquisa e a prática clínica em psiquiatria, e esta última será tão efetiva, justa e equânime quanto forem os métodos que a norteiam, necessariamente baseados na busca da verdade, no conhecimento confiável e válido, e, definitivamente, privados de orientações ideológicas.

Em *Reductionism in art and brain science*, Eric R. Kandel[1] comenta que tanto a neurociência quanto a arte abstrata abordam questões que são centrais ao pensamento humanístico. Além disso, de certa forma compartilhariam metodologias comuns, lembrando os expressionistas abstratos da Escola de Nova York dos anos 1940 e 1950, que partiam de uma abordagem investigativa e experimental em seus trabalhos.[1] No entanto, se a atividade do cientista se baseia na resolução de problemas de variadas complexidades, a do artista consiste na provocação de novas percepções e respostas emocionais no espectador.[1] A ciência, de acordo com Kandel, "[...] nos move em direção a uma maior objetividade, a uma descrição mais acurada da natureza das coisas".[1] O cientista formula hipóteses e as submete a teste, ou seja, suas teorias devem ser suscetíveis de submissão à prova.[2] Ao encontro dessa perspectiva, Karl R. Popper[2] declara que a subjetividade relacionada às nossas convicções "jamais pode justificar um enunciado científico... dentro dos quadros da ciência, ele (sentimento de convicção) não desempenha papel algum, exceto o de objeto de uma investigação empírica".

A evolução do conhecimento científico se fundamenta na observação sistemática e objetiva dos fenômenos; na formulação, no teste e na modificação de hipóteses; e na reprodutibilidade dos achados, necessária para se verificar sua "veracidade".[2-4] Descobertas a partir de métodos científicos têm sido associadas a um aumento de 25 anos na expectativa de vida dos norte-americanos a partir dos anos 1940.[3] Não apenas a maior longevidade, mas também a velocidade da comunicação e a facilidade na interação mesmo a milhares de quilômetros de distância, que têm mudado a estrutura da sociedade globalmente, fazendo parte do nosso dia a dia, são reflexos de descobertas baseadas em métodos científicos. No entanto, sobretudo em relação à saúde mental, há uma lacuna entre o avanço do conhecimento científico e sua disseminação e implementação em nossa realidade. Neste capítulo, serão discutidos os conceitos de disseminação e implementação da ciência, as evidências científicas com potencial para aplicação em psiquiatria e os desafios para que o conhecimento científico seja difundido e utilizado de maneira efetiva em diferentes grupos populacionais e ambientes de saúde.

CONCEITOS DE DISSEMINAÇÃO E IMPLEMENTAÇÃO DA CIÊNCIA

> **Disseminação da ciência** ▶ distribuição direcionada da informação e dos materiais de intervenção para o público, com o objetivo de "propagar o conhecimento e as intervenções baseadas em evidências".[5]

Pesquisas em relação à disseminação da ciência também buscam identificar como as informações na área da saúde, incluindo aquelas relacionadas a prevenção e tratamento, poderiam sensibilizar diferentes gestores e agentes públicos.[6]

> **Implementação da ciência** ▶ utilização do conhecimento decorrente de evidências científicas para incorporar e manter intervenções efetivas na prática clínica e na comunidade.[7] Segundo Novins e colaboradores,[5] a implementação da ciência é "o uso de estratégias para introduzir ou mudar intervenções em saúde baseadas em evidências, em ambientes específicos".

> **Práticas baseadas em evidências** ▶ aquelas que resultaram de um rigoroso processo científico, o que permite um julgamento clínico objetivo.

Novins e colaboradores salientam, ainda, que a implementação não é apenas uma extensão dos achados de pesquisa para a prática clínica, mas um processo "ativo" de aplicação de uma nova intervenção.[5] De acordo com o National Institute of Mental Health (NIMH),[6] dos Estados Unidos, implementação é o processo pelo qual intervenções eficazes podem ser adotadas e adequadas à realidade de ambientes comunitários e serviços de saúde. Tais intervenções podem estar relacionadas a prevenção, detecção precoce, diagnóstico, tratamento, manejo comportamental e aperfeiçoamento dos programas.[6]

EVIDÊNCIAS CIENTÍFICAS COM POTENCIAL PARA IMPLEMENTAÇÃO EM PSIQUIATRIA

PREVENÇÃO

Álcool e outras drogas

Vieira e colaboradores,[8] em um estudo com quase 2 mil adolescentes, relataram uma prevalência de uso de álcool durante a vida de mais de 60%. A idade média de início do consumo foi de 12 anos, e quase 80% da amostra iniciou o uso antes dos 15 anos.[8] Em outro estudo brasileiro com mais de 17 mil estudantes do ensino médio, cerca de 80% já haviam feito uso de bebida alcoólica, 10% deles antes dos 12 anos de idade.[9] O início precoce do uso de álcool está associado a padrão de consumo mais excessivo e frequente, uso de drogas ilícitas, além de pior desempenho acadêmico, prejuízo no desenvolvimento e na estruturação de habilidades emocionais e cognitivas, bem como maior risco de envolvimento em violência sexual, acidentes e morte violenta.[8-10]

Por meio de um estudo randomizado, Gonzales e colaboradores[11] avaliaram os efeitos de uma intervenção com foco na família em relação a diferentes desfechos em adolescentes, incluindo uso de substâncias, sintomas internalizantes e externalizantes e desempenho escolar. O programa consistia em nove sessões semanais na escola e duas em casa. As sessões eram realizadas em duas partes: 1) separadamente, com os familiares ou com os jovens; 2) em conjunto.[11] As sessões com os pais visavam estimular a escuta ativa, o suporte emocional, o reforço positivo de comportamentos desejáveis e o autocontrole, além do uso de alternativas efetivas em situações de conflito.[12] Essas sessões tinham o objetivo de fortalecer a relação familiar, enquanto aquelas feitas apenas com os adolescentes objetivavam ajudá-los a lidar com os estressores.[12] Os resultados do estudo foram favoráveis à intervenção: os pais relataram menos sintomas externalizantes e internalizantes em seus filhos, e estes informaram menor uso de substâncias; além disso, houve melhora no desempenho e no comportamento escolar um ano após o programa.[11] Cinco anos após a condução do estudo, os autores verificaram que os adolescentes apresentaram menor probabilidade de transtorno por uso de álcool, bem como menor frequência de uso de bebida alcoólica e episódios de embriaguez, o que mostra a manutenção dos benefícios da intervenção.[13]

Depressão

Uma em cada seis pessoas irá apresentar um quadro de depressão ao longo da vida.[14] O transtorno é a principal causa de incapacidade no mundo[15] e o principal fator de risco para suicídio,[16] sendo este a terceira causa de morte entre jovens.[17] Além disso, a depressão está associada a maior probabilidade de desenvolver outras condições médicas, como acidente vascular cerebral, hipertensão arterial, diabetes e doença pulmonar.[18] Apesar da disponibilidade de tratamentos efetivos para a remissão dos sintomas, cerca de 30% das pessoas com a doença permanecerão sintomáticas mesmo após diferentes abordagens terapêuticas.[19]

Em uma metanálise de estudos prospectivos, Schuch e colaboradores[20] avaliaram a relação entre atividade física e incidência de depressão. O estudo incluiu 49 pesquisas, somando mais de 260 mil participantes. Altos níveis de atividade física estiveram associados a uma redução de quase 20% no risco de desenvolver depressão, mesmo quando controladas variáveis como idade, sexo, índice de massa corporal, tabagismo e sintomas depressivos no início do seguimento. Os resultados foram semelhantes quando as análises se restringiram aos grupos de adolescentes, adultos e idosos, bem como a indivíduos de diferentes continentes, o que sugere que a proteção é abrangente: se mantém em diferentes faixas etárias e para diferentes populações no mundo.[20] As evidências em relação aos benefícios do exercício físico se estendem também àqueles com o diagnóstico de depressão e permitiram colocar a atividade física nas diretrizes de tratamento como intervenção de primeira linha para casos leves a moderados.[21]

Suicídio

As taxas de suicídio, uma das principais causas de mortalidade no mundo e a terceira entre jovens brasileiros, têm se mantido estáveis ou mesmo aumentado nos últimos anos.[22-24] A mortalidade por suicídio é provavelmente resultado de uma interação complexa de diferentes fatores de risco, desde biológicos a sociais, o que exige intervenções variadas para a sua prevenção.[25] No entanto, alguns indivíduos apresentam risco ainda mais considerável, como aqueles com história de tentativa de suicídio prévia.[26]

Um estudo realizado em oito departamentos de emergência nos Estados Unidos avaliou a eficácia de uma intervenção para a redução do comportamento suicida em pacientes com ideação ou tentativas recentes. A intervenção baseou-se em uma avaliação adicional de triagem para risco de suicídio,[27,28] além do programa Coping Long Term with Active Suicide Program (CLASP).[29] Esse programa consiste em três encontros com o paciente, um encontro com os familiares e 11 contatos telefônicos breves (de 15 a 30 minutos), nos quais se discutem estratégias terapêuticas baseadas na clarificação de valores e objetivos do paciente, resolução de problemas e suporte familiar.[29,30] Os resultados do estudo mostraram uma redução de 30% no número de tentativas de suicídio no seguimento de um ano.[30] Outros dois estudos, um dos quais realizado em diferentes países,[31] também evidenciaram redução no comportamento suicida após intervenção breve no departamento de emergência e acompanhamento via contato telefônico de pacientes com ideação e tentativa de suicídio recente.[31,32]

TRATAMENTO

Transtornos psicóticos

A prevalência de esquizofrenia durante a vida é de aproximadamente sete casos para cada mil pessoas.[33] Apesar de seu curso clínico ser bastante variável, menos da metade dos pacientes apresenta uma melhora substancial nos anos iniciais, o que pode estar relacionado ao amplo prejuízo cognitivo associado à doença.[33-35] Esse prejuízo, por sua vez, parece estar ligado, pelo menos em parte, ao maior tempo de psicose não tratada, o que também tem sido correlacionado a pior desfecho clínico.[36,37]

Com o objetivo de estimular pesquisas visando desenvolver e testar intervenções efetivas para o tratamento de pacientes com esquizofrenia, que fossem factíveis de implementação na comunidade e que pudessem aproveitar os recursos de saúde já disponíveis, o NIMH criou o Recovery After an Initial Schizophrenia Episode (RAISE). Parte dessa iniciativa, o programa Navigate tem o propósito de otimizar o acesso ao tratamento de pessoas em primeiro episódio psicótico e minimizar os potenciais prejuízos à saúde e à funcionalidade associados à esquizofrenia.[38] Entre as intervenções previstas no Navigate, estão incluídos tratamento medicamentoso individualizado, programa de psicoeducação familiar, treinamento individual visando estimular a resiliência, suporte e orientação educacional e laboral.[38] Kane e colaboradores[39] avaliaram o efeito desse modelo de intervenção multidisciplinar na qualidade de vida de pacientes com menos de seis meses de tratamento com antipsicótico. Comparados ao grupo alocado para o tratamento usual após a randomização, os pacientes com esquizofrenia que participaram da iniciativa Navigate apresentaram desfechos clínico e funcional mais positivos. Além de uma melhora na qualidade de vida, durante o seguimento de dois anos esse grupo apresentou maior adesão ao tratamento e envolvimento em atividades laborais e educacionais. Os benefícios da intervenção foram ainda mais acentuados para aqueles com menor duração da psicose não tratada.[39]

Depressão

Terapia interpessoal (TIP) ▶ psicoterapia direcionada ao diagnóstico e ao momento do paciente, com duração breve.[40]

A TIP tem como princípio básico considerar que o humor e as situações de vida estão intimamente relacionados – tanto eventos estressores de vida podem ser desencadeantes de um quadro de depressão quanto os sinais e os sintomas clínicos da doença podem prejudicar o funcionamento interpessoal do indivíduo. O falecimento de um ente querido, os conflitos com pessoas próximas (disputa de papéis) ou uma grande transição na vida, como mudança de cidade ou de carreira, o início ou o término de um casamento ou outro relacionamento, ou, ainda, um adoecimento físico, são exemplos desses eventos de vida.[40] De acordo com as diretrizes para o tratamento da depressão *Canadian network for mood and anxiety treatments* (CANMAT), a TIP é um tratamento de primeira linha, com nível de evidência 1 para depressão.[41]

Um ensaio clínico controlado e randomizado conduzido por Bolton e colaboradores[42] avaliou a eficácia da TIP em grupo para o tratamento da depressão em Uganda, país africano no qual um terço da população apresenta um transtorno mental e menos da metade busca ajuda, tanto pela insuficiência de serviços quanto pelo estigma em relação às doenças mentais.[43] Dos grupos que participaram do estudo (vilarejos de uma zona rural do país), a metade foi randomizada para receber 16 sessões semanais de 90 minutos de duração da TIP. Os resultados foram favoráveis à intervenção, com redução significativamente maior nos sintomas depressivos em comparação ao grupo-controle. Além disso, a adesão para a TIP em grupo foi alta: mais da metade dos participantes compareceram a pelo menos 14 das 16 sessões semanais previstas, e menos de 8% deixaram o estudo.[42]

AVANÇOS NEUROCIENTÍFICOS E IMPLEMENTAÇÃO NA PRÁTICA CLÍNICA

Nos últimos anos, presenciamos um enorme avanço do conhecimento neurocientífico. Novos métodos permitem modular projeções neurais com controle óptico, o que torna possível o estudo de alterações de circuitos cerebrais variados, provavelmente a base das manifestações comportamentais vistas nas doenças psiquiátricas.[44] Exames de neuroimagem mais modernos reforçam esse entendimento, mostrando diferentes circuitos neurais que regulam sistemas de recompensa, resposta a situações aversivas e ao contexto interpessoal, ciclo sono-vigília, ritmo circadiano e funções cognitivas, cujas alterações caracterizam o conjunto de sinais e sintomas que, ao comprometer a funcionalidade do indivíduo, são denominados transtorno psiquiátrico.[45-48] Novas abordagens para a pesquisa em psiquiatria se baseiam no conhecimento em neurociência acumulado nas últimas décadas – genético, molecular, celular, da fisiologia e comportamental – para otimizar a prática clínica com a identificação de biomarcadores diagnósticos, prognósticos e de resposta ao tratamento.[49]

Contudo, apesar de todo esse avanço, o suicídio se mantém como uma das principais causas de mortalidade no mundo, e o comportamento suicida apresenta uma tendência de aumento em vários países.[17,23,24] As medicações mais empregadas para o tratamento da depressão têm mecanismos de ação semelhantes, e não há, no momento, nenhum marcador que possa identificar com precisão a terapêutica mais adequada para cada indivíduo, o que naturalmente expõe vários pacientes a diversos tratamentos diferentes, muitas vezes por anos, até que apresentem resposta ou remissão.[19,50,51]

No entanto, como já exemplificado, há várias evidências em relação à prevenção e ao tratamento em psiquiatria com potencial para implementação a custo relativamente baixo e acessível à comunidade. Esse processo deve seguir paralelamente ao investimento em pesquisas neurocientíficas que auxiliem na construção de uma psiquiatria cada vez mais precisa. Apesar da necessidade de adequação a diferentes realidades e contextos, programas educacionais para jovens e familiares em escolas, atividade física e acompanhamento dos pacientes atendidos com tentativa de suicídio podem ajudar a prevenir o uso de álcool e outras drogas, a depressão e o comportamento suicida.[13,20,31] Programas de atenção multidisciplinar para pacientes em primeiro episódio psicótico e TIP breve em grupo podem ajudar a mudar o curso de doenças como esquizofrenia e depressão.[39,41]

DESAFIOS NA IMPLEMENTAÇÃO DA CIÊNCIA

Os desafios para a implementação de intervenções baseadas em evidências, tanto para a prevenção quanto para o tratamento, além das peculiaridades de cada contexto social, ambiental e populacional, incluem:[7]

- a definição de quem irá aplicar as intervenções;
- a determinação de como serão feitos o treinamento e a supervisão;
- a complexidade da tecnologia e/ou técnica empregada;
- a avaliação dos custos para os resultados esperados;
- a obtenção dos recursos para a manutenção e a possível necessidade de adaptação da intervenção.

Além disso, de acordo com Betancourt e Chambers,[7] para que a implementação tenha um impacto significativo, são necessárias a integração das intervenções na rede primária, a otimização da disponibilidade de medicamentos e, possivelmente, uma readequação do sistema vigente.

Várias instituições internacionais e nacionais, como NIMH, Harvard Medical School (Community Psychiatry Program for Research in Implementation and Dissemination of Evidence-Based Treatments [PRIDE]), Instituto Serrapilheira e Conselho Nacional de Desenvolvimento Científico e Tecnológico (CNPq), financiam pesquisas e treinamento de pesquisadores sobre implementação de evidências científicas e disseminação da ciência. Além disso, reuniões científicas como a Annual Conference on the Science of Dissemination and Implementation in Health e o Mental Health Services Research (MHSR), além de revistas científicas como a *Implementation Science*, proporcionam trocas de experiências e difusão de pesquisas específicas na área.

O estímulo para a implementação das práticas baseadas em evidências passa pela sensibilização de gestores e agentes políticos não apenas a partir de informações concernentes a sua eficácia, mas também sobre sua relação custo/benefício. Em um estudo transversal com 475 legisladores estaduais estadunidenses, dados sobre o impacto econômico e a relação custo-efetividade de pesquisas e intervenções em saúde foram considerados como muito importantes por mais de 75% dos entrevistados.[52] Sobre essa questão, um estudo publicado em 2016 realizou uma análise sobre o retorno para a economia de investimentos em saúde mental. Considerando uma potencial melhora de apenas 5% na capacidade de trabalho e produtividade com o tratamento direcionado à depressão e à ansiedade, os autores estimaram que, nos países subdesenvolvidos e em desenvolvimento, para cada dólar investido, de 4 a 6 dólares retornariam para a economia.[53]

DISSEMINAÇÃO DA CIÊNCIA

Como já conceituada, a disseminação da ciência pode ser compreendida como a "distribuição direcionada da informação e de materiais de intervenção para o público" com o objetivo de "propagar o conhecimento e as intervenções baseadas em evidências".[5,6] Além de informações que auxiliem as pessoas nos cuidados à própria saúde, como, por exemplo, o conhecimento dos fatores de risco para determinada doença, é importante diminuir a distância entre o trabalho do cientista e a comunidade. Para tanto, é necessário um empenho dos pesquisadores na tradução dos métodos e achados de pesquisa a fim de que sejam compreensíveis a pessoas de diferentes culturas, faixas etárias, escolaridade e atividades profissionais. A aproximação da população geral com a ciência também é fundamental para que as pessoas tenham cada vez mais propriedade para avaliar os riscos diante dos constantes cortes de investimento público em pesquisa.[54]

Como exemplo de disseminação da ciência em psiquiatria no Brasil, podemos citar o trabalho da Associação Brasileira de Psiquiatria (ABP), que tem como missão o comprometimento "com a disseminação do conhecimento científico e propagação de informações à sociedade".[55] Uma das ações de destaque da ABP em relação a esse compromisso é a Campanha Setembro Amarelo, feita em conjunto com o Conselho Federal de Medicina, visando a prevenção do suicídio. Por meio de postagens de notícias, vídeos e matérias nas redes sociais da ABP, bem como pela publicação de artigos em jornais e revistas de grande circulação, participação em programas de rádio e televisão, e distribuição de cartilha específica para prevenção, a campanha, que acontece durante todo o ano e se concentra em setembro, atinge milhões de brasileiros. Além disso, a ABP TV, programa semanal de entrevistas com renomados psiquiatras brasileiros, dedica um espaço especial ao tema prevenção do suicídio.

CONSIDERAÇÕES FINAIS

Em um comentário publicado na revista *Lancet*, Richard Horton[56] afirma que a ciência, "uma força poderosa para derrubar a ortodoxia", busca a verdade e o acúmulo de conhecimento confiável e válido. Cita, ainda, Bertrand Russell,[57] que escreveu que a ciência permitiu "a vitória da humanidade e do senso comum". A disseminação e a implementação da ciência possibilitam reduzir a distância entre a pesquisa e a prática clínica em psiquiatria, e esta última será tão efetiva, justa e equânime quanto forem os métodos que a norteiam, necessariamente baseados na busca da verdade, no conhecimento confiável e válido, e, definitivamente, privados de orientações ideológicas.

REFERÊNCIAS

1. Kandel ER. Reductionism in art and brain science: bridging the two cultures. New York: Columbia University; 2016.
2. Popper KR. A lógica da pesquisa científica. 2 ed. São Paulo: Cultrix; 2013.
3. Epidemiology is a science of high importance. Nat Commun. 2018;9(1):1703.
4. Langley J. On the importance of methods. Inj Prev. 2007;13(4):218.
5. Novins DK, Green AE, Legha RK, Aarons GA. Dissemination and implementation of evidence-based practices for child and adolescent mental health: a systematic review. J Am Acad Child Adolesc Psychiatry. 2013;52(10):1009-1025.e18.
6. National Institute of Mental Health. Dissemination and implementation research program [Internet]. Bethesda: NIMH; [c2019, capturado em 27 maio 2019]. Disponível em: https://www.nimh.nih.gov/about/organization/dsir/services-research-and-epidemiology-branch/dissemination-and-implementation-research-program.shtml.
7. Betancourt TS, Chambers DA. Optimizing an era of global mental health implementation science. JAMA Psychiatry. 2016;73(2):99-100.
8. Vieira DL, Ribeiro M, Laranjeira R. Evidence of association between early alcohol use and risk of later problems. Rev Bras Psiquiatr. 2007;29(3):222-7.
9. Sanchez ZM, Santos MG, Pereira AP, Nappo SA, Carlini EA, Carlini CM, et al. Childhood alcohol use may predict adolescent binge drinking: a multivariate analysis among adolescents in Brazil. J Pediatr. 2013;163(2):363-8.
10. Pechansky F, Szobot CM, Scivoletto S. [Alcohol use among adolescents: concepts, epidemiological characteristics and etiopatogenic factors]. Braz J Psychiatry. 2004;26 Suppl 1:S14-7.
11. Gonzales NA, Dumka LE, Millsap RE, Gottschall A, McClain DB, Wong JJ, et al. Randomized trial of a broad preventive intervention for mexican american adolescents. J Consult Clin Psychol. 2012;80(1):1-16.
12. Wong JJ, Gonzales NA, Montaño Z, Dumka L, Millsap RE. Parenting intervention effects on parental depressive symptoms: examining the role of parenting and child behavior. J Fam Psychol. 2014;28(3):267-77.
13. Gonzales NA, Jensen M, Tein JY, Wong JJ, Dumka LE, Mauricio AM. Effect of middle school interventions on alcohol misuse and abuse in mexican american high school adolescents: five-year follow-up of a randomized clinical trial. JAMA Psychiatry. 2018;75(5):429-37.
14. Otte C, Gold SM, Penninx BW, Pariante CM, Etkin A, Fava M, et al. Major depressive disorder. Nat Rev Dis Primers. 2016;2:16065.
15. Friedrich MJ. Depression Is the Leading Cause of Disability Around the World. JAMA. 2017;317(15):1517.
16. Bertolote JM, Fleischmann A. Suicide and psychiatric diagnosis: a worldwide perspective. World Psychiatry. 2002;1(3):181-5.
17. Lozano R, Naghavi M, Foreman K, Lim S, Shibuya K, Aboyans V, et al. Global and regional mortality from 235 causes of death for 20 age groups in 1990 and 2010: a systematic analysis for the Global Burden of Disease Study 2010. Lancet. 2012;380(9859):2095-128.
18. Scott KM, Lim C, Al-Hamzawi A, Alonso J, Bruffaerts R, Caldas-de-Almeida JM, et al. Association of mental disorders with subsequent chronic physical conditions: world mental health surveys from 17 countries. JAMA Psychiatry. 2016;73(2):150-8.
19. Gaynes BN, Rush AJ, Trivedi MH, Wisniewski SR, Spencer D, Fava M. The STAR*D study: treating depression in the real world. Cleve Clin J Med. 2008;75(1):57-66.
20. Schuch FB, Vancampfort D, Firth J, Rosenbaum S, Ward PB, Silva ES, et al. Physical activity and incident depression: a meta-analysis of prospective cohort studies. Am J Psychiatry. 2018;175(7):631-48.
21. Ravindran AV, Balneaves LG, Faulkner G, Ortiz A, McIntosh D, Morehouse RL, et al. Canadian Network for Mood and Anxiety Treatments (CANMAT) 2016 clinical guidelines for the management of adults with major depressive disorder: section 5. Complementary and alternative medicine treatments. Can J Psychiatry. 2016;61(9):576-87.
22. França EB, Passos VMA, Malta DC, Duncan BB, Ribeiro ALP, Guimarães MDC, et al. Cause-specific mortality for 249

causes in Brazil and states during 1990-2015: a systematic analysis for the global burden of disease study 2015. Popul Health Metr. 2017;15(1):39.
23. Ministério da Saúde. Agenda de ações estratégicas para a vigilância e prevenção do suicídio e promoção da saúde no Brasil: 2017 a 2020. Brasília: MS; 2017.
24. Olfson M, Blanco C, Wall M, Liu SM, Saha TD, Pickering RP, et al. National trends in suicide attempts among adults in the united states. JAMA Psychiatry. 2017;74(11):1095-103.
25. Turecki G, Brent DA. Suicide and suicidal behaviour. Lancet. 2016;387(10024):1227-39.
26. Parra-Uribe I, Blasco-Fontecilla H, Garcia-Parés G, Martínez-Naval L, Valero-Coppin O, Cebrià-Meca A, et al. Risk of reattempts and suicide death after a suicide attempt: a survival analysis. BMC Psychiatry. 2017;17(1):163.
27. Boudreaux ED, Camargo CA Jr, Arias SA, Sullivan AF, Allen MH, Goldstein AB, et al. Improving suicide risk screening and detection in the emergency department. Am J Prev Med. 2016;50(4):445-53.
28. Boudreaux ED, Miller I, Goldstein AB, Sullivan AF, Allen MH, Manton AP, et al. The Emergency Department Safety Assessment and Follow-up Evaluation (ED-SAFE): method and design considerations. Contemp Clin Trials. 2013;36(1):14-24.
29. Miller IW, Gaudiano BA, Weinstock LM. The coping long term with active suicide program: description and pilot data. Suicide Life Threat Behav. 2016;46(6):752-61.
30. Miller IW, Camargo CA Jr, Arias SA, Sullivan AF, Allen MH, Goldstein AB, et al. Suicide prevention in an emergency department population: the ED-SAFE Study. JAMA Psychiatry. 2017;74(6):563-70.
31. Fleischmann A, Bertolote JM, Wasserman D, De Leo D, Bolhari J, Botega NJ, et al. Effectiveness of brief intervention and contact for suicide attempters: a randomized controlled trial in five countries. Bull World Health Organ. 2008;86(9):703-9.
32. Stanley B, Brown GK, Brenner LA, Galfalvy HC, Currier GW, Knox KL, et al. Comparison of the safety planning intervention with follow-up vs usual care of suicidal patients treated in the emergency department. JAMA Psychiatry. 2018;75(9):894-900.
33. Sadock BJ, Sadock VA, Ruiz P, editors. Schizophrenia and other psychotic disorders. In: Sadock BJ, Sadock VA, Ruiz P, editors. Kaplan & Sadock's comprehensive textbook of psychiatry. Philadelphia: Lippincott Williams & Wilkins; c2009.
34. Diaz AP, Scalco MZ, Schwarzbold M, Formolo DA, Stoppe Júnior A. Cognitive performance of long-term institutionalized elderly patients with schizophrenia: a case control study. Dement Neuropsychol. 2011;5(2):99-103.
35. Kahn RS, Keefe RS. Schizophrenia is a cognitive illness: time for a change in focus. JAMA Psychiatry. 2013;70(10):1107-12.
36. Chang WC, Hui CL, Tang JY, Wong GH, Chan SK, Lee EH, et al. Impacts of duration of untreated psychosis on cognition and negative symptoms in first-episode schizophrenia: a 3-year prospective follow-up study. Psychol Med. 2013;43(9):1883-93.
37. Bora E, Yalincetin B, Akdede BB, Alptekin K. Duration of untreated psychosis and neurocognition in first-episode psychosis: A meta-analysis. Schizophr Res. 2018;193:3-10.
38. Mueser KT, Penn DL, Addington J, Brunette MF, Gingerich S, Glynn SM, et al. The NAVIGATE program for first-episode psychosis: rationale, overview, and description of psychosocial components. Psychiatr Serv. 2015;66(7):680-90.
39. Kane JM, Robinson DG, Schooler NR, Mueser KT, Penn DL, Rosenheck RA, et al. Comprehensive versus usual community care for first-episode psychosis: 2-year outcomes from the NIMH RAISE early treatment program. Am J Psychiatry. 2016;173(4):362-72.
40. Markowitz JC, Weissman MM. Interpersonal psychotherapy: principles and applications. World Psychiatry. 2004;3(3):136-9.
41. Parikh SV, Quilty LC, Ravitz P, Rosenbluth M, Pavlova B, Grigoriadis S, et al. Canadian Network for Mood and Anxiety Treatments (CANMAT) 2016 clinical guidelines for the management of adults with major depressive disorder: section 2. Psychological treatments. Can J Psychiatry. 2016;61(9):524-39.
42. Bolton P, Bass J, Neugebauer R, Verdeli H, Clougherty KF, Wickramaratne P, et al. Group interpersonal psychotherapy for depression in rural Uganda: a randomized controlled trial. JAMA. 2003;289(23):3117-24.
43. Murray JS, Ainslie L, Alpough M, Schramm C, Showalter C. The scope of mental illness and status of psychiatric care in Uganda. Issues Ment Health Nurs. 2015;36(11):877-83.
44. Deisseroth K. Optogenetics and psychiatry: applications, challenges, and opportunities. Biol Psychiatry. 2012;71(12):1030-2.
45. Gordon JA. On being a circuit psychiatrist. Nat Neurosci. 2016;19(11):1385-6.
46. National Institute of Mental Health. RDoC Matrix [Internet]. Bethesda: NIMH; [s.d., capturado em 27 maio 2019]. Disponível em: https://www.nimh.nih.gov/research-priorities/rdoc/constructs/rdoc-matrix.shtml.
47. Koob GF, Volkow ND. Neurobiology of addiction: a neurocircuitry analysis. Lancet Psychiatry. 2016;3(8):760-73.
48. Lugo-Candelas C, Posner J. Collective analytics: advancing the neuroscience of ADHD. Lancet Psychiatry. 2017;4(4):266-8.
49. Schwarzbold ML, Walz R, Guarnieri R, Diaz AP. Research Domain Criteria: uma nova proposta de classificação de pesquisa para psiquiatria. In: Nardi AE, Silva AG, Quevedo J, editores. PROPSIQ Programa de atualização em psiquiatria: ciclo 4. Porto Alegre: Artmed Panamericana; 2017. (Sistema de educação continuada; v. 4).
50. Shorter E. A history of psychiatry: from the era of the asylum to the age of Prozac. New York: John Wiley & Sons; 1997.
51. Cipriani A, Furukawa TA, Salanti G, Chaimani A, Atkinson LZ, Ogawa Y, et al. Comparative efficacy and acceptability of 21 antidepressant drugs for the acute treatment of adults with major depressive disorder: a systematic review and network meta-analysis. Lancet. 2018;391(10128):1357-66.
52. Purtle J, Dodson EA, Nelson K, Meisel ZF, Brownson RC. Legislators' sources of behavioral health research and preferences for dissemination: variations by political party. Psychiatr Serv. 2018;69(10):1105-8.
53. Chisholm D, Sweeny K, Sheehan P, Rasmussen B, Smit F, Cuijpers P, et al. Scaling-up treatment of depression and anxiety: a global return on investment analysis. Lancet Psychiatry. 2016;3(5):415-24.

54. Angelo C. Brazil's scientists battle to escape 20-year funding freeze. Nature. 2016;539(7630):480.
55. Associação Brasileira de Psiquiatria. Missão, visão e valores [Internet]. Rio de Janeiro: ABP; [s.d., capturado em 27 maio 2019]. Disponível em: http://www.abp.org.br/.
56. Horton R. Offline: What is science for? Lancet. 2018;392(10143):198.
57. Russell B. The impact of science on society. London: George Allen and Unwin; 1952.

CAPÍTULO 2

DEZ PRINCÍPIOS PARA UM TRATAMENTO EFETIVO DOS TRANSTORNOS POR USO DE SUBSTÂNCIAS

Juliana Copetti
Analice Gigliotti

PONTOS-CHAVE

- Os objetivos principais no tratamento de pacientes com transtornos por uso de substâncias (TUSs) são:
    - Cessação/redução do uso de substância;
    - Redução da fissura pelo uso;
    - Melhora integral da saúde, do bem-estar e do funcionamento social do indivíduo com TUSs;
    - Prevenção de prejuízos futuros por meio da diminuição dos riscos de complicações e de recaídas.
- O tratamento deve estar disponível e ser acessível e adequado às necessidades da população, incluindo as necessidades de subgrupos especiais, como gestantes, crianças e adolescentes.
- O tratamento deve ser baseado em evidências científicas, e os serviços devem seguir os padrões éticos.
- As políticas, os serviços, os programas, os procedimentos e as abordagens integradas devem ser constantemente monitorados e avaliados.

O uso de drogas é tão difundido globalmente que é quase impossível pensar em um mundo sem elas. A característica primordial das substâncias psicoativas que serão abordadas neste capítulo é que seu uso pode ser prazeroso para algumas pessoas e seu consumo continuado pode levar à perda de controle, uma "doença da vontade", na qual o indivíduo, a despeito dos prejuízos que possa estar causando a si mesmo, continua consumindo a substância, agravando seu quadro.

Segundo dados da Organização Mundial da Saúde (OMS) referentes ao ano de 2016, 275 milhões de pessoas entre 15 e 64 anos já fizeram uso de alguma substância *ilícita* e mais de 30 milhões apresentam prejuízos em decorrência do uso de drogas a ponto de precisar de tratamento.[1] Esse número é ainda maior quando álcool, tabaco e medicamentos são incluídos na lista de substâncias utilizadas. No mesmo relatório, publicado em 2018, destaca-se que, pela primeira vez, houve aumento da prevalência do uso de drogas em indivíduos com mais de 50 anos, sendo os analgésicos e a maconha as substâncias mais usadas.[1] No Brasil, dados referentes ao ano de 2012 indicam que cerca de 150 milhões de pessoas (maiores de 14 anos) consumiram alguma substância ilícita, sendo a maconha a mais citada (2,5% dos adultos), seguida pela cocaína (1,7%). O uso de substâncias lícitas entre os brasileiros é alarmante: metade dos cidadãos maiores de 18 anos faz uso de álcool, sendo que cerca de 40% consomem mais de cinco doses por ocasião. A substância mais empregada entre os adultos no País é o tranquilizante, consumido por aproximadamente 8 milhões de brasileiros no ano de 2012.[2]

Graças a anos de pesquisas que levaram aos avanços científicos observados nas últimas décadas, atualmente se sabe que os problemas relacionados ao uso de drogas ilícitas, tabaco e álcool são complexos, afetando várias áreas essenciais para o funcionamento humano. Hoje, sabe-se que os TUSs são crônicos e que não só afetam as relações sociais do indivíduo, como alteram o próprio funcionamento, a estrutura cerebral e a de outros sistemas do corpo humano.[3]

Como já citado, o uso de drogas geralmente proporciona uma sensação de prazer. Isso significa que, ao usar determinadas substâncias, há ativação importante do circuito cerebral de recompensa, o "circuito do prazer", promovendo na pessoa a vontade de repetir a experiência prazerosa por diversas vezes. Entretanto, quando esse uso é continuado, podem ocorrer alterações nesse circuito, com a redução da sensação de prazer de maneira geral. Aparentemente, isso decorre de uma diminuição na produção de dopamina ou de seus receptores na tentativa de reequilibrar o sistema. O uso por longo período também leva a alterações nas funções cognitivas, no aprendizado e na memória. Um exemplo de alteração identificada nas adições é o condicionamento. Ou seja, atividades, locais e pessoas da rotina do indivíduo acabam sendo associados à experiência de usar a substância, podendo se tornar gatilhos para o uso de drogas, despertando, assim, uma necessidade intensa de consumi-las, chamada de *craving*, ou fissura.[4]

Felizmente, os mesmos avanços levaram ao desenvolvimento de programas de tratamento que possibilitam aos indivíduos que sofrem com os prejuízos relacionados ao uso de substâncias avaliação detalhada e encaminhamento para o tipo de abordagem mais adequado para a situação em que se encontram, desde o aconselhamento breve, em casos mais leves, até a internação, nos mais graves.[5]

É consenso entre grupos de especialistas de diversos países que os pacientes com TUSs podem ser tratados com eficácia por meio de diversas intervenções farmacológicas e psicossociais, desenvolvidas por grupos de pesquisa e assistência com base em evidências científicas, da mesma maneira que são desenvolvidas as abordagens terapêuticas para outras condições médicas. Os objetivos do tratamento para os TUSs são:[5-7]

- reduzir/cessar o uso de substâncias;
- melhorar o funcionamento e o bem-estar individual;
- prevenir futuros prejuízos, reduzindo os riscos de complicações e recorrências.

Apesar de já terem se passado quase 20 anos desde a publicação do periódico científico *Journal of the American Medical Association* (JAMA) que caracterizou a adição como uma doença crônica e não um mau hábito[8,9] e de a terminologia coloquial, imprecisa e frequentemente moralista ter sido substituída aos poucos por termos científicos baseados em evidência,[10] ainda há muito a ser aprimorado na organização dos serviços que prestam atendimento aos indivíduos que apresentam algum problema decorrente do uso de substâncias.[5] Recentemente, um dos autores dessa publicação[8] destacou que é surpreendente e frustrante que os avanços no pensamento científico não tenham sido acompanhados por mudanças significativas na prática clínica e nas políticas sociais relacionadas aos TUSs. Fica claro que, mesmo que pesquisas recentes apontem maior eficácia do tratamento atualmente, há muito a melhorar.[9] Infelizmente, ainda estão presentes muito estigma e preconceito em relação aos indivíduos que necessitam de tratamento e aos profissionais que trabalham na área, prejudicando o desenvolvimento de políticas públicas adequadas e baseadas em evidências.[5]

Com o objetivo de desenvolver melhores práticas de prevenção e assistência, uniformizar a qualidade dos serviços de saúde e auxiliar as instituições responsáveis pelo desenvolvimento de políticas sociais relacionadas ao uso de substâncias, diversos pesquisadores e instituições têm publicado guias com orientações e recomendações baseadas em evidências científicas. É importante ressaltar que os princípios e as diretrizes no tratamento dos TUSs podem apresentar algumas diferenças teóricas e práticas, dependendo do grupo que organiza cada consenso, mas praticamente todos têm como ponto comum que o tratamento deve estar disponível e ser acessível e adequado às necessidades de cada grupo ou indivíduo (Quadros 2.1 e 2.2).[5,6] Fazer uma avaliação inicial detalhada, coletando dados que possam determinar o diagnóstico do paciente, a gravidade e o grau de urgência da intervenção, é fundamental para a implementação de um plano terapêutico adequado.[11]

A OMS, por sua vez, vem reunindo especialistas do mundo todo na elaboração e na atualização de um modelo internacional de tratamento, incluindo princípios terapêuticos e procedimentos-padrão a serem adotados nos serviços de atendimento (Quadro 2.1).[5] O documento resultante tem como finalidade padronizar a abordagem e o tratamento dos TUSs em âmbito mundial.[5] Atualmente, um dos materiais mais utilizados é o desenvolvido pelo National Institute on Drug Abuse (NIDA; ver Quadro 2.2),[6] que, como princípios de destaque, defende que o tratamento não precisa ser voluntário para ser efetivo e que é importante que sua duração seja adequada para que se obtenha o melhor desfecho possível. A seguir, estão descritos os princípios para um tratamento efetivo de acordo com os últimos avanços na área.

O QUE É UM TRATAMENTO EFETIVO?

O objetivo do tratamento das adições não é apenas cessar o uso de droga, mas também capacitar o paciente para se tornar um indivíduo produtivo na família, na comunidade e no ambiente de trabalho. Assim como as outras doenças crônicas, os TUSs podem ser manejados com sucesso. De acordo com programas de pesquisa que acompanham pacientes por longos períodos, a maioria das pessoas que permanecem

---

QUADRO 2.1 ▶ PRINCÍPIOS DA ORGANIZAÇÃO MUNDIAL DA SAÚDE

1. O tratamento deve estar disponível e ser acessível, atraente e adequado às necessidades.
2. Deve-se garantir que os serviços de atendimento sigam os padrões de ética.
3. Deve-se promover o tratamento, integrando os sistemas de saúde, justiça e social.
4. O tratamento deve ser baseado em evidências científicas e atender às necessidades dos indivíduos com TUSs.
5. O tratamento deve atender às necessidades dos indivíduos de subgrupos específicos (p. ex., mulheres, adolescentes, gestantes, moradores de rua).
6. Deve-se garantir uma boa administração clínica de programas e serviços para TUSs.
7. As políticas, os serviços, os programas, os procedimentos e as abordagens integradas devem ser constantemente monitorados e avaliados.

Fonte: Adaptado de United Nations Office on Drugs and Crime.[5]

QUADRO 2.2 ▶ PRINCÍPIOS DO NIDA
1. A adição é uma doença complexa, mas tratável, que afeta o funcionamento cerebral e o comportamento.
2. Não há um único tratamento apropriado para todas as pessoas.
3. O tratamento deve estar prontamente disponível.
4. O tratamento deve abarcar as múltiplas necessidades de um indivíduo (não apenas o uso de substâncias).
5. O tratamento deve ter uma duração adequada.
6. As psicoterapias comportamentais (incluindo individual, familiar e de grupo) são as mais utilizadas.
7. A abordagem farmacológica é um elemento importante do tratamento, especialmente quando combinada com a psicoterápica.
8. O plano de tratamento deve ser continuamente avaliado e modificado de acordo com a necessidade.
9. O tratamento deve visar a abordagem integrada das comorbidades.
10. A desintoxicação é apenas a primeira etapa.
11. O tratamento não precisa ser voluntário para ser efetivo.
12. Deve haver monitoramento do uso de substâncias (teste toxicológico), e é preciso considerar que recaídas podem ocorrer.
13. Os pacientes devem ser testados para vírus da imunodeficiência humana (HIV), hepatite e outras doenças infecciosas, e programas de prevenção e tratamento devem ser oferecidos.

Fonte: Adaptado de National Institute on Drug Abuse.[6]

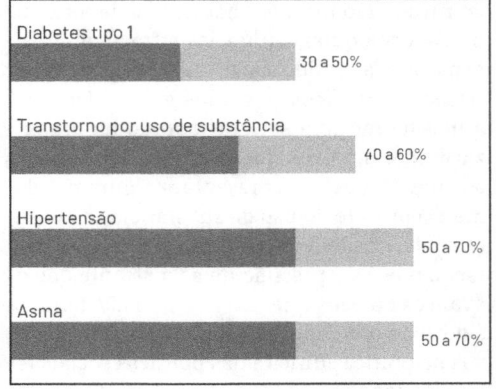

FIGURA 2.1 ▶ Taxas de recaída em doenças crônicas.
Fonte: National Institute on Drug Abuse.[6]

em tratamento consegue retomar o controle de sua vida e se manter funcional. É importante destacar que a recaída faz parte do processo, com taxas de recorrência parecidas com as de outras doenças crônicas, como diabetes, hipertensão arterial sistêmica e asma (Fig. 2.1). A recaída não é uma indicação de que o tratamento tenha fracassado, mas de que há a necessidade de monitoramento e reavaliação constantes.[6]

O QUE É IMPORTANTE PARA UM TRATAMENTO EFETIVO?

A seguir, são descritos os dez princípios que, ao serem seguidos, aumentam as chances de que o tratamento oferecido pelos serviços seja de fato efetivo.

1. O tratamento deve estar disponível e ser acessível e adequado às necessidades individuais

A motivação, em indivíduos com problemas relacionados ao uso de substâncias, pode ser volátil. É comum que a decisão de procurar ajuda seja acompanhada por muitas dúvidas, e qualquer questão que dificulte a entrada em um programa terapêutico, como distância, demora para marcar um atendimento e até mesmo um tempo longo de espera para uma avaliação, pode fazer o paciente desistir de ingressar no tratamento. Quando se tem o conhecimento de que a variação do nível de motivação para o tratamento faz parte do curso natural dos TUSs, fica claro que a acessibilidade, a disponibilidade e a adequação às necessidades específicas do paciente são essenciais para a entrada e a permanência do indivíduo no tratamento.[6]

a) Disponível. Neste caso, estar disponível se refere à presença física de serviços com capacidade de tratar pacientes com TUSs. A OMS recomenda que os serviços de tratamento essencial para uso de substâncias sejam locais e incluam intervenção breve, avaliação diagnóstica, farmacoterapia e psicoterapia para TUSs baseadas em evidências científicas, bem como manejo de condições agudas relacionadas ao uso de substâncias (*overdose*, síndrome de abstinência ou psicose induzida). Além disso, devem estar disponíveis e organizados na forma de intervenções específicas nos diferentes níveis dos serviços de saúde: desde o cuidado primário até programas em ambientes especializados (Quadro 2.3). Esses serviços também devem oferecer acesso a cuidados médicos gerais e encaminhamento a unidades de cuidados especializados para o tratamento de comorbidades clínicas complexas.[3,5]

b) Acessível. Os TUSs podem ser tratados efetivamente na maioria dos casos se a população tiver acesso a serviços que ofereçam um programa de cuidados capaz de cobrir todas as necessidades que possam surgir durante o período de tratamento, não apenas durante o uso de drogas.[5,6]

Acessibilidade ao tratamento, aqui, se refere ao alcance ou acesso físico pela população.[5] O número de indivíduos que têm a oportunidade de ingressar em algum programa relacionado ao uso de drogas ainda é muito reduzido:[12] apenas 1 em cada 10 pacientes recebe tratamento em algum serviço especializado em TUSs nos Estados Unidos, por exemplo.[13] A maioria das pessoas com problemas relacionados ao uso de substâncias nunca foi encaminhada para tratamento e as que foram encaminhadas acredi-

QUADRO 2.3 ▶ INTERVENÇÕES SUGERIDAS NOS DIFERENTES NÍVEIS DE CUIDADO

Nível	Intervenções possíveis	
Serviço comunitário	• Grupos de autoajuda	• Apoio informal por meio de família e amigos
Atenção primária	• Avaliação, intervenção breve, cuidados básicos de saúde, encaminhamento	• Suporte contínuo a indivíduos em tratamento/contato com serviços especializados • Primeiros socorros
Serviços sociais gerais	• Abrigo • Alimentação	• Garantir acesso a mais tratamentos de saúde e de serviços sociais especializados sempre que necessário
Serviço especializado em TUSs	• Avaliação • Manejo de caso • Plano de tratamento • Desintoxicação • Intervenções psicossociais	• Farmacoterapia • Prevenção de recaída • Serviços de gerenciamento da recuperação
Serviço especializado em saúde	• Tratamento de saúde mental • Medicina interna	• Tratamento dentário • Tratamento do HIV e HCV
Serviço social especializado	• Suporte familiar e reintegração • Treinamento vocacional/programas educativos • Geração de recursos/microcréditos	• Planejamento de tempo livre • Serviços de gerenciamento da recuperação
Serviços de internação de longo prazo	• Moradia assistida • Treinamento vocacional • Treinamento nas habilidades de vida	• Suporte terapêutico constante • Serviços de gerenciamento da recuperação

HIV: vírus da imunodeficiência humana; HCV: vírus da hepatite C.
Fonte: Elaborado com base em Gigliotti e Copetti[3] e United Nations Office on Drugs and Crime.[5]

tam que não receberam todas as opções terapêuticas possíveis. Para alguns grupos, como gestantes e indivíduos institucionalizados, o acesso a tratamento é ainda mais difícil.[14]

Para que um maior número de indivíduos possa ser tratado, é recomendado que os serviços estejam disponíveis em locais facilmente alcançados por meio de transporte público, tanto para moradores da área urbana quanto da rural, e que ofereçam explicações sobre os problemas relacionados ao uso de drogas e programas de tratamento de maneira clara e acessível, via material gráfico virtual e impresso.[5]

É importante, ainda, que o serviço possa responder prontamente a um pedido de ajuda.[6] (Como mencionado anteriormente, a motivação em pessoas que usam drogas geralmente é instável, sendo imprescindível que se possa aproveitar o momento em que o paciente está disposto a se tratar). Da mesma forma, os programas devem estar aptos a receber novos pacientes ou aqueles que queiram retomar o acompanhamento em qualquer fase do tratamento.[5] Essa prática torna a entrada no serviço mais acessível, aumentando as chances de adesão ao tratamento.

c) Adequado. Quando se fala sobre indivíduos com TUSs, pode-se estar falando, por exemplo, de um adolescente que vem fumando maconha diariamente há um ano e apresentou pela primeira vez redução significativa em seu desempenho acadêmico; ou de um senhor que começou a fazer uso de opioides após um acidente automobilístico e aumentou de forma substancial seu consumo após o divórcio; ou de um indígena xavante que consome diariamente dois litros de bebida alcoólica destilada; ou de um usuário de *crack* que vive na "cracolândia", foi abandonado pela família, perdeu a maioria de seus dentes e tem aids.

Assim, ao mencionar aqui problemas com drogas, está-se referindo a várias substâncias e a indivíduos nas mais diferentes faixas etárias, gêneros, etnias, religiões, tanto de áreas urbanas quanto rurais e em estágios diversos da doença. Logo, seu tratamento não deve ser único. Dessa forma, o planejamento terapêutico deve variar de acordo com as características individuais de cada paciente,[6] e, portanto, os serviços devem estar preparados para adequar os programas às necessidades e às diferenças culturais dos participantes.[5]

As mulheres, por exemplo, têm maior dificuldade de procurar tratamento para o uso de substâncias, aparentemente sofrem mais preconceito e têm mais receio de serem julgadas, sobretudo quando têm filhos ou estão grávidas. É fundamental que os serviços de tratamento estejam organizados para receber essas pacientes, adequando-se às suas necessidades específicas. As mulheres também são mais vulneráveis a violência doméstica e abuso sexual. Assim, é importante que sejam oferecidas orientações específicas em relação a essas situações. É importante, também, que a equipe seja treinada na abordagem de questões relacionadas a saúde sexual, contracepção e cuidados com filhos pequenos, e que o ambiente seja desenhado de forma a receber crianças, para que mulheres que são mães possam realizar o tratamento na frequência indicada. O tratamento de mulheres grávidas ou com filhos pequenos é especialmente importante, pois é uma oportunidade de tratar e trabalhar com prevenção, visto que intervenções visando um modo de vida saudável iniciadas já na primeira infância são consideradas essenciais na diminuição das vulnerabilidades que contribuem para experimentação de drogas e, consequentemente, para o desenvolvimento de TUSs.[5,6,14,15] Portanto, as mulheres grávidas devem receber orientações e apoio sobre questões relacionadas ao uso de drogas e ao tratamento durante a gestação, parto, pós-parto e amamentação, além de informações sobre a possibilidade de o recém-nascido necessitar de acompanhamento específico em função das consequências associadas ao uso de drogas materno.[5]

Outro grupo que deve receber atenção especial são os adolescentes. Nessa fase do desenvolvimento humano, situada entre a infância e a vida adulta, o cérebro ainda não está completamente desenvolvido, o que, por si só, já aumenta a vulnerabilidade do indivíduo aos riscos relacionados ao uso de substâncias.[16] O programa de tratamento, então, deve ser próprio, específico e separado do programa de adultos.[5,16] Comumente, o adolescente não busca atendimento por iniciativa própria e, quando chega a um serviço especializado, em geral é porque já está com muito prejuízo em alguma área da vida. É comum, por exemplo, que adolescentes encaminhados para consulta com psiquiatra ou neurologista, com queixas de desatenção, baixo rendimento escolar e hipótese diagnóstica de transtorno de déficit de atenção/hiperatividade (TDAH), estejam, na realidade, usando substâncias, como, por exemplo, maconha. É bem-estabelecido que, quanto mais cedo é iniciado o tratamento para os problemas relacionados ao uso de substâncias, maiores são as chances de desfecho positivo. Entretanto, muitas vezes a oportunidade de questionar sobre uso de drogas durante consultas pediátricas de rotina não é aproveitada, e a chance de fazer uma intervenção precoce é perdida. Em função de os adolescentes apresentarem algumas particularidades, o NIDA desenvolveu um guia de princípios exclusivos para essa população (Quadro 2.4).[16,17] Geralmente, os adolescentes não consideram o monitoramento do uso de drogas por meio de testes toxicológicos um procedimento invasivo, logo, ele pode ser usado como uma ferramenta auxiliar comportamental e também como forma de validar o relato de abstinência, fortalecendo a comunicação e a confiança entre o paciente e os responsáveis.[18]

Um programa específico também deve contemplar os pacientes com envolvimento com a justiça. Estima-se que a maioria dos 10 milhões de pessoas em situação prisional ao redor do mundo tenha história de uso de substâncias. A orientação da OMS é que o tratamento deve estar disponível para indivíduos com problemas criminais e que seja realizado preferencialmente em ambiente do sistema de saúde, e não no sistema da justiça criminal.[5]

Pessoas que vivem em locais marginalizados e moradores de rua também requerem um programa com um desenho que atenda a suas necessidades específicas. Uma dessas medidas é levar o tratamento até esses locais. A OMS recomenda que equipes treinadas ofereçam ativamente informações e tratamento para esses indivíduos, com um pacote focado em apoio e medidas sociais, respeitando sempre a ética e as convenções de direitos humanos.[5] São exemplos desse tipo de programa as intervenções feitas em "cracolândias", oferecendo des-

QUADRO 2.4 ▶ PRINCÍPIOS TERAPÊUTICOS RELACIONADOS A TUSs EM ADOLESCENTES

1. O uso de substâncias deve ser identificado e abordado o mais rapidamente possível.
2. Os adolescentes podem se beneficiar das intervenções, mesmo que não sejam dependentes.
3. As consultas de rotina são oportunidades para perguntar sobre o uso de drogas.
4. Intervenções legais ou pressão familiar podem ter papel importante na entrada e permanência do adolescente em tratamento.
5. O tratamento deve ser ajustado às necessidades do adolescente.
6. O tratamento deve englobar as necessidades pessoais como um todo e não focar apenas o uso de drogas.
7. Terapias comportamentais são eficazes para adolescentes.
8. A família e a comunidade são aspectos importantes no tratamento.
9. O tratamento eficaz requer a identificação e o tratamento de comorbidades.
10. Violência, abuso infantil e risco de suicídio devem ser identificados e abordados.
11. É necessário monitorar o uso de drogas (testes toxicológicos).
12. O adolescente deve permanecer e dar continuidade ao tratamento pelo tempo que for necessário.
13. Deve-se fazer exames para infecções sexualmente transmissíveis (ISTs) e hepatites B e C.

Fonte: Elaborado com base em National Institute on Drug Abuse[16] e Copetti.[17]

de encaminhamento a clínica de reabilitação até banho e tratamento dentário aos usuários de *crack*.

A duração do tratamento também deve ser adequada a cada situação. É bem-estabelecido que, quando o paciente permanece em tratamento durante o tempo adequado para seu caso, os resultados são mais favoráveis. Por exemplo, pesquisas apontam que a maioria dos pacientes que têm indicação de internação precisa ficar em tratamento nesse regime por pelo menos três meses e que tratamentos de longa duração levam a desfechos mais positivos. Manter os pacientes em tratamento é uma tarefa difícil, um dos maiores problemas encontrados nos programas de tratamento é a alta taxa de desistência. Adequar o planejamento terapêutico individual por meio de técnicas motivacionais, a fim de manter o tratamento interessante, é fundamental para que ele seja efetivo.[6]

2. Os padrões de ética devem ser seguidos nos serviços de tratamento

As recomendações da OMS quanto à ética no tratamento são muito claras. Os padrões de ética vigentes devem ser seguidos por todos os programas de assistência e pesquisa, isto é, os direitos humanos e a dignidade dos indivíduos que frequentam esses serviços devem ser respeitados em todos os casos. Especialmente no ingresso em internações, é comum a prática de revistas corporais por profissional treinado e a realização de testagens toxicológicas, situações nas quais, por exemplo, pode ser solicitado que o paciente urine na presença do profissional. São práticas que têm como objetivo melhorar a qualidade do tratamento oferecido ao paciente, mas que são, ao mesmo tempo, invasivas e desconfortáveis, devendo, portanto, ser feitas com ética, respeito, delicadeza e cuidado. Isso também se aplica às internações involuntárias. O fato de o paciente estar doente a ponto de ter sua capacidade de entendimento em relação à necessidade do tratamento, seja ambulatorial ou hospitalar, prejudicada não significa que ele perdeu o direito às inúmeras outras escolhas em seu decorrer. Portanto, toda a equipe deve ser treinada adequadamente para lidar com os pacientes com respeito, sem preconceito ou discriminação.

É importante lembrar que a equipe tem o dever de informar como se dá o tratamento e esclarecer qualquer dúvida antes mesmo de o paciente ingressar de fato no programa proposto. O paciente deve ser informado de que a confidencialidade e o sigilo serão garantidos e protegidos pela equipe durante e após o encerramento do tratamento, seja por alta médica ou por desistência.[5]

3. Integrado com outros serviços

Como já foi dito, pacientes com problemas relacionados ao uso de drogas não raro têm problemas com a lei e o ambiente onde vivem. Alguns são moradores de rua, outros vivem sós e sua família já não acredita em sua recuperação, outros moram próximos a locais em que há tráfico de drogas, por exemplo. Promover um tratamento efetivo implica coordenar diversos serviços para que o caso do paciente possa ser manejado de forma integrada.[5,6] Assim sendo, é essencial que os serviços social, de saúde e de justiça estejam integrados, e que todas as equipes sejam adequadamente treinadas para identificar as situações que necessitam de encaminhamento.[5]

4. Baseado em evidências científicas

É consenso que os programas de tratamento para os TUSs devem empregar métodos e abordagens que tenham sido comprovados como efetivos pela ciência e aprovados entre grupos internacionais de especialistas. O mesmo rigor utilizado para aprovar intervenções nas demais áreas da medicina deve ser aplicado para os TUSs. O uso de diretrizes atualizadas e o treinamento dos profissionais da saúde na identificação e na capacitação para o tratamento devem ser implementados em vários níveis e incluídos no currículo das universidades, bem como nos programas de educação continuada.[5,6,14]

É fundamental que as equipes de saúde saibam fazer uma boa avaliação inicial, pois é nessa etapa que o tratamento efetivo tem início. Mesmo antes de iniciar a avaliação, a equipe deve estar preparada e bem-treinada, inclusive para situações que envolvam urgência, emergência e risco de morte, e ter conhecimento da epidemiologia e das características regionais do uso de substâncias. Ademais, os papéis de cada membro devem estar bem-definidos[19] Nessa primeira avaliação, a equipe é responsável por determinar o diagnóstico, a gravidade e o grau de urgência, além de traçar um plano terapêutico.[11] É função dos profissionais que fazem esse primeiro contato avaliar riscos e vulnerabilidades e encaminhar o paciente para o local adequado de tratamento.[20] O Quadro 2.5 descreve o que deve ser incluído na avaliação de um paciente com história de uso de drogas.[21]

Uma maneira de padronizar a avaliação, proporcionando maior facilidade na troca entre os serviços e uma análise mais adequada quando os dados são utilizados para pesquisas, é o

QUADRO 2.5 ▶ AVALIAÇÃO NOS TUSs

Quantidade, frequência e duração de uso	• Aumento do uso com o passar do tempo • Motivação para o uso • Circunstâncias de uso • Efeito desejado	• Preferência por alguma substância (droga de escolha) • Último uso e quantidade usada • Grau de intoxicação e de abstinência
História de tratamento anterior	• Local, duração, modalidade, medicamentos • Voluntário ou involuntário	• Período de abstinência e impacto na vida • Recaídas e circunstâncias • Expectativas sobre o tratamento
História médica geral e psiquiátrica	• Exame do estado mental e exame físico • Avaliação neuropsicológica (para avaliação do nível do prejuízo cognitivo)	• Medicamentos em uso
Exames laboratoriais	• Testes laboratoriais relacionados ao uso agudo ou crônico de substâncias	• Doenças infecciosas associadas ao uso de substâncias (HIV, tuberculose, hepatites) • Testes toxicológicos
História familiar e social	• Uso de substâncias na família e em amigos próximos • Outros transtornos mentais na família • Fatores sociais que facilitam o uso • Suporte social	• Problemas legais ou financeiros • Problemas de relacionamento no trabalho e/ou na escola • Entrevista com os membros da família
Preferências, motivações e barreiras no tratamento	• Farmacoterapia • Terapia em grupo	• Terapia individual • Tipos de terapia

HIV: vírus da imunodeficiência humana.
Fonte: American Psychiatric Association.[21]

emprego de escalas e questionários validados. A equipe que trabalha com TUSs, assim como aquela de atenção básica de saúde, deve estar familiarizada com os questionários de rastreamento, avaliação, gravidade e encaminhamento disponíveis na literatura.[11] Um protocolo de avaliação dimensional amplamente utilizado para auxiliar no planejamento e no encaminhamento de pacientes é o criado pela American Society of Addiction Medicine (ASAM). Conhecido como Critérios da ASAM (Quadro 2.6), esse sistema é baseado em seis dimensões distintas, e a combinação dos resultados indica o nível de cuidado adequado para o qual o paciente deve ser alocado,[11,22,23] variando desde a intervenção em ambiente ambulatorial até internação hospitalar (Quadro 2.7).[22,24]

Tratamento ambulatorial ▶ aquele em que o paciente recebe apoio social e intervenções psicológicas e farmacológicas sem que fique internado, ou seja, ele está em condições de continuar em sua comunidade.

O tratamento ambulatorial pode ser classificado pela intensidade. Nos programas intensivos, o paciente tem a indicação de uma frequência maior do que no programa ambulatorial de baixa intensidade, por necessidade de intervenções mais complexas, como acompanhamento médico da desintoxicação. Durante todo o período de acompanhamento ambulatorial, a equipe deve reavaliar o uso de substâncias e as condições de saúde física, adequando o plano terapêutico quando houver necessidade.

QUADRO 2.6 ▶ AS SEIS DIMENSÕES DA AVALIAÇÃO – CRITÉRIOS DA ASAM

1. Intoxicação aguda e/ou potencial para abstinência
2. Investigação das experiências do uso de substâncias e de abstinência no passado
3. Condições biomédicas e complicações. Investigação da história de saúde do indivíduo e das condições físicas atuais
4. Condições e complicações emocionais, cognitivas e comportamentais. Investigação de pensamentos, emoções e saúde mental do indivíduo
5. Prontidão para mudança. Investigação dos interesses e da prontidão para mudar
6. Potencial para recaída/uso continuado/uso problemático. Investigação da relação do indivíduo com a recaída e/ou uso continuado ou problemático de substâncias
7. Ambiente para recuperação. Investigação da situação do ambiente de recuperação ou moradia atual e das pessoas, coisas e lugares que o cercam

Fonte: Elaborado com base em Bravo e colaboradores[22] e American Society of Addiction Medicine.[23]

QUADRO 2.7 ▶ RELAÇÃO ENTRE AS CONDIÇÕES DO PACIENTE E O MODELO DE TRATAMENTO INDICADO

Condições a avaliar	Indicação
Motivação e possibilidade de comparecer às atividades diárias sugeridas	Tratamento ambulatorial ou internação parcial
Bom suporte social	Tratamento ambulatorial ou internação parcial
História prévia de sintomas de abstinência (gravidade destes); recaídas	Desintoxicação em ambiente protegido Avaliar internação integral ou parcial
Falha de tratamento ambulatorial	Internação integral ou parcial
Risco de suicídio, auto ou heteroagressividade; presença de sintomas psicóticos/psiquiátricos agudos	Internação integral
Comorbidades clínicas agudas ou descompensadas	Internação integral
Intoxicação; ausência de *insight*	Internação integral

Fonte: Elaborado com base em Bravo e colaboradores[22] e Amaral e colaboradores.[24]

A investigação de doenças infecciosas e o oferecimento de tratamento adequado, caso alguma seja diagnosticada, devem fazer parte da rotina. A integração com os setores sociais, como trabalho e educação, também deve fazer parte do programa.[5]

Já os pacientes considerados graves, com a integridade física e/ou psicológica em risco, devem ser encaminhados para tratamento em re-

VINHETA CLÍNICA 2.1

TRATAMENTO AMBULATORIAL

R., 50 anos, comparece ao consultório psiquiátrico relatando muito desejo de parar de beber. Há 30 anos, tem o hábito de consumir duas garrafas de cerveja *long-neck* por dia e, aos fins de semana, aumenta significativamente seu consumo, chegando a 15 garrafas por dia. Sua esposa vem reclamando de seu comportamento, o que o motivou a buscar tratamento. O paciente conta que, em raras ocasiões, consegue ficar até quatro dias sem beber, não observando sinais de abstinência alcoólica, como tremor ou sudorese.

Conduta: naltrexona e consulta semanal com psiquiatra para prevenção de recaídas.

gime de internação. Existem várias modalidades de internação, podendo variar de acordo com a intensidade, o ambiente (Quadro 2.8) e a voluntariedade.[3]

Internação voluntária ▶ ocorre quando o próprio paciente solicita ou concorda com a indicação médica.

Internação involuntária ▶ ocorre sem o consentimento do paciente.

A voluntariedade do tratamento será discutida mais adiante. Em todas as modalidades de tratamento, deve-se considerar acompanhamento psicoterapêutico e farmacológico (quando indicado) que tenham sido avaliados e testados cientificamente.[5]

5. Utilizar abordagens psicoterapêuticas

As psicoterapias são fundamentais no tratamento dos TUSs. Essas abordagens auxiliam

QUADRO 2.8 ▶ INTERNAÇÃO

Internação de curto prazo (clínica especializada)	Internação de longo prazo (clínica especializada ou comunidade terapêutica)
Quem é o público-alvo? Indivíduos que apresentem uma ou mais das situações a seguir:	
• Alto risco de síndrome de abstinência • TUS grave • Comorbidades clínicas e psiquiátricas • Sem sucesso com outros tipos de tratamento	• Piora na gravidade de problemas relacionados ao uso de drogas (desempenho acadêmico, laboral, reintegração social, etc.) • História de tratamentos anteriores sem sucesso • Recursos pessoais limitados e/ou em situações de marginalização • Problemas sociais e familiares graves, suporte social limitado e isolamento • Comorbidade psiquiátrica grave que coloque a saúde e a segurança do paciente em risco caso não esteja em um ambiente estruturado (indicação para clínica especializada, e não comunidade terapêutica) • Dificuldade de interromper o envolvimento em atividades ilícitas • Reconhecimento da necessidade de mudança significativa no estilo de vida e de aquisição de novas habilidades e responsabilidades
Quais são os objetivos?	
• Estabilizar o estado clínico do paciente (físico e emocional)	• Desenvolver habilidade para lidar com fissura e situações de estresse
• Afastar o paciente do ambiente em que ocorre o uso de drogas	• Desenvolver habilidades comunicativas para construir uma nova rede social com amigos que não usam drogas
• Oferecer uma redução segura dos sintomas de abstinência	• Desenvolver novos hábitos que ajudem a manter uma vida mais saudável e produtiva (nutrição, rotina de sono adequada, monitoramento da saúde e adesão ao tratamento)
• Iniciar medicação de manutenção quando necessário	• Motivar e engajar o paciente para a continuidade do tratamento
• Planejar e iniciar, quando possível, o tratamento de reabilitação	

Fonte: Adaptado de Gigliotti e Copetti.[3]

> **VINHETA CLÍNICA 2.2**
>
> **INTERNAÇÃO DE CURTO PRAZO**
>
> B., 45 anos, é promotora de justiça, casada e tem três filhos. Comparece à consulta acompanhada de seu marido, o qual informa estar muito preocupado, pois, no último ano, ela tem abusado de benzodiazepínicos a ponto de se manter sedada, no quarto, durante quase todo o tempo em que não está trabalhando. B. tem acesso fácil aos comprimidos por meio de uma farmácia que, inclusive, costuma fazer contato direto com ela, oferecendo várias caixas. No último mês, no entanto, o quadro vem se agravando, com B. faltando alguns dias ao trabalho e, em outros, "cochilando". Ela reconhece os prejuízos, informa estar utilizando até 40 mg de clonazepam por dia e pede para ser internada, pois, caso contrário, seguramente manterá o uso dos medicamentos.
>
> **Conduta:** internação de um mês para retirada dos benzodiazepínicos a fim de evitar sintomas de abstinência e aprender técnicas de prevenção de recaídas.

> **VINHETA CLÍNICA 2.3**
>
> **INTERNAÇÃO DE LONGO PRAZO**
>
> Z., 23 anos, é solteiro, de família de classe média, mas, atualmente, passa a maior parte dos dias na rua. Veio à consulta trazido pela mãe. É dependente de *crack* há três anos e, embora já fizesse uso de maconha e álcool, desde que se envolveu com essa substância "não é mais o mesmo". Já foi internado duas vezes, uma por 15 dias e outra por um mês, em clínica de reabilitação para dependentes químicos, mas recaiu imediatamente após sua saída.
>
> Há aproximadamente 15 dias, a mãe de Z., preocupada com a saúde física do filho, insistiu que ele fizesse um exame de sangue, o qual detectou infecção recente pelo vírus da imunodeficiência humana (HIV). Em função desse resultado, ela conseguiu trazê-lo para a clínica para internação. Z. não tem irmãos. Seu pai, separado de sua mãe, não fala mais com o filho devido ao seu envolvimento com *crack*. Z. não tem amigos que não usem a substância, não trabalha e não estuda.
>
> **Conduta:** internação de longo prazo com o objetivo de desintoxicação, acompanhamento do HIV, prevenção de recaída, aquisição de habilidades de enfrentamento, retomada da formação acadêmica e profissional e ressocialização.

na mudança das atitudes e do comportamento em relação a drogas, bem como propiciam o fortalecimento das habilidades de enfrentamento e de lidar com situações em que gatilhos possam despertar fissura por uso de drogas. No Quadro 2.9, estão descritas as abordagens psicoterapêuticas efetivas empregadas no tratamento dos TUSs.[5,6,25-31]

6. Utilizar farmacoterapia

Tratamentos farmacológicos podem ser de importância capital no tratamento de um indivíduo com TUS, entretanto, poucos medicamentos são aprovados pelos órgãos reguladores, como a Agência Nacional de Vigilância Sanitária (Anvisa) e a Food and Drug Adminis-

QUADRO 2.9 ▶ PSICOTERAPIAS NO TRATAMENTO EFETIVO DOS TUSs

Terapia cognitivo-comportamental (TCC)[5,6]
A TCC é baseada no entendimento de que os padrões comportamentais e os processos cognitivos mal-adaptativos são muitas vezes aprendidos e podem ser modificados. Os pacientes em tratamento aprendem a identificar e a corrigir os comportamentos problemáticos, aplicando uma gama de habilidades aprendidas durante as sessões de psicoterapia. Identificar e explorar o que há de positivo e negativo ao continuar usando drogas, detectar precocemente a fissura, reconhecendo situações de risco, e desenvolver estratégias para lidar com a fissura e para evitar essas situações fazem parte dos objetivos dessa abordagem. A TCC se mostra ainda mais efetiva quando combinada a tratamento farmacológico e outras abordagens terapêuticas.
Evidências de eficácia em TUS como álcool, *Cannabis*, cocaína, metanfetamina e nicotina.

Manejo de contingências (MC)[5,6]
Na abordagem utilizada no MC, o paciente recebe recompensas para reforçar positivamente comportamentos como abstinência e adesão terapêutica ou atingir metas estabelecidas no tratamento individual. Faz parte dessa abordagem (e é necessário para que seja efetiva) o fornecimento imediato de *feedback* positivo de alguma meta acordada (p. ex., o resultado negativo de um teste toxicológico de urina). O MC tem como objetivo a mudança do comportamento, e pacientes tratados com essa abordagem apresentam taxas maiores de redução inicial do uso de drogas em comparação a outras abordagens. O que será usado como recompensa deve ser adaptado culturalmente à população em tratamento.
Evidências de eficácia em TUS como álcool, cocaína, anfetaminas, opioides, *Cannabis*, nicotina.

Entrevista motivacional (EM)/terapia de aprimoramento motivacional (TAM)[25,26]
A EM é uma técnica utilizada em pacientes pouco motivados que visa despertar uma motivação intrínseca para a mudança. A TAM consiste em uma intervenção sistemática para a produção rápida de uma transformação internamente motivada utilizando os princípios da EM. Esses princípios, segundo Miller e Rollnick, são expressar empatia, desenvolver discrepância, evitar discussões, lidar com a resistência e desenvolver autoeficácia. Ao usar essa técnica, o terapeuta visa estabelecer uma comunicação respeitosa, sem autoritarismo ou superioridade, com o paciente, buscando mostrar a discrepância entre a situação em que o paciente se encontra e aquela em que ele gostaria de estar, evitando discussões e confronto direto. É o paciente que deve encontrar a argumentação para a mudança, e o terapeuta deve lidar com as resistências que surgem ao longo do processo. Novas ideias não devem ser vistas como imposições, mas, sim, como um convite a pensar diferente. Determinante crítico para a mudança, a autoeficácia, ou seja, a crença de que é possível ter determinado comportamento ou completar determinada tarefa, deve ser apoiada em todos os estágios do tratamento.
Evidências de eficácia em TUS como álcool, *Cannabis*, nicotina.

Prevenção de recaída baseada em *mindfulness* (MBRP)[27-30]
A prática de *mindfulness* pode ser definida como uma maneira específica de prestar atenção, com propósito, no aqui e agora, sem julgamentos. Os indivíduos que estão em programas de tratamento e prevenção baseados em *mindfulness* são estimulados a lidar com os fenômenos da vida com consciência e aceitação, sem tentar extinguir, modificar ou evitar as emoções, o pensamento e as sensações advindos das experiências, com a finalidade de promover um funcionamento mais adaptativo e saudável.
A MBRP é um programa de pós-tratamento que envolve oito sessões semanais conduzidas em formato de terapia de grupo e estimula habilidades cognitivo-comportamentais de prevenção de recaída com práticas de *mindfulness*. Os objetivos dessas práticas consistem em elevar a consciência dos gatilhos e das reações habituais, desenvolver um novo relacionamento com essas experiências e aprender habilidades concretas para usar em situações de alto risco, aumentando a sensação de escolha, compaixão e liberdade. Ao final do programa, o objetivo é criar e manter um estilo de vida que inclua tanto a recuperação quanto a prática de *mindfulness*.
Evidências de eficácia na prevenção de recaída em TUSs.

Terapia de família (TF)[5,6,31]
A família pode ser entendida como um sistema semiaberto, ou seja, um sistema que efetua troca com outros sistemas, como a escola para os adolescentes, e que influencia e pode ser influenciado por tais sistemas.
A família, como todo sistema, é regida por regras que determinam o funcionamento e a maneira por meio da qual seus membros se relacionam. O entendimento de que uma mudança vivida por um membro da família traz mudanças para todos os outros é essencial para entender a importância da abordagem familiar no tratamento

Continua

QUADRO 2.9 ▶ PSICOTERAPIAS NO TRATAMENTO EFETIVO DOS TUSs
das adições.[31] A TF é útil na educação dos pacientes e de seus familiares sobre a natureza das adições e o processo de recuperação, além de se mostrar fundamental para um bom planejamento terapêutico. Programas terapêuticos que incluem a família são efetivos na redução do uso de drogas, no maior engajamento inicial e na maior adesão à continuidade do tratamento. As TFs consideradas efetivas nos TUSs são: a terapia comportamental de casal, a TF breve e as terapias multissistêmicas e multidimensionais. A terapia de casal é indicada, principalmente, quando a substância usada é o álcool. A terapia sistêmica utiliza várias técnicas e abordagens e tem eficácia tanto para adultos quanto para adolescentes. A abordagem de diversos sistemas (multissistêmica) é essencial no tratamento de adolescentes e particularmente efetiva em relação ao uso de *Cannabis*.

Fonte: Elaborado com base em United Nations Office on Drugs and Crime,[5] National Institute on Drug Abuse,[6] Rollnick e colaboradores,[25] Carneiro e colaboradores,[26] Kabat-Zinn,[27] Bowen e colaboradores,[28] New South Wales Department of Health,[29] Carneiro e Fukugawa,[30] e Aleluia e Vianna.[31]

tration (FDA), para o tratamento específico dos TUSs. Apenas os transtornos por uso de álcool (Tab. 2.1),[32] nicotina (Tab. 2.2)[33] e opioides (Tab. 2.3)[5] têm fármacos aprovados para tratamento.[5,6]

De maneira geral, os medicamentos podem reduzir a fissura e os sintomas relacionados à abstinência, ocupando os receptores associados ao uso de determinada substância (agonistas ou agonistas parciais), bloqueando a sensação de recompensa causada pelo uso da droga (antagonistas) ou causando desconforto quando ela é utilizada.[34] Diversos grupos pesquisam novas alternativas medicamentosas que possam entrar como adjuvantes no tratamento. Entre os fármacos mais promissores, estão a gabapentina, a N-acetilcisteína (NAC),[35] o dronabinol e o nabiximol (análogos sintéticos do tetra-hidrocanabinol [THC]) para o tratamento da dependência de maconha[36,37] e estimulantes (lisdexanfetamina, metilfenidato e modafinil) para a dependência de cocaína.[38]

7. Visar o tratamento integrado das comorbidades

A prevalência de outros transtornos mentais em indivíduos com TUSs é alta. Pesquisas evidenciam que aproximadamente metade dos indivíduos que apresentam TUSs manifestam também outro transtorno mental.[39] Dados sugerem que 60% dos adolescentes em tratamen-

TABELA 2.1 ▶ FÁRMACOS APROVADOS PARA O TRANSTORNO POR USO DE ÁLCOOL NO BRASIL

Fármaco	Mecanismo de ação	Indicação	Posologia	Recomendações
Dissulfiram	Inibição da aldeído desidrogenase	Manutenção da abstinência com melhor resultado se ingesta supervisionada	250 mg/dia	É necessária a abstinência total de álcool antes do início do medicamento (12-24h)
Naltrexona	Antagonista dos receptores opioides	Redução/controle do uso Manutenção da abstinência	50 mg/dia Uso dirigido: 50 mg em situações de risco de *binge*	É necessária a abstinência total de opioide antes do início do medicamento (7-14 dias)

Fonte: Adaptada de Salgado.[32]

TABELA 2.2 ▶ FÁRMACOS APROVADOS PARA O TRANSTORNO POR USO DE NICOTINA

Fármaco	Mecanismo de ação	Indicação	Posologia	Recomendações
Nicotínicos				
Adesivo	Reposição de nicotina	Diminuição dos sintomas de abstinência e intensidade da fissura	1 adesivo/dia (7, 14 ou 21 mg) conforme o número de cigarros fumados (1 cigarro = 1 mg)	Alternar o local de fixação do adesivo (braços e tronco) e evitar áreas expostas ao sol
Goma	Reposição de nicotina	Momentos de fissura	1 goma (2 ou 4 mg) em momentos de fissura (8 a 12 vezes/dia)	Não ingerir líquidos no período de uso
Não nicotínicos				
Bupropiona	Inibição da recaptação de norepinefrina e dopamina	Diminuição dos sintomas de abstinência e intensidade da fissura em pacientes que fumam 15 cigarros ou mais ao dia	150 mg/dia por 3 dias 300 mg/dia a partir do 4º dia	Iniciar 1 semana antes da data de parar de fumar CONTRAINDICADO em pacientes com epilepsia, hipertensão não controlada e abstinência recente de álcool AVALIAR criteriosamente a presença de transtorno do humor INVESTIGAR o uso de outras substâncias
Vareniclina	Agonista parcial dos receptores nicotínicos	Dependência grave de nicotina Falha em tratamentos anteriores	1º ao 3º dia: 0,5 mg/manhã 4º ao 7º dia: 0,5 mg/manhã e 0,5 mg/noite 8º dia em diante: 1 mg/manhã e 1 mg/noite	AVALIAR criteriosamente a presença de comorbidades psiquiátricas

Fonte: Adaptada de Presman e colaboradores.[33]

to para TUSs também apresentam outro diagnóstico psiquiátrico.[40] Alguns dos transtornos mais associados ao uso de substâncias são os transtornos de ansiedade, do humor, TDAH, psicóticos e das personalidades *borderline* e antissocial.[12] A sobreposição de diagnósticos é marcadamente pronunciada quando se avalia a população com algum transtorno psiquiátrico grave (esquizofrenia, transtorno bipolar, depressão maior): cerca de um quarto desses indivíduos também tem diagnóstico de TUSs e mais de um terço não recebe o tratamento adequado (Fig. 2.2).[12,39,41] Visto que o diagnóstico de outros transtornos mentais em pacientes com TUSs é comum e que a presença de comorbidades em geral piora o prognóstico, dificulta a adesão ao tratamento e aumenta as taxas de desistência é fundamental que haja avaliação e

TABELA 2.3 ▶ FÁRMACOS APROVADOS PARA O TRANSTORNO POR USO DE OPIOIDES

Fármaco	Mecanismo de ação	Indicação	Posologia	Recomendações
Naloxona	Antagonista opioide	Overdose	0,1 a 2 mg IV podendo ser repetido com intervalos de 3 minutos até completar 10 mg	Manter vigilância e repetir doses se necessário Pode ser usado IM e SC se acesso IV não for possível
Buprenorfina	Agonista opioide	Manutenção	8 mg/dia	Alertar quanto ao uso de sedativos e ao risco de depressão respiratória
Metadona	Agonista opioide	Manutenção	20-30 mg/dia inicialmente 60-120 mg/dia manutenção	Alteração da concentração plasmática com fármacos usados para tuberculose, HIV, cardiopatias e transtornos psiquiátricos – AJUSTAR A DOSE
Naltrexona	Antagonista opioide	Prevenção de recaída após desintoxicação	50 mg/dia ou 10-150 mg 3 vezes/semana	Prescrever após desintoxicação para pacientes altamente motivados para a abstinência

IV: intravenoso; IM: intramuscular; SC: subcutâneo; HIV: vírus da imunodeficiência humana.
Fonte: United Nations Office on Drugs and Crime.[5]

VINHETA CLÍNICA 2.4

J., 40 anos, em tratamento com 50 mg/dia de naltrexona para transtorno por uso de álcool comparece à consulta acompanhado da esposa e relata que está com dificuldade para se manter abstinente, além de ter receio de voltar ao padrão de uso anterior.

Conduta: após 48 horas sem beber, iniciar dissulfiram sob supervisão da esposa. Informar a respeito dos riscos e explicar que a ingesta supervisionada aumenta a eficácia do medicamento.

intervenção direcionados a todos os transtornos psiquiátricos diagnosticados.[12,39] O tratamento de maneira integrada mostra resultados consistentemente superiores em comparação às abordagens isoladas de cada diagnóstico.[39,42]

8. O tratamento não precisa ser voluntário para ser eficaz

Embora uma internação involuntária possa aparentemente violar os direitos humanos, retirando o indivíduo de seu ambiente contra a vontade, ela também, ao protegê-lo de sua doença, garante um outro direito: assegura ao indivíduo o mais alto padrão de saúde e bem-estar.

Esse tipo de internação, entretanto, é uma situação de absoluta exceção. Ele só é válido quando estão presentes critérios considerados de emergência, como incapacidade de autocui-

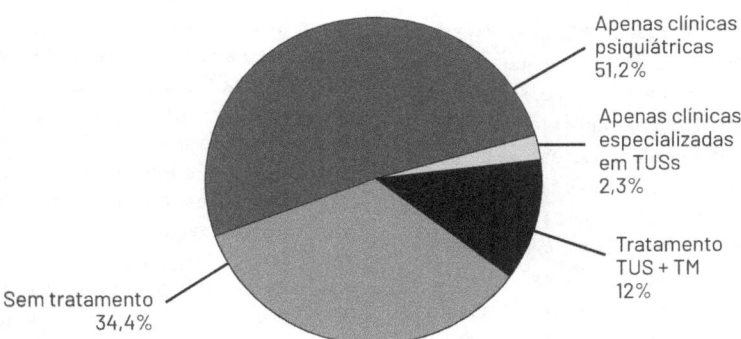

FIGURA 2.2 ▶ Percentual de pacientes com transtorno por uso de substâncias e outro transtorno mental grave em tratamento.
TUS: transtorno por uso de substâncias; TM: transtorno mental.
Fonte: Substance Abuse and Mental Health Services Administration.[41]

dado, risco ou ameaça à vida do indivíduo (incluindo as síndromes de intoxicação e de abstinência de substância psicoativa presentes nos quadros graves de TUSs), e em casos de hétero ou autoagressividade (Quadro 2.10).[3] No Brasil, quando indicada a internação involuntária, é necessário que um representante legal esteja presente e de acordo com a internação (exceto em casos de emergência), sendo dever do diretor técnico médico do serviço em que o paciente está internado informar por escrito ao Ministério Público, no prazo de 72 horas, a data de início e a data de término do tratamento involuntário. Já a internação compulsória é obrigatoriamente determinada pela justiça, após a avaliação médica com a emissão de laudo médico

---

VINHETA CLÍNICA 2.5

M., 19 anos, estudante de administração, chega ao tratamento por intermédio dos pais após colegas de faculdade relatarem que ele tem estado "diferente", desconfiado, por vezes falando sozinho, expondo-se a situações de risco e com um discurso de conteúdo religioso não habitual. M. relata que faz uso de maconha desde os 14 anos de idade e, há seis meses, aumentou consideravelmente a quantidade e a frequência do uso. M. é cooperativo na consulta e mostra-se disposto a ficar internado para esclarecimento diagnóstico. Os familiares têm muito receio de que o quadro de M. evolua "como o tio paterno, que tem diagnóstico de esquizofrenia". O paciente, no entanto, não identifica prejuízo com o uso de maconha. A avó materna apresenta diagnóstico de transtorno bipolar.

Hipóteses diagnósticas: transtorno por uso de *Cannabis*; transtorno psicótico induzido por *Cannabis*; transtorno bipolar; esquizofrenia.

Conduta: internação em clínica psiquiátrica ou especializada que tenha leitos para avaliação e tratamento de pacientes com comorbidades psiquiátricas.

> **VINHETA CLÍNICA 2.6**
>
> R., 20 anos, vem à consulta acompanhado da mãe, por indicação do clínico que atende a família. R. já se envolveu em diversos acidentes de motocicleta e, no último, sofreu um traumatismo craniencefálico (TCE). O paciente relata que estava alcoolizado em praticamente todos esses episódios e insiste em continuar dirigindo sob efeito de álcool. A mãe diz não ter condições de supervisionar o filho, o qual não estuda, não trabalha e mora sozinho, vivendo da herança deixada pelo pai há dois anos.
>
> **Conduta:** internação involuntária em clínica especializada com objetivo imediato de proteger do risco à vida e de iniciar tratamento para transtorno por uso de álcool em ambiente seguro e favorável para a recuperação.

QUADRO 2.10 ▶ CRITÉRIOS PARA INTERNAÇÃO INVOLUNTÁRIA

- Incapacidade grave de autocuidados
- Risco à vida ou de prejuízos graves à saúde (incluindo síndromes de intoxicação e abstinência)
- Risco de hétero ou autoagressão
- Risco de prejuízo moral ou patrimonial
- Risco de agressão à ordem pública

Fonte: Adaptado de Gigliotti e Copetti.[3]

prescrevendo a internação. Mesmo a internação sendo determinada por um juiz, quem estabelece como será conduzido o tratamento é o médico assistente do paciente, podendo encerrar a internação e prescrever alta quando concluir que o tratamento pode ser continuado de outra maneira, cabendo ao diretor técnico médico fazer a comunicação ao juiz.[3,20]

9. Realização de testagens toxicológicas

Este é outro tema delicado no tratamento de pacientes com TUSs. A testagem toxicológica, quando coletada com os cuidados necessários e interpretada adequadamente, pode ser uma ferramenta auxiliar importante no tratamento,[43] sobretudo se associada a abordagens comportamentais, como no MC.[44] No tratamento de adolescentes, é uma prática recomendada e de fácil aceitação pelos pacientes e familiares.[16] Já alguns pacientes adultos, em um primeiro momento, podem apresentar restrições à ideia de fornecer amostras de urina sempre que solicitado. Explicar ao paciente a utilidade terapêutica desse procedimento e como será implementado no plano de tratamento ajuda a esclarecer o objetivo do monitoramento da abstinência.[44] O método mais comum de fazer a testagem toxicológica é por meio da coleta de urina, e, ao lançar mão desse recurso, a equipe deve estar ciente das particularidades de cada tipo de teste, assim como da janela de detecção de cada tipo de substância (Quadro 2.11).[45] Um exame de urina positivo para cocaína, por exemplo, indica o uso recente da droga, enquanto um positivo para maconha é capaz de indicar que ela foi utilizada em um período que pode variar de dias até meses do último uso (dependendo da quantidade e da frequência do consumo). Vale ressaltar que um resultado negativo não significa que a droga não foi utilizada. A análise é feita de acordo com a concentração da substância ou seus metabólitos na urina, sendo o resultado considerado positivo quando essa concentração fica acima do ponto de corte determinado.[45] Os serviços que fazem a testagem toxicológica devem ter equipe treinada e local adequado para que os procedimentos sejam realizados da maneira correta, aumentando a validade do resultado.

10. O tratamento deve ser monitorado e reavaliado constantemente

O monitoramento e a reavaliação constantes são medidas fundamentais para que o tratamento seja efetivo. O plano terapêutico individual deve ser avaliado para que as adequações necessárias sejam feitas, conforme o indi-

QUADRO 2.11 ▶ SUBSTÂNCIAS DETECTADAS EM TESTE TOXICOLÓGICO DE URINA	
Substância	Período de tempo em que é detectada após o uso
Álcool	7-12 horas
Anfetamina	48-72 horas
Barbitúricos	24 horas (curta ação) e 3 semanas (longa ação)
Benzodiazepínicos	3 dias (curta ação) e 30 dias (longa ação)
Cocaína	6-8 horas (metabólito: 2-4 dias)
Codeína	48 horas
Heroína	36-72 horas
Maconha	3 dias – 4 semanas (depende do uso)
Metadona	3 dias
Morfina	48-72 horas

Fonte: Adaptado de Moeller e colaboradores.[45]

> **VINHETA CLÍNICA 2.7**
>
> F., 18 anos, estudante de medicina, comparece à consulta acompanhada dos pais. Estes relatam que desconfiaram que a filha estava fazendo uso de cocaína após lerem algumas mensagens no celular dela. Em conversa com os pais, F. contou que tem usado cocaína associada a álcool em festas, regularmente, desde que entrou para a faculdade, há três meses. Percebe que está tendo prejuízo e gostaria de parar de beber e de usar a droga. O pai, que participou de todo o processo de recuperação da irmã, dependente de cocaína, sugere que sejam feitas testagens toxicológicas para monitorar a abstinência.
>
> **Conduta:** iniciar tratamento ambulatorial e psicoterapia individual e de família, associadas a testagens toxicológicas de urina na clínica (com intervalo máximo de 48 horas entre cada teste).

víduo avança ou regride no tratamento. Assim, por exemplo, uma paciente com transtorno da personalidade *borderline* dependente de cocaína que acabara de tentar suicídio pode, em um primeiro momento, necessitar de mais medidas para a preservação da vida. No entanto,

> **VINHETA CLÍNICA 2.8**
>
> S., 47 anos, desempregado, é encaminhado pelo cardiologista por transtorno por uso de álcool. S. consome álcool desde o início da adolescência e já fez inúmeras tentativas de se manter abstinente. Apresenta tremor ao acordar, que melhora ao beber vodca com suco de laranja. Nos últimos dois anos, separou-se e perdeu o emprego em uma corretora de imóveis. Informa também que está perdendo o contato com os filhos adolescentes, pois eles se recusam a vê-lo na situação atual. O paciente diz estar disposto a fazer o que for preciso para recuperar sua vida.
>
> **Conduta:** iniciar tratamento com o objetivo imediato de interromper o uso de álcool e tratar a síndrome de abstinência. Após essa primeira etapa, o objetivo do tratamento será a prevenção de recaída, seguido pela ressocialização. Durante o tratamento, reavaliar se os objetivos estão adequados, a etapa em que o paciente se encontra e suas necessidades.

com a evolução do tratamento, as prioridades em sua abordagem podem passar a ser outras.

É importante que os programas oferecidos no serviço também sejam monitorados e avaliados e que seus resultados possam ser comparados com os de serviços com o mesmo propósito. Além disso, devem continuar sempre atualizados e oferecer abordagens baseadas em evidência científica. A equipe deve ter acesso a programas de reciclagem profissional e estar atualizada e bem-treinada em relação às melhores práticas clínicas. É fundamental que os membros da equipe assistencial possam desfrutar, assim como os pacientes, de um ambiente acolhedor e compassivo, onde seja possível falar sobre as dificuldades e as limitações comuns quando se trabalha com TUSs.

Os programas e as políticas sociais desenvolvidos por órgãos governamentais ou privados devem seguir os princípios e as recomendações descritos neste capítulo e, da mesma forma, ser monitorados e avaliados para que estejam atualizados e de acordo com o que há de mais avançado do ponto de vista científico.[5]

CONSIDERAÇÕES FINAIS

O tratamento dos pacientes com TUSs é tão complexo e multifacetado quanto a própria doença. Para que haja uma assistência eficaz, é necessário que existam políticas públicas bem organizadas, baseadas em evidências científicas, e treinamento adequado das equipes, bem como trabalho em conjunto, de maneira integrada. Os profissionais devem fazer uma avaliação inicial detalhada para que se possa ter uma indicação de tratamento que abarque as necessidades do paciente, e devem ser feitas reavaliações sistematicamente para rever tais necessidades, além das metas a serem cumpridas.

De acordo com a OMS, os serviços que recebem esses pacientes devem estar disponíveis e ser acessíveis, de baixo custo, baseados em evidências e diversificados. Um dos pontos mais discutidos nos consensos de tratamento é a acessibilidade. É fundamental que os pacientes tenham acesso rápido ao programa de tratamento indicado, seja ele ambulatorial ou de internação. A abordagem baseada em evidências científicas garante que o paciente receba um tratamento de qualidade, validado e replicado em diferentes estudos e de acordo com os padrões de ética vigentes. Ao oferecer programas terapêuticos diversificados e adequados às necessidades dos diferentes grupos de pacientes que chegam ao serviço, as chances de contemplar mais indivíduos acometidos pelos TUSs aumentam, assim como a adesão e a permanência no tratamento.

Para que isso seja realidade no Brasil, é importante que os centros de pesquisa e assistência continuem trabalhando junto aos órgãos públicos para que a população brasileira com problemas decorrentes do uso de substâncias tenha a oportunidade de receber um tratamento efetivo.

REFERÊNCIAS

1. World Drug Report 2018 (United Nations publication, Sales Nº. E.18.XI.9) [Internet]. Vienna: UNODC; 2018 [capturado em 13 jul. 2019]. Disponível em: https://www.unodc.org/wdr2018/prelaunch/WDR18_Booklet_1_EXSUM.pdf.
2. Laranjeira R, organizador. II Levantamento Nacional de Álcool e Drogas (LENAD): relatório 2012. São Paulo: UNIFESP; 2014.
3. Gigliotti A, Copetti J. Internação no transtorno por uso de substâncias: quando, como e onde internar? In: Malbegier A, editor. Abordagem clínica da dependência de drogas, álcool e nicotina: manual para profissionais de saúde mental. Barueri: Manole; 2018. p. 206-23.
4. National Institute on Drug Abuse. Drugs, brains, and behavior: the science of addiction [Internet]. Bethesda: NIH; 2018 [capturado em 17 jun. 2019]. Disponível em: https://www.drugabuse.gov/publications/drugs-brains-behavior-science-addiction.
5. United Nations Office on Drugs and Crime, World Health Organization. International standards for the treatment of drug use disorders: draft for field testing. Viena: UNODC; 2016.
6. National Institute on Drug Abuse. Principles of drug addiction treatment: a research-based guide (third edition) [Internet]. Bethesda: NIH; 2018 [capturado em 17 jun. 2019]. Disponível em: https://www.drugabuse.gov/publications/principles-drug-addiction-treatment-research-based-guide-third-edition.
7. National Institute of Health and Care Excellence. Drug misuse in over 16s: psychosocial interventions. London: NICE; 2007. NICE Clinical Guideline [CG51].
8. McLellan AT, Lewis DC, O'Brien CP, Kleber HD. Drug dependence, a chronic medical illness: implications for treatment, insurance, and outcomes evaluation. JAMA. 2000;284(13):1689-95.

9. Arria AM, McLellan AT. Evolution of concept, but not action, in addiction treatment. Subst Use Misuse. 2012;47(8-9):1041-8.
10. Ribeiro M, Laranjeira R. A evolução do conceito de dependência química. In: Gigliotti A, Guimarães A, organizadores. Adição, dependência, compulsão e impulsividade. Rio de Janeiro: Rubio; 2017. p. 57-68.
11. Copetti J, Bravo G, Gigliotti A. Avaliação do paciente dependente. In: Gigliotti A, Guimarães A, organizadores. Adição, dependência, compulsão e impulsividade. Rio de Janeiro: Rubio; 2017. p. 24-38.
12. Grant BF, Saha TD, Ruan WJ, Goldstein RB, Chou SP, Jung J, et al. Epidemiology of DSM-5 drug use disorder: results from the National Epidemiologic Survey on Alcohol and Related Conditions-III. JAMA Psychiatry. 2016;73(1):39-47.
13. U. S. Department of Health and Human Services. Results from the 2013 National Survey on Drug Use and Health: summary of national findings. Rockville: U. S. Department of Health and Human Services; 2014.
14. Wallman-Stokes C, Appel J, Chiu J, Hobble R, Gable J, Bechtolsheimer G, et al. Lifting the burden of addiction: philanthropic opportunities to address substance use disorders in the United States [Internet]. Philadelphia: The Center for High Impact Philanthropy The Universe of Pennsylvania; 2016 [capturado em 17 jun. 2019]. Disponível em: https://www.impact.upenn.edu/our-analysis/opportunities-to--achieve-impact/lifting-the-burden-of-addiction/.
15. National Institute on Drug Abuse. Principles of substance abuse prevention for early childhood: a research-based guide. Bethesda: NIH; 2016.
16. National Institute on Drug Abuse. Principles of adolescent substance use disorder treatment: a research-based guide. Bethesda: NIH; 2014.
17. Copetti J. Adolescência e transtorno por uso de substâncias. In: Gigliotti A, Guimarães A, organizadores. Adição, dependência, compulsão e impulsividade. Rio de Janeiro: Rubio; 2017. p. 255-66.
18. Schuler MS, Griffin BA, Ramchand R, Almirall D, McCaffrey DF. Effectiveness of treatment for adolescent substance use: is biological drug testing sufficient? J Stud Alcohol Drugs. 2014;75(2):358-70.
19. National Institute on Drug Abuse. Screening for drug use in general medical settings: resource guide. Bethesda: NIDA; 2012.
20. Brasil. Conselho Federal de Medicina. Resolução CFM nº 2.057, de 20 de setembro de 2013. Consolida as diversas resoluções da área da Psiquiatria e reitera os princípios universais de proteção ao ser humano, à defesa do ato médico privativo de psiquiatras e aos critérios mínimos de segurança para os estabelecimentos hospitalares ou de assistência psiquiátrica de quaisquer naturezas, definindo também o modelo de anamnese e roteiro pericial em psiquiatria. Diário Oficial da União. 12 nov. 2013; Seção 1:165-71.
21. American Psychiatric Association. Practice guideline for the treatment of patients with substance use disorders. 2nd ed. Virginia: American Psychiatric Pub; 2006. p. 20-1.
22. Bravo G, Bastos VB, Simões TO, Grimailoff L. Ambientes de tratamento para as adições na assistência ambulatorial, hospitalização parcial e internação. In: Gigliotti A, Guimarães A, organizadores. Adição, dependência, compulsão e impulsividade. Rio de Janeiro: Rubio; 2017. p. 39-56.
23. American Society of Addiction Medicine. ASAM patient placement criteria: oversight and revision [Internet]. Rockville: ASAM; 2011 [capturado em 17 jun. 2019]. Disponível em: https://www.asam.org/docs/publications/asam_ppc_oversight_may_2011.
24. Amaral RA, Malbergier A, Arthur Guerra de Andrade AG. Manejo do paciente com transtornos relacionados ao uso de substância psicoativa na emergência psiquiátrica. Rev Bras Psiquiatr. 2010;32(supl. 2):S104-11.
25. Rollnick S, Miller WR, Butler CC. Motivational interviewing in health care: helping patients change behavior. New York: Guilford Press; c2008.
26. Carneiro E, Couto S. Nogueira RC. Entrevista motivacional, prevenção de recaída e treinamento de habilidades. In: Gigliotti A, Guimarães A, organizadores. Adição, dependência, compulsão e impulsividade. Rio de Janeiro: Rubio; 2017. p. 371-92.
27. Kabat-Zinn J. Full catastrophe living: using the wisdom of your body and mind to face stress, pain, and illness. New York: Bantam Books; 2013.
28. Bowen S, Witkiewitz K, Clifasefi SL, Grow J, Chawla N, Hsu SH, et al. Relative efficacy of mindfulness-based relapse prevention, standard relapse prevention, and treatment as usual for substance use disorders: a randomized clinical trial. JAMA Psychiatry. 2014;71(5):547-56.
29. New South Wales Department of Health. Drug and alcohol psychosocial interventions professional practice guidelines [Internet]. Sydney: New South Wales Department of Health; 2008. [capturado em 5 jun. 2015]. Disponível em: http://www0.health.nsw.gov.au/policies/gl/2008/pdf/GL2008_009.pdf.
30. Carneiro E, Fukugawa V. Uma nova era na saúde mental: mindfullness e suas aplicações. In: Gigliotti A, Guimarães A, organizadores. Adição, dependência, compulsão e impulsividade. Rio de Janeiro: Rubio; 2017. p. 333-48.
31. Aleluia G, Vianna C. Terapia familiar sistêmica nas adições. In: Gigliotti A, Guimarães A, organizadores. Adição, dependência, compulsão e impulsividade. Rio de Janeiro: Rubio; 2017. p. 359-70.
32. Salgado CAI. Abordagem dos problemas relacionados ao uso do álcool. In: Gigliotti A, Guimarães A, organizadores. Adição, dependência, compulsão e impulsividade. Rio de Janeiro: Rubio; 2017. p. 175-88.
33. Presman S, Bastos BB, Moura T. Tabagismo. In: Gigliotti A, Guimarães A, organizadores. Adição, dependência, compulsão e impulsividade. Rio de Janeiro: Rubio; 2017. p. 223-40.
34. Substance Abuse and Mental Health Services Administration. Behavioral health treatments and services [Internet]. Rockville: SAMHS; 2019 [capturado em 17 jun. 2019]. Disponível em: https://www.samhsa.gov/treatment/substance-use-disorders.
35. Sherman BJ, McRae-Clark AL. Treatment of cannabis use disorder: current science and future outlook. Pharmacotherapy. 2016;36(5):511-35.
36. Marshall K, Gowing L, Ali R, Le Foll B. Pharmacotherapies for cannabis dependence. Cochrane Database Syst Rev. 2014;(12):CD008940.
37. Bhardwaj AK, Allsop DJ, Copeland J, McGregor IS, Dunlop A, Shanahan M, et al. Randomised Controlled Trial (RCT) of cannabinoid replacement therapy (Nabiximols) for the management of treatment-resistant cannabis dependent patients: a study protocol. BMC Psychiatry. 2018;18(1):140.

38. Castells X, Cunill R, Pérez-Mañá C, Vidal X, Capellà D. Psychostimulant drugs for cocaine dependence. Cochrane Database Syst Rev. 2016;9:CD007380.
39. National Institute on Drug Abuse. Common comorbidities with substance use disorders [Internet]. Bethesda: NIH; 2018 [capturado em 17 jun. 2019]. Disponível em: https://www.drugabuse.gov/publications/research-reports/common-comorbidities-substance-use-disorders.
40. Hser YI, Grella CE, Hubbard RL, Hsieh SC, Fletcher BW, Brown BS, et al. An evaluation of drug treatments for adolescents in 4 US cities. Arch Gen Psychiatry. 2001;58(7):689-95.
41. Substance Abuse and Mental Health Services Administration. Mental health and substance use disorders [Internet]. Rockville: SAMHS; 2019 [capturado em 17 jun. 2019]. Disponível em: https://www.samhsa.gov/disorders.
42. Hunt GE, Siegfried N, Morley K, Sitharthan T, Cleary M. Psychosocial interventions for people with both severe mental illness and substance misuse. Schizophr Bull. 2014;40(1):18-20.
43. Hadland SE, Levy S. Objective testing: urine and other drug tests. Child Adolesc Psychiatr Clin N Am. 2016;25(3):549-65.
44. American Society of Addiction Medicine. Public policy statement on drug testing as a component of addiction treatment and monitoring programs and in other clinical settings [Internet]. Rockville: ASAM; [s.d., capturado em 17 jun. 2019]. Disponível em: https://www.asam.org/docs/default-source/public-policy-statements/1drug-testing---clinical-10-10.pdf.
45. Moeller KE, Lee KC, Kissack JC. Urine drug screening: practical guide for clinicians. Mayo Clin Proc. 2008;83(1):66-76.

CAPÍTULO 3

MACONHA: DA ILEGALIDADE À PRÁTICA CLÍNICA

Analice Gigliotti
Thais Simões
Lucas Hosken

PONTOS-CHAVE

- A maconha é uma substância de uso secular, seja para cunho medicinal, seja para cunho religioso ou, mais recentemente, recreativo.
- Embora seja uma "erva natural", está longe de ser livre de malefícios.
- Tem potencial aditivo, e sua síndrome de abstinência foi recentemente incluída no DSM-5.
- Alguns canabinoides sintéticos podem efetivamente ser usados como agentes terapêuticos para diversas condições médicas, embora nenhum deles deva ser empregado como primeira escolha, pois os estudos ainda são limitados se comparados aos dos demais fármacos existentes.
- A legalização da maconha traz consequências para a saúde pública, e qualquer país que deseje trilhar esse caminho deve pesar riscos e benefícios dessa política, sempre de acordo com as evidências existentes.

VINHETA CLÍNICA 3.1

F. J., jovem de 23 anos, é trazido pelos pais para consulta psiquiátrica. Mais novo entre três filhos, seu pai conta que, aos 18 anos, o garoto apresentou o primeiro surto psicótico, tendo se trancado em um quarto de hotel em uma viagem com amigos para comemorar a formatura do colégio, alegando que estava sendo perseguido e filmado pela máfia italiana, e que esta havia implantado um rastreador em sua cabeça. Sua namorada à época contou para a família que ele já estava estranho há cerca de três meses, pedindo que ela falasse baixo em alguns momentos, e que quase não saía mais de casa, aparentando estar sempre assustado. Contou também que ele havia começado a fumar maconha cerca de três anos antes, aos 15, e que naquela viagem todos haviam fumado "bastante maconha" e comido um *brownie* de haxixe. Ficou internado na ocasião por seis semanas, tendo feito uso de risperidona, 6 mg/dia, com melhora dos sintomas.

Após entrar para a faculdade, terminou o namoro e ficou um pouco isolado (sempre fora um pouco tímido). Já com 20 anos, como forma de socializar, passou a fumar maconha no centro acadêmico da universidade. Nesse período, começou um novo relacionamento com uma usuária, de modo que passou a consumir a droga diariamente: sempre dividiam um cigarro de maconha antes de voltar para casa.

Mesmo em vigência da risperidona, F. J. voltou a apresentar episódios de delírios de conteúdo persecutório e queda expressiva do rendimento acadêmico. Acabou sendo internado novamente, dessa vez por dois meses, e sua medicação foi trocada por olanzapina, 20 mg/dia. Saiu da internação com remissão completa dos sintomas positivos. Ao longo dos últimos três anos, apresentou oscilação nos sintomas, tendo trocado algumas vezes de antipsicóticos, assim como de psiquiatra.

Compareceu ao consultório utilizando 500 mg de clozapina + 15 mg de aripiprazol, ainda apresentando sintomas persecutórios residuais. Relatou uso de maconha mais ou menos quatro vezes por semana, cerca de meio a um cigarro por vez, pois essa o "ajuda a se acalmar". Havia trancado a faculdade, pois não conseguia se concentrar, e algumas vezes apresentou sintomas persecutórios envolvendo colegas ou professores.

História familiar: avô paterno alcoólatra, pai com transtorno obsessivo-compulsivo, tio paterno esquizofrênico, avó materna "com problema nos nervos".

Hipóteses diagnósticas: esquizofrenia paranoide; transtorno por uso de *Cannabis*.

Conduta: após internação, é instituído tratamento para transtorno por uso de *Cannabis* com abordagem motivacional e técnicas de prevenção de recaída. É prescrita gabapentina para diminuir os sintomas de abstinência e, em seguida, N-acetilcisteína, sendo acordado acompanhamento com testagens toxicológicas regulares para auxiliar na manutenção da abstinência pós-alta.

Atualmente, o paciente está com 25 anos, abstêmio de maconha há dois anos, estável dos sintomas esquizofrênicos em uso de clozapina, 600 mg, e cursando o último período da faculdade.

A *Cannabis* é a substância ilícita mais consumida no mundo e vem chamando ainda mais atenção devido aos acalorados e polêmicos debates quanto a sua legalização para uso recreativo e suas propriedades medicinais, que permitiria seu uso na prática clínica – a chamada "maconha medicinal".

Atualmente, assistimos a legalização da substância em alguns países do mundo, mas é nos Estados Unidos, devido à capacidade de monitoração dos centros governamentais e à consequente robustez das estatísticas, que temos o caso mais emblemático. Com a legalização do uso em 29 Estados, seja para uso medicinal apenas, seja para uso recreativo, o país se transforma em um gigantesco estudo de caso do qual já podemos extrair evidências substanciais – e nos próximos anos poderemos extrair ainda mais – sobre potenciais consequências ou benefícios dessa decisão.

Neste capítulo, descreveremos todo o histórico do uso de maconha no Brasil e no mundo, bem como sua epidemiologia; discutiremos as evidências de questões polêmicas, como a teoria de que a erva seria a porta de entrada para outras drogas; falaremos sobre seu potencial aditivo e as abordagens psicoterápicas e farmacológicas do transtorno por uso de *Cannabis*; abordaremos a força da evidência de potenciais benefícios e malefícios da *Cannabis* e dos canabinoides à saúde; e, por fim, nos aprofundaremos no cenário político nacional e internacional da legalização do plantio e do uso recreativo da maconha.

UM BREVE HISTÓRICO

A *Cannabis*, ao longo do tempo, foi usada nos países orientais, como China e Índia, na forma medicinal. Nas comunidades tribais, era empregada com cunho religioso, com o objetivo de levar à transcendência.

No folclore brasileiro, várias são as denominações regionais atribuídas à maconha, sendo as mais conhecidas *marijuana*, rafi, fininho, baseado, morrão, cheio, diamba, liamba, riamba, fumo brabo, gongo, malva, fêmea. As diferenças entre os termos são determinadas pela quantidade ou pelo formato do fumo consumido. Por exemplo, o termo *ópio do pobre* é empregado no caso de folhas secas em forma de cigarros; *morrão*, no consumo de 2 g da substância; *baseado*, 1,7 g; e *fininho* até 1 g. Regionalmente, as diferenças surgem nas diversas maneiras de fumar maconha — por exemplo, no Maranhão, há o *boi* ou o *maricas*, um cachimbo confeccionado com uma garrafa, uma cabaça ou barro cozido, que produz a chamada "fumaça lavada", mecanismo muito semelhante ao dos *narguilés* turcos.

A respeito da chegada da maconha ao Brasil, não há um consenso entre os historiadores. Defendem-se duas ideias principais:

1. A maconha teria sido trazida em 1549, período concomitante ao alvará concedido por D. João III que autorizava a importação de escravos africanos para trabalhar nos engenhos de açúcar. Na época, era chamada de *fumo de Angola*, e logo houve uma aceitação de seu uso pela população local. O fumo de Angola, nessa hipótese, teria chegado ao território brasileiro no século XVI, no interior de bonecas de pano embrulhadas na ponta das tangas pelos escravos africanos.
2. Existem evidências do uso da erva em populações indígenas na Amazônia, na forma medicinal, em chás e pós preparados pelos pajés em cerimônias religiosas para contato com as divindades. Assim, há quem faça objeção ao fato de considerar-se a maconha uma droga dos negros. Acredita-se que a expressão "fumo de caboclo" se refere, na verdade, aos astecas existentes entre os indígenas brasileiros.

No período monárquico, segundo alguns livros de história, a princesa Carlota Joaquina de Bourbon fumava maconha, que era providenciada por seu escravo pessoal. Tal era a relação dela com a droga que, no leito de morte, teria proferido "traga-me um chá com as fibras de diamba do Amazonas, com que despedimos para o inferno tantos inimigos", em referência ao fato de que as fibras da *Cannabis*, à época, eram utilizadas para fazer as cordas empregadas nos enforcamentos.[1]

Gilberto Freyre, o eminente sociólogo brasileiro, é um dos poucos literatos acadêmicos que comentaram sobre o uso da erva em seus livros e artigos. Falando sobre o "maconhismo", descreveu que, ao fim do dia de trabalho, os escravos compartilhavam o fumo de Angola.[1] O autor ainda aponta como marco histórico o decreto do Código de Postura pela Câmara Municipal do Rio de Janeiro, em 4 de outubro de 1930, que deu início à proibição do fumo nos primórdios da república brasileira, vetando sua comercialização em estabelecimentos públicos.[1]

A "revolução cultural" dos anos 1960 sobre o simbolismo do uso da maconha, em quase todo o Ocidente, marcou a inclusão da juventude em um mundo antes exclusivamente habitado pelas camadas mais pobres e marginalizadas. Durante a instalação da ditadura militar no Brasil, o uso da maconha adquiriu o conceito de um estilo alternativo de vida, de liberalização das ideias e de sensações exacerbadas, sobretudo pelos jovens que reivindicavam uma sociedade mais justa e igualitária e a liberdade de expressão. Sob o pretexto desses ideais, o hábito de fumar maconha saiu historicamente da esfera pobre da sociedade e popularizou-se na classe média.[1]

DEFINIÇÃO DE MACONHA

A maconha é um subproduto de uma erva do gênero *Cannabis*, que tem três subespécies diferentes: *Cannabis sativa*, *Cannabis indica* e *Cannabis ruderalis*. Tradicionalmente, a subespécie *ruderalis* tem sido utilizada como biomassa para a fabricação de fibras (cânhamo), enquanto as outras, *sativa* e *indica*, devido a suas propriedades alucinógenas e de alteração do nível de consciência, o chamado "dar onda", são populares no uso recreativo, assim como religioso e medicinal.

Das folhas, dos frutos e das flores secas da *Cannabis sativa* fêmea é extraído, em forma de resina, o *haxixe*. O *skank*, contudo, é extraído de uma *Cannabis* híbrida, constituída pelas espécies *indica* e *sativa* (predominantemente).

Popularmente conhecida no Brasil como *erva*, a maconha pode ser fumada (em formato de cigarros artesanais, em cachimbos, *bongs* e *narguilés*), ingerida (junto a alimentos como *brownies*, biscoitos ou brigadeiros), ou, ainda, consumida em vaporizadores e difusores na forma de óleo ou incenso.

No início dos anos 2000, começaram a ser sintetizadas em laboratórios as substâncias canabinoide-miméticas. O mercado internacional foi inundado por uma maconha sintética (K2 ou *Spice*) de base vegetal e de substratos construídos artificialmente. Esse formato de consumo apresenta elevado potencial aditivo devido à afinidade dos substratos sintéticos (aminoalquilindois) com o receptor CB1 e à ausência do canabidiol (CBD).

A planta *Cannabis sativa* tem mais de 400 componentes químicos e apenas cerca de 60 canabinoides identificados. Entre os principais compostos responsáveis pelos efeitos psicotrópicos, destaca-se o delta-9–tetra-hidrocanabinol (delta-9-THC ou apenas THC). Outro importante canabinoide que vem sendo estudado, devido a suas propriedades neuroprotetoras, é o CBD. A neuroproteção do CBD decorre de suas atividades antioxidante e anti-inflamatória e da modulação de grande número de alvos biológicos cerebrais (receptores, canais) envolvidos no desenvolvimento e na manutenção de doenças neurodegenerativas.

Os canabinoides são substâncias lipossolúveis, acumulam-se em órgãos com elevado teor de gordura e são liberados de modo lento para a corrente sanguínea. Consequentemente, a eliminação de seus metabólitos é vagarosa, de maneira que, em usuários crônicos, eles podem permanecer detectáveis por *screening* em amostra urinária por um período de 20 a 60 dias.[2]

A concentração de delta-9-THC varia de 1 a 15% nas diferentes apresentações da droga (maconha, *haxixe* e *skank*, progressivamente). No entanto, estima-se que, para a obtenção do efeito alucinógeno, a concentração mínima necessária de delta-9-THC seja de 1%.[2]

As taxas de absorção variam conforme a via de uso. Quando fumada, a absorção é de 50%, e os efeitos psicofarmacológicos iniciam-se em poucos minutos. Quando ingerida, a taxa de absorção é mais elevada, entre 90 e 95%, e o início dos efeitos é mais demorado, de 30 a 45 minutos.[2]

EPIDEMIOLOGIA

A maconha é a terceira droga mais consumida no mundo, somente atrás do álcool e do tabaco, e várias pesquisas apontam que a prevalência de seu consumo vem aumentando nas últimas décadas nas Américas.[3-5]

Segundo o último Relatório Mundial sobre Drogas,[6] realizado anualmente pelo Escritório das Nações Unidas sobre Drogas e Crime (UNODC), cerca de 188 milhões de pessoas (intervalo: 164.219 milhões) em todo o mundo, na faixa etária entre 15 e 64 anos, consumiram drogas pelo menos uma vez em 2017, e estima-se que o número total de usuários anuais de *Cannabis* tenha aumentado em cerca de 30% durante o período de 1998 a 2017. Somente nos Estados Unidos, no contexto sobre legalização do uso não medicinal da maconha e de mudanças de políticas públicas, a prevalência de uso da substância na população adulta aumentou 10% durante o período de 2002 a 2017. Estima-se que no ano de 2017 mais de 10 milhões de norte-americanos faziam uso diário ou quase diário de maconha. Já entre os adolescentes, para os quais a política de prevenção ao uso de drogas em geral foi extremamente eficaz, a maconha foi a única substância que não logrou êxito na obtenção de decréscimo em seu consumo, segundo o último estudo epidemiológico anual feito pelo National Institute on Drug Abuse (NIDA),[7] desde 1975, denominado muito adequadamente *Monitoring the future* (Monitorando o futuro).[5] A pesquisa *Monitoring the future* de 2019 ratifica que a maconha continua sendo a droga ilícita mais consumida pelos adolescentes e seu uso diário entre estudantes da oitava e da décima séries aumentou, respectivamente, 1,3 e 4,8%. Já o consumo de *vaping* de maconha entre os alunos da 12ª série praticamente dobrou em um ano (de 7,5 para 14%) – o segundo maior salto de um ano já registrado para qualquer substância na história da pesquisa.

Ainda no cenário norte-americano, nos Estados em que foi permitida a produção e a venda de *Cannabis* para uso recreativo, o consumo de maconha aumenta anualmente na população acima de 12 anos em comparação aos Estados onde ainda é considerado ilegal.[8]

No Colorado, um dos primeiros Estados a liberar o uso recreativo, já é possível ter uma percepção do impacto das políticas liberalizantes na saúde. O Departamento de Saúde Pública e Meio Ambiente, no período entre 2013 e 2014, registrou aumento anual de hospitalizações e no número total de casos em emergências devido ao consumo de maconha, incluindo casos de crianças internadas por ingestão acidental de produtos comestíveis à base da erva.[3] O Centro de Drogas e Venenos também constatou aumento de 75% da demanda relacionada à exposição à *Cannabis*.[3] Ao mesmo tempo, o Departamento de Trânsito do Colorado registrou aumento anual de acidentes fatais em que motoristas testavam positivo para maconha: no período de 2009 a 2013, a média era de 53 mortes; entre 2013 e 2016, essa média subiu para 88.[3]

Portanto, nota-se que, como efeito cumulativo das mudanças na política pública, a percepção de risco do consumo de *Cannabis* vem diminuindo, e as repercussões negativas são cada vez mais evidentes.[3,4]

No Brasil, os dados são incipientes em comparação aos dados internacionais. De acordo com as informações do Relatório Nacional sobre Drogas, publicado em 2009 pela Secretaria Nacional de Políticas sobre Drogas, que comparava os anos de 2001 e de 2005, houve aumento da prevalência de dependência de maconha. Nesse período, segundo os critérios diagnósticos do Substance Abuse and Mental Health Services Administration (SAMHSA), o percentual de dependentes subiu de 1 para 1,2%.[9] A maconha apresenta-se como a droga ilícita mais consumida no País e, pelos dados de 2005, com maior prevalência de uso na vida na faixa etária de 18 a 24 anos, sendo seu consumo quase três vezes mais frequente nos homens (14,3%) do que nas mulheres (5,1%).[9,10]

Os dados do último Levantamento Nacional de Álcool e Drogas, do Instituto Nacional de Ciência e Tecnologia para Políticas Públicas de Álcool e Outras Drogas (LENAD/INPAD), de 2012, atestam a maconha como a droga ilícita de maior prevalência entre os brasileiros. Na população adulta, 6,8% referem uso da substância pelo menos uma vez na vida, o que perfaz um total de 7,8 milhões de brasileiros, sendo que cerca de

3 milhões (2,5%) a teriam consumido no último ano. Na população adolescente, quase 600 mil indivíduos (4,3%) já experimentaram maconha, com uma prevalência de 3,4% no último ano, o que representa 478 mil adolescentes. Outro dado relevante diz respeito à idade de experimentação, visto que essa impacta no risco de desenvolvimento de dependência: o levantamento descobriu que 62% dos usuários experimentaram maconha antes dos 18 anos de idade (Fig. 3.1) e que cerca de 1,3 milhão de pessoas, ou seja, 37% dos usuários, é dependente, com uma taxa de dependência entre adolescentes alcançando 10%. Além disso, mais de um terço dos usuários já tentou parar de fumar maconha sem sucesso, e 27% dos adultos e 19% dos adolescentes já sentiram algum sintoma de abstinência (Fig. 3.2).[10]

Aqui, podemos começar a dizer que a maconha está longe de ser uma droga inofensiva, que nunca esteve tão em voga nos quatro cantos do mundo e que é dever do psiquiatra ter amplo conhecimento a seu respeito.

MACONHA COMO PORTA DE ENTRADA

Dados epidemiológicos e pré-clínicos sugerem que o uso de maconha na adolescência pode ser uma porta de entrada para o consumo de outras drogas ilícitas.

Um estudo longitudinal de 21 anos feito na Nova Zelândia analisou a frequência do consumo de *Cannabis* e sua associação com outras drogas ilícitas e concluiu que aqueles que consumiam a substância em mais de 50 ocasiões por ano tinham 59,2 vezes mais riscos de usar outras drogas ilícitas em comparação a não usuários da erva. Por conseguinte, infere-se que o uso regular ou pesado de maconha aumenta o risco da progressão para o consumo de outras drogas ilícitas.[11] A associação entre a frequência do consumo de *Cannabis* e o uso de outras drogas foi considerada particularmente forte durante a adolescência, mas diminuiu rapidamente com o aumento da idade.[11]

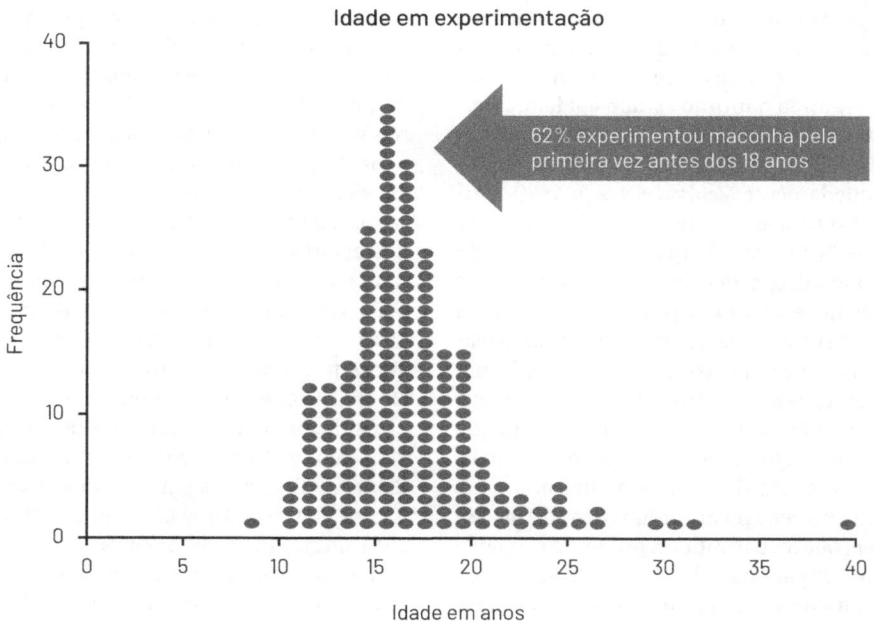

FIGURA 3.1 ▶ Idade de experimentação de maconha.
Fonte: Elaborada com base em II LENAD.[10]

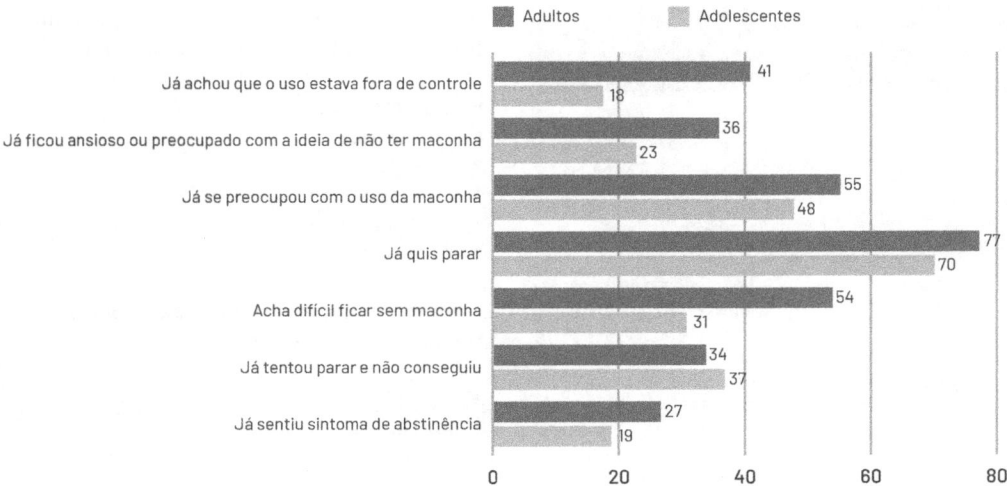

FIGURA 3.2 ▶ Sintomas de abstinência.
Fonte: Elaborada com base em II LENAD.[10]

Essa teoria também é consistente com modelos animais: em roedores expostos a canabinoides *in utero* e durante a adolescência, há diminuição da reatividade dos neurônios dopaminérgicos que modulam as regiões de recompensa do cérebro. Logo, a exposição precoce à maconha pode aumentar a vulnerabilidade ao abuso e à dependência de outras drogas, um fenômeno chamado *cross-sensitization*.[11,12] Contudo, álcool e tabaco também induzem a sensibilização cruzada e, frequentemente, são drogas que precedem o uso de substâncias ilícitas. Portanto, podem igualmente ser consideradas como portas de entrada.[11,12]

Uma hipótese alternativa ao conceito da maconha como porta de entrada para outras substâncias é que as pessoas mais suscetíveis ao comportamento de consumo de drogas são simplesmente mais propensas a começar com a *Cannabis* devido ao acesso facilitado. As consequentes interações sociais com outros usuários de drogas aumentariam, portanto, a probabilidade de que experimentassem outras substâncias ilícitas.[11] Uma pesquisa concluiu que, embora a maconha tenha precedido o uso de drogas ilícitas em 99% dos casos, apenas 37% dos seus usuários tendem a progredir para o uso de outras substâncias. Portanto, são necessários mais estudos, e permanece a possibilidade de que a associação não seja causal, mas apenas reflita fatores que não foram adequadamente controlados na análise.[11]

INTOXICAÇÃO

A maconha age no sistema endocanabinoide, que, em humanos, é formado por dois ligantes principais e dois receptores conhecidos como CB1 – que se expressa majoritariamente no sistema nervoso central – e CB2 – que se expressa sobretudo na circulação periférica, em especial nos órgãos e nas células imunes (Tab. 3.1).

Os sintomas de intoxicação iniciam, por via fumada, após 1 a 5 minutos do uso (pico em torno de 15 a 30 minutos e persistência aproximada de 4 horas) e, por via oral, após 30 minutos (pico em torno de 2 a 3 horas e persistência aproximada de 12 horas).[2]

Para o usuário, a intoxicação pode ser agradável e relaxante, aumentando a sociabilidade, distorcendo a percepção do tempo e proporcionando experiências de alterações sensoriais. No entanto, ela também pode ter efeito ansiogênico, levando a retraimento social, sintomas

TABELA 3.1 ▶ RECEPTORES CENTRAIS E PERIFÉRICOS

Local	Função
Centrais CB1	
Hipocampo	Memória
Cerebelo	Coordenação da função motora, da postura e do equilíbrio
Gânglio basal	Controle dos movimentos
Hipotálamo	Regulação térmica, liberação neuroendócrina, apetite
Medula	Nocicepção
Córtex cerebral	Êmese
Periféricos CB1	
Tecido celular linfoide	Imunidade mediada e inata
Células musculares vasculares lisas	Controle da pressão arterial
Duodeno, íleo, plexo mioentérico	Controle de êmese
Células do músculo liso do pulmão	Broncodilatação
Corpo ocular celíaco	Pressão intraocular
Centrais CB2	
Células granulares cerebelares mRNA	Coordenação das funções motoras
Periféricos CB2	
Tecido celular linfoide	Mediação da imunidade celular
Terminações nervosas periféricas	Sistema nervoso periférico
Retina	Pressão intraocular

Fonte: Kaur e colaboradores.[13]

de pânico e de paranoia franca. São também frequentes sintomas fisiológicos, como:

- aumento do apetite
- taquicardia
- taquipneia
- aumento da pressão arterial
- eritema ocular
- boca seca

Embora incomuns, na intoxicação, o usuário também pode apresentar:

- nistagmo
- ataxia
- fala desarticulada

Mesmo na intoxicação aguda há comprometimento de funções cognitivas, que podem permanecer após o consumo. A duração desses prejuízos em longo prazo permanece incerta, com relatos variando entre 1 e 4 semanas de duração durante a abstinência. Tais efeitos subagudos da *Cannabis* podem ser causados ou exacerbados pela síndrome de abstinência.[14]

A intoxicação pode ser manejada com intervenções ambientais (diminuição de estímulos) e, se preciso, com benzodiazepínicos. Quadros severos de intoxicação são raros; no entanto, em crianças, podem ser fatais. Os critérios diagnósticos para sua identificação podem ser consultados no Quadro 3.1.

POTENCIAL ADITIVO

A maconha age como um agonista parcial do receptor CB1 e, por intermédio dele, ativa o sistema de recompensa no cérebro (via mesolímbico-dopaminérgica), proporcionando um estímulo suprafisiológico e a liberação de dopamina, via área tegmental ventral, para o *nucleus accumbens*, o que ocasiona a sensação de prazer. Da mesma forma, a interrupção abrupta da exposição canabinoide crônica produz alterações celulares na via de recompensa (aumento do fator de liberação da corticotropina, diminuição de dopamina), que têm sido associadas aos efeitos disfóricos da abstinência e contribuem para a possibilidade de recaídas.[16]

> **QUADRO 3.1** ▶ CRITÉRIOS DIAGNÓSTICOS DE INTOXICAÇÃO POR *CANNABIS*, SEGUNDO O DSM-5
>
> A – Uso recente de *Cannabis*.
> B – Alterações comportamentais ou psicológicas clinicamente significativas e problemáticas (p. ex., prejuízo na coordenação motora, euforia, ansiedade, sensação de lentidão do tempo, julgamento prejudicado, retraimento social) desenvolvidas durante ou logo após o uso de *Cannabis*.
> C – Dois (ou mais) dos seguintes sintomas, desenvolvidos no período de 2 horas após o uso de *Cannabis*:
> 1. Conjuntivas hiperemiadas.
> 2. Apetite aumentado.
> 3. Boca seca.
> 4. Taquicardia.
>
> D – Os sinais ou sintomas não são atribuídos a outra condição médica nem são mais bem explicados por outro transtorno mental, incluindo intoxicação por outra substância.
>
> Especificar se:
> **Com perturbações da percepção:** Alucinações com teste de realidade intacto ou ilusões auditivas, visuais ou táteis ocorrem na ausência de *delirium*.
>
> Fonte: American Psychiatric Association.[15]

Dependência ▶ agrupamento de sintomas cognitivos, comportamentais e fisiológicos que acarretam um padrão mal-adaptativo de funcionamento, no qual o indivíduo mantém determinado comportamento a despeito de suas consequências negativas.

A dependência pode ser definida como uma doença crônica caracterizada pelo desejo compulsivo e descontrolado do uso da droga, apesar das repercussões disfuncionais sobre a vida do paciente.

Estatísticas norte-americanas sugerem que em torno de 30% daqueles que experimentam maconha apresentam algum problema relacionado à droga e que 9% dos usuários se tornam dependentes.[12,17] Para os que iniciam o uso na adolescência, esse número sobe para 1 em cada 6, e, entre os que fumam diariamente, 25 a 50% desenvolvem dependência.[17] Aqueles que iniciam o uso antes dos 18 anos têm uma probabilidade de 4 a 7 vezes maior de desenvolver um transtorno por uso de *Cannabis*.[12] Portanto, o início precoce e o uso crônico são fatores preditores para dependência.[12,17] Em razão da dificuldade de mensurar a quantidade de maconha que atinge a corrente sanguínea, não há doses formais definidas de delta-9-THC que viriam a ocasionar dependência.[2,12]

O *Manual diagnóstico e estatístico de transtornos mentais* (DSM-5),[15] nos transtornos relacionados a substâncias e transtornos aditivos, com a visão de uma doença progressiva, aboliu a dicotomia abuso/dependência e estabeleceu critérios de gravidade, possibilitando talvez intervenções mais precoces (Quadro 3.2).

> **QUADRO 3.2** ▶ CRITÉRIO DIAGNÓSTICO DE TRANSTORNO POR USO DE *CANNABIS*, SEGUNDO O DSM-5
>
> A – Um padrão problemático de uso de *Cannabis*, levando a comprometimento ou sofrimento clinicamente significativos, manifestado por pelo menos dois dos seguintes critérios, ocorridos durante um período de 12 meses:
> 1. *Cannabis* é frequentemente consumida em quantidades maiores ou por um período mais longo do que o pretendido.
> 2. Existe um desejo persistente ou esforços malsucedidos no sentido de reduzir ou controlar o uso de *Cannabis*.
> 3. Muito tempo é gasto em atividades necessárias para a obtenção de *Cannabis*, na utilização de *Cannabis* ou na recuperação de seus efeitos.
> 4. Fissura ou um forte desejo ou necessidade de usar *Cannabis* (*craving*).
> 5. Uso recorrente de *Cannabis*, resultando em fracasso em desempenhar papéis importantes no trabalho, na escola ou em casa.
> 6. Uso continuado de *Cannabis*, apesar de problemas sociais e interpessoais persistentes ou recorrentes causados ou exacerbados por seus efeitos.
> 7. Importantes atividades sociais, profissionais ou recreacionais são abandonadas ou reduzidas em virtude do uso de *Cannabis*.
> 8. Uso recorrente de *Cannabis* em situações nas quais isso representa perigo para a integridade física.
> 9. O uso de *Cannabis* é mantido apesar da consciência de ter um problema físico ou psicológico persistente ou recorrente, que tende a ser causado ou exacerbado pela substância.
>
> *Continua*

> **QUADRO 3.2** ▶ CRITÉRIO DIAGNÓSTICO DE TRANSTORNO POR USO DE *CANNABIS*, SEGUNDO O DSM-5
>
> 10. Tolerância, definida por qualquer um dos seguintes aspectos:
>   - (a) necessidade de quantidades progressivamente maiores de *Cannabis* para atingir a intoxicação ou o efeito desejado;
>   - (b) efeito acentuadamente menor com o uso continuado da mesma quantidade de *Cannabis*.
> 11. Abstinência, manifestada por qualquer um dos seguintes aspectos:
>   - (a) síndrome de abstinência característica de *Cannabis* (consultar os critérios de A e B do conjunto de critérios para abstinência de *Cannabis*);
>   - (b) *Cannabis* (ou uma substância estreitamente relacionada) é consumida para aliviar ou evitar sintomas de abstinência.
>
> Especificar a gravidade atual:
> **Leve:** presença de 2 ou 3 sintomas;
> **Moderado:** presença de 4 ou 5 sintomas;
> **Grave:** presença de 6 ou mais sintomas.
>
> Fonte: American Psychiatric Association.[15]

ABSTINÊNCIA

Somente no DSM-5 a síndrome de abstinência por *Cannabis* foi reconhecida. Seus sintomas são clinicamente desagradáveis, interferem no funcionamento diário da vida do indivíduo e, frequentemente, servem como um reforçador para a recaída e o uso contínuo da droga (Quadro 3.3). Em média, três dias após a interrupção abrupta ou redução drástica do uso (diário ou quase diário) iniciam-se irritabilidade, raiva, agressividade, ansiedade, humor deprimido, inquietude, insônia, pesadelos, diminuição do apetite e sintomas físicos.

Uma vez que a *Cannabis* se acumula em tecido adiposo, prolongando sua meia-vida de eliminação, os sintomas de abstinência atingem seu pico em uma semana e podem durar de 2 a 4 semanas, contribuindo para recaídas.[14]

Biologicamente, há evidências de que a abstinência de *Cannabis* está associada à *downregulation* do receptor CB1 como resultado de seu uso crônico.

Os critérios diagnósticos de abstinência propostos pelo DSM-5 podem ser conferidos na íntegra no Quadro 3.4.

TRATAMENTO DO TRANSTORNO POR USO DE *CANNABIS*

Conforme já explicado, todo TUS é uma doença multifatorial, que envolve tanto a neurobiologia cerebral quanto os processos psicológicos de condicionamento. Portanto, a melhor forma de tratá-los, particularmente nos casos mais graves, é integrando as abordagens farmacológicas e psicoterápicas.

ABORDAGENS PSICOTERÁPICAS

Muitos dos pacientes que se apresentam para tratamento nos dias de hoje são adolescentes ou adultos jovens trazidos por seus pais. Os filhos, a despeito de desinteressados do exercício da maior parte de suas funções cotidianas, se apresentam profundamente letrados no que diz respeito à erva, enquanto os pais se mostram ignorantes e perdidos na argumentação lógica. Portanto, o conhecimento, por parte do profissional, das evidências científicas a respeito do assunto é fundamental; contudo, não levará a nada se, na primeira consulta, o clínico não for capaz de convencer esse jovem desmotivado a retornar a um segundo atendimento, preferencialmente de boa vontade.

A entrevista motivacional (EM) é a técnica mais adequada para esse tipo de paciente. Por

> **QUADRO 3.3** ▶ SINTOMAS DE ABSTINÊNCIA DE *CANNABIS*
>
> - Fadiga ou hipersonia
> - Bocejos
> - Lentificação psicomotora
> - Ansiedade, disforia e irritabilidade
> - Pesadelos e sonhos estranhos
>
> Fonte: Levounis e colaboradores.[18]

QUADRO 3.4 ▶ CRITÉRIOS DIAGNÓSTICOS PARA ABSTINÊNCIA DE *CANNABIS*, SEGUNDO O DSM-5

A – Cessação do uso pesado e prolongado de *Cannabis* (i. e., normalmente uso diário ou quase diário durante um período mínimo de alguns meses).

B – Três (ou mais) dos seguintes sinais e sintomas, desenvolvidos no prazo de aproximadamente uma semana após o Critério A:
1. Irritabilidade, raiva ou agressividade.
2. Nervosismo ou ansiedade.
3. Dificuldade em dormir (insônia, sonhos perturbadores).
4. Apetite reduzido ou perda de peso.
5. Inquietação.
6. Humor deprimido.
7. Pelo menos um dos seguintes sintomas físicos causa desconforto significativo: dor abdominal, tremor, sudorese, febre, calafrios ou cefaleia.

C – Os sinais ou sintomas do Critério B causam sofrimento clinicamente significativo ou prejuízo no funcionamento social, profissional, ou em outras áreas importantes da vida do indivíduo.

D – Os sinais ou sintomas não são atribuíveis a outra condição médica nem são mais bem explicados por outro transtorno mental, incluindo intoxicação por ou abstinência de outra substância.

Fonte: American Psychiatric Association.[15]

meio de uma estratégia colaborativa, ela visa, respeitando a autonomia do paciente, aumentar a motivação para o tratamento. Os princípios que guiam o terapeuta, segundo Miller e Rollnick,[19] são: expressar empatia, desenvolver discrepância, evitar discussões, fluir com a resistência e desenvolver autoeficácia.

A terapia sistêmica familiar é outra ferramenta fundamental e bastante eficaz no tratamento desses adolescentes. Sendo a família um sistema semiaberto, a mudança vivida por um membro tem impacto na vida de todos os outros. Além disso, a psicoeducação da família a respeito da maconha e dos processos de dependência, do tratamento e das recaídas é importante aliada na recuperação do paciente.

No processo de evitar recaídas e auxiliar na manutenção da abstinência, a terapia cognitivo-comportamental (TCC) é essencial. A TCC se baseia no entendimento de que há um aprendizado dos comportamentos e pensamentos disfuncionais nos usuários de drogas e que é possível modificá-los. Isso é feito por meio da identificação de situações de risco, ou seja, da observação dos estímulos (internos e externos) que servem de gatilhos para o uso ou para a recaída e da identificação de crenças aditivas e pensamentos automáticos que facilitam a manutenção do consumo da droga. São técnicas de prevenção de recaída: treinamento de habilidades e estratégias de enfrentamento para lidar com fissura e prevenir lapsos e recaídas associadas a intervenções para mudanças no estilo de vida.

Uma abordagem que também tem sido bastante difundida é a prevenção de recaída baseada em *mindfulness* (MBRP). Na técnica de *mindfulness*, os pacientes são estimulados a lidar com os fenômenos da vida observando-os e aceitando-os, sem tentar extinguir, modificar ou evitar as emoções, o pensamento e as sensações advindos das experiências. A MBRP é um programa de pós-tratamento com oito sessões semanais de terapia de grupo, em que a prática de *mindfulness* é utilizada para facilitar e estimular as técnicas de prevenção de recaída, aumentando, assim, a sensação de escolha, liberdade e compaixão.

Outra ferramenta psicoterápica com estudos ainda iniciais, mas promissores, é a terapia *eye movement desensitization and reprocessing* (EMDR), mais conhecida por sua eficácia no tratamento de traumas. No TUS, por meio do conceito de memória da dependência, a dessensibilização e o reprocessamento de recordações de imagens relacionadas ao consumo podem reduzir sua vivacidade e emotividade, bem como a compulsão pela droga, auxiliando na prevenção de recaída.[20]

Entre as demais abordagens e estratégias terapêuticas que demonstraram evidências científicas sólidas de sucesso no tratamento dos transtornos por uso de *Cannabis*, devem ser citados o manejo de contingências e os grupos de mútua ajuda, como o narcóticos anônimos (NA).

O manejo de contingência trabalha nos comportamentos-alvo de aderência ao tratamento e abstinência, com incentivos motivacionais por meio de reforços positivos.

ABORDAGEM FARMACOLÓGICA DO TRANSTORNO POR USO DE *CANNABIS* E DERIVADOS CANÁBICOS

Atualmente, existem poucas evidências consistentes ou aprovadas por agências regulatórias, tais como a Agência Nacional de Vigilância Sanitária (Anvisa) ou a Food and Drug Administration (FDA), sobre o tratamento farmacológico da dependência de maconha, sendo que a maioria se concentra na redução dos sintomas da síndrome de abstinência, em geral, e da insônia, especificamente.

Ação sobre o sono

A mirtazapina, um antidepressivo tetracíclico, na dose de 30 mg/dia, melhorou o sono e não teve impacto sobre os outros sintomas de abstinência.[21]

A quetiapina, um antipsicótico atípico, na dose de 200 mg/dia, e o zolpidem, um hipnótico, na dose de 15 mg/dia, auxiliaram nas perturbações do sono induzidas pela abstinência, mas não tiveram impacto sobre recaídas e autoadministração. Em laboratório, a quetiapina aumentou o *craving*, porém, em estudo aberto, teve efeito contrário, sendo necessários, portanto, mais estudos sobre seu uso na prática clínica. Por conseguinte, não recomendamos o uso dessa medicação nos distúrbios do sono de pacientes em abstinência.[22]

Ação sobre efeitos reforçadores

O CBD, um canabinoide sintético que tem pouca afinidade pelos receptores CB1, em doses de 200, 400 e 800 mg/dia, não modifica os efeitos subjetivos da maconha fumada ou da autoadministração. Esses achados sugerem que o CBD oral não reduz os efeitos fisiológicos ou positivos da *Cannabis* fumada.[23]

Ação sobre os sintomas da síndrome de abstinência

O baclofeno, um relaxante muscular de ação central, na dose de 60 a 90 mg/dia, apresentou efeitos mínimos sobre os sintomas de abstinência. Embora tenha demonstrado alguma eficácia para o manejo da fissura por *Cannabis*, não foi capaz de prevenir recaídas e teve impacto negativo na *performance* cognitiva e no sono.[21]

O dronabinol, análogo sintético do THC, funciona como um agonista parcial de receptor CB1 e está aprovado nos Estados Unidos para tratamento de outras condições médicas que não a abstinência de *Cannabis*. É um dos fármacos mais estudados e promissores na redução de abstinência (um efeito dose-dependente) e dos efeitos da *Cannabis* fumada e na prevenção de recaída.[16] O dronabinol não está disponível no Brasil.

O nabiximols, extrato de *Cannabis* que combina o THC com CBD na proporção de 1:1, também se mostrou eficaz no tratamento da abstinência de maconha. É comercializado para outros fins com o nome de *Sativex* no Canadá, e, no Brasil, seu registro foi recentemente aprovado pela Anvisa para tratamento de espasticidade relacionada a esclerose múltipla.[24,25]

> **ATENÇÃO** ▶ tanto o dronabinol quanto o nabiximols tendem a reduzir a gravidade da abstinência em 25 a 50%.[24,25]

A gabapentina, um anticonvulsivante GABAérgico, também diminuiu os sintomas de abstinência e teve impacto na redução do autorrelato do uso de maconha. Essa substância demonstra ter um papel importante ao modular a ansiedade resultante do aumento do fator de liberação de corticotrofina (CRF) na síndrome de abstinência de *Cannabis*, restaurando assim a homeostase cerebral.[16]

Indicação na prevenção de recaída

A N-acetil-cisteína é um derivado do aminoácido cisteína que modula o sistema glutamatérgico e a transmissão de dopamina. É um fármaco com boa evidência para prevenção de recaída no transtorno por uso de *Cannabis*, com um estudo controlado randomizado mostrando que ele reduz a probabilidade de testagem toxicológica na urina positiva para o THC, em comparação ao tratamento com placebo. A dose típica é de 1.200 mg, duas vezes por dia.[26]

CANNABIS: REMÉDIO OU VENENO?

Nos últimos anos, a população vem assistindo a uma ampla campanha favorável à legalização da maconha, assim como a promoção de seus efeitos medicinais. Ainda que possa haver argumentos favoráveis à legalização, e que realmente a *Cannabis* possa ser benéfica para alguns indivíduos, tamanha "onda pró-maconha" acaba ocasionando uma redução na percepção de risco dos usuários, especialmente dos adolescentes e adultos jovens. Assim, eles entendem a erva como uma "planta natural", "inofensiva" e "medicinal". E assim o entendem porque assim querem entender: são capazes de estudar profundamente a respeito de todos os subtipos de *Cannabis indica e sativa* e de todas as possíveis vantagens no uso da droga, mas não se debruçam da mesma maneira sobre seus malefícios. Por isso, é importante que o psiquiatra esteja bem instruído a respeito do assunto. Esses pacientes não estão acostumados a dialogar com pessoas que entendem tanto de maconha quanto eles. Quanto maior o conhecimento do profissional da saúde, mais ele será respeitado. Por isso, vamos expor a seguir, de maneira imparcial, os potenciais malefícios e benefícios da *Cannabis* e dos canabinoides.

EFEITOS NA SAÚDE

Sistema cardiovascular

Em usuários com doença cardiovascular prévia, a maconha apresenta riscos para a saúde em consequência do aumento dos níveis de catecolaminas e carboxi-hemoglobina, que resultam em aumento da pressão arterial e da frequência cardíaca e diminuição do aporte de oxigênio, o que eleva também o risco de hipotensão postural.[27] Encontram-se relatos ocasionais de infarto do miocárdio e acidentes vasculares, embora os efeitos cardiovasculares não estejam associados a sérios problemas de saúde para a maioria dos usuários jovens e saudáveis.[12,27]

Sistema respiratório

O fumo regular de maconha está associado a inflamação das vias aéreas, tosse crônica e produção de muco, que melhoram após cessar-se o uso.[12,27]

Cânceres

Existem modestas evidências associando a maconha a um subtipo de câncer de testículo (tumor não seminomatoso de células germinativas),[12,28] e outras mínimas sobre o uso de maconha durante a gestação e o aumento do risco de câncer na prole.[28]

Estudos populacionais não encontraram correlação entre o consumo de maconha fumada e o aumento do risco de câncer de pulmão.[12,28]

Pesquisas em animais já sugeriram que a droga possa ter efeitos antitumorais, e isso tem sido proposto como a razão pela qual estudos não encontraram correlação direta entre o consumo de maconha e o câncer de pulmão, mas são necessários mais estudos para que possamos afirmar isso.[12]

Exposição pré-natal, perinatal e pós-natal

O consumo de maconha na gravidez está associado a risco de baixo peso do feto ao nascer.[28] Além disso, trabalhos científicos nos quais ratos são expostos a *Cannabis in utero* e logo após o nascimento apontam para prejuízos com tarefas específicas de aprendizado e memória de longo prazo.[12]

Morbidade

A maconha é a droga ilícita mais frequentemente encontrada em testes toxicológicos de motoristas envolvidos em acidentes de carro. Dois importantes estudos europeus concluíram que dirigir sob seu efeito dobra as chances de acidentes.[12] Além disso, a intoxicação aguda de *Cannabis* está associada a aumento do risco de colisão de veículos, especialmente as fatais.[29,30]

Nos Estados norte-americanos onde a substância foi legalizada, houve aumento da ocorrência de intoxicação acidental por maconha em crianças e da procura a emergências médicas devido ao consumo de *Cannabis*.[3]

O consumo na adolescência está relacionado a prejuízos globais, comprometendo a vida acadêmica, profissional, social e familiar. Como o sistema endocanabinoide desempenha um papel importante na formação das sinapses neuronais, e o cérebro ainda está em desenvolvimento durante a adolescência, construindo novas conexões, os adolescentes são mais vulneráveis aos efeitos adversos da maconha.[12,31]

O início precoce do consumo está associado ao risco de sintomas psicóticos (particularmente se o uso for pesado), maior risco de dependência e de prejuízo cognitivo e maior gravidade de sintomas.[12,32]

Testagens neurocognitivas seriadas em dependentes de maconha desde a infância até a vida adulta demonstraram comprometimento da função executiva, do QI verbal e, até mesmo, diminuição de até 5,8 pontos de QI, mesmo após um ano de abstinência.[12,28,32]

Uma revisão de 48 estudos relevantes aponta que o uso crônico e pesado da droga está associado a prejuízo no desempenho acadêmico, menor chance de graduação e maior chance de desemprego e baixa renda.[12]

O consumo recente de maconha, nas últimas 24 horas, compromete temporariamente a capacidade de aprendizagem, memória e atenção.[28]

Efeitos na saúde mental

Síndrome amotivacional. A iniciação precoce do consumo de maconha e seu uso progressivo (evolução para alta frequência de consumo) são preditores do desenvolvimento de comorbidades psiquiátricas, induzem a síndrome amotivacional e estimulam um estilo de vida no qual o indivíduo fica aquém de suas possibilidades, bem como aumentam o risco de acidentes e comportamentos agressivos.[12,32]

Esquizofrenia e outras psicoses. A associação entre o uso de *Cannabis* e o desenvolvimento de um transtorno psicótico é forte e consistente, sendo apoiada em inúmeras revisões sistemáticas de boa qualidade. A magnitude da associação é dose-dependente e parece ser moderada por fatores genéticos. Assim, o consumo da droga, particularmente se precoce e progressivo, com alto teor de THC, aumenta o risco de desenvolvimento de quadros psicóticos. Calcula-se que pode antecipar em 2 a 6 anos o primeiro episódio psicótico.[12,28]

De acordo com o levantamento epidemiológico norte-americano de comorbidades (Epidemiologic Catchment Area), esquizofrênicos têm probabilidade de 4 a 6 vezes maior de TUS do que a população geral. Esquizofrênicos que consomem *Cannabis* apresentam maior gravidade dos sintomas positivos, têm pior prognóstico e estão mais propensos a internação.

Em contrapartida, indivíduos já diagnosticados com esquizofrenia e com histórico de uso de *Cannabis* têm melhor desempenho nas tarefas de aprendizagem e memória quando comparados a pacientes esquizofrênicos sem história de uso,[28] provavelmente devido a seu melhor funcionamento prévio.

Transtornos ansiosos e depressivos. Estudos observacionais apontam que o uso diário de *Cannabis* pode aumentar os sintomas ansiosos, e o uso pesado está associado diretamente a fobia social.[28] O uso problemático de maconha ainda está associado a piora dos sintomas de estresse pós-traumático e aumento do risco de desenvolvimento de transtornos depressivos.[28]

Risco de tentativas de suicídio. Os usuários pesados ou precoces de *Cannabis* são mais propensos a relatar ideação suicida e a realizar tentativas de autoextermínio do que os não usuários.[28]

Transtorno bipolar. O uso diário da substância por indivíduos diagnosticados com transtorno bipolar está associado a piora do curso e do prognóstico da doença, aumentando a probabilidade, a severidade e a duração das fases maníacas.[28]

Transtornos relacionados ao sono. O THC em altas doses diminui a fase do sono REM (*rapid eye movement*), do sono de ondas lentas e do sono NREM (*non-rapid eye movement*), fa-

QUADRO 3.5 ▶ DESCRIÇÃO DOS EFEITOS DO USO DE MACONHA DE CURTO E LONGO PRAZO	
Efeitos de curto prazo	Efeitos de longo prazo
• Prejuízo na memória de curto prazo • Prejuízo de memória de fixação e aprendizado • Prejuízo da função motora • Prejuízo nas habilidades de direção, aumentando o risco de acidentes • Alteração da percepção de julgamento • Aumento de comportamentos sexuais de risco, facilitando a transmissão de infecções sexualmente transmissíveis • Em altas doses: sintomas de paranoia e psicose	• Dependência (em cerca de 9% dos usuários em geral, 17% daqueles que começam a usar na adolescência e 25 a 50% daqueles que são usuários diários) • Alteração do desenvolvimento cerebral* • Comprometimento do desempenho, com maior probabilidade de abandono escolar* • Comprometimento cognitivo, com diminuição do QI entre os usuários frequentes durante a adolescência* • Diminuição da satisfação da vida e de realização (determinada com base em medidas subjetivas e objetivas em comparação com classificações na população em geral)* • Sintomas de bronquite crônica • Aumento do risco de transtornos psicóticos crônicos (incluindo esquizofrenia) em indivíduos com predisposição

* Efeitos associados ao uso precoce de maconha durante a adolescência.
Fonte: Volkow e colaboradores.[32]

se mais profunda do sono, bem como aumenta o período de latência para adormecer. A ingestão crônica de THC pode produzir a supressão de longo prazo da fase do sono de ondas lentas, crítica para o processo de consolidação da memória e do aprendizado.

CONDIÇÕES CLÍNICAS COM SINTOMAS QUE PODEM SER ALIVIADOS PELO TRATAMENTO COM MACONHA OU OUTROS CANABINOIDES[32]

Nesta seção, iremos nos ater, na maioria dos casos, à administração de canabinoides sintéticos (THC ou CBD) por via sublingual, em *spray* ou cápsulas. Quando estivermos nos referindo à maconha fumada para fins medicinais, isso será explicitado, para melhor entendimento. Também gostaríamos de esclarecer que, embora existam evidências por vezes significativas de eficácia dos canabinoides no tratamento de diversas condições clínicas, é preciso lembrar que outras medicações já foram extensivamente testadas e são usadas há muitos anos como recurso terapêutico para tais patologias e, portanto, devem ser consideradas como tratamentos de primeira linha.

O Quadro 3.6 apresenta os canabinoides comercializados até o momento.

Glaucoma

Estudos não randomizados em voluntários saudáveis e pacientes com glaucoma demons-

QUADRO 3.6 ▶ CANABINOIDES COMERCIALIZADOS ATÉ O MOMENTO
Dronabinol – Delta-9-tetra-hidrocanabinol (THC) sintético com apresentações oral, líquido ou em cápsulas.
Nabilone – Análogo sintético do delta 9-tetra-hidrocanabinol (THC) com apresentação oral.
Canabinol – CBD, apresentação em óleo de absorção sublingual.
Nabiximols – Tetra-hidrocanabinol e CBD, apresentação em *spray*.

Fonte: United Nations Office on Drugs and Crime.[3,4]

traram apenas reduções transitórias na pressão intraocular com apresentações orais, tópicas (colírios) e intravenosas de canabinoides, sugerindo o potencial terapêutico. O THC, o canabinol e o nabilone, mas não o CBD, mostraram redução da pressão intraocular em coelhos.[32] Portanto, maiores investigações são necessárias para estabelecer uma molécula que diminuiria a pressão intraocular, apresentando um efeito neuroprotetor nesses pacientes.[32] Mesmo assim, já existem tratamentos protocolares mais eficazes e com diminuição contínua da pressão intraocular.

Náusea

Um dos primeiros usos medicinais do THC e de outros canabinoides foi para o tratamento de sintomas de náusea e vômitos associados a quimioterapia. O THC é um potente antiemético para pacientes com esses efeitos colaterais. Paradoxalmente, o uso repetitivo de maconha fumada está associado a hiperêmese.[32]

Anorexia e fadiga crônica secundária à aids

Os dados dos poucos estudos que exploraram o potencial valor terapêutico dos canabinoides para essa população de pacientes são inconclusivos.[32]

Dor crônica

A dor crônica corresponde à condição clínica mais comum citada pelos pacientes para uso de *Cannabis* medicinal. Aparentemente, algumas pessoas têm optado pelo uso dessa droga em vez de medicações convencionais para dor.[32] Pesquisas recentes apontam que as prescrições de opioides para casos de dor têm diminuído em virtude do uso de *Cannabis* medicinal (fumada). Em Michigan, nos Estados Unidos, no ano de 2016, quando foi liberada a venda de maconha para uso medicinal, houve uma redução de 64% das prescrições de opioides – um dado importante, diante da atual epidemia de transtornos por uso de opioides no país.[12]

A maioria dos estudos nos Estados Unidos avaliou o uso da droga na forma de flor vaporizada ou fumada, e, segundo o NIDA, a maioria dos produtos de *Cannabis* vendidos nos mercados regulados pelo Estado têm pouca semelhança com os produtos disponíveis para pesquisas.[12]

Portanto, embora o uso de *Cannabis* fumada para tratamento da dor seja apoiado por ensaios clínicos bem controlados, muito pouco se sabe sobre a eficácia, a dose, as vias de administração e os efeitos secundários dos produtos habitualmente disponíveis no mercado.[12]

Estudos demonstraram que os canabinoides que atuam por meio dos receptores CB1 centrais e, possivelmente, dos receptores CB1 e CB2 periféricos desempenham papéis importantes na modelagem de respostas nociceptivas em vários modelos de dor. Esses achados são consistentes com relatos de que a maconha pode ser eficaz na melhora da dor neuropática, mesmo em níveis muito baixos de THC (1,29%).[32]

Tanto a *Cannabis* fumada como o dronabinol diminuem a dor, mas o último pode levar a reduções mais duradouras na sensibilidade à dor, com menos efeitos recompensadores (aditivos).[32]

Inflamação

O THC e o CBD têm efeitos anti-inflamatórios substanciais devido a sua capacidade de induzir apoptose, inibir a proliferação celular e suprimir a produção de citocinas. O CBD tem atraído interesse particular como um agente anti-inflamatório devido a sua falta de efeitos psicoativos. Modelos animais mostraram que ele é um candidato promissor para o tratamento da artrite reumatoide e para doenças inflamatórias do trato gastrintestinal (p. ex., colite ulcerativa e doença de Crohn).[32]

Esclerose múltipla

O nabiximols, um *spray* oromucoso de uma mistura de THC e CBD, se mostra eficaz no tratamento de dor neuropática, sono perturbado e espasticidade em pacientes com esclerose múltipla.[28]

Em 2017, a Anvisa aprovou o registro do medicamento Mevatyl®, composto por 27 mg/mL de THC e 25 mg/mL de CBD, para espasticidade moderada a grave nos casos de esclerose múltipla.[32]

Epilepsia

Embora o Conselho Federal de Medicina (CFM), por meio da resolução de número 2.113/2014, tenha aprovado o uso compassivo do CBD para crianças e adolescentes portadores de epilepsias refratárias aos tratamentos convencionais, as evidências são insuficientes para afirmar a eficácia dessa medicação.[28]

Uso compassivo ▶ uso que ocorre quando um medicamento novo, ainda sem registro na Anvisa, pode ser prescrito para pacientes com patologias graves e sem alternativas satisfatórias com os produtos registrados no País.

Transtornos mentais

Evidências apenas modestas apontam para a eficácia do nabilone na melhora dos sintomas de transtorno de estresse pós-traumático (TEPT), para a eficiência da ação do CBD na melhora de sintomas fóbicos e para a eficácia, no curto prazo, em transtornos do sono relacionados a apneia do sono, fibromialgia, dor crônica e esclerose múltipla.[28]

TABELA 3.2 ▶ RESUMO DAS EVIDÊNCIAS DE EFICÁCIA DO USO DE DERIVADOS DA *CANNABIS*

Evidências substanciais dos efeitos da *Cannabis* na saúde[28]	▪ Piora dos sintomas respiratórios e episódios mais frequentes de bronquite crônica (consumo prolongado de *Cannabis*) ▪ Maior risco de acidentes com veículos motorizados ▪ Baixo peso do feto ao nascer ▪ Desenvolvimento de esquizofrenia ou outras psicoses, com o maior risco entre os usuários mais frequentes ▪ Aumento da frequência de uso de *Cannabis* e progressão para o uso problemático
Evidências moderadas dos efeitos da *Cannabis* na saúde[28]	▪ Aumento do risco de *overdose*, incluindo dificuldade respiratória, entre populações pediátricas nos Estados norte-americanos onde a *Cannabis* é legalizada ▪ Prejuízo nos domínios cognitivos da aprendizagem, memória e atenção (uso agudo de *Cannabis*) ▪ Aumento dos sintomas de mania e hipomania em indivíduos diagnosticados com transtornos bipolares (uso regular de *Cannabis*) ▪ Pequeno aumento do risco para o desenvolvimento de transtornos depressivos ▪ Maior incidência de ideação suicida e tentativas de suicídio, incluindo êxito nas tentativas (usuários pesados de *Cannabis*) ▪ Maior incidência de transtorno de ansiedade social (uso regular) ▪ Persistência do uso problemático de *Cannabis* e história de tratamento psiquiátrico ▪ Aumento da gravidade dos sintomas do TEPT (uso problemático) ▪ Desenvolvimento de TUS, incluindo álcool, tabaco e outras drogas ilícitas
Evidências substanciais dos efeitos terapêuticos da *Cannabis* e de canabinoides[28]	▪ Tratamento de dor crônica em adultos (*Cannabis*) ▪ Antiemético no tratamento de náusea e vômitos induzidos por quimioterapia (canabinoides orais) ▪ Melhora da espasticidade na esclerose múltipla, segundo relato de pacientes (canabinoides orais)
Evidências moderadas dos efeitos terapêuticos de *Cannabis* e de canabinoides[28]	▪ Fibromialgia ▪ Dor crônica ▪ Esclerose múltipla (canabinoides) ▪ Melhora do sono, no curto prazo, em indivíduos com transtorno do sono associado com síndrome da apneia obstrutiva do sono

LEGALIZAÇÃO: CENÁRIO E CONSEQUÊNCIAS

CENÁRIO POLÍTICO DE LEGALIZAÇÃO DA *CANNABIS* NO BRASIL

A regulação do plantio, do comércio, do consumo medicinal ou da aplicação industrial da *Cannabis* é foco de diversas propostas legislativas. Entre as mais recentes, destaca-se o ato da presidência de 22/03/2018,[33] que criou uma Comissão Especial destinada a proferir parecer ao Projeto de Lei nº 399, de 2015, que altera o art. 2º da Lei nº 11.343, de 23 de agosto de 2006, para viabilizar a comercialização de medicamentos que contenham extratos, substratos ou partes da planta *Cannabis sativa* em sua formulação.

Atualmente, no Brasil, existem dois processos distintos a serem legislados. O primeiro, o Projeto de Lei nº 7270/14, regula a comercialização da *Cannabis*, dos derivados e produtos das três subespécies *ruderalis*, *indica* e *sativa* para fins industriais (têxtil, farmacêutico, papel, etc.). O segundo, o Projeto de Lei nº 7187/14, busca viabilizar exclusivamente o plantio e a comercialização da *Cannabis sativa*, para obter maconha e seus derivados para uso recreativo.[34] Assim, o cenário das políticas públicas brasileiras sobre a liberação dos substratos canabinoides para fins industriais e farmacêutico é, em grande parte, confundido com a legalização do fumo da maconha. Da mesma forma, a opinião pública mistura as liberações da Anvisa para uso medicinal de canabinoides sintéticos com uma percepção de legalização da droga.

POLÍTICA INTERNACIONAL DE LEGALIZAÇÃO DO PLANTIO E USO DE MACONHA

Panorama nos Estados Unidos

Nos Estados Unidos, o movimento pela liberação da droga começou em 1996, no Estado da Califórnia, para uso medicinal. Em 2014, Colorado e Washington foram os primeiros Estados a liberarem o uso recreativo e, até julho de 2017, um total de 29 Estados permitiam a venda da maconha para fins medicinais.[3,4]

A indicação médica para o uso da maconha medicinal varia em cada Estado, como, por exemplo, epilepsia, dor crônica, inapetência e náusea crônica secundária ao câncer, aids e glaucoma.[3,4] Embora nem todos os Estados tenham programas terapêuticos de pesquisa, o desenvolvimento da maconha medicinal (*medical marijuana*) não é feito por meio de um controle científico, e seu uso sob a forma fumada não é aprovado pela FDA. No fim das contas, a liberação do uso da maconha para fins medicinais pareceu servir mais como um estudo do provável impacto da legalização da droga nos Estados Unidos do que propriamente como um tratamento para qualquer patologia específica.

Ainda no panorama norte-americano, o cultivo de *Cannabis* para fins recreativos é permitido em oito Estados mais o distrito de Columbia, e o consumo é legalizado para adultos a partir dos 21 anos.[3,4]

Panorama uruguaio

No Uruguai, em 2013, foi aprovada uma lei que regulariza a plantação, o cultivo e a dispensação de maconha para fins recreativos. Foi criado o Instituto de Regulação e Controle de *Cannabis* (IRCCA), e a obtenção da substância somente pode ser feita por meio de registro em farmácias autorizadas, por membros de clubes canábicos (*Cannabis clubs*) ou a partir do cultivo doméstico. A quantidade de *Cannabis* liberada não deve exceder 480 g por ano. O IRCCA estipula um mínimo de 3% de CBD e um máximo de 9% de THC.[3]

Em farmácias do país, adultos com cidadania uruguaia ou residência permanente no Uruguai cadastrados no sistema podem comprar, no máximo, 10 g por semana ou 40 g por mês por pessoa (o que equivale a um "baseado", de aproximadamente 1,7 g de maconha por dia). Com cerca de dez farmácias registradas, e seis em processo de regulamentação, de julho de 2017 a fevereiro de 2018 foram registrados 20.900 indivíduos e realizadas 150 mil transações. O preço da *Cannabis* é avaliado a cada seis meses, e, em fevereiro de 2018, um pacote de 5 g custava 200 pesos, em torno de 25 reais.[3]

Os clubes canábicos são "associações civis" credenciadas junto ao Ministério da Educação e Cultura e regularizadas pelo IRCCA para fins coletivos de cultivo, produção e uso entre seus membros. Cada clube pode ter entre 15 e 45 membros, sendo permitido um número de 99 plantas em floração. No final de fevereiro de 2018, a filiação aos clubes de *Cannabis* era de 2.049 adultos, sugerindo uma produção máxima de 984 kg em 2017.[3]

Além disso, a legislação uruguaia permite o cultivo doméstico para uso pessoal ou compartilhado de, no máximo, seis plantas de *Cannabis* por residência. Até fevereiro de 2018, 8.125 pessoas haviam se registrado para o cultivo domiciliar.[3]

Calcula-se que o mercado consumidor de maconha no Uruguai já movimente 40 milhões de dólares (152 milhões de reais) por ano, dos quais 10 milhões já passaram ao setor legal da economia. Por conseguinte, o Observatório Latino-americano de Pesquisas em Política Criminal aponta que, com o estrangulamento do mercado ilegal de venda de maconha, o número de casos de violência e de homicídios tem aumentado.[35]

No primeiro semestre de 2018, dados extraoficiais do governo uruguaio já apontavam um claro aumento dos homicídios, com 215 casos no país, contra 131 no mesmo período do ano anterior. O governo associa esse aumento da criminalidade ao ajuste de contas, às operações policiais de desativação dos pontos de venda de drogas, ou a mudanças internas nesse mercado ilegal, no qual atualmente são vendidas menos substâncias baratas, como a pasta-base (um refugo da cocaína), e há mais consumo de drogas sintéticas.[35] Em Montevidéu, área onde são registrados mais crimes violentos, as autoridades reconhecem que cerca de 45% dos homicídios tiveram relação com brigas entre narcotraficantes pelo controle de território. Apesar do aumento da criminalidade, a população tem se mostrado cada vez mais favorável à regularização da maconha.[35]

Contudo, ainda é cedo para termos melhor noção do impacto, tanto na saúde quanto na economia e na segurança pública, da ousada política proposta pelo governo uruguaio.

CONCLUSÕES GERAIS SOBRE A MACONHA

- A maconha é a droga ilícita mais consumida no mundo. Tem caráter aditivo, produz tolerância e induz à síndrome de abstinência, que pode contribuir para a recaída.
- Nove por cento dos usuários de *Cannabis* tornam-se dependentes.
- O início precoce e o uso diário são fatores de risco para dependência de maconha.
- A intoxicação causa prejuízo nas funções cognitiva e motora.
- O consumo da substância na adolescência pode resultar em mudanças duradouras no cérebro, comprometendo o desempenho educacional, profissional e social do indivíduo.
- O uso da droga dobra o risco de acidentes automobilísticos.
- A *Cannabis* aumenta o risco de esquizofrenia e outras psicoses, particularmente em indivíduos com vulnerabilidades adicionais.
- A substância promove inflamação de via aérea, tosse e produção de muco. O quadro é reversível com o cessar do uso.
- Em gestantes, o consumo aumenta o risco do nascimento de bebês de baixo peso.
- A droga aumenta os sintomas de mania e hipomania nos indivíduos bipolares.
- O uso aumenta a incidência de ideação e de tentativas de suicídio.
- O consumo aumenta a incidência de transtorno de ansiedade social.
- O tratamento do transtorno por uso de *Cannabis* deve combinar abordagens psicoterapêuticas e farmacológicas.
- A EM e a terapia familiar sistêmica são as técnicas psicoterápicas mais apropriadas para o tratamento de adolescentes com transtorno por uso de *Cannabis*.
- A terapia cognitivo-comportamental, a prevenção de recaída baseada em *mindfulness*, os incentivos motivacionais e os grupos de ajuda mútua são outros recursos de auxílio não farmacológicos.

- N-acetil cisteína, gabapentina, dronabinol e nabiximols são os agentes medicamentosos mais eficazes para o tratamento, embora com evidências pouco robustas.
- São consequências das políticas de legalização nos Estados Unidos a redução da percepção de risco e o aumento da iniciação do uso e do consumo entre adolescentes.
- Após a legalização do uso médico, houve aumento do consumo não médico de maconha.

REFERÊNCIAS

1. Gontiès B, Ludgleydson FA. Maconha: uma perspectiva histórica, farmacológica e antropológica. Rev de Humanidades. 2003;4(7):47-63.
2. Adams IB, Martin BR. Cannabis: pharmacology and toxicology in animals and humans. Addiction. 1996;91(11):1585-614.
3. United Nations Office on Drugs and Crime. World Drug Report 2018. Vienna: United Nations; 2018. (Sales No. E.17.XI.6).
4. United Nations Office on Drugs and Crime. World Drug Report 2017. Vienna: United Nations; 2017. (Sales No. E.18.XI.9).
5. Johnston LD, Miech RA, O'Malley PM, Bachman JG, Schulenberg JE, Patrick ME. Monitoring the future: Nacional Survey results on drug use: 1975-2017: overview: key findings on adolescent drug use. Ann Arbor: Institute for Social Research, 2018.
6. United Nations Office on Drugs and Crime. World Drug Report 2019. Vienna: United Nations; 2019 (Sales No. E.19.XI.8).
7. National Institute on Drug Abuse. Vaping of marijuana on the rise among teens. Bethesda: NIDA; 2019 [capturado em 15 jul. 2020]. Disponível em: https://www.drugabuse.gov/news-events/news-releases/2019/12/vaping-of-marijuana-on-the-rise-among-teens.
8. Wilkinson ST, Yarnell S, Radhakrishnan R, Ball SA, D'Souza DC. Marijuana legalization: impact on physicians and public health. Annu Rev Med. 2016;67:453-66.
9. II Levantamento domiciliar sobre o uso de drogas psicotrópicas no Brasil: estudo envolvendo as 108 maiores cidades do país: 2005. São Paulo: CEBRID – Centro Brasileiro de Informação sobre Drogas Psicotrópicas; 2006.
10. II LENAD: levantamento nacional de álcool e drogas: relatório 2012. São Paulo: Instituto Nacional de Ciência e Tecnologia para Políticas Públicas de Álcool e Outras Drogas (INPAD); 2014.
11. Fergusson DM, Horwood LJ. Does cannabis use encourage other forms of illicit drug use? Addiction. 2000;95(4):505-20.
12. National Institute on Drug Abuse. Marijuana: research report series [Internet]. Bethesda: NIDA; 2019 [capturado em 3 jan. 2020]. Disponível em: https://www.drugabuse.gov/publications/research-reports/marijuana/letter-director.
13. Kaur R, Ambwani SR, Singh S. Endocannabinoid system: a multi-facet therapeutic target. Curr Clin Pharmacol. 2016;11(2):110-7.
14. Bergamaschi MM, Cortez P, Hallak JEC, Zuardi AW, Crippa JAS. Possíveis efeitos cognitivos e psicomotores em usuários crônicos de Cannabis. Revista de Biologia. 2014;13(1):66-7.
15. American Psychiatric Association. Diagnostic and statistical manual of mental disorders: DSM-5. 5th ed. Arlington: American Psychiatric Association; c2013.
16. Vandrey R, Haney M. Pharmacotherapy for cannabis dependence: how close are we? CNS Drugs. 2009;23(7):543-53.
17. Substance Abuse and Mental Health Services Administration. Key substance use and mental health indicators in the United States: results from the 2016 National Survey on Drug Use and Health. Rockville: Center for Behavioral Health Statistics and Quality; 2017.
18. Levounis P, Zerbo E, Aggarwal R, editors. Pocket guide to addiction assessment and treatment. Arlington: American Psychiatric Association; 2016.
19. Miller WR, Rollnick S. Motivacional interviewing: preparing people for change. 2nd ed. New York: Guilford; c2015.
20. Littel M, van den Hout MA, Engelhard IM. Desensitizing addiction: using eye movements to reduce the intensity of substance-related mental imagery and craving. Front Psychiatry. 2016;7:14.
21. Haney M, Hart CL, Vosburg SK, Comer SD, Reed SC, Cooper ZD, et al. Effects of baclofen and mirtazapine on a laboratory model of marijuana withdrawal and relapse. Psychopharmacology (Berl). 2010;211(2): 233-44.
22. Mariani JJ, Pavlicova M, Mamczur AK, Bisaga A, Nunes EV, Levin FR. Open-label pilot study of quetiapine treatment for cannabis dependence. Am J Drug Alcohol Abuse. 2014;40(4):280-4.
23. Haney M, Malcolm RJ, Babalonis S, Nuzzo PA, Cooper ZD, Bedi G, et al. Oral cannabidiol does not alter the subjective, reinforcing or cardiovascular effects of smoked cannabis. Neuropsychopharmacology. 2016;41(8):1974-82.
24. Allsop DJ, Copeland J, Lintzeris N, Dunlop AJ, Montebello M, Sadler C, et al. Nabiximols as an agonist replacement therapy during cannabis withdrawal: a randomized clinical trial. JAMA Psychiatry. 2014;71(3):281-91.
25. Trigo JM, Lagzdins D, Rehm J, Selby P, Gamaleddin I, Fischer B, et al. Effects of fixed or self-titrated dosages of Sativex on cannabis withdrawal and cravings. Drug Alcohol Depend. 2016;161:298-306.
26. Gray KM, Carpenter MJ, Baker NL, DeSantis SM, Kryway E, Hartwell KJ, et al. A double-blind randomized controlled trial of N-acetylcysteine in cannabis-dependent adolescents. Am J Psychiatry. 2012;169(8):805-12.
27. Jones RT. Cardiovascular system effects of marijuana. J Clin Pharmacol. 2002;42(S1):58S-63S.
28. National Academies of Sciences, Engineering, and Medicine. The health effects of cannabis and cannabinoids: the current state of evidence and recommendations for research. Washington: The National Academies; 2017.
29. Asbridge M, Hayden JA, Cartwright JL. Acute cannabis consumption and motor vehicle collision risk: systematic review of observational studies and meta-analysis. BMJ. 2012;344:e536.
30. Rogeberg O, Elvik R. The effects of cannabis intoxication on motor vehicle collision revisited and revised. Addiction. 2016;111(8):1348-59.
31. Meier MH, Caspi A, Ambler A, Harrington HL, Houts R, Keefe RSE, et al. Persistent cannabis users show neurop-

sychological decline from childhood to midlife. PNAS. 2012;109(40):E2657-E64.
32. Volkow ND, Baler RD, Compton WM, Weiss SRB. Adverse health effects of marijuana use. N Engl J Med. 2014;370(23): 2219-27.
33. Brasil. Ato da Presidência de 22/03/2018. Cria Comissão Especial destinada a proferir parecer ao Projeto de Lei nº 399, de 2015, que "altera o art. 2º da Lei nº 11.343, de 23 de agosto de 2006, para viabilizar a comercialização de medicamentos que contenham extratos, substratos ou partes da planta Cannabis sativa em sua formulação". Diário Oficial da Câmara dos Deputados. 23 mar. 2018:168.
34. Assis DAD, Silva AA, Torres T. Políticas de saúde mental, álcool e outras drogas e de criança e adolescente no Legislativo. Saúde debate. 2017;41(112):255-72.
35. Martínez M. Legalização da maconha intensifica violência entre traficantes no Uruguai [Internet]. El País. 10 ago. 2018 [capturado em 12 jan. 2020]. Disponível em: https://brasil.elpais.com/brasil/2018/08/09/internacional/1533827324_546108.html.

CAPÍTULO 4

PSIQUIATRIA DA INFÂNCIA E ADOLESCÊNCIA: PRINCÍPIOS GERAIS

Francisco B. Assumpção Jr.
Evelyn Kuczynski

PONTOS-CHAVE

- A psiquiatria da infância e adolescência é uma especialidade bastante recente e engloba uma série de fenômenos com características biológicas, psicológicas e sociais,[1] imbricados de tal maneira que se tornam difíceis a linearidade direta e a compreensibilidade linear de todos os quadros por ela estudados.
- Essa especialidade da psiquiatria apresenta características ligadas ao modelo proveniente das ciências naturais, da psicologia do desenvolvimento, das questões sociais e do estudo das famílias.
- A criança chega ao médico pelo encaminhamento escolar (ou familiar) a partir de duas queixas básicas: déficit de aprendizagem ou alterações de conduta. Nenhuma delas aponta, obrigatoriamente, para a presença de psicopatologia infantil.
- A doença mental na infância e na adolescência deve ser, então, visualizada a partir de diversos tipos de fatores envolvidos – a saber: fatores predisponentes, precipitantes, perpetuadores e protetores –, os quais, por sua complexidade, devem ser considerados de maneiras diferentes.
- Os principais quadros clínicos observados na infância e adolescência correspondem aos transtornos do neurodesenvolvimento devido a sua especificidade e seu aparecimento durante as primeiras etapas do desenvolvimento. Estes transtornos englobam retardo mental (RM), transtorno do espectro autista (TEA), transtornos da aprendizagem e transtorno de déficit de atenção/hiperatividade (TDAH).
- Seus tratamentos são multifacetados, envolvendo não somente psicofarmacoterapia, mas também abordagens psicoterápicas diversas e diferentes modelos de reabilitação.

VINHETA CLÍNICA 4.1

J.T.M., sexo masculino, pardo, 13 anos de idade, foi trazido para consulta por uma equipe do Centro de Atenção Psicossocial Infantojuvenil (CAPSi) para emissão de opinião sobre pedido de internação definitiva do paciente.

Segundo informações prestadas por técnicos do CAPSi onde o jovem se encontra em seguimento clínico, ele vive em ambiente institucional, tendo sido adotado por famílias diferentes, por quatro vezes, sem sucesso, e transferido de unidade de acolhimento (creche) por três vezes, sempre em decorrência de quadro caracterizado por irritabilidade, agressividade (auto e hetero) e impulsividade.

Avaliado em Serviço de Psiquiatria da Infância e da Adolescência especializado, foi diagnosticado com quadro compatível com RM não especificado associado a transtorno de oposição desafiante (TOD) – transtorno da conduta restrito ao ambiente familiar (F79+F91.3).

Em função das dificuldades no manejo do quadro em ambiente de creche, foi solicitada internação em caráter definitivo para "tratamento" do referido menor.

Ao ser avaliado, entrou sozinho na sala de consulta, apresentando-se em bom estado geral, fácies atípica, vestes compostas, vígil, atento, estabelecendo bom contato, embora inibido inicialmente, o que o fez responder de maneira lacônica. Memória aparentemente conservada, pensamento com curso normal, conteúdo empobrecido. Inteligência ligeiramente diminuída, crítica diminuída. Linguagem verbal expressiva, orientado, sem alterações sensoperceptivas. Humor estável, afetividade empobrecida, pragmatismo conservado. No decorrer da entrevista, após ficar mais confiante em relação ao observador, explorou adequadamente o ambiente da sala de exames, relatando ter sido trazido porque fica "nervoso quando o provocam e aí quebra tudo".

Ao exame objetivo, seu provável diagnóstico psiquiátrico parece ser de fato RM de grau a ser quantificado, sendo necessária avaliação psicométrica com testes padronizados e, eventualmente, avaliação das demais funções neuropsicológicas a fim de que um programa adequado de intervenção possa ser estruturado.

Quanto ao denominado TOD, cabe citar que se trata de um diagnóstico descritivo realizado conforme os critérios do DSM-5[2] e que, considerando-se a CID-10,[3] corresponde ao que se denominava anteriormente de transtorno da conduta restrito ao ambiente familiar, o que permite pensar a manifestação sintomatológica como reação diretamente ligada ao ambiente em que se vive (neste caso, o ambiente institucional).

Sabendo-se da precariedade dos sistemas de atendimento e pela disposição em buscar alternativas para o bem-estar da criança, respeitando-se os direitos a ela atribuídos, sugere-se, como projeto terapêutico, que:

- a creche em questão, conforme citado no processo, não tem condições de manter o paciente decido à precariedade do corpo de cuidadores e à ausência de profissionais especializados para estabelecimento da rede de suporte;
- a institucionalização em ambiente hospitalar para pacientes com RM, ainda que associado a problemas de conduta com marcada influência ambiental, não tem indicação técnica, sugerindo projetos residenciais como moradias permanentes ou transitórias, porém com características bastante específicas;
- precisa estar claro que uma proposta terapêutica não englobará somente terapia medicamentosa, mas também uma série de alternativas envolvendo seu acompanhamento diário e constante.

> Considerando-se o momento de vida do adolescente em questão, devem-se observar alguns fatores que obrigatoriamente interferirão em seu comportamento e seu desenvolvimento, a saber:[4]
>
> - **Fatores predisponentes** (correspondem a vulnerabilidade biológica, características de personalidade, primeiras experiências, resposta ao estresse e influências socioculturais): o adolescente em questão apresenta vulnerabilidade biológica importante, marcada pelo próprio diagnóstico trazido anteriormente pelo Serviço de Psiquiatria da Infância e da Adolescência especializado, ou seja, a deficiência mental participa do quadro como um terreno que propicia o aparecimento de alterações comportamentais e transtornos psiquiátricos vários.[5]
> - **Fatores precipitantes** (correspondem aos acontecimentos estressantes e aos estímulos que ocasionam respostas emocionais desprazerosas): é dispensável afirmar que uma situação de abandono desde o nascimento, seguida por rejeição em quatro lares adotivos e três creches, caracteriza, de maneira mais que suficiente, um quadro de estresse crônico.
> - **Fatores perpetuadores** (correspondem aos estressores permanentes, elementos temperamentais ligados a ansiedade, estímulos reforçadores de condutas inadequadas e influências familiares): é dispensável, mais uma vez, reforçar a situação de abandono e a ideia de que as creches sem equipes de suporte mínimas não têm condições de abordar de maneira adequada quadros com tal gravidade.
> - **Fatores protetores** (correspondem aos atributos temperamentais de adaptabilidade, relações intrafamiliares adequadas, rede de irmãos e suporte comunitário): esse adolescente não tem outro sistema de proteção que não seja o atendimento no CAPSi, insuficiente para um quadro com tais características, uma vez que, para que qualquer tratamento psiquiátrico na infância e adolescência seja bem-sucedido, o acolhimento e o suporte da família (biológica ou adotiva) são fundamentais; alternativamente, as instituições de acolhimento devem contar com estrutura elaborada e complexa.
>
> Assim, ao avaliador deve preocupar o fato de tratar-se de criança vulnerável do ponto de vista biológico, em ambiente de carência e totalmente desprotegida, sem praticamente nenhum sistema de suporte efetivo.
> Este caso ilustra de maneira clara o quanto a abordagem de um quadro psiquiátrico na infância envolve inúmeros fatores, o que faz seu projeto terapêutico ir muito além da simples medicação do quadro clínico descrito. Mais do que o mero atendimento a queixas ou sintomas, faz-se necessária a compreensão do quadro em toda a sua complexidade a fim de que tal projeto possa ser efetuado.

A *psiquiatria infantil* é uma especialidade recente, que obteve *status* acadêmico em 1938, com a criação da primeira cátedra na Universidade de Paris, pelo professor Georges Heuyer.

Ela engloba uma série de fenômenos com características bastante distintas, de cunho biológico, psicológico e social,[1] imbricados de tal maneira que, habitualmente, dificultam a linearidade direta e a compreensibilidade linear de todos os quadros por ela estudados.

Metodologicamente, a especialidade dispõe de características derivadas do modelo proveniente das ciências naturais, em que o pensamento causal, de base analítico-dedutiva, é o ponto básico e central. Dessa maneira, os dados originados no estudo das neurociências, que proporcionam um maior conhecimento dos mecanismos de neurotransmissão e das estruturas cerebrais, permitem uma melhor compreensão das patologias psiquiátricas nessa faixa etária, embora ocasionem uma "neurologização" excessiva que descaracteriza a psiquiatria e a limita em seu exercício clínico.

As influências (provenientes sobretudo da psicologia do desenvolvimento) valem-se de um pensamento analógico, no qual a dedução e a indução intervêm secundariamente, submetendo-se aos imperativos dominantes da analogia.[6] Dessa forma, somam-se, a todos os modelos psicoterápicos de base compreensiva, os modelos pedagógicos e educacionais, que têm grande valor, em que pesem as dificuldades metodológicas de serem avaliados no que se refere a sua eficácia.

Por fim, considerando-se a questão social e o estudo das famílias e suas influências (fundamentais para que se compreenda o desenvolvimento e o crescimento da criança), valorizam-se as inter-relações vividas, apoiando-se metodologicamente também no processo analógico. Estuda-se e considera-se, aqui, a formação da matriz de identidade social, sem a qual é praticamente impossível o trabalho com um ser heterônomo e dependente, como é a criança em seu processo de desenvolvimento.

Psiquiatria infantil ▶ especialidade com características peculiares, enraizada na pediatria, na psiquiatria, na neurologia e na genética, que apresenta também interfaces com a psicologia do desenvolvimento, a pedagogia e os estudos sociais ligados à família.

A criança não corresponde a um ser passível de generalização e, muito menos, de estudos transversais encarados de forma absoluta; trata-se de um ser em desenvolvimento, no qual as alterações (biológicas e ambientais) interferem de maneira intensa, alterando sua própria curva de desenvolvimento, constituindo-se de modo peculiar quanto ao estilo de funcionamento futuro. Assim, trabalhar com psicopatologia infantil é mais do que pensar simplesmente o conceito de doenças; é pensar a criança doente, com suas possibilidades, limitações e características.

Dessa maneira, torna-se de fundamental importância a compreensão de como as forças maturacionais de origem biológica, no contato com a experiência, produzem comportamentos, habilidades e motivações, ou seja, como o equipamento genético constitucional, interagindo com um investimento sociocultural, produz um ser característico, o que torna insuficiente o estudo apenas da doença (na forma como é conhecida no indivíduo adulto), exigindo o estudo do quanto ela interfere e é modelada pelo próprio processo de desenvolvimento.

Os métodos de estudo da área envolvem, então, duas abordagens:[7] uma baseada em cortes transversais (nos quais se estudam crianças de um mesmo grupo, permitindo-se posteriormente a comparação com outros grupos) e outra baseada em estudos longitudinais (nos quais um mesmo grupo de crianças é estudado ao longo do tempo para que as transformações decorrentes de seu processo de desenvolvimento possam ser observadas).

Não se pode pensar, portanto, na psiquiatria da infância e da adolescência como uma psiquiatria do desenvolvimento reducionista, que estuda os transtornos mentais que ocorrem nas diferentes etapas do desenvolvimento. Em vez disso, deve-se pensar em uma psiquiatria que, em função dos processos de desenvolvimento, tem uma psicopatologia específica e característica, modelada e alterada pelo desenvolvimento.

Só pensando a criança como um todo é que se tem as condições necessárias para compreender sua psicopatologia, com todas as particularidades que tornam peculiar a expressão de cada doença e que fazem algumas delas serem detectadas somente durante determinados períodos do desenvolvimento. Não pensar dessa forma implica ver a criança como um adulto miniaturizado, mas suas esferas neurofisiológica, cognitiva, afetiva e linguística são particulares, modelando suas relações socioculturais.[8] Assim, a psiquiatria da infância e da adolescência tem por foco o estudo psicopatológico da criança como um indivíduo único e irreproduzível, que caminha de maneira própria e constante para sua autonomia. Dessa forma, ela deve ser pensada, compreendida e estudada.

PROCEDÊNCIA E DIAGNÓSTICO

Diferentemente do adulto, a criança não procura o médico. Ela é trazida a ele a partir de uma demanda dos pais ou de um encaminhamento escolar, geralmente em função de duas queixas básicas: déficit de aprendizado ou alterações de conduta. Nenhuma delas indica, obrigatoriamente, para a presença de psicopatologia infantil, nem para sofrimento da própria criança; contudo, apontam uma insatisfação familiar em relação ao apresentado pela criança. A partir dessa demanda familiar ou escolar, pode-se pensar conforme a Figura 4.1.

Como se percebe a partir da Figura 4.1, a criança pode não ter necessariamente um quadro psicopatológico, mas refletir, única e exclusivamente, alterações na dinâmica familiar, assumindo a posição de "paciente identificado", ou um ambiente inadequado para seu próprio desempenho. Exatamente por essa complexidade de compreensão da criança como indivíduo, bem como pela simplicidade da sintomatologia que ela em geral apresenta (uma vez que, quanto menor sua idade, mais indiferenciada é a sintomatologia), a preocupação do profissional deve ser mais com seu bem-estar do que com seu desempenho, visto geralmente de maneira pragmática. Assim, deve-se procurar observar (e compreender) a maneira como a criança e o adolescente reagem aos fatores estressores (associados ou não a processos psicopatológicos), pois, mais que a mera ausência de doença, a saúde comporta um estado de bem-estar biopsicossocial, que se constitui em um estado ativo para o qual confluem elementos físicos, familiares, sociais, pessoais, administrativos, escolares e outros que desembocam, de maneira geral, naquilo que, de maneira simplista, se poderia agrupar sob a denominação genérica de qualidade de vida da criança. Entretanto, mesmo quando se pensa no conceito de qualidade de vida na infância, habitualmente são levadas em conta questões vinculadas ao desempenho esperado pelo adulto, muitas vezes sem sequer se perguntar à criança se tem queixas e quais seriam as principais. Por isso, antes de qualquer raciocínio diagnóstico, é imperativo que se veja, escute e conheça a criança. Isso é mais importante do que inquéritos, *checklists* e questionários – cuja utilidade é indiscutível, porém apenas complementam o exame objetivo da criança. Isso porque as clas-

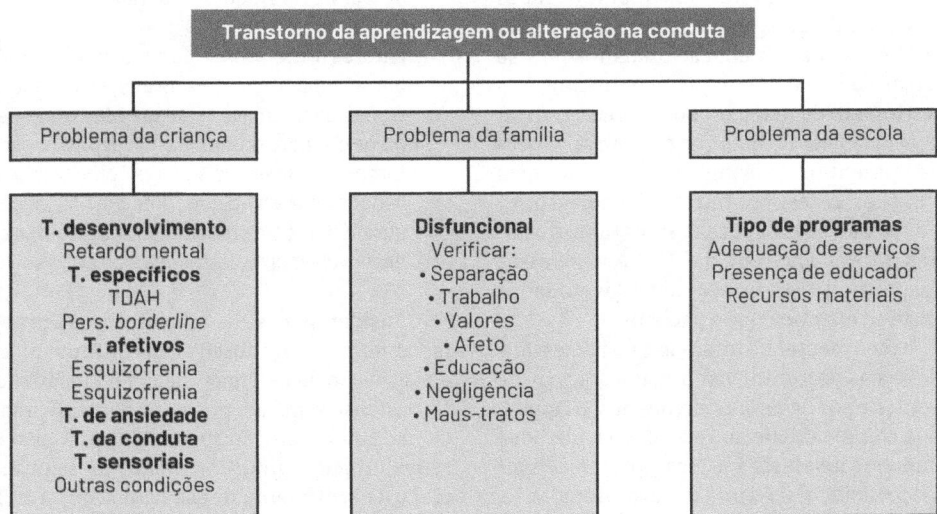

FIGURA 4.1 ▶ Algoritmo diagnóstico a partir do encaminhamento da criança.
Fonte: Assumpção Jr.[9]

sificações em psiquiatria infantil, por suas múltiplas funções, são extremamente difíceis de serem seguidas de maneira mecanicista, também pela dificuldade da criança em identificar seus próprios sintomas. Assim, diferentes tipos de dados serão usados na construção de um diagnóstico, inclusive com grande influência dos fatores de desenvolvimento, não podendo, portanto, ser realizados de maneira mecânica.[10]

Assim, mais do que simplesmente a ausência de doenças, saúde corresponde a um estado físico e mental relativamente liberto da dor e do desconforto, que permite ao indivíduo funcionar no melhor nível possível durante a maior parte do tempo, em um ambiente no qual a casualidade ou a escolha o colocaram. No caso da criança, a casualidade torna-se muito mais importante, uma vez que, por sua autonomia restrita, ela tem condições de escolha mais limitadas. Quanto menor a criança, mais dependente ela é do grupo familiar, sobretudo de sua mãe, que se torna habitualmente (ou deveria se tornar) aquela que percebe todo e qualquer desvio em seu estado de bem-estar, mas que também é quem projeta sobre ela muitas de suas expectativas, seus projetos e suas decepções.

Quando a criança cresce, a escola passa também a desempenhar esse papel, de modo que tal instituição vem a constituir, junto com a família, o universo infantil. Entretanto, em um modelo globalizado, pragmático e capitalista, no qual os processos educacionais tornam-se um objetivo comercial e, principalmente, um "investimento de longo prazo" sobre a criança, a escola estabelece metas que suprem as expectativas parentais e sociais, por um lado, mas que, muitas vezes, por outro, não correspondem às reais necessidades e, sobretudo, possibilidades da criança em questão. Assim, esses dois aspectos devem ser considerados cuidadosamente ao examinar-se o paciente.

A doença mental na infância e na adolescência deve ser, portanto, visualizada a partir de diferentes tipos de fatores envolvidos, os quais, por sua complexidade, devem ser considerados de maneiras diversas. São eles: *fatores predisponentes, precipitantes, perpetuadores* e *protetores*.

Fatores predisponentes ▶ correspondem a vulnerabilidade biológica, características de personalidade, primeiras experiências, respostas ao estresse e influências socioculturais. São difíceis de avaliar isoladamente, pois dependem do crescimento e do desenvolvimento da criança.

Fatores precipitantes ▶ correspondem aos acontecimentos estressantes e aos estímulos que ocasionam respostas emocionais desprazerosas. A escola, por sua importância no universo infantil, tem papel fundamental na detecção e na manipulação desses eventos, sendo os episódios de *bullying* exemplos marcantes.

Fatores perpetuadores ▶ correspondem aos estressores permanentes, elementos temperamentais ligados a ansiedade, estímulos reforçadores de condutas inadequadas e influências familiares. Nessa esfera, a escola tem papel fundamental, também visualizado em situações de *bullying* que podem se cronificar, e o ambiente familiar desempenha papel marcante em situações de disputas de guarda e de conflitos envolvendo a criança. Esses estressores permanentes devem ser avaliados antes do tratamento médico, pois as condições de vida da criança podem justificar medidas de cunho social e judicial antes da instauração do tratamento médico propriamente dito.

Fatores protetores ▶ correspondem aos atributos temperamentais de adaptabilidade, relações intrafamiliares adequadas, rede de irmãos e suporte comunitário positivo. A escola fornece parte desse suporte comunitário, devendo ser, mais do que fonte de informações, um ambiente favorecedor do crescimento e do desenvolvimento da criança e do adolescente.

Considerando-se as afirmações já apresentadas, torna-se impossível tratar uma criança em situação de carência, negligência, abandono ou abuso sem que, primeiramente, seja solucionada sua condição social. Isso porque o desenvolvimento infantil depende da segurança real e do sentimento de segurança que a criança deve ter. Por isso, nessas situações de risco, antes de tratá-la, o papel do profissional é defendê-la.

Levando-se em consideração o que foi exposto até aqui e pensando-se nas necessidades da criança e do adolescente, imagina-se a atenção a sua saúde mental da seguinte maneira, sugerindo-se ao pedopsiquiatra:

1. Escutar a criança e a família sobre o comportamento apresentado, contextualizando-o.
2. Evitar ver todas as manifestações como decorrentes da hereditariedade ou da carga biológica; da mesma forma, evitar desmerecê-las por meio da célebre frase "não é nada" ou "é normal".
3. Não dramatizar as situações quando os sintomas apresentarem recorrência.
4. Tentar resolver as dificuldades no próprio ambiente da criança (antes de recorrer a programas de atenção secundária ou hospitais).
5. Evitar as ameaças ou os julgamentos depreciativos à criança, de modo a estimular que ela fale sobre seus comportamentos.

Definidos esses cuidados básicos, o passo seguinte é o estabelecimento de uma hipótese diagnóstica, que envolve não somente um diagnóstico sindrômico, conforme já dito, mas também sua gravidade e as alterações na dinâmica familiar dela decorrentes ou a ela relacionadas. Tudo isso para que sejam estruturados projetos terapêuticos eficazes e que incluam encaminhamentos profissionais adequados e intervenções especializadas, como a psicofarmacoterapia ou as psicoterapias (nas suas mais diversas modalidades).

Essa hipótese etiológica deve ser estabelecida a partir de um diagnóstico multiaxial que, apesar de não ser utilizado pelo DSM-5,[2] pode, acredita-se, tornar mais fácil para o iniciante organizar seu pensamento. Assim, considerando-se o DSM-IV-TR[11] (para nós mais sistematizado que a CID-10[3] ou que o próprio DSM-5), pode-se pensar em cinco eixos clássicos, a saber:

- Eixo I – diagnóstico sindrômico, representado hoje pela mera descrição sintomatológica e pelo agrupamento dos sintomas e sinais em categorias nosográficas.
- Eixo II – diagnóstico cognitivo, de personalidade e outros, dependente de abordagens profissionais variadas e do uso de instrumentos de avaliação padronizados, como testes psicométricos, de linguagem e outros.
- Eixo III – diagnóstico médico, também dependente de recursos de outras áreas médicas (como a neuropediatria e a genética), bem como de propedêutica armada, laboratorial, indispensáveis sobretudo na abordagem dos transtornos do desenvolvimento.
- Eixo IV – diagnóstico sociofamiliar, pouco valorizado em nosso meio, embora existam instrumentos padronizados que verificam riscos psicossociais, como, o APGAR familiar,[12,13] organização e dinâmica familiar.
- Eixo V – diagnóstico funcional, de fundamental importância no estabelecimento de modelos de habilitação, mas pouco utilizado em nosso meio, em que pesem a sugestão de utilização do CGAS[14] ou do PEDI.[15]

Cabe lembrar, ainda, que a *Classificação francesa de transtornos mentais na criança e no adolescente* (CFTMEA-R)[16] sugere também dois eixos, dos quais um considera as categorias clínicas de base que podem se associar entre si, e o outro, fatores diversos, eventualmente etiológicos, tanto biológicos quanto ambientais, que devem ser examinados conforme as particularidades de cada caso.

É importante que se perceba que um diagnóstico sindrômico e descritivo, embasado somente na listagem de sintomas ou na obediência mecânica e robotizada a critérios, é restrito, muitas vezes pouco útil e, acima de tudo, passível de erros frequentes. Dessa maneira, embora indispensável, um diagnóstico em psiquiatria da infância é difícil, devendo ser realizado de maneira cuidadosa, e não de forma superficial e genérica (como se tem observado nos últimos tempos). Sugere-se, assim, pensar conforme a Figura 4.2.[17]

Feitas todas essas considerações e pensando-se que este capítulo é uma breve apresentação da psiquiatria da infância e da adolescência, serão descritos (sucintamente) os quadros que mais a caracterizam (transtornos do desenvolvimento) e que não derivam da nosologia do adulto, uma vez que é vista como uma especialidade histórica e epistemologicamente muito diversa da psiquiatria de adultos, a despeito das tentativas constantes de aproxima-

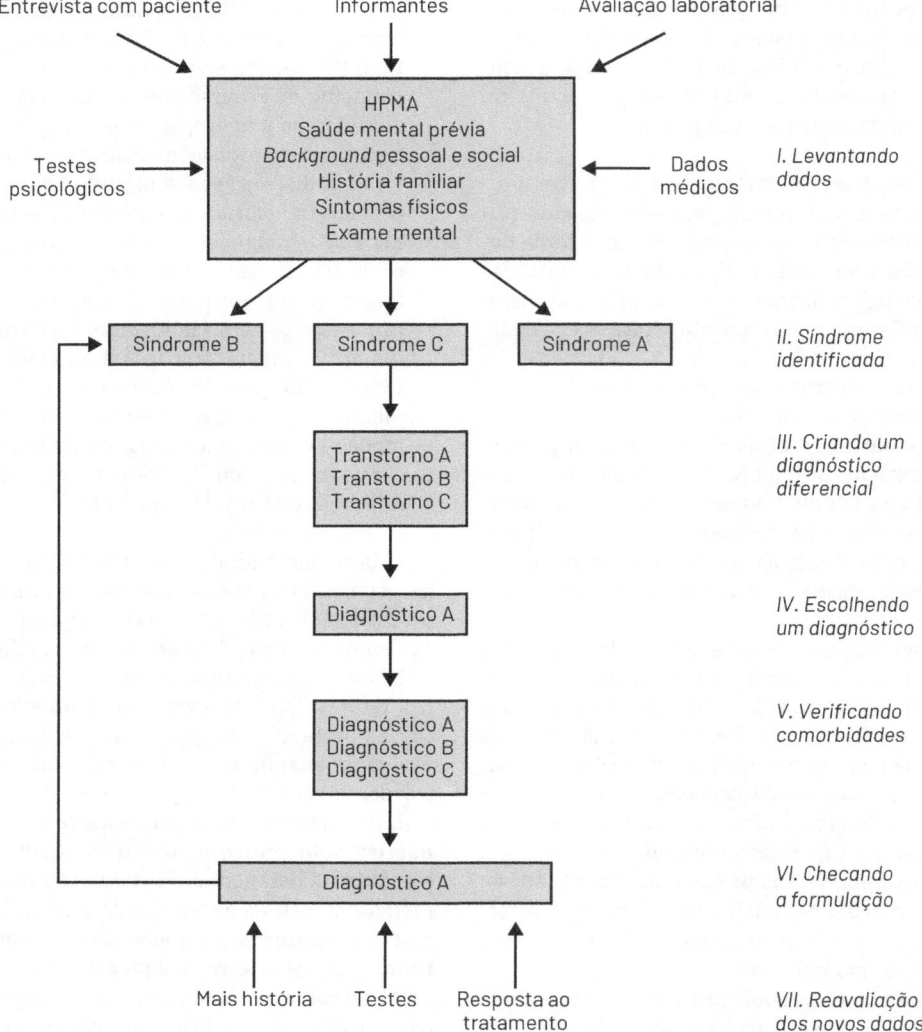

FIGURA 4.2 ▶ Modelo de pensamento diagnóstico.
HPMA: história pregressa da moléstia atual.
Fonte: Morrison.[17]

ção entre ambas, seja por desconhecimento, seja por interesses de ordem econômica ou social. Tem-se, então, como principais quadros a serem estudados:

1. Retardo mental (RM)
2. Transtorno do espectro autista (TEA)
3. Transtornos específicos do desenvolvimento
4. Transtorno de déficit de atenção/hiperatividade (TDAH)

Já existem parâmetros bastante estudados para diagnóstico e tratamento desses quadros, conforme pode-se observar a seguir.

PRINCIPAIS QUADROS CLÍNICOS E SUA ABORDAGEM

Mesmo que na seção anterior se sugira que o pensamento diagnóstico por meio do DSM-IV-TR[11] (e não do DSM-5,[2] mais atual e considerado) é mais fácil e sistematizado, quando é estabelecida uma hipótese diagnóstica em psiquiatria da infância e da adolescência, deve-se fazê-lo sob uma ótica multiaxial. **Não se deve esquecer que, em nosso país, utiliza-se, para fins legais, a CID-10.**[3] Embora isso possa parecer rotulação ou algo dispensável, é importante lembrar que o diagnóstico contribuirá para uma eventual base de dados que será utilizada, em algum momento, para diferentes finalidades, entre as quais a estruturação e a avaliação de serviços diversos. Assim, o diagnóstico é fundamental não somente para a elaboração de projetos terapêuticos, mas também para o fornecimento de dados que auxiliarão o planejamento de atendimentos.

TRANSTORNOS DO DESENVOLVIMENTO

Retardo mental (CID-10:[3] F70-79; CFTMEA-R: 5.0x-5.4x)

Conceito

Retardo mental pode ser considerado como "[...] o funcionamento intelectual geral abaixo da média, que se origina durante o período de desenvolvimento e está associado a prejuízo no comportamento adaptativo [...]".[18] Nele são observadas, além das perturbações orgânicas, dificuldades na realização de atividades esperadas socialmente e alterações no relacionamento com o mundo. Não corresponde a uma doença única, mas a um complexo de síndromes que têm como característica comum a insuficiência intelectual, e, por isso, o indivíduo acometido é incapaz de competir, em termos de igualdade, com os companheiros normais, dentro de seu grupamento social.[19]

No DSM-IV,[20] a condição é definida como um funcionamento mental significativamente inferior à média, acompanhado de limitações importantes no funcionamento adaptativo em pelo menos duas das seguintes áreas: comunicação, autocuidados, vida doméstica, habilidades sociais/interpessoais, uso de recursos comunitários, autossuficiência, habilidades acadêmicas, trabalhos, lazer, saúde, segurança. Além disso, tem início antes dos 18 anos de idade e pode ser visualizada como uma via final comum de diferentes processos patológicos que afetam o funcionamento cognitivo.

A quinta edição do *Manual diagnóstico e estatístico de transtornos mentais (DSM-5)*, da American Psychiatric Association (APA),[2] revisa a definição de RM, denominando-o deficiência intelectual (ou transtorno do desenvolvimento intelectual). Assim, dá-se uma mudança no nome, enfatiza-se o impacto sobre o funcionamento do indivíduo e, a princípio, melhoram-se os critérios, com vistas à estimulação de uma abordagem mais compreensiva do paciente. O DSM-5[2] passa a focar as condições do avaliado, em vez de trazer uma abordagem multiaxial. O DSM-IV[20] inseria o RM no Eixo II, buscando garantir a inclusão de prejuízos associados a outros transtornos mentais. Nessa nova edição, todos os transtornos mentais são alocados em um único eixo, com igual peso. O RM envolveria, assim, um prejuízo das habilidades mentais gerais que provoca impacto no funcionamento adaptativo em três áreas (ou domínios), as quais determinam quão bem um indivíduo lida com as tarefas cotidianas. São elas:[2]

1. **Conceitual:** habilidades de raciocínio, conhecimento, memória, linguagem, leitura, escrita, matemática.
2. **Social:** empatia, julgamento social, comunicação interpessoal, habilidade em fazer e manter amizades.
3. **Prática:** cuidado pessoal, responsabilidades, manejo monetário, recreação, tarefas escolares e trabalho.

A CFTMEA-R[16] subdivide as deficiências em harmônicas, quando o déficit de inteligência é estável e se constitui no elemento central do quadro clínico, e desarmônicas, quando a alteração de inteligência está inserida em um processo evolutivo que inclui o retardo e em que os transtornos deficitários mesclam-se com alterações da personalidade ou outros transtornos instrumentais diferentes, os quais não podem ser explicados pelo déficit intelectual de base.

É considerado um funcionamento intelectual abaixo da média um quociente intelectual (QI) inferior a 70-75. Esse quociente deve ser avaliado com provas padronizadas, levando-se em consideração a diversidade cultural e linguística, bem como outros fatores de comportamento definidos pelo ambiente onde se encontra o indivíduo.

Já o funcionamento adaptativo refere-se ao modo como os indivíduos enfrentam efetivamente as exigências comuns da vida e ao grau com que satisfazem os critérios de independência pessoal esperados para alguém de seu grupo etário, bagagem sociocultural e contexto comunitário específico. É influenciado por vários fatores (educação, motivação, características de personalidade, oportunidades sociais e vocacionais e transtornos mentais e condições médicas gerais) que podem coexistir. Os problemas na adaptação habitualmente são mais propensos a apresentar melhora com esforços terapêuticos do que o QI, que tende a permanecer como um atributo mais estável.

Em função desses conceitos, para realizar o diagnóstico de RM, deve-se utilizar baterias de avaliação que possibilitem o esclarecimento do funcionamento, da provável etiologia do quadro e do ambiente sociofamiliar no qual o indivíduo se insere, bem como de sua funcionalidade e seu prejuízo adaptativo. Seu diagnóstico é, portanto, extenso e trabalhoso, partindo de exame físico e cuidadosa anamnese visando o detalhamento da história gestacional e obstétrica, a qual deve considerar informações sobre abortos maternos prévios, idade dos pais e saúde dos membros da família, incluindo demais afetados.[21]

A prevalência do RM é citada, classicamente, como de 1% entre a população jovem, embora alguns autores falem em estimativas de 2 a 3%, com outros, ainda, mencionando taxas de até 10%.[22] Quando se fala em crianças com RM grave, considera-se a prevalência de 3 ou 4 por 1.000, e, para os casos moderados, cerca de 5,4 a 10,6 por 1.000.[10]

Quanto ao exame físico, cabe a tentativa de caracterização de três ou mais sinais físicos, que são significativamente comuns em indivíduos com deficiência mental, assim como de malformações primárias do sistema nervoso central. Também é importante a pesquisa de infecções congênitas, pois cerca de 2% dos casos são causados por elas, assim como as doenças progressivas (embora não tão frequentes) são passíveis de investigação.[21]

A investigação diagnóstica é, portanto, complexa e custosa, embora deva ser realizada sempre que possível. Ela pode ser feita por etapas, conforme mostra o Quadro 4.1.[22]

Do ponto de vista cognitivo, o RM corresponde a um *continuum* que vai do próximo ao normal ao francamente anormal, de acordo com o potencial adaptativo do indivíduo em questão. Esse potencial é representado pela capacidade intelectual da pessoa. Avaliações padronizadas permitem que se estabeleça um índice que expressa "teoricamente" o nível de habilidade de um indivíduo, de acordo com as "normas" de sua idade, prevendo um desempenho futuro.

Conforme já referido, as mudanças propostas pelo DSM-5[2] destacam uma alteração de terminologia, com o uso do termo "transtorno do desenvolvimento intelectual", que se caracteriza por déficit em habilidades mentais como solução de problemas, planejamento, pensamento abstrato, julgamento, aprendizado acadêmico e por experiência. O QI desses pacientes se situa pelo menos dois desvios-padrão abaixo da média, observando-se também idade, grupamento social e o QI acima de 70 (como média normal).

Considerando-se o desenvolvimento e os déficits dessa população, tem-se as características apresentadas na Tabela 4.1.[23]

Tratamento

O RM faz parte de um grupo de quadros que tem como eixo fundamental de tratamento o processo de reabilitação, sendo a psicofarmacoterapia coadjuvante, reservada à diminuição de sintomas-alvo que interferem nesse processo. Isso porque a associação de quadros psicopatológicos com o RM é considerada relativa a aspectos biopsicossociais, sendo a presença de

QUADRO 4.1 ▶ ETAPAS DA INVESTIGAÇÃO DIAGNÓSTICA DO RETARDO MENTAL

Etapa 1
- Anamnese
- Exames físico e neurológico com perímetro cefálico e pesquisa de dismorfias
- Heredograma abrangendo, ao menos, três gerações
- Revisão dos resultados dos testes de *screening* metabólico

Etapa 2
- Avaliação para autismo
- Hemograma completo, níveis séricos de eletrólitos, ferro, cálcio, magnésio, fósforo e fosfatase alcalina
- Triagem de deficiência auditiva e visual
- Revisão de fotos e videotapes

Etapa 3
- Neuroimagem (tomografia computadorizada e/ou ressonância magnética com espectrofotometria de prótons)
- Níveis séricos de homocisteína e amônia
- Exames endócrinos (função tireoidiana)
- TORCH (se pertinente)
- Cariótipo
- X frágil (se pertinente)
- Exame oftalmológico
- Testes neuropsicológicos (inclusive QI)

Etapa 4
- Gasometria arterial
- Aprofundamento de pesquisa metabólica (aminoácidos, ácidos orgânicos urinários, lactato e piruvato em soro, e líquido cerebrospinal)
- Chumbo sérico
- Creatinoquinase
- Avaliação neuropediátrica e genética
- EEG, em caso de epilepsia associada

Etapa 5
- Biópsia e exame histopatológico dos órgãos acometidos
- Estudo de microdeleções (técnica FISH)
- Estudos cromossômicos subteloméricos
- Nível sérico de fenilalanina caso a criança apresente microcefalia
- Sondas de DNA para mutações específicas (p. ex., MECP2 para síndrome de Rett)

TORCH: sorologia para toxoplasmose, rubéola, citomegalovírus; EEG: eletroencefalograma; FISH: hibridação *in situ* por fluorescência.
Fonte: Vasconcelos.[22]

síndrome convulsiva e de alterações neurológicas, metabólicas e genéticas aspectos biológicos importantes na vulnerabilidade psiquiátrica. Da mesma forma, podem ser observados riscos psicológicos derivados de personalidades alteradas e estilos motivacionais atípicos.

TABELA 4.1 ▶ NÍVEIS DE RETARDO MENTAL

Deficiência	QI	Descrição	CID-10
RM profundo	20 > QI	Corresponde a uma idade de desenvolvimento abaixo de 2 anos, frequentemente com déficits motores acentuados.	F73
RM grave e moderado	20 < QI < 36; 36 < QI < 50	O nível de independência nas atividades cotidianas depende de treinamento, e há padrão de desempenho em nível de pensamento pré-operatório.	F72 e F71
RM leve	50 < QI < 70	Depende dos processos de treinamento e de adequação, e o padrão de pensamento permanece em nível de operações concretas.	F70

Por fim, aspectos sociais derivados de falhas na comunicação que podem ocasionar maiores índices de frustração também devem ser considerados.[10] Assim, grande parte das causas do RM não é acessível ao tratamento, mas seu conhecimento costuma proporcionar à família a compreensão do diagnóstico e do prognóstico, bem como do risco de recorrência. Paralelamente, o objetivo do tratamento passa a ser a abordagem dos problemas associados, visando a melhoria da qualidade de vida dessa população.

Esse processo terapêutico é predominantemente de habilitação, definindo as necessidades básicas para a implantação do atendimento que vai determinar, de certa forma, o prognóstico da população envolvida. Esses serviços podem ser esquematizados conforme mostra o Quadro 4.2, com base nas propostas da American Association on Mental Retardation (AAMR).[18]

Por sua complexidade, o processo depende de uma avaliação diagnóstica multifatorial e de recursos da comunidade na qual o indivíduo se insere.

Exatamente por tudo isso, o RM não deve ser medicado desnecessária e indiscriminadamente apenas porque não existem na comunidade os recursos necessários. É mais útil a orientação de pais e professores sobre como lidar com os comportamentos inadequados e com as reais possibilidades do paciente do que medicá-lo de forma inadequada.

Quando o paciente com RM apresenta problemas comportamentais, representados na maior parte das vezes por irritabilidade, impulsividade, agressividade ou destrutibilidade (decorrentes de um prejuízo no controle de impulsos), o modelo terapêutico é variado, e a gama de medicamentos usada é de fácil acesso. Exatamente por isso, não se deve considerar comorbidades meros sintomas decorrentes do próprio RM.

Terapêutica

Algumas das técnicas apresentadas na Tabela 4.2 são simples e podem ser aplicadas pelo profissional ou por terceiros sob orientação. Isso dispensa, em nosso meio carente, o encaminhamento, nem sempre fácil, a profissionais especializados.

A psicofarmacologia com objetivo exclusivo de tratamento de condutas associadas lança mão de diferentes fármacos, embora os antipsicóticos sejam os mais frequentemente em-

---

QUADRO 4.2 ▶ ATENÇÃO AO RETARDO MENTAL

A. Atenção primária
A.1. Medidas pré-natais
    A.1.a. Planejamento familiar
    A.1.b. Aconselhamento genético
    A.1.c. Pré-natal
    A.1.d. Diagnóstico pré-natal, feito a partir de amniocentese (12ª semana de gestação) ou pelo estudo de vilosidade coriônica (8ª semana de gestação)
A.2. Medidas perinatais
    A.2.a. Atendimento ao parto e ao neonato
    A.2.b. *Screening* neonatal
    A.2.c. Diagnóstico precoce
A.3. Medidas pós-natais
    A.3.a. Serviços de puericultura
    A.3.b. Diagnóstico precoce
    A.3.c. Serviços de estimulação sensório-motora

B. Atenção secundária
B.1. Diagnóstico
B.2. Tratamento biomédico e cirúrgico
B.3. Serviços de apoio às famílias
B.4. Serviços de estimulação

C. Atenção terciária
C.1. Diagnóstico
C.2. Tratamento biomédico e cirúrgico
C.3. Serviços pré-escolares
C.4. Educação especial
C.5. Programas profissionalizantes
C.6. Programas residenciais

Fonte: Adaptado de Assumpção Jr. e Kuczynski.[24]

TABELA 4.2 ▶ MANEJO COMPORTAMENTAL			
Reforço	Punição	Controle de estímulo e generalização	Modelagem
Pareamento de estímulos	*Time out*	(-)	(-)
Reforço diferencial	Supercorreção	(-)	(-)
Extinção	Estimulação aversiva a resposta	(-)	(-)

Fonte: Adaptada de Benson e Aman.[25]

pregados (nas suas doses habituais). Sua utilização deve ser cuidadosa, visto que essa população tem algumas características peculiares. Frighi e colaboradores[26] destacam a maior presença de diabetes tipo II e obesidade em mulheres com RM, observando-se também hiperprolactinemia com hipogonadismo secundário (na população estudada em uso de neurolépticos).

Transtorno do espectro autista (CID-10:[3] F84; CFTMEA-R: 1.0-1.05)

Conceito

Descrito originalmente por Kanner,[27] o autismo é caracterizado por três padrões de comportamento alterados: a inabilidade no relacionamento interpessoal, o uso peculiar da linguagem e a tendência à mesmice. Posteriormente, Ritvo e Ornitz[28] o definem como um problema de desenvolvimento ligado sobretudo a déficits cognitivos. Mais tarde, ressaltou-se a importante contribuição de fatores biológicos em associação ao autismo, inclusive relacionando-se, com maior frequência, anormalidades físicas e/ou neurológicas leves (*soft signs*), anormalidades eletrencefalográficas e maior tendência ao desenvolvimento de síndromes epiléticas. Também é detectado maior associação com algumas condições clínicas (fenilcetonúria não tratada, rubéola congênita, esclerose tuberosa, etc.), sendo descrita, ainda, a presença de fatores de risco pré e perinatais como marcos de história pregressa dos afetados, havendo maior frequência de transtornos cognitivos e de linguagem entre os familiares desses pacientes, o que sugere a existência de um *continuum* de sintomas associado ao vínculo genético.[29] Destaca-se, ainda, a importância dos fatores genéticos em associação com o autismo.

Estima-se que a prevalência atual do autismo seja da ordem de 2 a 5 indivíduos por 10 mil, com a possibilidade de aumentar para 10 a 20 por 10 mil caso sejam empregados critérios mais amplos.[30,31] Volkmar e colaboradores[10] referem índices da ordem de 6,6 a cada 1.000 crianças, sendo o transtorno quatro vezes mais frequente em meninos.

Quadro clínico

O autismo é considerado uma síndrome comportamental, com etiologias múltiplas e curso de um transtorno do desenvolvimento,[32] que se caracteriza por déficit social apreensível pela inabilidade em se relacionar com o outro e geralmente combinado com déficits de linguagem e distúrbios motores. Segundo o DSM-IV,[20] a condição deve iniciar antes dos 36 meses de idade (alguns dos sinais clínicos precoces podem ser vistos na Tab. 4.3), e esses pacientes se apresentam, quanto à inteligência, tanto como superdotados quanto como deficientes profundos, sendo que apenas um terço dos afetados trabalha na faixa intelectual média ou superior.

O DSM-5[2] inclui o transtorno na categoria "Transtornos do neurodesenvolvimento" e retira desse grupo a síndrome de Rett, bem como coloca a síndrome de Asperger dentro de um "espectro autista", como autismo de alto funcionamento. Os critérios diagnósticos, decorrentes da observação sintomatológica, passam

TABELA 4.3 ▶ SINTOMAS DE AUTISMO NOS PRIMEIROS TRÊS ANOS DE VIDA		
	0-12 meses	**12-36 meses**
Social	• Habilidades limitadas em reações de antecipação • Baixa frequência em olhar o outro • Interesses limitados em interações sociais • Afeto restrito aos familiares • Prefere ficar só	• Contato ocular anormal • Referência social limitada • Interesse limitado por outras crianças • Olhar social limitado • Baixa frequência em olhar as pessoas • Compartilhamento limitado de afeto e prazer
Brincadeiras	• Pequeno interesse por brincadeiras interativas	• Brincadeiras funcionais limitadas • Não finge brincar • Imitação limitada
Comunicação	• Resposta pobre quando lhe chamam • Não olha, com frequência, para objetos que lhe são dados	• Baixa frequência na comunicação verbal e não verbal • Falha em responder a gestos comunicativos • Uso do corpo do outro como objeto
Interesses e comportamentos restritos	• Leva objetos à boca excessivamente • Não gosta de ser tocado	• Comportamentos sensoriais não comuns • Hiper/hipossensibilidade para estímulos sonoros, táteis, visuais e gustativos • Maneirismos de mãos e dedos • Uso inapropriado de objetos • Brincadeiras e interesses repetitivos

Fonte: Volkmar e colaboradores.[10]

a ser, então, os seguintes, devendo ser preenchidos os critérios 1, 2 e 3:

1. Déficits clinicamente significativos e persistentes na comunicação social e nas interações sociais, manifestados de todas as maneiras a seguir:
   – Déficits expressivos na comunicação verbal e não verbal usadas para interação social;
   – Falta de reciprocidade social;
   – Incapacidade para desenvolver e manter relacionamentos de amizade apropriados para o estágio de desenvolvimento.
2. Padrões restritos e repetitivos de comportamento, interesses e atividades, manifestados por pelo menos duas das maneiras a seguir:
   – Comportamentos motores ou verbais estereotipados, ou comportamentos sensoriais incomuns;
   – Excessiva adesão/aderência a rotinas e padrões ritualizados de comportamento;
   – Interesses restritos, fixos e intensos.
3. Os sintomas devem estar presentes no início da infância, mas podem não se manifestar completamente até que as demandas sociais excedam o limite de suas capacidades

Estabelece-se, assim, um novo nome para a categoria – transtorno do espectro autista (TEA) –, que inclui transtorno autístico (autismo), transtorno de Asperger, transtorno desintegrativo da infância e transtorno global ou invasivo do desenvolvimento sem outra especificação, e retira-se do grupo a síndrome de Rett, já com etiologia claramente definida. A diferenciação entre TEA, desenvolvimento típico/normal e outros transtornos "fora do espectro" parece ser feita agora com maior segurança e validade. As distinções entre os transtornos intragrupo mostraram-se inconsistentes com o passar do tempo e, por isso, foram abolidas, ao passo que variáveis dependentes do ambiente, e frequentemente associadas a gravidade, nível de linguagem ou inteligência, parecem contribuir mais do que as características do transtorno.

A CFTMEA-R[16] coloca os quadros autísticos junto com as esquizofrenias e os transtornos psicóticos da infância e da adolescência, acrescentando uma categoria nosográfica denominada "desarmonias de evolução psicóticas", que corresponderia, aproximadamente, ao que na CID-10 se chama "outros transtornos invasivos de desenvolvimento (F84.8)".

Entretanto, por se acreditar que alguns diagnósticos diferenciais são importantes nos quadros autísticos, quer estejam dentro, quer estejam fora do denominado espectro, será apresentada sua descrição sucinta na Tabela 4.4.

O DSM-5[2] traz, ainda, um padrão de gravidade do TEA, como se pode ver na Tabela 4.5.

Terapêutica

Concebido como multifatorial, o TEA não tem tratamento psicofarmacoterápico específico, e sua abordagem abrange programas de reabilitação que englobam diferentes áreas, como aprendizado e relacionamento familiar, entre outras. O tratamento farmacológico é apenas parte de um esquema amplo a ser proposto ao paciente e sua família, com o único intuito de controle de sintomas-alvo (hiperatividade, convulsões, autoagressividade, estereotipias, etc.). Utilizam-se praticamente todas as classes de psicotrópicos, anticonvulsivantes e vitaminas, com resultados nada homogêneos. O uso de neurolépticos é eficaz na redução de estereotipias, autoagressividade, comodidade da posologia, baixo custo e baixa incidência de efeitos colaterais significativos, excetuando-se a temida discinesia tardia.[5]

Uma visão global é apresentada na Tabela 4.6, e a Tabela 4.7 traz os principais fármacos utilizados para sintomas de TEA.

Transtornos específicos do desenvolvimento (CID-10:[3] F80-83; CFTMEA-R:6.0-6.29)

Conceito

Até a década de 1940, crianças com dificuldades acadêmicas eram diagnosticadas como tendo quadros de RM, sendo portadoras de

TABELA 4.4 ▶ TRANSTORNOS INVASIVOS DO DESENVOLVIMENTO (DSM-IV-TR)[11] - DIAGNÓSTICO DIFERENCIAL

Síndrome	Quadro clínico	CID-10
Síndrome de Asperger	Descrita primariamente por Asperger,[33] sob o nome de *psicopatia autística*, é caracterizada por déficit social, interesses circunscritos, alterações de linguagem e de comunicação. A relação com o autismo é discutível, com a possibilidade de enquadrá-la dentro desse espectro, conforme descrito por Wing.[30]	F84.5
Transtornos desintegrativos	Incluem condições nas quais ocorre um desenvolvimento normal (ou próximo ao normal) nos primeiros anos de vida, seguido por piora dos padrões sociais e de linguagem, conjuntamente com alterações nas emoções e no relacionamento interpessoal. São acompanhados, após um breve intervalo, por estereotipias e hiperatividade. O comprometimento intelectual pode surgir, mas não é obrigatório.	F84.3
Síndrome de Rett	Associada a RM profundo, afeta o sexo feminino, com o desenvolvimento de múltiplos déficits específicos, também após um período de desempenho normal durante os primeiros anos de vida. Surgem estereotipias gestuais características associadas à redução progressiva do perímetro cefálico e convulsões.	F84.2

Fonte: Adaptada de Assumpção Jr. e Kuczynski.[34]

TABELA 4.5 ▶ NÍVEIS DE GRAVIDADE DO TEA

Gravidade do TEA	Comunicação social	Comportamentos repetitivos e interesses restritos
Nível 3 – Requer suporte intenso	Graves déficits em comunicação verbal e não verbal que ocasionam graves prejuízos no funcionamento social; interações sociais muito limitadas e mínima resposta social ao contato com outras pessoas.	Preocupações, rituais imutáveis e comportamentos repetitivos que interferem muito no funcionamento em todas as esferas. Intenso desconforto quando rituais ou rotinas são interrompidos, com grande dificuldade no redirecionamento dos interesses ou de se dirigir para outros rapidamente.
Nível 2 – Requer suporte grande	Graves déficits em comunicação social verbal e não verbal que aparecem sempre, mesmo com suportes, em locais limitados. Observam-se respostas reduzidas ou anormais ao contato social com outras pessoas.	Preocupações ou interesses fixos frequentes, óbvios a um observador casual, e que interferem em vários contextos. Desconforto e frustração visíveis quando rotinas são interrompidas, o que dificulta o redirecionamento dos interesses restritos.
Nível 1 – Requer suporte	Sem suporte local, o déficit social ocasiona prejuízos. Dificuldades em iniciar relações sociais e claros exemplos de respostas atípicas e sem sucesso no relacionamento social. Observa-se interesse diminuído pelas relações sociais.	Rituais e comportamentos repetitivos interferem significativamente no funcionamento em vários contextos. Resiste às tentativas de interrupção dos rituais e ao redirecionamento de seus interesses fixos.

Fonte: American Psychiatric Association.[2]

TABELA 4.6 ▶ USO DE PSICOFÁRMACOS NA INFÂNCIA E ADOLESCÊNCIA E EFEITOS COLATERAIS OBSERVADOS

Fármaco	Sintomas-alvo, tipos de estudo e efeitos colaterais
Clozapina	Hiperatividade, inquietação, agressão. Poucos estudos realizados com poucas crianças dão suporte limitado ao uso.
Risperidona	Agressão, automutilação. Muitos estudos abertos, séries de casos, duplos-cegos, multicêntricos apontam para eficácia.
Olanzapina	Estudos de caso parecem mostrar eficácia. Observou-se diabetes induzida.
Quetiapina	Um ensaio aberto mostrou ineficácia e pouca tolerabilidade.
Ziprazidona	Comportamento mal-adaptativo. Estudo aberto e estudo retrospectivo apontaram resultados promissores que devem ser estudados.
Aripiprazol	Ensaio clínico aberto relata melhoria de comportamento mal-adaptativo.
Clomipramina	Estereotipias e comportamentos repetitivos. Vários estudos abertos e cruzados mostram alguma eficácia. Retenção urinária, tontura, alterações de ECG.

Continua

TABELA 4.6 ▶ USO DE PSICOFÁRMACOS NA INFÂNCIA E ADOLESCÊNCIA E EFEITOS COLATERAIS OBSERVADOS

Fármaco	Sintomas-alvo, tipos de estudo e efeitos colaterais
Fluoxetina	Comportamento repetitivo. Ensaios clínicos cruzados, estudos abertos não mostram ação relativa a uma melhoria global. Hiperatividade, insônia e irritabilidade.
Fluvoxamina	Compulsões, agressões. Um estudo aberto e um duplo-cego parecem mostrar efetividade. Hiperatividade, insônia, agressão.
Sertralina	Agressão, automutilação, comportamentos repetitivos. Somente feitos estudos abertos que parecem mostrar efetividade. Agitação.
Paroxetina	Autoagressividade, irritabilidade. Dois relatos de caso e um estudo aberto mostram eficácia.
Citalopram	Ansiedade e humor. Revisão de 15 prontuários médicos parece mostrar melhoria.
Mirtazapina	Agressão, autodestrutividade, irritabilidade, hiperatividade, ansiedade, depressão, insônia. Um ensaio clínico aberto com 26 crianças mostrou eficácia modesta.
Estimulantes	Agitação, hiperatividade, distratibilidade e comportamento disruptivo. Pesquisas comunitárias e clínicas indicam sua larga utilização, mostrando maiores efeitos adversos.
Estabilizadores do humor	Agressão e descontrole de comportamento. Estudos de caso e estudos abertos parecem mostrar eficácia. Reações cutâneas adversas.
Naltrexona	Hiperatividade. Estudos controlados mostram pouca eficácia.
Secretina	Ensaios clínicos randomizados, duplos-cegos, controlados. Sem eficácia.

Fonte: Elaborada com base em Nikolo, Jonker e Scahill.[35]

TABELA 4.7 ▶ TRATAMENTO FARMACOLÓGICO DOS SINTOMAS DE TEA

Sintomas	Fármacos
Agressão e irritabilidade	Risperidona Aripiprazol Haloperidol Ácido valproico
Comportamentos repetitivos	ISRSs (fluoxetina) Clomipramina Antipsicóticos
Desatenção	Estimulantes Guanfacina Clonidina

ISRSs: inibidores seletivos da recaptação de serotonina.
Fonte: Volkmar e colaboradores.[10]

"problemas emocionais" ou, simplesmente, negligenciadas dos pontos de vista social e cultural. Surge, então, a ideia de que razões neurológicas poderiam ser a causa dos problemas acadêmicos, desenvolvendo-se o conceito de *lesão cerebral mínima*, que sugeria que lesões cerebrais de detecção clinicamente impossível seriam as responsáveis pelo prejuízo. Posteriormente, denominou-se essa condição de *disfunção cerebral mínima*, cogitando-se um funcionamento cerebral diferente do típico, uma vez que não se encontravam, obrigatoriamente, lesões cerebrais concomitantes com os quadros descritos.

Neste capítulo, a condição será considerada um transtorno decorrente de um ou mais processos psicológicos básicos envolvidos na compreensão ou no uso da linguagem, falada ou escrita, que pode se manifestar por meio de uma inabilidade em escutar, pensar, falar, ler, escrever ou fazer cálculos matemáticos. Inclui, assim, condições como prejuízos perceptuais, dislexia ou afasia de desenvolvimento, mas não déficits visuais, auditivos e motores, problemas emocionais ou ambientais, culturais e econômicos.[36]

No princípio, detectava-se a dificuldade acadêmica pela habilidade primariamente prejudicada, e, assim, surgiram os conceitos de *dislexia* (distúrbio da leitura), *disgrafia* (distúrbio da escrita) e *discalculia* (distúrbio das habilidades aritméticas). Por fim, cunhou-se o termo *transtornos do desenvolvimento do aprendizado*, abrangendo todas as seguintes condições:[20]

- Transtornos do desenvolvimento do aprendizado[20]
  1. Transtornos do aprendizado
     - Transtorno da leitura
     - Transtorno da matemática
     - Transtorno da expressão escrita
  2. Transtornos das habilidades motoras
     - Transtorno do desenvolvimento da coordenação
  3. Transtornos da comunicação
     - Transtorno da linguagem expressiva
     - Transtorno misto da linguagem receptivo-expressiva
     - Transtorno fonológico
     - Tartamudez (gagueira)

Diferentemente, a CFTMEA-R[16] os classifica como transtornos instrumentais, subdividindo-os em:

- 6.0 Transtornos da fala e da linguagem
  - 6.00 Transtornos isolados de articulação
- 6.01 Transtornos do desenvolvimento da linguagem
  - 6.010 Atraso de fala
  - 6.011 Atraso simples de linguagem
  - 6.012 Disfasia
- 6.02 Afasia adquirida
  - 6.020 Afasia adquirida com epilepsia (síndrome de Landau-Kleffner)
  - 6.028 Outras afasias adquiridas
- 6.03 Mutismo
  - 6.030 Mutismo total
  - 6.031 Mutismo eletivo
- 6.04 Gagueira
- 6.08 Transtornos de fala e linguagem não especificados
- 6.1. Transtornos cognitivos e de aquisições escolares
  - 6.10 Transtornos lexicográficos
  - 6.100 Dislexia isolada
  - 6.101 Transtorno de ortografia isolado
  - 6.108 Outros transtornos lexicográficos
  - 6.11 Transtorno específico de aritmética (discalculia)
  - 6.12 Transtornos de processamento (desarmonias cognitivas)
- 6.2 Transtornos psicomotores
  - 6.20 Atraso psicomotor
  - 6.28 Outros transtornos psicomotores

Ignora-se a real prevalência dos transtornos do aprendizado, visto que, devido às diferentes definições criadas ao longo das últimas décadas, a consistência dos dados obtidos em estudos de prevalência não pode ser sustentada. Pesquisadores estimam que de 5 a 10% seria uma estimativa razoável.[37] Para Lyon e colaboradores,[38] os transtornos de leitura apresentam prevalência de 10%, e, para Marcelli e Braconnier,[39] as dificuldades motoras atingem cifras da ordem de 19,6%, enquanto as de linguagem chegam a 17,5%.

Quadro clínico

As avaliações psicológicas e pedagógicas (também denominadas como abordagem psicoeducacional) envolvendo os transtornos de aprendizado utilizam-se, para sua compreensão, do modelo cibernético ou de processamento de informações em nível cerebral. Segundo este, o primeiro passo para a aprendizagem seria receber e assimilar a informação (*input*). Uma vez gravada, a informação deve ser manipulada de modo a ser compreendida (integração). O terceiro passo é o armazenamento e a recuperação (memória). Por fim, a informação deve ser comunicada pelo próprio sistema (*output*). É desnecessário lembrar que alterações perceptomotoras mais grosseiras (como deficiências visuais, auditivas e motoras) devem ser avaliadas conjuntamente.

Contudo, com frequência a demanda de atendimento dessa população decorre de problemas de comportamento, e o profissional, ao abordar uma criança ou adolescente portador de dificuldades emocionais, sociais, familiares e acadêmicas, deve ser capaz de diferenciar entre causa e sintoma. O clínico deve inquirir sobre o histórico acadêmico e o desempenho em cada área de habilidade, o atraso no desenvolvimento psicomotor e na aquisição de linguagem, os problemas da fala e o prejuízo das habilidades cognitivas (refletidos inclusive a partir do nível que sua capacidade de brincar atingiu com relação a sua idade cronológica). Os resultados da abordagem psicoeducacional devem estabelecer a presença ou a ausência de um transtorno da aprendizagem. Sua caracterização é apresentada no Quadro 4.3.

QUADRO 4.3 ▶ CRITÉRIOS DIAGNÓSTICOS DE TRANSTORNO ESPECÍFICO DE APRENDIZAGEM, SEGUNDO O DSM-5

CRITÉRIOS DIAGNÓSTICOS DE TRANSTORNO ESPECÍFICO DE APRENDIZAGEM, SEGUNDO O DSM-5

A. Dificuldades na aprendizagem e no uso de habilidades acadêmicas, conforme indicado pela presença de ao menos um dos sintomas a seguir que tenha persistido por pelo menos 6 meses, apesar da provisão de intervenções dirigidas a essas dificuldades:
1. Leitura de palavras de forma imprecisa ou lenta e com esforço (p. ex., lê palavras isoladas em voz alta, de forma incorreta ou lenta e hesitante, frequentemente adivinha palavras, tem dificuldade de soletrá-las).
2. Dificuldade para compreender o sentido do que é lido (p. ex., pode ler o texto com precisão, mas não compreende a sequência, as relações, as inferências ou os sentidos mais profundos do que é lido).
3. Dificuldades para ortografar (ou escrever ortograficamente) (p. ex., pode adicionar, omitir ou substituir vogais e consoantes).
4. Dificuldades com a expressão escrita (p. ex., comete múltiplos erros de gramática ou pontuação nas frases; emprega organização inadequada de parágrafos; expressão escrita das ideias sem clareza).
5. Dificuldades para dominar o senso numérico, fatos numéricos ou cálculo (p. ex., entende números, sua magnitude e relações de forma insatisfatória; conta com os dedos para adicionar números de um dígito em vez de lembrar o fato aritmético, como fazem os colegas; perde-se no meio de cálculos aritméticos e pode trocar as operações).
6. Dificuldades no raciocínio (p. ex., tem grave dificuldade em aplicar conceitos, fatos ou operações matemáticas para solucionar problemas quantitativos).

B. As habilidades acadêmicas afetadas estão substancial e quantitativamente abaixo do esperado para a idade cronológica do indivíduo, causando interferência significativa no desempenho acadêmico ou profissional ou nas atividades cotidianas, confirmada por meio de medidas de desempenho padronizadas administradas individualmente e por avaliação clínica abrangente. Para indivíduos com 17 anos ou mais, história documentada das dificuldades de aprendizagem com prejuízo pode ser substituída por uma avaliação padronizada.

C. As dificuldades de aprendizagem iniciam-se durante os anos escolares, mas podem não se manifestar completamente até que as exigências pelas habilidades acadêmicas afetadas excedam as capacidades limitadas do indivíduo (p. ex., em testes cronometrados, em leitura ou escrita de textos complexos longos e com prazo curto, em alta sobrecarga de exigências acadêmicas).

D. As dificuldades de aprendizagem não podem ser explicadas por deficiências intelectuais, acuidade visual ou auditiva não corrigida, outros transtornos mentais ou neurológicos, adversidade psicossocial, falta de proficiência na língua de instrução acadêmica ou instrução educacional inadequada.

Nota: Os quatro critérios diagnósticos devem ser preenchidos com base em uma síntese clínica da história do indivíduo (do desenvolvimento, médica, familiar, educacional), em relatórios escolares e em avaliação psicoeducacional.

Nota para codificação: Especificar todos os domínios e sub-habilidades acadêmicos prejudicados. Quando mais de um domínio estiver prejudicado, cada um deve ser codificado individualmente conforme os especificadores a seguir.

Especificar se:
- 315.00 (F81.0) Com prejuízo na leitura:
  – Precisão na leitura de palavras
  – Velocidade ou fluência da leitura
  – Compreensão da leitura

Continua

> **QUADRO 4.3 ▶ CRITÉRIOS DIAGNÓSTICOS DE TRANSTORNO ESPECÍFICO DE APRENDIZAGEM, SEGUNDO O DSM-5**
>
> **Nota:** Dislexia é um termo alternativo usado em referência a um padrão de dificuldades de aprendizagem caracterizado por problemas no reconhecimento preciso ou fluente de palavras, problemas de decodificação e dificuldades de ortografia. Se o termo dislexia for usado para especificar esse padrão particular de dificuldades, é importante também especificar quaisquer dificuldades adicionais que estejam presentes, tais como dificuldades na compreensão da leitura ou no raciocínio matemático.
> - 315.2 (F81.81) Com prejuízo na expressão escrita:
>   – Precisão na ortografia
>   – Precisão na gramática e na pontuação
>   – Clareza ou organização da expressão escrita
> - 315.1 (F81.2) Com prejuízo na matemática:
>   – Senso numérico
>   – Memorização de fatos aritméticos
>   – Precisão ou fluência de cálculo
>   – Precisão no raciocínio matemático
>
> **Nota:** Discalculia é um termo alternativo usado em referência a um padrão de dificuldades caracterizado por problemas no processamento de informações numéricas, aprendizagem de fatos aritméticos e realização de cálculos precisos ou fluentes. Se o termo discalculia for usado para especificar esse padrão particular de dificuldades matemáticas, é importante também especificar quaisquer dificuldades adicionais que estejam presentes, tais como dificuldades no raciocínio matemático ou na precisão na leitura de palavras.
>
> Especificar a gravidade atual:
> - **Leve:** Alguma dificuldade em aprender habilidades em um ou dois domínios acadêmicos, mas com gravidade suficientemente leve que permita ao indivíduo ser capaz de compensar ou funcionar bem quando lhe são propiciados adaptações ou serviços de apoio adequados, especialmente durante os anos escolares.
> - **Moderada:** Dificuldades acentuadas em aprender habilidades em um ou mais domínios acadêmicos, de modo que é improvável que o indivíduo se torne proficiente sem alguns intervalos de ensino intensivo e especializado durante os anos escolares. Algumas adaptações ou serviços de apoio por pelo menos parte do dia na escola, no trabalho ou em casa podem ser necessários para completar as atividades de forma precisa e eficiente.
> - **Grave:** Dificuldades graves em aprender habilidades afetando vários domínios acadêmicos, de modo que é improvável que o indivíduo aprenda essas habilidades sem um ensino individualizado e especializado contínuo durante a maior parte dos anos escolares. Mesmo com um conjunto de adaptações ou serviços de apoio adequados em casa, na escola ou no trabalho, o indivíduo pode não ser capaz de completar todas as atividades de forma eficiente.

Fonte: American Psychiatric Association.[2]

Terapêutica

O tratamento para a condição é, primordialmente, educação, com abordagens específicas para cada transtorno (que fogem ao escopo desta publicação). Outras condições clínicas psiquiátricas que surjam como comorbidades, ou problemas emocionais, sociais e/ou familiares, devem ser detectados e adequadamente conduzidos, seja do ponto de vista medicamentoso, seja dos pontos de vista psicoterápico ou educacional.

Tem-se, assim, que a terapia farmacológica é dirigida, com prescrição de medicação específica, a sintomas particulares, devendo ser secundária aos programas de reabilitação relacionados à organização do ambiente escolar, sobretudo quando é considerada a tendência atual de inclusão de crianças com dificuldades em ambientes sem qualquer adaptação. Nesse sentido, a organização do ambiente escolar deve contemplar: adaptação espacial (mesas para trabalho pessoal, fácil deslocamento do professor por toda a classe; alunos-alvo localizados mais próximos do professor e longe de janelas ou corredores, limitando-se os estímulos visuais do ambiente; adequação de luminosidade; etc.), organização das atividades em classe (programas e rotinas claras; reforço na ordem do material utilizado; sistema de recompensas para os melhores trabalhos; índices auditivos e visuais para os exercícios; fragmentação dos exercícios; organização do tempo), organização das atividades em casa (reeducação psicomotora centrada na organização do esquema corporal; lugar tranquilo com limitado número de estímulos e distratores; planificação das tarefas) e reeducação específica, como, por exemplo, no caso das discalculias, a diferenciação das gnosias digitais com posteriores movimentos de contagem, manipulação de seriações, agrupamento e correspondências ponto a ponto a partir de material concreto, que permitem que se atinja as operações abstratas.

Esse tipo de quadro clínico deve ser, preferencialmente, atendido em classes de recursos da própria escola, com profissionais específicos, como psicomotricistas ou pedagogos especializados. Não cabe seu encaminhamento a serviços de saúde mental, visto que o atendimento de que essas crianças necessitam habitualmente não é encontrado na rede de saúde mental.

Transtorno de déficit de atenção/hiperatividade (CID-10:[3] F90; CFTMEA-R: 6.13)

Conceito

Descrito há 100 anos, o transtorno de déficit de atenção/hiperatividade (TDAH) corresponde a um quadro de extrema importância, posto que se acredita não haver sob esse rótulo uma condição clínica única, mas diversas subsíndromes que se interseccionam. Como diagnóstico, apesar de nomeado a partir da disfunção atencional, podem estar também presentes a impulsividade e a hiperatividade, que devem ocorrer em mais de um ambiente, sendo necessários, para que haja essa confirmação, dados fornecidos por observadores externos (pais e professores).

Abrangente no estudo da prevalência do TDAH, o *Ontario Child Health Study* (Estudo de Saúde Infantil de Ontário)[40] resume 11 outros estudos e demonstra que fatores como idade, tipo e tamanho da amostra, método de diagnóstico, razão entre os sexos, vida rural *versus* urbana e classe econômica podem afetar sua prevalência. Detectou-se um pico de 8% entre os 6 e os 9 anos, com cifras menores para pré-escolares e adolescentes, sendo que a prevalência diferencial entre os sexos (9% para meninos e 3,3% para meninas) foi inferior à habitualmente descrita em outros estudos. O tamanho da amostra e a ampla faixa etária englobada, a multiplicidade de fontes de informação utilizadas para se estabelecer o diagnóstico e a inclusão de dados socioeconômicos e demográficos, como viver em zona rural ou urbana, tornam esse estudo um marco na pesquisa do TDAH.[41] Refere-se também prevalência ao redor de 5 a 12%.[42]

Segundo o DSM-5,[2] o TDAH consiste em um padrão característico de comportamento e funcionamento cognitivo que se apresenta em diferentes ambientes e gera dificuldades no desempenho educacional, laboral e social.

Quadro clínico

O poder de percepção dos pais quanto à presença do TDAH aumenta sensivelmente de acordo com seu contato com crianças de mesma idade, uma vez que os indivíduos acometidos pela condição costumam se apresentar (desde muito cedo na vida) mais irritadiços, com choro fácil e sono agitado (e vários despertares noturnos). A partir do primeiro ano de idade, apresentam agitação psicomotora, necessitam vigilância constante, quebram objetos com frequência e se desinteressam rapidamente por brinquedos ou situações. Os meninos, sobretudo, podem apresentar prejuízos no desenvolvimento da fala, com aquisição mais lenta e presença de trocas, omissões e distorções fonêmicas, além de um ritmo de discurso mais acelerado (taquilalia).

Essa condição pode propiciar maiores dificuldades e alterações no processo de alfabetização da criança (caso não se realize uma intervenção precoce). O quadro, *per se*, caracteriza-se por alterações de atenção a detalhes e de atenção sustentada, com dificuldades de planejamento e organização. Assim, as crianças acometidas exibem alto nível de distratibilidade, o que as leva a relutar em se engajarem em atividades que demandam esforço mental, bem como a perderem objetos ou esquecerem tarefas com facilidade.[43]

Paralelamente, pode-se observar hiperatividade intensa, além de descoordenação motora e retardo na aquisição de automatismos mais tardios (como amarrar os cadarços ou utilizar um lápis), que se refletem em uma dispraxia em relação a crianças sadias de mesma faixa etária. O desenvolvimento da noção espaço--temporal também é prejudicado, resultando em dificuldades com o desenho e incapacidade de diferenciar símbolos gráficos semelhantes que se distinguem apenas por sua disposição espacial (como as letras *b* e *d*). A coexistência de outros transtornos associados, decorrentes ou concomitantes (transtorno da conduta, depressão, abuso e dependência de psicotrópicos, etc.), deve ser adequadamente detectada para que a abordagem seja a mais eficiente.[44]

Sinais neurológicos leves também podem ser detectados, conforme mostra a Tabela 4.8, e as alterações neuropsicológicas observáveis em testes de função executiva podem ser vistas na Tabela 4.9.

Terapêutica

Em 1937, Bradley foi o primeiro a descrever o efeito drástico do estimulante benzedrina em um grupo de crianças hospitalizadas e perturbadas, incluindo algumas que apresentavam a síndrome hiperativa.[41] Nas últimas décadas, numerosos estudos medicamentosos bem planejados e controlados por placebo estabeleceram a eficácia dos psicoestimulantes na síndrome,[45] embora também sejam usados os antidepressivos tricíclicos e o haloperidol, ainda que sua menor eficácia e seus efeitos colaterais, mais deletérios, limitem seu uso.

O tratamento deve incluir medicamentos, mas não se restringir a eles, pois a maioria desses pacientes apresenta (como já citado) comprometimento mais extenso do que uma alteração da atenção ou hiperatividade.[46] Assim, dependendo das manifestações clínicas e das comorbidades, podem ser necessárias terapias fo-

TABELA 4.9 ▶ TESTES NEUROPSICOLÓGICOS DE FUNÇÃO EXECUTIVA

Teste	Função executiva avaliada
Performance contínua Erros por comissão	Inibição de resposta
Performance contínua Erros por omissão e alcance do tempo de variabilidade de reação	Vigilância
Wisconsin	Conjunto de deslocamento
Trail Making Test, parte B	Conjunto de deslocamento
Torre de Hanoi/Londres	Planejamento
Labirinto de Porteus	Planejamento
Figura Complexa de Rey	Planejamento/ organização
Sentenças de Memória de Trabalho	Memória de trabalho verbal
Teste Inverso de Dígitos	Memória de trabalho verbal
Teste de Apontamento Auto-ordenado	Memória de trabalho espacial
Teste de Memória de Trabalho Espacial	Memória de trabalho espacial

TABELA 4.8 ▶ *SOFT SIGNS* NO TDAH

Achados clínicos	Explicação
Dificuldades em realizar tarefas motoras repetitivas	Prejuízo na habilidade de usar o controle cognitivo para, alternadamente, inibir e excitar a atividade motora a fim de manter uma cadência regular.
Dificuldades em realizar tarefas sequenciais	Prejuízo para usar o controle cognitivo a fim de ajustar a *performance* motora.
Dificuldades em manter a marcha e o equilíbrio	Dificuldades em manter o equilíbrio, integrar o *input* proprioceptivo/senso de posição corporal; função vestibular alterada.

Fonte: Spetie e Arnold.[42]

TABELA 4.10 ▶ FÁRMACOS APROVADOS PELA FOOD AND DRUG ADMINISTRATION PARA O TRATAMENTO DE TDAH

Fármaco	Dose	
Lisdexanfetamina	20-70 mg	
Metilfenidato	10-60 mg (0,3-0,15 mg/kg/dia)	
Metilfenidato LA	20-60 mg (0,6-1,5 mg/kg/dia)	
Metilfenidato OROS	18-72 mg (0,4-1,8 mg/kg/dia)	
Fármaco	Dose inicial	Dose máxima
Metilfenidato de liberação imediata	10 mg/dia	60 mg/dia
Metilfenidato de ação prologada (LA)	30 mg/dia	60 mg/dia
Metilfenidato de ação prolongada	18 mg/dia	72 mg/dia
Lisdexanfetamina	30 mg/dia	70 mg/dia

Fonte: Caye e colaboradores.[48]

noaudiológica, corporal, ludoterapia ou abordagens psicopedagógicas a fim de aprimorar o desempenho e a conduta dos pacientes.[47]

CONSIDERAÇÕES FINAIS

A psiquiatria infantil é uma especialidade característica que engloba uma série de fenômenos, os quais vão desde quadros biológicos e puramente orgânicos até alterações psíquicas heterogêneas e problemas individuais ou coletivos de saúde mental. Considerando-se sua extrema abrangência, é cada vez mais importante a colaboração entre diferentes áreas do conhecimento.

O psiquiatra da infância é alguém que, por sua formação específica em diferentes campos do conhecimento, deve ser capaz de diagnosticar precocemente um grande número de problemas de saúde mental, bem como de orientá-los terapeuticamente às diferentes modalidades de abordagem, o que pode representar alguma dificuldade, sobretudo em nosso meio, carente de recursos humanos e materiais.

Pensar na simples transposição da nosografia e da nosologia do adulto para a criança, como vem sendo feito sistematicamente nas últimas décadas, é, além de uma simplificação ingênua da área, um problema de grave magnitude, uma vez que delega o cuidado de nossas futuras gerações a quem não tem embasamento para tal (atitude, no mínimo, irresponsável).

REFERÊNCIAS

1. Fernandes FA. Fundamentos de la psiquiatría actual. 4a ed. Madrid: Paz Montalvo; 1979.
2. American Psychiatric Association. Manual diagnóstico e estatístico de transtornos mentais: DSM-5. 5. ed. Porto Alegre: Artmed; 2014.
3. Organização Mundial da Saúde. Classificação de transtornos mentais e de comportamento da CID-10: descrições clínicas e diretrizes diagnósticas. Porto Alegre: Artes Médicas; 1993.
4. Assumpção Jr FB, Padovani CR. Reabilitação em psiquiatria da infância e da adolescência. In: Assumpção Jr FB, Kuczynski E. Tratado de psiquiatria da infância e da adolescência. 3. ed. Rio de Janeiro: Atheneu; 2017. p.975-84.
5. Assumpção Jr FB. Transtorno invasivo de desenvolvimento (relato de caso). Debates em Psiquiatria. 2013;(3):46-8.
6. Marchais P. Psychiatrie de synthése. Paris: Masson; 1973.
7. Kagan J, Gall SB, editors. Gale encyclopaedia of childhood and adolescence. Detroit: Harvard University; 1998.
8. Sondheimer A. Etics. In: Martin A, Bloch MH, Volkmar FR, editors. Lewi´s child and adolescent psychiatry: a comprehensive textbook. 5th ed. Philadelphia: Wolters Kluwer; 2017.
9. Assumpção Jr FB. Aspectos psiquiátricos da criança escolar. Rev Psicopedag. 2009;26(81):441-57.
10. Volkmar FR, Sukhodolsky DG, Schwab-Stone M, First MB. Diagnostic classification. In: Martin A, Bloch MH, Volkmar FR, editors. Lewi´s child and adolescent psychiatry: a comprehensive textbook. 5th ed. Philadelphia: Wolters Kluwer; 2017.
11. American Psychiatric Association. Manual diagnóstico e estatístico de transtornos mentais: DSM-IV-TR. 4. ed. Porto Alegre: Artmed; 2002.
12. Smilkstein G. The family APGAR: a proposal for a family function test and its use by physicians. J Fam Pract. 1978;6(6):1231-9.
13. Smilkstein G, Ashworth C, Montano D. Validity and reliability of the Family APGAR as a test of family function. J Fam Pract. 1982;15(2):303-11.
14. Shaffer D, Gould MS, Brasic J, Ambrosini P, Fisher P, Bird H, et al. A children's global assessment scale (CGAS). Arch Gen Psychiatry. 1983;40(11):1228-31.
15. Mancini MC, Haley SM. Inventário de Avaliação Pediátrica de Incapacidade (PEDI): manual da versão brasileira adaptada. Belo Horizonte: UFMG; 2005.

16. Misès R. Classification française des troubles mentaux de l'enfant et de l'adolescent R-2012: correspondances et transcodage CIM 10. Rennes: Presses de l'EHESP; 2012.
17. Morrison JR. Diagnosis made easier: principles and techniques for mental health clinicians. New York: Guiford Press; c2007.
18. American Association on Mental Retardation. Mental retardation: definition, classification, and systems of supports: workbook. 10. ed. Washington: AAMR; 2002.
19. Krynski S. Deficiência mental. Rio de Janeiro: Atheneu; 1968.
20. American Psychiatric Association. DSM-IV: manual diagnóstico e estatístico de transtornos mentais. 4. ed. Porto Alegre: Artmed; 1995.
21. Newell SJ, Green SH. Diagnostic classification of the aetiology of mental retardation in children. Br Med J (Clin Res Ed). 1987;294(6565):163-6.
22. Vasconcelos MM. Retardo mental. J Pediatr. 2004;80(2 Supl.):71-82.
23. World Health Organization. Mental retardation: meeting the challenge. Geneva: WHO; 1985.
24. Assumpção Jr FB, Kuczynski E. Retardo mental/deficiência intelectual. In: Assumpção Jr FB, Kuczynski E. Tratado de psiquiatria da infância e da adolescência. 3. ed. Rio de Janeiro: Atheneu; 2017. p. 292-3.
25. Benson BA, Aman MG. Disruptive behavior disorders in children with mental retardation. In: Quay HC, Hogan AE, editors. Handbook of disruptive behavior disorders. Dordrecht: Kluwer Academic Publishers; 1999. p. 559-78.
26. Frighi V, Stephenson MT, Morovat A, Jolley IE, Trivella M, Dudley CA, et al. Safety of antipsychotics in people with intellectual disability. Br J Psychiatry. 2011;199(4):289-95.
27. Kanner L. Autistic disturbances of affective contact. Nervous Child. 1943;2:217-50.
28. Ritvo GR, Ornitz EM. Autism: diagnosis, current research and management. New York: Spectrum; 1976.
29. Bartak L, Rutter M, Cox A. A comparative study of infantile autism and specific development receptive language disorder. I. The children. Br J Psychiatry. 1975;126:127-45.
30. Wing L. The autistic continuum. In: Wing L. Aspects of autism: biological research. London: Royal College of Psychiatrists; 1988. p. 5-8.
31. Bryson SE, Clark BS, Smith IM. First report of a Canadian epidemiological study of autistic syndromes. J Child Psychol Psychiatry. 1988;29(4):433-45.
32. Gillberg C. Autism and pervasive developmental disorders. J Child Psychol Psychiatry. 1990;31(1):99-119.
33. Asperger H. Die "Autistischen Ppsychopathen" im Kindesalter. Arch Psychiatr Nervenkr. 1944;117(1):76-136.
34. Assumpção Jr FB, Kuczynski E. Transtornos do espectro do autismo/autismo: conceito e diagnóstico. In: Assumpção Jr FB, Kuczynski E. Tratado de psiquiatria da infância e da adolescência. 3. ed. Rio de Janeiro: Atheneu; 2017. p. 299-307.
35. Nikolov R, Jonker J, Scahill L. Autismo: tratamentos psicofarmacológicos e áreas de interesse para desenvolvimentos futuros. Rev Bras Psiquiatr. 2006;28(supl. 1):S39-S46.
36. Grigorenko EL. Learning disabilities. In: Martin A, Bloch MH, Volkmar FR, editors. Lewi´s child and adolescent psychiatry: a comprehensive textbook. 5th ed. Philadelphia: Wolters Kluwer; 2017.
37. Silver LB. Transtornos do desenvolvimento do aprendizado. In: Lewis M, editor. Tratado de psiquiatria da infância e adolescência. Porto Alegre: Artmed; 1995.
38. Lyon GR, Shaywitz SE, Shaywitz BA. A definition of dyslexia. Ann Dyslexia. 2003;53(1):1-14.
39. Marcelli D, Braconnier A. Adolescência e psicopatologia. 6. ed. Porto Alegre: Artmed; 2007.
40. Szatmari P, Offord DR, Boyle MH. Ontario Child Health Study: prevalence of attention deficit disorder with hyperactivity. J Child Psychol Psychiatry. 1989;30(2):219-30.
41. Weiss G. Transtorno de déficit de atenção por hiperatividade. In: Lewis M, editor. Tratado de psiquiatria da infância e adolescência. Porto Alegre: Artmed; 1995.
42. Spetie L, Arnold EL. Attention-deficit hyperactivity disorder. In: Martin A, Bloch MH, Volkmar FR, editors. Lewi´s child and adolescent psychiatry: a comprehensive textbook. 5th ed. Philadelphia: Wolters Kluwer; 2017.
43. Araújo APQC. Avaliação e manejo da criança com dificuldade escolar e distúrbio de atenção. J Pediatr (Rio J). 2002;78(supl.1):S104-10.
44. Correia Filho AG, Rohde LAP. Árvore de decisão terapêutica do uso de psicofármacos no transtorno de déficit de atenção/hiperatividade e comorbidades em crianças. Infanto. 1998;6(2):83-91.
45. Coelho L, Chaves E, Vasconcelos S, Fonteles M, De Sousa F, Viana G. Transtorno de déficit de atenção e hiperatividade (TDAH) na criança: aspectos neurobiológicos, diagnóstico e conduta terapêutica. Acta Med Port. 2010;23(4):689-96.
46. Powell SG, Thomsen PH, Frydenberg M, Rasmussen H. Long-term treatment of ADHD with stimulants: A large observational study of real-life patients. J Atten Disord. 2011;15(6):439-51.
47. Vilanova LCP. Distúrbios da atenção na infância e adolescência. In: Assumpção Jr. FB, editor. Psiquiatria da infância e da adolescência. São Paulo: Maltese-Santos; 1994.
48. Caye A, Polanczyk G, Rohde LA. Transtorno de déficit de atenção e hiperatividade. In: Assumpção Jr FB, Kuczynski E. Tratado de psiquiatria da infância e da adolescência. 3. ed. Rio de Janeiro: Atheneu; 2017. p. 381.

LEITURA RECOMENDADA

Berry CA, Shaywitz SE, Shaywitz BA. Girls with attention deficit disorder: A silent minority? A report on behavioral and cognitive characteristics. Pediatrics. 1985;76(5):801-9.

CAPÍTULO 5

SAÚDE MENTAL E PRÉ-ESCOLA

Gabriela M. Dias

PONTOS-CHAVE

- A saúde mental no pré-escolar é definida como a capacidade da criança de experimentar, regular e expressar suas emoções; de formar relacionamentos estreitos e seguros; e de aprender e explorar o ambiente.
- Em torno de 10% das crianças menores de 6 anos apresentam algum problema de saúde mental clinicamente significativo, com taxas de comprometimento e persistência comparáveis àquelas observadas em crianças mais velhas.
- O desafio para o diagnóstico é diferenciar o comportamento normal para a idade de sintomas de um transtorno psiquiátrico.
- A importância da avaliação e da intervenção precoces não pode ser subestimada. Estudos indicam que há períodos críticos em que a avaliação e a intervenção oportuna podem melhorar as trajetórias de desenvolvimento e prevenir ou reduzir a gravidade das sequelas psiquiátricas.
- A intervenção precoce é fundamental para melhores desenvolvimento e prognóstico.

Saúde mental infantil é sinônimo de desenvolvimento social e emocional saudável.

> Saúde mental na primeira infância (período até os 6 anos de idade) ▶ é a capacidade da criança de "[...] experimentar, regular e expressar emoções; formar relacionamentos interpessoais seguros e próximos; explorar o meio ambiente e ser capaz de aprender – tudo isso no contexto da família, comunidade e expectativas culturais".[1]

O estudo do desenvolvimento infantil mostra que a base para a saúde mental saudável é construída no início da vida, já que as primeiras experiências – que incluem as relações da criança com os pais, cuidadores, familiares, professores e colegas – moldam a arquitetura do cérebro em desenvolvimento. Interrupções nesse processo de desenvolvimento podem prejudicar as capacidades de aprendizagem e de relacionamento social, com implicações que se prolongam por toda a vida.

Estudos epidemiológicos revelam que cerca de 17% de todas as crianças sofrem de algum transtorno mental na primeira infância e que pouco mais da metade é severamente afetada. As taxas para qualquer transtorno de ansiedade variam de 2 a 20%.[2] O transtorno de oposição desafiante (TOD) e o transtorno de déficit de atenção/hiperatividade (TDAH) são diagnosticados com frequência em pré-escolares, com taxas que variam de 2 a 17% e 2 a 13%, respectivamente. O transtorno da conduta e os transtornos depressivos são menos comuns em crianças pequenas, com taxas que variam de 1 a 3% e 0 a 2%, respectivamente.[2]

Em um estudo sobre transtornos psiquiátricos em pré-escolares realizado na Noruega,[3] foi estimada a prevalência em 7,1% para qualquer transtorno psiquiátrico. Os transtornos mais comuns foram TDAH (1,9%), TOD (1,8%), transtorno da conduta (0,7%), transtornos de ansiedade (1,5%) e transtornos depressivos (2%).

A identificação precoce fornece uma possibilidade maior para intervenção, que pode ser mais eficaz do que abordagens mais tardias, possivelmente devido ao maior desenvolvimento comportamental e à neuroplasticidade na primeira infância. No caso do transtorno do espectro autista (TEA), já está bem documentado que há períodos críticos em que a avaliação e a intervenção precoce podem melhorar de forma substancial as trajetórias de desenvolvimento e, com isso, prevenir ou reduzir a gravidade das sequelas psiquiátricas.

AVALIAÇÃO

A avaliação do pré-escolar deve ser muito cuidadosa. Distinguir o normal (que está dentro do desenvolvimento apropriado para a idade) do patológico nem sempre é fácil, porém é fundamental para o diagnóstico e para o tratamento.

A saúde mental, nessa fase, deve ser compreendida a partir de uma perspectiva do desenvolvimento. A avaliação deve contemplar o desenvolvimento em diversos domínios, incluindo cognitivo, físico, neurológico, social, emocional, comportamental e linguístico. Além disso, a saúde mental na primeira infância e na pré-escola deve ser entendida sob o contexto das relações da criança e do ambiente. Suas emoções e seus comportamentos não ocorrem isoladamente, mas, sim, nos relacionamentos, sobretudo na relação primária de cuidado, na família e na comunidade.[1]

Deve-se colher uma história completa (incluindo sintomas emocionais e comportamentais, padrões de relacionamento, história médica e do desenvolvimento, e história familiar). No momento da anamnese, a presença da criança pode inibir algumas informações importantes ou pode expô-la a conteúdos negativos. Por esse motivo, a entrevista pode ser realizada apenas com os pais/responsáveis.

A avaliação deve ser conduzida no contexto de brincadeiras. Bonecas, carrinhos, blocos de encaixe, entre outros, são ferramentas fundamentais (Quadro 5.1). Além disso, o examinador deve estar à vontade e ter habilidade para envolver a criança na brincadeira. Jaleco ou qualquer vestimenta formal não devem ser usados, sendo importante assumir uma postura mais lúdica. Clínicos que não querem ou não podem se envolver nesse contexto não são profissionais adequados para trabalhar com pré-escolares.[4]

QUADRO 5.1 ▶ SUGESTÕES DE BRINQUEDOS PARA A AVALIAÇÃO

- Blocos de montar
- Quebra-cabeça
- Fantasias
- Livros
- Maleta de médico
- Fantoche
- Comida/pratos
- Animais
- Casa de boneca
- Bonecas
- Bolas
- Giz de cera, lápis de cor/papéis
- Carros/garagem
- Telefone

Fonte: Dulcan.[4]

A criança deve ser observada também com o cuidador presente. O cuidador pode ser tanto um fator de risco quanto um fator de resiliência, e a atenção a esse relacionamento é crítica na compreensão da apresentação clínica e no desenvolvimento de planos de tratamento eficazes.[5]

Informações devem ser fornecidas por todos que convivem com a criança, como babás, professores, avós. Podem ser usados relatórios e questionários, uma vez que nem sempre é possível a presença de todos. É importante, ainda, avaliar o comportamento dos pais/cuidadores, a qualidade do relacionamento entre os pais e o impacto dos sintomas da criança no funcionamento familiar.

A avaliação do pré-escolar deve ser abrangente (Quadro 5.2), e o paciente deve ser reavaliado continuamente, tendo em vista o desenvolvimento acelerado dessa fase da vida.[6]

TRANSTORNO DE DÉFICIT DE ATENÇÃO/HIPERATIVIDADE

Transtorno de déficit de atenção/hiperatividade (TDAH) ▶ um dos transtornos mentais mais comuns na infância, caracteriza-se por um padrão de desatenção e/ou hiperatividade e/ou impulsividade persistente e inadequado à idade, causando comprometimento significativo ao longo da vida.[7]

Geralmente, os sintomas de TDAH aparecem na primeira infância, e estima-se que 2 a 4% dos pré-escolares preencham critérios diagnósticos para o transtorno.[3]

Crianças pré-escolares com sintomas de TDAH apresentam frequentemente comprometimento significativo no funcionamento cognitivo, social e familiar.[8] O início do transtorno e o comprometimento associado parecem estáveis ao longo do tempo e constituem um fator de risco para problemas contínuos na idade escolar.

O objetivo da identificação e da intervenção precoces é possibilitar uma mudança nas trajetórias de desenvolvimento, evitando problemas secundários, como o fracasso acadêmico ou o desenvolvimento de transtorno da conduta.[9]

A prevalência de TDAH em crianças em idade pré-escolar é semelhante à observada em crianças em idade escolar. As estimativas variam entre 2 e 5,7%, com maior prevalência no sexo masculino (5:1).[10]

O diagnóstico de TDAH em idade precoce não é fácil, configurando-se em um desafio. A primeira dificuldade no diagnóstico é a inespecificidade dos sintomas do transtorno em crianças de 2 a 5 anos de idade. Os sintomas nucleares (desatenção, impulsividade e hiperatividade) são comportamentos comuns na maioria das crianças nessa faixa etária. Estudos mostram que até 40% das crianças com 4 anos têm problemas suficientes com desatenção para ser motivo de preocupação para seus pais e professores.[11] No entanto, a maioria dessas preocupações é transitória e geralmente re-

QUADRO 5.2 ▶ AVALIAÇÃO ABRANGENTE DO PRÉ-ESCOLAR

- Várias sessões
- Vários informantes
- Abordagem multidisciplinar
- Abordagem multicultural
- Vários modos de avaliação
- Diagnóstico multiaxial

Fonte: Egger.[6]

mite dentro de 3 a 6 meses. Mesmo entre aquelas crianças cujos sintomas são frequentes e graves o bastante para justificar o diagnóstico de TDAH, apenas 48% terão o diagnóstico confirmado na infância ou na adolescência.[12] Apenas 5 a 10% dos pré-escolares cuja desatenção gera preocupação nos pais ou professores acabam desenvolvendo um padrão persistente que consiste com o diagnóstico de TDAH até o segundo ano do ensino básico.[11] É sempre importante avaliar e diferenciar um comportamento patológico de um comportamento que desagrada pais e/ou professores.

Não há um marcador biológico que possa auxiliar na avaliação diagnóstica do TDAH. Contudo, há alguns fatores que ajudam na definição diagnóstica. A gravidade dos sintomas é importante. As crianças que desenvolvem um padrão inicial de sintomas hiperativos, impulsivos e/ou desatentos que são claramente mais acentuados que o esperado para a idade ou o nível de desenvolvimento estão em risco. Sintomas persistentes de TDAH que vão além de um ajuste transitório ao estresse ou a uma mudança ambiental são outro critério útil. Sintomas que são evidentes fora de casa e estão presentes na comunidade ou na escola são importantes. O fato de a criança apresentar comportamentos de TDAH com pessoas diferentes, além de seus pais, é relevante. Sintomas que são graves o suficiente para causar o comprometimento nos domínios social, acadêmico e/ou familiar também são clinicamente significativos.[12] Assim, o grau de sintomas de TDAH, sua penetração nos vários contextos e sua duração determinam quais crianças com dificuldades de início precoce tendem a apresentar um curso crônico dos sintomas de TDAH ao longo do desenvolvimento.

O diagnóstico de TDAH nessa população, como já mencionado anteriormente, é clínico, com os mesmos critérios diagnósticos usados para crianças e adolescentes, porém pode-se identificar algumas características que auxiliam na avaliação (Quadro 5.3).[13]

A etiologia do TDAH é multifatorial e altamente genética. Estresse perinatal, baixo peso ao nascer, traumatismo craniencefálico (TCE), tabagismo materno e uso de álcool durante a gestação, exposição ao chumbo, priva-

QUADRO 5.3 ▶ CARACTERÍSTICAS DO PRÉ-ESCOLAR COM TDAH

- Parece "movido a motor"
- Dificuldade em completar tarefas do dia a dia
- Diminuição e/ou agitação em relação ao sono
- Curiosidade excessiva
- Dificuldades familiares (p. ex., conseguir/manter babás)
- Brincadeiras destrutivas
- Necessidade constante de atenção familiar
- Atraso no desenvolvimento motor ou na linguagem
- Birras excessivas (mais graves e frequentes)
- Intolerância à frustração (principalmente os meninos)

Fonte: Greenhill.[13]

ção precoce grave e carga familiar podem contribuir para o risco de desenvolver o transtorno (a criança tem mais de 50% de chance de ter TDAH se um dos pais for diagnosticado com a doença).[14]

As comorbidades também são muito frequentes. Pré-escolares com TDAH são mais propensos a preencher os critérios para comorbidades com TOD, transtorno da conduta e sintomas depressivos.[10]

No Preschoolers with Attention-Deficit/Hyperactivity Disorder Treatment Study (PATS), estudo multicêntrico, financiado pelo National Institute of Mental Health dos Estados Unidos com o objetivo de avaliar pré-escolares com TDAH, 70% apresentavam algum transtorno comórbido, principalmente[15] TOD, prejuízos na comunicação e transtornos de ansiedade.

Os sintomas de TDAH resultam em prejuízo significativo em todas as áreas da vida do pré-escolar, incluindo casa, escola, segurança e funcionamento social.

O tratamento do TDAH e dos principais transtornos psiquiátricos em crianças na pré-escola será abordado adiante neste capítulo.

DEPRESSÃO

Por muito tempo, a depressão foi considerada inexistente, rara ou de difícil diagnóstico na primeira infância. No entanto, estudos utilizando critérios diagnósticos modificados para o desenvolvimento identificaram quadros de depressão clinicamente significativa em crianças a partir dos 3 anos de idade.[16] Esses estudos também revelaram que a depressão na pré-escola está associada a uma história familiar de transtornos do humor, alterações na reatividade ao cortisol e aumento do comprometimento em diversas áreas. A depressão pré-escolar é um fator preditor de depressão no escolar, ou seja, a depressão na pré-escola não é uma condição transitória, mas uma manifestação precoce do mesmo quadro crônico e recidivante que ocorre no final da infância e na adolescência.[17]

Um estudo que examinou os fatores de risco para depressão em crianças em idade pré-escolar mostrou uma prevalência de sintomas depressivos em 6% delas em idades entre 5 e 7 anos.[18] Os fatores associados ao aumento do risco para sintomas depressivos incluíam separação dos pais, problemas comportamentais comórbidos e déficits motores e da fala no desenvolvimento.

Em estudos de neurobiologia, a depressão que começa durante a pré-escola está associada a alterações na atividade funcional cerebral semelhante àquelas envolvidas na fisiopatologia da depressão em adultos.

Os critérios diagnósticos para o transtorno depressivo maior (TDM), segundo a quinta edição do *Manual diagnóstico e estatístico de transtornos mentais* (DSM-5),[7] são os mesmos para crianças, adolescentes e adultos. Pré-escolares deprimidos apresentam os mesmos sintomas básicos conhecidos em adultos, porém, para detectá-los, as manifestações devem ser avaliadas de forma mais apropriada à idade e ao desenvolvimento. O pré-escolar deprimido pode parecer menos alegre, ser mais propenso à culpa, deixar de desfrutar de atividades e brincadeiras, além de ter alterações no sono, no apetite e na atividade, em comparação aos pares saudáveis (Quadro 5.4).[19] A depressão pré-escolar muitas vezes passa despercebida pelos pais e/ou outros cuidadores, pois seus sintomas não são perturbadores.[16]

A identificação das manifestações precoces da depressão é fundamental para direcionar as intervenções antes que uma trajetória de doença crônica e recidivante se estabeleça.

QUADRO 5.4 ▶ SINTOMAS DE DEPRESSÃO EM CRIANÇAS PRÉ-ESCOLARES

- Humor depressivo ou irritável
- Falta de interesse e de prazer em brincar
- Sentimentos de inutilidade e culpa associados a temas de brincadeira
- Temas suicidas ou autodestrutivos em jogos
- Presente por pelo menos duas semanas (não necessariamente persistentes e ininterruptas)

Fonte: von Klitzing e colaboradores.[19]

TRANSTORNOS DE ANSIEDADE

Muitos dos transtornos de ansiedade têm início na infância. Transtorno de ansiedade generalizada (TAG), transtorno de ansiedade de separação (TAS) e fobia social estão entre as psicopatologias mais comuns, de início mais precoce, acarretando risco substancial de transtornos de ansiedade e depressão na idade adulta e prejudicando acentuadamente a qualidade de vida.[20]

Até o momento, poucos são os estudos epidemiológicos utilizando avaliações estruturadas com propriedades psicométricas conhecidas.[3] A prevalência para TAG nesses estudos é de 0,6 a 6,5%, enquanto as estimativas de prevalência para o TAS variam de 0,3 a 5,4% e, para a fobia social, de 0,5 a 4,4%.

No entanto, menos de 15% das crianças pequenas com transtorno de ansiedade recebem avaliação ou tratamento. Uma possível razão é a falta de ferramentas acessíveis, confiáveis e válidas para identificar crianças pequenas com ansiedade clinicamente significativa. As entrevistas diagnósticas que avaliam a psicopatologia em crianças pequenas requerem treinamento intensivo, demandam horas para sua administração e codificação e não estão disponíveis para uso fora dos ambientes de pesquisa. A Preschool Age Psychiatric Assessment (PAPA),[21] por exemplo, é uma entrevista de diagnóstico parental estruturada confiável e válida para avaliar a psicopatologia, incluindo transtornos de ansiedade, em crianças de 2 a 5 anos de idade, porém ainda não foi traduzida para a língua portuguesa.

Os transtornos de ansiedade são considerados altamente comórbidos em todas as idades.[22] Uma publicação recente[23] mostrou que, em comparação com pré-escolares sem o transtorno, pré-escolares com transtorno de ansiedade são mais propensos a preencher também critérios para transtorno depressivo comórbido e TOD, além de apresentar distúrbios do sono com maior frequência. Crianças com transtornos de ansiedade também experimentaram eventos de vida mais estressantes nos seis meses anteriores, e suas mães apresentaram uma taxa maior de transtornos de ansiedade atuais.

Medo ▶ resposta emocional normativa e adaptativa às ameaças percebidas no ambiente.

O medo normativo segue uma trajetória de desenvolvimento bem-definida que é preservada pelas culturas. A ansiedade patológica distingue-se do medo e da ansiedade normais pelo alto nível de sofrimento e comprometimento funcional que acarreta. Pré-escolares podem expressar medo e ansiedade por meio de choro, raiva, evitação, "congelamento", apego ou birras.

A avaliação de um transtorno de ansiedade na pré-escola depende do conhecimento do desenvolvimento infantil normal, para distingui-lo patológico. Para o diagnóstico, o grau de sofrimento que os sintomas causam à criança, levando-a a evitar atividades ou locais associados a ansiedade ou medo, deve ser ressaltado. O sintoma deve aparecer em duas ou mais atividades diárias, ser de difícil controle e estar presente na maior parte do tempo. Deve, ainda, persistir por pelo menos duas semanas e prejudicar o funcionamento da criança ou da família (Quadro 5.5).[7]

Os transtornos de ansiedade pré-escolar acarretam prejuízo social e no funcionamento escolar. O TAG e o TAS afetam as relações familiares, enquanto a fobia social resulta em restrição nas atividades.

TRANSTORNO DE ANSIEDADE GENERALIZADA

O TAG caracteriza-se por preocupação excessiva, comportamento de ansiedade antecipatória e comportamento evitativo. Observa-se, ainda, a presença de sintomas somáticos, preocupação com eventos passados e futuros (ansiedade antecipatória) e grande prejuízo nas interações sociais.

TRANSTORNO DE ANSIEDADE DE SEPARAÇÃO

Problemas com separação são um fenômeno comum na infância, com início entre os 12 e os 18 meses de vida, e tendem a desaparecer entre

---

QUADRO 5.5 ▶ CARACTERÍSTICAS ASSOCIADAS À ANSIEDADE CLINICAMENTE SIGNIFICATIVA EM PRÉ-ESCOLARES

Ansiedade ou medo deve ser:

- **Angustiante:** causa sofrimento à criança ou a leva a evitar atividades ou ambientes associados com ansiedade ou medo a fim de esquivar-se da angústia.
- **Difuso:** ocorre em duas ou mais atividades diárias, ou dentro de dois ou mais relacionamentos. No caso de medos específicos, incluindo medos sociais e medo de separação, o estímulo temido ou a situação devem quase sempre provocar uma resposta de ansiedade imediata.
- **Incontrolável:** a criança não tem controle.
- **Persistente:** perdura por pelo menos duas semanas.
- **Prejudicial:** afeta o funcionamento da criança ou da família e/ou o desenvolvimento esperado.

Fonte: American Psychiatric Association.[7]

os 3 e os 5 anos de idade. Quando persistem ou manifestam-se de maneira exacerbada, caracterizam o TAS.

> **Transtorno de ansiedade de separação (TAS)** ▶ condição em que ocorre um medo excessivo, intenso, desproporcional quando a criança é separada ou há a possibilidade de separação de seus pais ou das figuras de proteção, associando-se a um prejuízo significativo no funcionamento social, na autonomia e na independência.

No TAS, a criança frequentemente apresenta choros para ir à escola, preocupação excessiva de perder os pais e relutância em sair de casa. O quadro geralmente está associado a sintomas físicos (falta de ar, cefaleias, náuseas e vômitos) durante o curso da separação, no momento da separação ou precedente à separação.

FOBIA SOCIAL

> **Fobia social** ▶ condição caracterizada por medo excessivo de ficar exposto a pessoas que não sejam familiares e de não agradar o outro.

Na fobia social, a criança apresenta sintomas de ansiedade (choro, paralisia, etc.), com evitação de situações de exposição (ir à frente na sala de aula, falar com a professora, fazer novos amigos no parque, etc.), o que leva a prejuízo na adaptabilidade do indivíduo.

FOBIA ESPECÍFICA

> **Fobia específica** ▶ quadro caracterizado por medo irracional e excessivo de um objeto, uma pessoa ou de situações. Ansiedade antecipatória e comportamento evitativo estão presentes.

Há alguns tipos de medos que são normais em crianças, como, por exemplo, medo de insetos e animais de pequeno porte entre os 2 e os 3 anos; e medo do escuro aos 3 anos. A fobia é diferente do medo "normal" que é experimentado diante de uma situação de perigo real e/ou aprendido por meio de processo educacional. Observa-se, ainda, grande prejuízo em áreas de desenvolvimento.

TRANSTORNOS DO SONO

Distúrbios do sono são comuns em pré-escolares. Um sono com baixa qualidade ou com duração insuficiente pode causar problemas de comportamento e aprendizagem. Muitos transtornos psiquiátricos são comórbidos com distúrbios do sono.

De acordo com o consenso da American Academy of Sleep Medicine (AASM), é recomendado que crianças em idade pré-escolar tenham de 10 a 13 horas de sono, em um período de 24 horas, incluindo os cochilos ao longo do dia.[24] Dormir menos que o recomendado pode aumentar a probabilidade de problemas de atenção, comportamento e aprendizagem, além de outras consequências, como aumento do risco de acidentes, lesões, hipertensão, obesidade, diabetes e depressão. Há evidências de que a curta duração do sono na infância também pode aumentar a probabilidade de obesidade na vida adulta.[25] Dormir acima do recomendado, por sua vez, pode estar associado a piora da saúde mental e maior risco de hipertensão, diabetes e obesidade. A restrição aguda do sono demonstrou estar associada ao aumento de ingestão calórica em pré-escolares, e a restrição crônica do sono pode contribuir para a obesidade.

Com a vida agitada do dia a dia e o uso crescente de eletrônicos, a privação do sono é cada vez mais comum em pré-escolares. Os distúrbios do sono são bastante prevalentes nessa faixa etária. Estima-se que cerca de 25% dos pré-escolares apresentem problemas relacionados ao sono.[26]

Em um estudo publicado em 2013,[27] a taxa estimada de distúrbio do sono foi de 19,2%. As taxas de distúrbios do sono específicos foram as seguintes:

- Insônia primária: 16,6%
- Hipersonia primária: 0,8%
- Transtorno do pesadelo: 2,2%
- Sonambulismo: 0,7%

Quando ajustada para uma variedade de sintomas psiquiátricos comuns, a insônia primária estava especificamente relacionada a sintomas de depressão, TAG, TAS e fobia específica. O transtorno do pesadelo foi significativamente relacionado ao TAG.

Uma questão de sono comum na idade pré-escolar, e que não é necessariamente patológica, é a enurese noturna. A enurese noturna primária tem sido observada em cerca de 9 a 14% das crianças entre 5 e 6 anos, com sua prevalência diminuindo para cerca de 5% das crianças com 10 anos de idade. A enurese noturna é geralmente considerada problemática quando ocorre mais de uma vez por mês, e pode estar associada à apneia obstrutiva do sono. Essa associação é mais comum em meninas com apneia mais grave.[28]

Pesadelos são comuns nesse período, passando a se tornar uma preocupação quando sua frequência é intensa. Pré-escolares com transtorno do pesadelo estão mais propensos a ter sintomas de TAG do que aqueles sem pesadelos intensos.[27]

A insônia é bastante comum em pré-escolares, entre 15 e 30%,[29] sendo que aqueles que apresentam insônia são mais propensos a sintomas de TAG, TAS e fobias específicas do que crianças sem insônia. Algumas condições médicas ou psiquiátricas, como asma, uso de medicamentos, síndrome das pernas inquietas ou ansiedade, podem contribuir para a insônia em crianças. A insônia é altamente prevalente em crianças com problemas de neurodesenvolvimento, ocorrendo em 30 a 80% daquelas com comprometimento cognitivo de várias causas.[29]

A síndrome da apneia obstrutiva do sono (SAOS) é observada em cerca de 1 a 5% das crianças de 2 a 6 anos, sendo em parte causada pela hipertrofia amigdaliana, frequentemente presente nessa idade, e marcada por episódios recorrentes de obstrução parcial ou completa das vias aéreas superiores durante o sono. Caracteriza-se por um *continuum* que vai desde o ronco primário (uma situação benigna de ronco sem alterações fisiológicas e complicações associadas), passando por resistência aumentada das vias aéreas, hipoventilação obstrutiva até, por fim, SAOS. A prevalência de ronco é elevada e, dependendo da forma como ele é definido, varia entre 1,5 e 15%. Ronco alto e frequente, apneias observadas pelos familiares e sono agitado são os sintomas mais frequentes (Quadro 5.6). A polissonografia de noite inteira é o exame-padrão para o diagnóstico. A hipoxia intermitente e os diversos despertares resultantes dos eventos obstrutivos contribuem para consequências cardiovasculares, neurocognitivas e comportamentais.[30]

O terror noturno é mais frequente em meninos, geralmente entre 3 e 8 anos de idade. Em sua descrição clássica, a criança senta-se na cama, fitando o vazio, com fácies de pavor, gritos, gestos descoordenados e manifestações autonômicas como taquicardia, sudorese, midríase e taquipneia. A duração é de segundos a 20 minutos (geralmente de 3 a 5), e o episódio não é lembrado (amnésia) pela criança. O diagnóstico é realizado pelo quadro clínico sugestivo e deve ser feito diagnóstico diferencial, principalmente em relação a pesadelo e crises convulsivas complexas. Deve-se orientar a família no sentido de que o quadro é benigno, autolimitado, apesar das manifestações clínicas preocupantes.

Bruxismo é um movimento rítmico de atrito dos dentes durante o sono, que produz um ruído barulhento típico. É o resultado da contração involuntária e repetida dos músculos masseter, temporal e pterigoide. Geralmente ocorre como entidade isolada. Estima-se que pode afetar até 15% dos pré-escolares. O bruxismo pode ocorrer secundário a uso de medicamen-

QUADRO 5.6 ▶ PRINCIPAIS SINAIS E SINTOMAS RELACIONADOS À SAOS

Noturnos	Diurnos
• Ronco habitual (> 4 noites/semana) • Paradas respiratórias • Desconforto respiratório • Agitação • Sudorese profusa • Cianose/palidez	• Hiperatividade • Falta de atenção • Agressividade • Sonolência excessiva • Problemas de aprendizagem • Respiração oral

Fonte: Fagondes e Moreira.[30]

tos psicoativos, ansiedade, transtornos psiquiátricos e encefalopatias crônicas.

TRANSTORNOS DISRUPTIVOS

Numerosos estudos sugerem que os transtornos de comportamento disruptivo, como o TOD e o transtorno da conduta, podem ser identificados na primeira infância.[31] Em populações pré-escolares, o comportamento disruptivo é uma das razões mais comuns para o encaminhamento a avaliação psiquiátrica. A prevalência estimada de TOD e transtorno da conduta pré-escolar varia de 4 a 16,6% e de 3,9 a 6,6%, respectivamente.

Problemas de comportamento disruptivo são fatores de risco significativos e componentes potenciais dos transtornos do neurodesenvolvimento e de saúde mental.[8] A frequência de agressões e acessos de raiva tipicamente atinge o pico em torno dos 3 anos de idade e, para muitas crianças, representa um estágio de desenvolvimento transitório em vez de um problema clinicamente significativo. No entanto, níveis acentuados de comportamento disruptivo, especificamente quando acompanhados por comprometimento funcional e/ou sofrimento significativo, devem ser identificados, pois a intervenção precoce pode melhorar as trajetórias dos resultados.

Com frequência, os níveis clínicos e subclínicos de comportamentos disruptivos podem persistir nos anos iniciais escolares, colocando as crianças em risco de piores resultados acadêmicos, físicos e mentais na adolescência e na vida adulta.[32] A qualidade de vida das crianças com transtornos disruptivos, e de suas famílias, é menor.

Na avaliação, o profissional deve considerar uma série de fatores ambientais, de desenvolvimento e familiares, bem como o relacionamento entre pais e filhos, para entender o significado clínico dos comportamentos disruptivos.

O comportamento disruptivo é considerado um transtorno quando os seguintes critérios são atendidos:

- os comportamentos são atípicos para a idade e o desenvolvimento da criança, persistindo por seis meses ou mais;
- os comportamentos ocorrem em todas as situações e resultam em funcionamento prejudicado; e/ou
- os comportamentos causam sofrimento significativo tanto para a criança quanto para a família.[7]

Agressão física, destruição de propriedade, falsidade e roubo são marcadores do transtorno da conduta pré-escolar, bem como preditores de persistência do transtorno.[31]

TRANSTORNO DO ESPECTRO AUTISTA

Um dos transtornos mais estudados na pré-escola é o TEA.

Transtorno do espectro autista ▶ transtorno do neurodesenvolvimento, de início precoce e curso crônico, caracterizado por comprometimento persistente na comunicação e na interação sociais, e por padrões restritos e repetitivos de comportamentos, interesses e atividades, com grande variação no grau de intensidade.[7]

O TEA é um transtorno frequente, com alto impacto pessoal, familiar e social. Em um levantamento realizado pelo Centro de Controle e Prevenção de Doenças (CDC) norte-americano, 1 a cada 59 crianças foi identificada com TEA.[33]

É provável que o aumento da prevalência do autismo nas últimas décadas possa ser atribuído em grande parte à expansão dos critérios diagnósticos e à adoção do conceito de autismo como um espectro.[34] Também é possível que outros fatores, incluindo melhorias na triagem e nos serviços para crianças com TEA, bem como aumentos nos fatores de risco específicos para o transtorno (como o aumento na proporção de nascimentos de pais mais velhos), também tenham contribuído para o aumento da prevalência ao longo dos anos.[34]

O TEA afeta todos os grupos raciais, étnicos e socioeconômicos, sendo cerca de quatro vezes mais comum em meninos do que em meninas.[33]

Fatores genéticos desempenham importante papel no transtorno, como refletido em uma taxa de recorrência em irmãos 20 vezes maior do que a prevalência na população geral, bem como em estudos de gêmeos e familiares realizados em todo o mundo, totalizando mais de 4 milhões de indivíduos.[35]

O diagnóstico do TEA é clínico e, até o momento, não há um marcador biológico específico. O melhor método para avaliação é a observação dos comportamentos da criança, além de entrevista com os pais e/ou cuidadores, informações acerca da história do indivíduo (conforme já descrito neste capítulo) e uso de instrumentos para avaliação. São muitos os tipos de instrumentos, e seu uso combinado pode ser mais efetivo no processo de avaliação do transtorno.[36]

A Modified Checklist for Autism in Toddlers (M-CHAT) é uma escala de rastreamento para sinais precoces que já está traduzida e adaptada culturalmente para o português brasileiro.[37] Consiste em 23 questões do tipo sim/não e deve ser preenchida por pais de crianças de 18 a 24 meses de idade (ver Anexo 5.1).

De acordo com a American Academy of Pediatrics, o rastreamento dos sinais do autismo deve ser realizado entre os 18 e os 24 meses de idade.[38] Caso seja identificada com sinais de risco de autismo, a criança deverá ser encaminhada para uma avaliação mais abrangente, de modo a confirmar o diagnóstico.[39] Essa confirmação já é possível no final do segundo ano de vida, embora a idade média de diagnóstico seja de 5,7 anos.[40]

O maior conjunto de evidências para a estabilidade diagnóstica se aplica a crianças entre 2 e 3 anos de idade. A estabilidade diagnóstica, em mais de 80% dos casos, tem sido repetidamente demonstrada em estudos, 1 a 7 anos após o diagnóstico inicial. Os fatores associados a menor estabilidade de um diagnóstico de TEA incluem:[41]

- Idade inferior a 30 meses no momento do diagnóstico.
- Menor gravidade dos sintomas centrais.
- Confiança em ferramentas psicométricas, em vez de julgamento clínico, para formular um diagnóstico.

A avaliação clínica envolve a pesquisa de sinais de alerta de TEA na criança pequena. Tais sinais incluem:

- Ausência do apontamento protodeclarativo (não usa o dedo para apontar no sentido de compartilhar interesse, mostrar alguma coisa).
- Falta de jogos recíprocos (como a brincadeira em que o adulto se esconde da criança e, quando aparece, fala "Achou").
- Falta de jogo interativo simbólico (p. ex., alimentar uma boneca).
- Evitação o contato visual.
- Ausência de reação quando chamada pelo nome.
- Presença de comportamentos motores estereotipados.
- Enfileiramento obsessivo de brinquedos.

É comum o relato de regressão no desenvolvimento, em que a criança, que parecia cumprir os marcos típicos de desenvolvimento nos primeiros 1 a 2 anos de vida, perde habilidades anteriormente adquiridas.[42] A maioria desses casos ocorre entre os 13 e os 18 meses de idade. A perda de linguagem é a característica mais comum, embora também ocorram relatos de perda de interesse social, iniciativa in-

QUADRO 5.7 ▶ CRITÉRIOS DIAGNÓSTICOS ATUAIS PARA TEA

1. Déficits persistentes na comunicação e interação sociais em diversos contextos.
2. Padrões restritos e repetitivos de comportamento, interesses ou atividades.
3. Presença de sintomas no período inicial do desenvolvimento.
4. Comprometimento clinicamente significativo em áreas sociais, ocupacionais ou outras áreas importantes do funcionamento atual.
5. Os déficits não são mais bem explicados por deficiência intelectual (transtorno do desenvolvimento intelectual) ou atraso no desenvolvimento global (a comunicação social está abaixo do esperado para o nível geral de desenvolvimento).

Fonte: Elaborado com base em American Psychiatric Association.[7]

terpessoal e competências sociais básicas, como o contato visual.

TRATAMENTO

As diretrizes que abordam o tratamento psicofarmacológico em crianças muito pequenas são limitadas, apesar das evidências de aumento do uso clínico de medicamentos nessa população. Com o intuito de promover o tratamento responsável dessas crianças, a *American Academy of Child and Adolescent Psychiatry* (AACAP) montou o Preschool Psychopharmacology Working Group. O objetivo central desse grupo de trabalho foi desenvolver algoritmos de melhores práticas para o uso de agentes psicofarmacológicos em crianças pré-escolares com base em revisão de literatura, experiência clínica e consenso de especialistas. Em 2007, as diretrizes para o tratamento psicofarmacológico de crianças muito pequenas foram publicadas em um artigo no conceituado *Journal of the American Academy of Child and Adolescent Psychiatry* (JAACAP).[43]

Além das orientações para o tratamento farmacológico, também foram apresentados princípios gerais para avaliação e recomendações para diagnósticos específicos nessa faixa etária. Foi proposto um algoritmo para o tratamento de cada transtorno, com cinco recomendações em comum:

1. Ênfase na importância da avaliação e do diagnóstico correto, incluindo reavaliações frequentes, a cada mudança de plano de tratamento.
2. A primeira linha de tratamento deve ser sempre a intervenção psicoterapêutica. Mesmo quando os medicamentos são indicados posteriormente, a psicoterapia deve ser mantida.
3. O nível de evidência científica deve ser levado em consideração antes do desenvolvimento do plano de tratamento.
4. Plano de descontinuação depois de o tratamento ter sido bem-sucedido e reavaliação do diagnóstico, uma vez que sua validade nesse período ainda é limitada, e o desenvolvimento, assim como os efeitos do tratamento, podem modificar a necessidade de uso de medicamentos.
5. Consulta com outros profissionais, quando necessário ou quando o paciente passou por todos os passos do algoritmo e ainda mantém sintomas com prejuízo significativo.

TRANSTORNO DE DÉFICIT DE ATENÇÃO/HIPERATIVIDADE

Segundo as diretrizes da AACAP,[43] o tratamento do TDAH na pré-escola deve iniciar com intervenções comportamentais (orientação aos pais) durante pelo menos oito semanas. Todos os modelos de treinamento de pais compartilham princípios comportamentais semelhantes, ensinando-os de maneira consistente a:

1. implementar reforço positivo para promover comportamentos positivos;
2. ignorar comportamentos provocativos; e
3. responder de forma clara, consistente e segura a comportamentos inaceitáveis. Não havendo resposta satisfatória, o uso de medicamento pode ser avaliado.

O TDAH é um dos transtornos no período pré-escolar para o qual a medicação é mais frequentemente prescrita. A maioria dos dados sobre o uso de psicoestimulantes em pré-escolares é proveniente das publicações do PATS, maior estudo, até o momento, sobre o tratamento do TDAH em pré-escolares, em que o metilfenidato foi a medicação de escolha.[15]

Os resultados do PATS demonstram que o metilfenidato é seguro e eficaz em crianças de 3 a 5 anos e meio de idade. Houve redução do comportamento hiperativo e impulsivo, porém o tamanho do efeito foi menor que o demonstrado no Multimodal Treatment Study (MTA), realizado para avaliar o tratamento de TDAH em crianças na idade escolar. Um dado interessante no PATS foi que crianças com TDAH e três ou mais comorbidades não obtiveram melhora com o uso do metilfenidato, assim como no MTA. Além disso, dados mais recentes indicam que, no seguimento de seis anos das crianças tratadas nesse estudo, a gravidade e os sintomas em crianças com TDAH moderado a grave persistem apesar do uso do medicamento.[44]

DEPRESSÃO

O tratamento da depressão na pré-escola é um campo ainda pouco explorado. Embora nenhuma intervenção psicoterapêutica tenha sido especificamente estudada para o tratamento da depressão pré-escolar, a AACAP recomenda a psicoterapia como a intervenção de primeira linha.[43] As intervenções psicossociais incluem treinamento dos pais, psicoeducação e terapia cognitivo-comportamental (TCC). Se os sintomas e o comprometimento persistirem, tratamento medicamentoso pode ser considerado, desde que a psicoterapia não seja interrompida.

Embora a literatura contenha alguns relatos de casos de uso de antidepressivos em pré-escolares, não foram realizados estudos empíricos de grande porte para investigar a segurança e a eficácia desses medicamentos em crianças com idade inferior a 7 anos. O uso de medicamento deve ser considerado somente em casos graves e resistentes à psicoterapia. Atenção especial deve ser dada à dosagem; as doses iniciais devem ser reduzidas pela metade do recomendado para crianças acima de 7 anos, a fim de evitar efeitos adversos.

A fluoxetina é considerada o agente de primeira linha em razão dos dados de segurança e eficácia disponíveis em crianças em idade escolar.[45]

TRANSTORNOS DE ANSIEDADE

Apesar da alta prevalência de transtornos de ansiedade na população pré-escolar, poucos são os dados sobre tratamento medicamentoso e/ou psicoterápico. Assim como em escolares, a psicoterapia deve ser a abordagem de primeira linha para os transtornos de ansiedade na pré-escola. Vários estudos apoiam o uso da TCC com envolvimento parental intenso durante o tratamento. Incluir os pais nas sessões pode aumentar o conforto dos pré-escolares e ajudar na extensão das técnicas terapêuticas fora da sessão de terapia. É importante adaptar a linguagem para o grau de desenvolvimento da criança. Quando a TCC é modificada de acordo com os níveis de desenvolvimento das crianças pequenas, crianças de até 4 anos podem aprender as habilidades necessárias, incluindo estratégias de relaxamento, nomeando seus sentimentos e conseguindo avaliar sua intensidade.

Em contraste com uma forte base de evidências para intervenções psicoterapêuticas, há um apoio limitado para o uso de medicamentos no caso de transtornos de ansiedade em pré-escolares. Em geral, o medicamento deve ser reservado para crianças altamente debilitadas que não são candidatas à terapia ou que não cumprem outras intervenções. Os inibidores seletivos da recaptação de serotonina (ISRSs) podem ser considerados no tratamento do TAG, do TAS e nos casos de fobia específica, desde que não haja resposta à abordagem inicial com TCC. Nesses casos, os estudos com crianças mais velhas sugerem o uso de fluoxetina, sertralina e fluvoxamina.

TRANSTORNOS DO SONO

Estratégias de tratamento para insônia em pré-escolares incluem psicoterapia e medicamentos. Uma força-tarefa da AASM descobriu que 80% das crianças tratadas com terapia comportamental para insônia apresentaram melhora clinicamente significativa, que foi mantida por pelo menos 3 a 6 meses.[46]

Os medicamentos para ajudar no sono são pouco estudados em crianças em geral, mas podem ser considerados, se necessário, como um complemento às estratégias comportamentais. A maioria das crianças com insônia não requer medicamentos. A melatonina e a clonidina são comumente usadas para insônia na infância, e alguns dados sugerem sua eficácia.

O tratamento da apneia obstrutiva do sono na criança é diferente daquele instituído no adulto. Se identificada a presença de hipertrofia de adenoide e/ou de amígdalas, o tratamento deve ser cirúrgico.[30] Outras alternativas terapêuticas envolvem manejo clínico, incluindo tratamento de rinite alérgica, pressão contínua positiva nas vias aéreas (CPAP) não invasiva ou binível, redução de peso para pacientes obesos, ortodontia e ortopedia facial.[30]

Nos casos de sonambulismo, se os eventos forem frequentes ou perigosos, o tratamento pode ser considerado. A melhora do sonambulismo pode ocorrer com a redução da causa, como no caso do tratamento da SAOS, se houver. No caso de tratamento farmacológico, o medicamento mais utilizado é o clonazepam, com uma taxa de resposta de cerca de 73,7%.[47]

TRANSTORNOS DISRUPTIVOS

As intervenções psicossociais são os tratamentos de primeira linha para os transtornos disruptivos na pré-escola.[48] A evidência de tratamento com psicoterapia supera em muito a evidência com psicofarmacologia.

Uma forte base empírica apoia o "manejo comportamental pelos pais" e outras intervenções comportamentais para tratar o TOD e o transtorno da conduta em pré-escolares. Esses tratamentos se concentram principalmente em fornecer aos cuidadores uma comunicação eficaz e ferramentas disciplinares, ao mesmo tempo que aumentam o envolvimento positivo dos pais. Essas intervenções, como grupo, diminuem os problemas de comportamento na infância e melhoram a saúde mental e a competência dos pais. Por isso, são eficazes e estão associadas à melhora persistente.[48]

O uso de medicamento pode ser considerado para pré-escolares que não melhoram com o tratamento comportamental, para aqueles que não podem participar de intervenções psicoterapêuticas e para os que continuam a demonstrar comportamentos graves e inseguros e/ou comprometimento significativo relacionado aos sintomas (como risco de expulsão da escola/creche). No entanto, não existem estudos publicados examinando o tratamento psicofarmacológico do TOD de forma sistemática.

TRANSTORNO DO ESPECTRO AUTISTA

O tratamento em crianças com TEA deve ser multimodal e multidisciplinar, focado na promoção da linguagem, do desenvolvimento social e do funcionamento adaptativo, bem como na redução do comportamento repetitivo, da agressividade, de acessos de raiva, autolesão e hiperatividade.[43] A psicoeducação para os pais é essencial para permitir que alinhem suas expectativas às dificuldades da criança. Não há dúvidas sobre a importância da intervenção precoce para promover o desenvolvimento ideal. Dependendo dos níveis de desenvolvimento e de linguagem da criança, aquelas com transtornos psiquiátricos concomitantes podem participar de tratamentos psicossociais desenvolvidos para crianças com desenvolvimento típico.

Para o tratamento dos sintomas de irritabilidade e agressão, que podem se manifestar como acessos de raiva, autoflagelação e comportamentos agressivos em relação aos outros, a risperidona é o medicamento aprovado pela Food and Drug Administration (FDA) para crianças a partir dos 5 anos de idade.

REFERÊNCIAS

1. Zeanah CH Jr, editor. Handbook of infant mental health. 2nd ed. New York: Guilford Press; 2000.
2. Dougherty LR, Leppert KA, Merwin SM, Smith VC, Bufferd SJ, Kushner MR. Advances and directions in preschool mental health research. Child Development Perspectives. 2015;9(1):14-9.
3. Wichstrøm L, Berg-Nielsen TS, Angold A, Egger HL, Solheim E, Sveen TH. Prevalence of psychiatric disorders in preschoolers. J Child Psychol Psychiatry. 2012;53(6):695-705.
4. Dulcan MK. Dulcan's textbook of child and adolescent psychiatry. Washington: American Psychiatric Publishing; 2010.
5. Middleton M, Kelley A, Gleason MM. Clinical assessment of young children. Child Adolesc Psychiatr Clin N Am. 2017;26(3):441-54.
6. Egger HL. Psychiatric assessment of young children. Child Adolesc Psychiatr Clin N Am. 2009;18(3):559-80.
7. American Psychiatric Association. Manual diagnóstico e estatístico de transtornos mentais: DSM-5. 5. ed. Porto Alegre: Artmed; 2014.
8. Egger HL, Kondo D, Angold A. The epidemiology and diagnostic issues in preschool attention-deficit/hyperactivity disorder: a review. Infants and Young Children. 2006;19(2):109-22.
9. Daley D, Jones K, Hutchings J, Thompson M. Attention deficit hyperactivity disorder in pre-school children: Current findings, recommended interventions and future directions. Child Care Health Dev. 2009;35(6):754-66.
10. Chronis-Tuscano A, Lewis-Morrarty E, Woods KE, O'Brien KA, Mazursky-Horowitz H, Thomas SR. Parent-Child in-

teraction therapy with emotion coaching for preschoolers with attention-deficit/hyperactivity disorder. Cognitive and Behavioral Practice. 2016;23(1):62-78.
11. Palfrey JS, Levine MD, Walker DK, Sullivan M. The emergence of attention deficits in early childhood: a prospective study. J Dev Behav Pediatr. 1985;6(6):339-48.
12. Barkley RA. Attention-deficit hyperactivity disorder: a handbook for diagnosis and treatment. 2nd ed. New York: Guilford Press; 1998.
13. Greenhill LL. Diagnosing attention-deficit/hyperactivity disorder in children. J Clin Psychiatry. 1998;59 Suppl 7:31-41.
14. Tandon M, Pergjika A. Attention deficit hyperactivity disorder in preschool-age children. Child Adolesc Psychiatr Clin N Am. 2017;26(3):523-38.
15. Riddle MA. New findings from preschools with Attention-Deficit/Hyperactivity Disorder Treatment Study (PATS). J Child Adolesc Psychopharm. 2007;17(5):543-6.
16. Luby JL. Preschool depression: the importance of identification of depression early in development. Curr Dir Psychol Sci. 2010;19(2):91-5.
17. Luby JL, Gaffrey MS, Tillman R, April LM, Belden AC. Trajectories of preschool disorders to full dsm depression at school age and early adolescence: continuity of preschool depression. Am J Psychiatry. 2014;171(7):768-76.
18. Fuhrmann P, Equit M, Schmidt K, von Gontard A. Prevalence of depressive symptoms and associated developmental disorders in preschool children: a population-based study. Eur Child Adolesc Psychiatry. 2014;23(4):219-24.
19. von Klitzing K, Döhnert M, Kroll M, Grube M. Mental disorders in early childhood. Dtsch Arztebl Int. 2015;112(21-22):375-86; quiz 386.
20. Copeland WE, Shanahan L, Costello EJ, Angold A. Childhood and adolescent psychiatric disorders as predictors of young adult disorders. Arch Gen Psychiatry. 2009;66(7):764-72.
21. DelCarmen-Wiggins R, Carter AS, editors. Handbook of infant, toddler, and preschool mental health assessment. Oxford: Oxford University Press; 2004.
22. Silverman WK, Field AP, editors. Anxiety disorders in children and adolescents. 2nd ed. New York: Cambridge University Press; 2011.
23. Dougherty LR, Tolep MR, Bufferd SJ, Olino TM, Dyson M, Traditi J, et al. Preschool anxiety disorders: comprehensive assessment of clinical, demographic, temperamental, familial, and life stress correlates. J Clin Child Adolesc Psychol. 2013;42(5):577-89.
24. Paruthi S, Brooks LJ, D'Ambrosio C, Hall WA, Kotagal S, Lloyd RM, et al. Recommended amount of sleep for pediatric populations: a consensus statement of the American Academy of Sleep Medicine. J Clin Sleep Med. 2016;12(6):785-6.
25. Wang F, Liu H, Wan Y, Li J, Chen Y, Zheng J, et al. Sleep duration and overweight/obesity in preschool aged children: a prospective study of up to 48,922 children of the Jiaxing birth cohort. Sleep. 2016;39(11):2013-2019.
26. Wiggs L. Sleep problems in children with developmental disorders. J R Soc Med. 2001;94(4):177-9.
27. Steinsbekk S, Berg-Nielsen TS, Wichstrøm L. Sleep disorders in preschoolers: prevalence and comorbidity with psychiatric symptoms. J Dev Behav Pediatr. 2013;34(9):633-41.
28. Su MS, Li AM, So HK, Au CT, Ho C, Wing YK. Nocturnal enuresis in children: prevalence, correlates, and relationship with obstructive sleep apnea. J Pediatr. 2011;159(2):238-42.e1.
29. Owens JA, Mindell JA. Pediatric insomnia. Pediatr Clin North Am. 2011;58(3):555-69.
30. Fagondes SC, Moreira GA. Apneia obstrutiva do sono em crianças. J Bras Pneumol. 2010;36(supl. 2):S1-S61.
31. Charach A, McLennan JD, Bélanger SA, Nixon MK. Screening for disruptive behavior problems in preschool children in primary health care settings. J Can Acad Child and Adolesc Psychiatry. 2017;26(3):172-8.
32. Hong JS, Tillman R, Luby JL. Disruptive behavior in preschool children: distinguishing normal misbehavior from markers of current and later childhood conduct disorder. J Pediatr. 2015;166(3):723-30.e1.
33. Baio J, Wiggins L, Christensen DL, Maenner MJ, Daniels J, Warren Z, et al. Prevalence of autism spectrum disorder among children aged 8 years – autism and developmental disabilities monitoring network, 11 sites, United States, 2014. MMWR Surveill Summ. 2018;67(6):1-23.
34. Volkmar F, editor. Encyclopedia of autism spectrum disorders. New York: Springer; 2013.
35. Constantino JN. Recurrence rates in autism spectrum disorders. JAMA. 2014;312(11):1154-5.
36. Volkmar FR, Rogers SJ, Paul R, Pelphrey KA, editors. Handbook of autism pervasive developmental disorders: assessment, interventions, and policy. 4th ed. New Jersey: Wiley; 2014.
37. Losapio MF, Pondé MP. Tradução para o português da escala M-CHAT para rastreamento precoce de autismo. Rev Psiquiatr Rio Gd Sul. 2008;30(3):221-9.
38. Johnson CP, Myers SM. Identification and evaluation of children with autism spectrum disorders. Pediatrics. 2007;120(5):1183-215.
39. Bryson SE, Rogers SJ, Fombonne E. Autism spectrum disorders: early detection, intervention, education, and psychopharmacological management. Can J Psychiatry. 2003;48(8):506-16.
40. Shattuck PT, Durkin M, Maenner M, Newschaffer C, Mandell DS, Wiggins L, et al. Timing of identification among children with an autism spectrum disorder: findings from a population-based surveillance study. J Am Acad Child Adolesc Psychiatry. 2009;48(5):474-83.
41. Stone WL, Lee EB, Ashford L, Brissie J, Hepburn SL, Coonrod EE, et al. Can autism be diagnosed accurately in children under 3 years? J Child Psychol Psychiatry. 1999;40(2):219-26.
42. Luby JL, editor. Handbook of preschool mental health: development, disorders, and treatment. 2nd ed. New York: Guilford Publications; 2017.
43. Gleason MM, Egger HL, Emslie GJ, Greenhill LL, Kowatch RA, Lieberman AF, et al. Psychopharmacological treatment for very young children: contexts and guidelines. J Am Acad Child Adolesc Psychiatry. 2007;46(12):1532-72.
44. Riddle MA, Yershova K, Lazzaretto D, Paykina N, Yenokyan G, Greenhill L, et al. The Preschool Attention-Deficit/Hyperactivity Disorder Treatment Study (PATS) 6-year follow-up. J Am Acad Child Adolesc Psychiatry. 2013;52(3):264-78.e2.
45. DeFilippis M, Wagner KD. The treatment of preschool mood disorders. Curr Treat Options Psych. 2015;2(1):57-72.
46. Mindell JA, Kuhn B, Lewin DS, Meltzer LJ, Sadeh A, American Academy of Sleep Medicine. Behavioral treatment of bedtime problems and night wakings in infants and young children. Sleep. 2006;29(10):1263-76.
47. Attarian H, Zhu L. Treatment options for disorders of arousal: a case series. Int J Neurosci. 2013;123(9):623-5.
48. Eyberg SM, Nelson MM, Boggs SR. Evidence-based psychosocial treatments for children and adolescents with disruptive behavior. J Clin Child Adolesc Psychol. 2008;37(1):215-37.

ANEXO 5.1 ▸ VERSÃO FINAL DO M-CHAT EM PORTUGUÊS

Versão Final do M-CHAT em Português

Por favor, preencha as questões abaixo sobre como seu filho geralmente é. Por favor, tente responder todas as questões. Caso o comportamento na questão seja raro (ex. você só observou uma ou duas vezes), por favor, responda como se seu filho não fizesse o comportamento.

1. Seu filho gosta de se balançar, de pular no seu joelho, etc.?	Sim	Não
2. Seu filho tem interesse por outras crianças?	Sim	Não
3. Seu filho gosta de subir em coisas, como escadas ou móveis?	Sim	Não
4. Seu filho gosta de brincar de esconder e mostrar o rosto ou de esconde-esconde?	Sim	Não
5. Seu filho já brincou de faz-de-conta, como, por exemplo, fazer de conta que está falando no telefone ou que está cuidando da boneca, ou qualquer outra brincadeira de faz-de-conta?	Sim	Não
6. Seu filho já usou o dedo indicador dele para apontar, para pedir alguma coisa?	Sim	Não
7. Seu filho já usou o dedo indicador dele para apontar, para indicar interesse em algo?	Sim	Não
8. Seu filho consegue brincar de forma correta com brinquedos pequenos (ex. carros ou blocos), sem apenas colocar na boca, remexer no brinquedo ou deixar o brinquedo cair?	Sim	Não
9. O seu filho alguma vez trouxe objetos para você (pais) para lhe mostrar este objeto?	Sim	Não
10. O seu filho olha para você no olho por mais de um segundo ou dois?	Sim	Não
11. O seu filho já pareceu muito sensível ao barulho (ex. tapando os ouvidos)?	Sim	Não
12. O seu filho sorri em resposta ao seu rosto ou ao seu sorriso?	Sim	Não
13. O seu filho imita você? (ex. você faz expressões/caretas e seu filho imita?)	Sim	Não
14. O seu filho responde quando você chama ele pelo nome?	Sim	Não
15. Se você aponta um brinquedo do outro lado do cômodo, o seu filho olha para ele?	Sim	Não
16. Seu filho já sabe andar?	Sim	Não
17. O seu filho olha para coisas que você está olhando?	Sim	Não
18. O seu filho faz movimentos estranhos com os dedos perto do rosto dele?	Sim	Não
19. O seu filho tenta atrair a sua atenção para a atividade dele?	Sim	Não
20. Você alguma vez já se perguntou se seu filho é surdo?	Sim	Não
21. O seu filho entende o que as pessoas dizem?	Sim	Não
22. O seu filho às vezes fica aéreo, "olhando para o nada" ou caminhando sem direção definida?	Sim	Não
23. O seu filho olha para o seu rosto para conferir a sua reação quando vê algo estranho?	Sim	Não

© 1999 Diana Robins, Deborah Fein e Marianne Barton. Tradução Milena Pereira Pondé e Mirella Fiuza Losapio.[37]

CAPÍTULO 6

TRANSTORNO DE DÉFICIT DE ATENÇÃO/HIPERATIVIDADE NO ADULTO

Tiago Figueiredo
Antônio Geraldo da Silva
Daniel Segenreich

PONTOS-CHAVE

- O transtorno de déficit de atenção/hiperatividade (TDAH) é o transtorno do neurodesenvolvimento mais comum na infância e adolescência, e apresenta elevadas taxas de persistência na vida adulta.
- A apresentação clínica do TDAH varia com a idade de surgimento. Conhecer as características principais de sua manifestação no adulto é fundamental para clínicos e especialistas interessados em melhor diagnosticar e tratar esses pacientes.
- A apresentação do TDAH no adulto é heterogênea e pode ter intensidade e frequência de sintomas mais sutis quando comparada à apresentação infantil. O entendimento do perfil de comprometimento cognitivo e funcional auxilia na compreensão dos critérios diagnósticos adaptados para o TDAH no adulto.
- A presença de outros transtornos psiquiátricos ocorre na maioria dos adultos portadores de TDAH. As principais comorbidades são representadas pelos transtornos do humor, transtornos de ansiedade, transtornos por uso de substâncias e transtornos da personalidade.
- As opções de tratamento são semelhantes para pacientes de qualquer faixa etária. Entretanto, a identificação de possíveis comorbidades e a caracterização do perfil de funcionamento e/ou comprometimento são imperativas para refinar as intervenções terapêuticas.
- A desregulação emocional não é um diagnóstico categórico e se refere a um conjunto de sintomas afetivos (construto dimensional) frequentemente associado ao TDAH, acometendo de 34 a 70% dos adultos diagnosticados com o transtorno. A compreensão desse conceito permite identificar e compreender alguns sintomas afetivos prevalentes, bem como evita o erro diagnóstico.

> **VINHETA CLÍNICA 6.1**
>
> M. S., 28 anos, sexo masculino, solteiro, procura atendimento com psiquiatra por estar com dificuldade de concluir o curso de Direito. Alega que encontra muita dificuldade em memorizar os conteúdos, não consegue estudar pelo tempo que deveria e tem problemas de organização e planejamento das tarefas em casa e na faculdade. Descreve padrão de comportamento procrastinador. Já iniciou outros dois cursos universitários, porém não concluiu nenhum. Durante o período escolar, teve baixo rendimento desde o ensino fundamental e repetiu um ano do ensino médio. Apresenta comportamento frequente de impersistência, até mesmo em atividades pelas quais tem interesse, sejam elas profissionais ou de lazer. Descreve sensação de tristeza e desânimo por não se considerar capaz de concluir nenhum projeto que se dispõe a realizar e por achar que tem algum problema de memória ou inteligência. Tem feito uso de bebida alcoólica em excesso. Refere que bebia todos os fins de semana e, agora, quase todos os dias. Ao longo da consulta, à observação médica, é notada significativa dificuldade de sustentar atenção na entrevista clínica, bem como inquietude de pernas.

O transtorno de déficit de atenção/hiperatividade (TDAH) é o transtorno do neurodesenvolvimento mais comum na infância, com elevada prevalência na infância e adolescência e persistência na fase adulta. Quando identificado na fase adulta, o paciente em geral apresenta histórico de comprometimento clínico significativo sem tratamento prévio adequado. Em outros casos, pode ocorrer o inverso. O diagnóstico é feito na infância, porém não há persistência do TDAH até a vida adulta.

Sua apresentação clínica no adulto é bastante heterogênea. O estudo mais detalhado desse tema tem como objetivo tanto melhorar a precisão diagnóstica como refinar a escolha de intervenções terapêuticas eficazes na conduta clínica e no acompanhamento do adulto com o transtorno. Por fim, é importante ressaltar que o número de centros especializados na avaliação e no tratamento do TDAH no adulto ainda é muito pequeno em comparação ao de centros para tratamento de crianças e adolescentes.

BREVE HISTÓRICO DO CONCEITO

A data da primeira descrição sobre o que denominamos atualmente de TDAH é bastante controversa. O transtorno teve uma de suas primeiras descrições realizadas em 1775, por um médico alemão que o definiu naquele momento como uma síndrome clínica, e não como um diagnóstico nosológico.[1] A primeira descrição científica publicada no século XX foi a de George Still,[2] em 1902. Em seu artigo, ele detalhou o comportamento "desviante" de 43 crianças que apresentavam um quadro clínico que foi à época descrito como um problema de "controle moral". Em 1968, em sua segunda edição, o *Manual diagnóstico e estatístico de transtornos mentais* (DSM-II),[3] elaborado pela American Psychiatric Association (APA), descreveu o transtorno dando ênfase à hiperatividade. A denominação atribuída foi de "reação hipercinética infantil".

Inicialmente descrito como um transtorno restrito à infância e juventude, pesquisas posteriores demonstraram que o TDAH poderia ter apresentação clínica residual em adultos. Dessa forma, após décadas de pesquisas conduzidas na área, a formulação de seu diagnóstico foi completamente revisada. Ele deixou de ser considerado um transtorno hipercinético restrito à infância para ser compreendido como uma psicopatologia caracterizada por sintomas cognitivos diversos, envolvendo sobretudo atenção e funções executivas, cujo início ocorre na infância, mas que pode permanecer até a vida adulta.

Transtorno de déficit de atenção/hiperatividade (TDAH) ▶ transtorno do neurodesenvolvimento caracterizado por padrão persistente de déficits cognitivos, em especial na sustentação da atenção e funções executivas, bem como por sintomas de hiperatividade e impulsividade que causam comprometimento significativo em diversas situações de vida do indivíduo.[4]

EPIDEMIOLOGIA

A prevalência mundial de TDAH é estimada em 5,3% na infância e adolescência e em 2,5% na faixa etária adulta, estimativa que não parece variar de forma significativa entre os diversos países da Europa, da América do Norte, da América do Sul, da Ásia, da África e da Austrália.[5] Apesar de sua elevada prevalência em adultos, é possível que essa frequência seja ainda maior. Uma das possíveis explicações para esse fenômeno se deve às dificuldades encontradas pelos clínicos para o correto diagnóstico do transtorno em adultos, sobretudo em populações do sexo feminino.[6]

Estima-se que até 70% dos indivíduos diagnosticados com o TDAH na infância atinjam a vida adulta ainda com diversos sintomas do transtorno, bem como com comprometimento funcional associado à presença do diagnóstico. Apenas 30% costumam apresentar remissão parcial ou total dos sintomas ao longo da vida.[7]

Variáveis sociodemográficas como sexo biológico, etnia e nível socioeconômico parecem exercer influência sobre as taxas de prevalência do TDAH, sobretudo em crianças e adolescentes. Estudos realizados com amostras clínicas e aqueles conduzidos com amostras populacionais diferem nos resultados quanto à influência do sexo biológico sobre a prevalência da condição. As pesquisas com amostras clínicas chegam a estimar que o diagnóstico de TDAH tem uma taxa de prevalência quatro vezes maior entre pacientes do sexo masculino. Em estudos com amostras populacionais, entretanto, a relação entre taxas de prevalências de TDAH entre pacientes masculinos e femininos é de 2,4:1.[8] Na faixa etária adulta, essa discrepância desaparece.[9] Ainda não há relação bem-estabelecida entre a prevalência do transtorno em grupos populacionais de acordo com etnia ou nível socioeconômico.

FISIOPATOLOGIA

O TDAH tem origem neurobiológica. Achados provenientes dos estudos em epidemiologia genética mostraram que o transtorno tem alto coeficiente de herdabilidade. Entretanto, variáveis associadas aos ambientes familiar e extrafamiliar parecem modular sua expressão clínica. Dessa forma, apesar de os fatores ambientais não influenciarem na etiologia do TDAH, já se reconhece que a interação entre genes e ambientes promove modificação na expressão fenotípica do transtorno. Esse fenômeno pode ter influência tanto sobre a expressão e a intensidade dos sintomas quanto no comprometimento que causam, ou mesmo na definição do tipo de apresentação clínica do TDAH (tipo desatento, hiperativo ou combinado), conforme ilustrado na Figura 6.1.

Já é sabido que existe agregação de sintomas de TDAH em famílias de crianças com o diagnóstico.[10] Parentes de primeiro grau de um indivíduo com TDAH apresentam de 5 a 10 vezes mais chances de desenvolver a doença quando comparados à população geral.[11] Estudos envolvendo gêmeos estimam que a herdabilidade do TDAH nesse grupo varia entre 70 e 80%, tanto em crianças quanto em adultos.[12]

A associação do diagnóstico do transtorno com possíveis alterações genéticas vem sendo investigada há bastante tempo. O sistema dopaminérgico foi o principal foco de investigação inicial dos estudos sobre as bases genéticas do TDAH. O gene SLC6A3, que codifica o transportador da dopamina (DAT1), foi inicialmente o mais estudado, uma vez que os medicamentos estimulantes têm atuação sobre o DAT1.[13] Embora alguns estudos não tenham conseguido replicar os achados de associação, a maioria encontrou resultados positivos sobre a associação entre polimorfismos de DAT1 e sintomas de TDAH.[14]

Nos últimos anos vêm surgindo achados significativos sobre a participação de genes ligados ao neurodesenvolvimento na etiologia do TDAH. Em recente revisão, foram identificados diversos genes associados a sintomas do transtorno, bem como à formação e à atividade sináptica. Acredita-se que determinados polimorfismos associados a esses genes possam representar um dos elos entre os sintomas/diag-

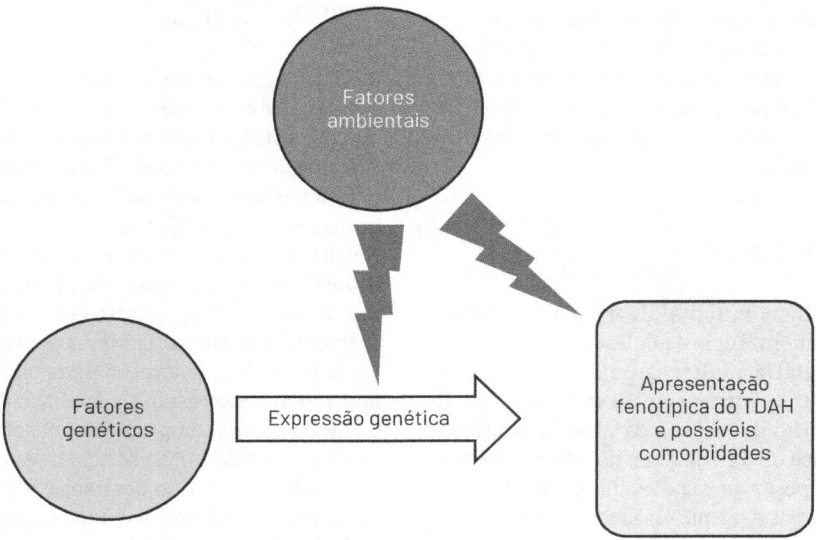

FIGURA 6.1 ▶ Os fatores ambientais (psicopatologia parental, estilos parentais, conflito entre familiares, etc.) podem exercer influência tanto sobre a expressão genética quanto sobre o próprio indivíduo diretamente. Podem, assim, ter influência sobre a apresentação fenotípica do TDAH e de comorbidades.

nóstico do TDAH e as alterações estruturais de volume e espessura corticais encontradas em cérebros de pacientes com o transtorno.[15]

Alguns fatores gestacionais e ambientais perinatais também já foram relacionados com aumento de risco para desenvolvimento do TDAH. Podemos citar, entre eles:

- uso de álcool e/ou tabaco durante a gestação
- baixo peso ao nascer
- parto prematuro
- exposição a substâncias com potencial nocivo (p. ex., pesticidas)[16]

Da mesma forma que múltiplos achados genéticos, gestacionais e perinatais parecem exercer influência sobre vulnerabilidade e risco para desenvolvimento de TDAH, os achados sobre impacto do ambiente na expressão do transtorno também são múltiplos e muito diversos. Presença de psicopatologia parental, práticas parentais inadequadas e graves situações de conflito familiar podem ter influência sobre a expressão, a gravidade e o comprometimento do TDAH na prole.

NEUROFISIOLOGIA – ACHADOS COGNITIVOS E NEUROANATÔMICOS

Existem diversas linhas de pesquisas que buscam identificar quais são os principais déficits cognitivos característicos do TDAH. Os estudos sobre o comprometimento de funções executivas mostraram que pacientes com o transtorno podem apresentar déficits em memória operacional, controle inibitório, atenção (vigilância) e planejamento.[17] Pesquisas de outra linha, dedicada ao estudo dos sistemas neuronais relacionados aos mecanismos de recompensa, mostraram resultados significativos que apontam para prejuízos em capacidade decisória e adiamento de recompensas.

Outras alterações também importantes podem ser exemplificadas por déficits no processamento de informações, déficits na percepção de passagem de tempo e alterações de linguagem, memória e controle motor.[18] Mudanças no padrão de comprometimento cognitivo ao longo da vida podem também ser responsáveis pela modificação da apresentação clínica do TDAH.

Quanto à parte estrutural do cérebro, estudos que envolveram a avaliação de alterações estruturais revelaram redução do volume total cerebral em 3 a 5% nos indivíduos acometidos pelo transtorno.[19] Além dessa alteração, reduções volumétricas da região cortical, globo pálido, putame, núcleo caudado e cerebelo já foram registradas em exames de imagem. Assim como as alterações relacionadas ao funcionamento cognitivo, os achados sobre modificações estruturais cerebrais podem ocorrer de forma heterogênea entre portadores de TDAH.

A persistência de sintomas do transtorno até a vida adulta vem sendo associada a achados específicos de neuroimagem, especialmente em exames que avaliam a conectividade cerebral. Pacientes adultos com TDAH apresentam achados que apontam para prejuízo em conectividade entre córtex cingulado posterior e córtex pré-frontal medial. Esses resultados não foram encontrados em pacientes-controle ou naqueles com TDAH na infância que apresentaram remissão do transtorno na vida adulta.[20]

DIAGNÓSTICO

O diagnóstico de TDAH é clínico e deve ser feito por especialistas. No momento, não existem exames complementares que apresentem acurácia suficiente para uso no diagnóstico. Exames complementares podem ser solicitados a fim de se excluírem outros transtornos e ajudar no diagnóstico diferencial. Para o diagnóstico de TDAH, a avaliação clínica apurada dos sintomas é necessária, e os critérios início na infância, comprometimento, existência de sintomas em múltiplos ambientes e exclusão de transtornos mais graves devem ser satisfeitos.

A última versão do *Manual diagnóstico e estatístico de transtornos mentais* (DSM-5)[21] trouxe três mudanças nos critérios diagnósticos do TDAH, a saber:

1. alteração da idade necessária para início dos sintomas de 7 para 12 anos
2. redução do número de sintomas necessários para o diagnóstico em indivíduos com idade maior que 17 anos – são necessários cinco sintomas de desatenção e/ou hiperatividade

3. possibilidade de fazer o diagnóstico do TDAH como comorbidade em pacientes com transtorno do espectro autista (TEA) (Quadro 6.1)

O DSM-5 divide e classifica o diagnóstico de TDAH em três apresentações clínicas distintas:

- predominantemente desatenta
- predominantemente hiperativa/impulsiva
- combinada

As apresentações não devem ser entendidas como determinantes categóricas, já que os pacientes podem manifestar expressões clínicas diferentes ao longo da vida.[22]

DIAGNÓSTICO DE TDAH NO ADULTO

Embora existam modificações consideráveis na expressão clínica ao longo do desenvolvimento, inclusive com possibilidade de remissão dos sintomas, a maioria dos casos persiste na idade adulta. Assim, considerando a taxa elevada de persistência nessa faixa etária, é de suma importância que especialistas que avaliam adultos também estejam aptos para identificar o transtorno e indicar as intervenções necessárias.

O processo de diagnóstico de TDAH em um adulto também é clínico, e os critérios são bas-

---

QUADRO 6.1 ▶ MUDANÇAS NOS CRITÉRIOS DIAGNÓSTICOS PARA O TRANSTORNO DE DÉFICIT DE ATENÇÃO/HIPERATIVIDADE NO DSM-5

1. Mudança da idade de início dos sintomas: os sintomas devem estar presentes antes dos 12 anos de idade.
2. Redução do número mínimo de sintomas de desatenção e/ou hiperatividade em indivíduos maiores de 17 anos: presença de pelo menos cinco sintomas.
3. Possibilidade de diagnóstico de comorbidade transtorno do espectro autista (TEA) e TDAH – as versões anteriores não permitiam o diagnóstico dessa comorbidade.

Fonte: American Psychiatric Association.[21]

tante próximos. A lista de perguntas utilizadas para investigar sintomas de desatenção e hiperatividade foi adaptada para questões mais compatíveis com as vivências diárias de um adulto (Quadro 6.2). É também necessário que o paciente lembre e faça referência a sintomas e comprometimento significativo surgidos na infância. Muitos adultos com TDAH podem ter dificuldades de lembrar da infância. Dessa forma, a informação de colaterais (pais, irmãos, amigos de infância) tem papel importante durante a investigação de sintomatologia pregressa.

A investigação sobre prejuízos na vida diária também deve ser adaptada à realidade de um adulto. As perguntas e os exemplos dados pelos pacientes devem fazer referência a dificuldades acadêmicas, profissionais, na rotina de casa, em relacionamentos sociais, etc.

Considerando os critérios vigentes no DSM-5,[21] o diagnóstico deve ser estabelecido quando forem atendidos, pelo menos, cinco dos nove critérios de desatenção e/ou hiperatividade/impulsividade. Há algumas particularidades na expressão clínica do TDAH na vida adulta. Diferentemente do que ocorre na infância e adolescência, a hiperatividade pode ser manifestada pelo adulto como uma sensação de "inquietude interna". Essa manifestação costuma estar relacionada à dificuldade que o indivíduo experimenta em "sentir-se relaxado". Contudo, esse tipo de queixa clínica precisa ser diferenciada de queixas sobre ansiedade. O especialista deve, assim, conduzir a entrevista com o intuito de distinguir hiperatividade de ansiedade.

Alguns déficits neuropsicológicos na apresentação de adultos com TDAH podem ser de particular importância. Pacientes com disfunção executiva, prejuízo no cálculo de passagem de tempo e dificuldades no controle de impulsos podem ter prejuízo relevante em administração e gerenciamento de atividades diárias. Esses pacientes não costumam ter um suporte familiar tão próximo que os ajude na organização de suas vidas, como ocorre com muitas crianças com TDAH. Além disso, as demandas são múltiplas e maiores. Assim, é comum que as queixas iniciais do adulto com TDAH remontem às dificuldades de planejamento, execução de tarefas e gerenciamento de resultados.

QUADRO 6.2 ▶ PERGUNTAS UTILIZADAS NA AVALIAÇÃO DE SINTOMAS DE TDAH EM ADULTOS, SEGUNDO A ADULT SELF-REPORT SCALE (ASRS)

Lista de perguntas para avaliar intensidade de sintomas de desatenção em adultos

1. Com que frequência você comete erros por falta de atenção quando tem de trabalhar num projeto chato ou difícil?
2. Com que frequência você tem dificuldade para manter a atenção quando está fazendo um trabalho chato ou repetitivo?
3. Com que frequência você tem dificuldade para se concentrar no que as pessoas dizem, mesmo quando elas estão falando diretamente com você?
4. Com que frequência você deixa um projeto pela metade depois de já ter feito as partes mais difíceis?
5. Com que frequência você tem dificuldade para fazer um trabalho que exige organização?
6. Quando você precisa fazer algo que exige muita concentração, com que frequência você evita ou adia o início?
7. Com que frequência você coloca as coisas fora do lugar ou tem dificuldade de encontrar as coisas em casa ou no trabalho?
8. Com que frequência você se distrai com atividades ou barulho a sua volta?
9. Com que frequência você tem dificuldade para lembrar de compromissos ou obrigações?

Lista de perguntas para avaliar intensidade de sintomas de hiperatividade/impulsividade em adultos

1. Com que frequência você fica se mexendo na cadeira ou balançando as mãos ou os pés quando precisa ficar sentado(a) por muito tempo?
2. Com que frequência você se levanta da cadeira em reuniões ou em outras situações onde deveria ficar sentado(a)?
3. Com que frequência você se sente inquieto(a) ou agitado(a)?
4. Com que frequência você tem dificuldade para sossegar e relaxar quando tem tempo livre para você?
5. Com que frequência você se sente ativo(a) demais e necessitando fazer coisas, como se estivesse "com um motor ligado"?
6. Com que frequência você se pega falando demais em situações sociais?
7. Quando você está conversando, com que frequência você se pega terminando as frases das pessoas antes delas?
8. Com que frequência você tem dificuldade para esperar nas situações onde cada um tem a sua vez?
9. Com que frequência você interrompe os outros quando eles estão ocupados?

Fonte: Adaptado de Mattos e colaboradores.[23]

A impulsividade no TDAH do adulto

As discussões sobre os sintomas de impulsividade e suas consequências para o paciente adulto com TDAH vêm ocupando um espaço cada vez maior. Muitas das consequências graves associadas ao transtorno em adultos guardam relação com atos e reações impulsivas. Pacientes com TDAH, sobretudo se adultos, têm maior vulnerabilidade ao uso abusivo de substâncias psicoativas, acidentes de trânsito, conflitos interpessoais, gestação não planejada, etc.

O Comitê da APA, responsável pela elaboração do DSM-5, considerou acrescentar quatro novos critérios diagnósticos relacionados à impulsividade: agir sem pensar, impaciência, desconforto ao realizar tarefas lentas e dificuldade de resistir às tentações. Isso se deve ao fato de que apenas 3 dos 18 sintomas relatados no critério A para o diagnóstico de TDAH fazem referência à impulsividade. Entretanto, por falta de dados clínicos suficientes para embasar tal modificação, esses sintomas não foram incorporados à lista de sintomas dos critérios diagnósticos atuais (Fig. 6.2).[24]

TDAH E COMORBIDADES PSIQUIÁTRICAS EM ADULTOS

A associação do TDAH em adultos com outros transtornos psiquiátricos é muito frequente. A investigação e a identificação correta das comorbidades são essenciais para que se possa estabelecer o melhor projeto terapêutico para o paciente. A presença de comorbidades costuma dificultar o manejo clínico, modificar a expressão fenotípica do TDAH e até mesmo sua gravidade.

Entre os pacientes adultos, a prevalência de comorbidades é muito elevada. Estima-se que cerca de 80% daqueles diagnosticados com TDAH apresentem outro transtorno psiquiátrico comórbido. Entre os mais prevalentes, es-

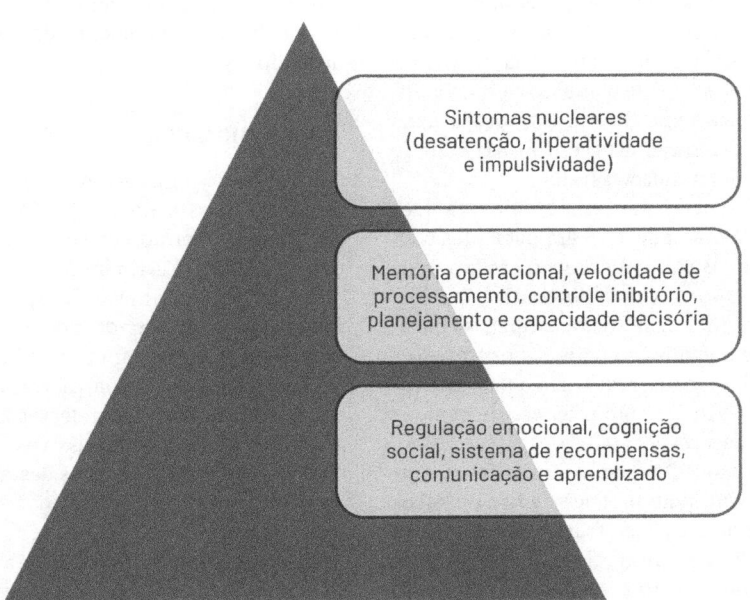

FIGURA 6.2 ▶ Apresentação clínica do TDAH. Na infância ou na vida adulta, os sintomas de TDAH não se restringem aos clássicos sintomas nucleares (desatenção, hiperatividade e impulsividade). São esperadas alterações no perfil cognitivo expresso em testes neuropsicológicos (memória operacional, planejamento, controle inibitório, por exemplo) e em outras áreas (regulação emocional, comunicação, cognição social, etc.).

tão os transtornos de ansiedade, do humor, por uso de substâncias e da personalidade.[25] Além disso, os pacientes com TDAH têm maior risco para o desenvolvimento de outros transtornos psiquiátricos.[26]

Em muitos casos, os sintomas da comorbidade podem ser a queixa principal que motivou a busca pelo tratamento. O processo investigativo que envolve adequada observação e diagnóstico de possíveis transtornos comórbidos deve ser realizado nas primeiras consultas. Isso possibilitará que os sintomas de maior gravidade e/ou maior perfil de comprometimento sejam tratados primeiro (especialmente aqueles atribuídos à comorbidade). Em seguida, e ainda nas consultas iniciais, sintomas atribuídos ao TDAH devem ser corretamente avaliados, e o diagnóstico de TDAH, considerado.

TDAH E TRANSTORNO POR USO DE SUBSTÂNCIAS

O transtorno por uso de substâncias (TUS) é um dos principais diagnósticos psiquiátricos que aparecem em comorbidade com o TDAH. Entre as substâncias mais comumente utilizadas estão o álcool, a nicotina, a cocaína e a maconha (*Cannabis*).[27] O uso abusivo e/ou dependência química ocorrem em proporção duas vezes maior em indivíduos com TDAH quando comparados à população geral.

Diversas teorias tentam explicar a frequência aumentada de TUS em pacientes com TDAH. Achados sobre disfunção em circuitos neuronais responsáveis pelo controle de impulsos e pela sinalização de recompensas parecem comuns naqueles com ambos os transtornos. Além disso, com frequência o paciente relata usar substâncias com intenção de atenuar os sintomas de TDAH.[28]

A presença de TDAH contribui de forma significativa para início precoce de uso de substâncias, menor adesão ao tratamento, maiores taxas de recaídas e aumento da frequência de internações hospitalares. Além disso, pacientes com TUS em comorbidade com TDAH apresentam maiores taxas de tentativas de suicídio.[29] As taxas de prevalência e a gravidade clínica tornam obrigatória a investigação de TDAH em todos os pacientes com TUS e vice-versa.

Alguns estudos sugerem que o uso de metilfenidato (MFDO) na infância pode reduzir a incidência de uso de substâncias durante a adolescência e na vida adulta em até 85%.[27]

TDAH E TRANSTORNOS DO HUMOR

Transtorno depressivo maior

A prevalência estimada de TDAH em comorbidade com transtorno depressivo maior (TDM) pode variar entre 18,6 e 53,3%.[25] Achados sobre qualidade de vida apontam níveis superiores de insatisfação com a vida (pior qualidade de vida) no grupo de pacientes com ambos os transtornos quando comparados àqueles que apresentam apenas TDM. A presença de episódio depressivo deve ser investigada quando há presença sobretudo de sintomas como anedonia, alterações no padrão do sono e irritabilidade. Persistência de humor depressivo, alterações no padrão do apetite e pensamentos de morte e/ou ideação suicida são fortes indicativos de diagnóstico de episódio depressivo comórbido.

Transtorno bipolar

O TDAH apresenta elevada taxa de comorbidade com o transtorno bipolar (TB). Estudos de prevalência apontam que entre 5,1 e 47,1% dos pacientes com TDAH têm TB comórbido.[30]

Os sintomas maníacos, especialmente se forem de menor gravidade, podem ser confundidos com alguns sintomas de TDAH, como inquietude, excesso de fala, distratibilidade e impaciência. A alternância desses sintomas com episódios de humor depressivo e seu curso clínico caracterizado por fases destacadas podem auxiliar o clínico na distinção entre os dois transtornos.

Em pacientes vulneráveis, a presença de TDAH aumenta o risco para surgimento precoce de sintomas de humor, o que contribui para pior prognóstico do transtorno.[31] A comorbidade TDAH e TB também se associa a maiores taxas de recorrência dos sintomas maníacos e depressivos, menores períodos de estabilidade e maior comprometimento de funcionamento geral. A presença de ambos os diagnósticos aumenta ainda mais as chances de comorbidade com TUS.

Apesar de se recomendar cautela, o uso de psicoestimulantes não está contraindicado quando há associação entre TDAH e TB. Atualmente, indica-se que a medicação estimulante seja iniciada apenas após a estabilização clínica do paciente com diagnóstico de TB prévio.[32]

TDAH E TRANSTORNOS DE ANSIEDADE

O risco de desenvolver transtornos de ansiedade é consideravelmente maior em pacientes com TDAH quando comparados à população geral. Dados estimativos mostram que cerca de 50% dos pacientes com TDAH apresentam algum transtorno de ansiedade como comorbidade.[33] Assim como ocorre com o TB, o surgimento dos sintomas de ansiedade se dá em idade mais precoce, e eles cursam com maior gravidade, maior comprometimento e pior prognóstico quando há TDAH comórbido.[34]

Além disso, a presença de ansiedade pode dificultar o diagnóstico precoce do TDAH, pois seus sintomas podem modificar a expressão clínica desse transtorno. Um dos exemplos mais evidentes ocorre quando há presença de ansiedade de desempenho e comprometimento de interação social. Nesses casos, a expressão dos sintomas de impulsividade, por exemplo, pode ser modificada, em parte, pela ansiedade.

Além do diagnóstico de ansiedade, está indicado também que se faça a mensuração de seus níveis com o objetivo de estruturar melhor o tratamento. Em muitos casos, indica-se primeiro o tratamento dos sintomas ansiosos, uma vez que as medicações psicoestimulantes podem piorar os sintomas de ansiedade em pacientes suscetíveis. A tolerabilidade do indivíduo aos efeitos colaterais adrenérgicos da medicação pode ser diretamente influenciada pela vigência e pela gravidade dos sintomas ansiosos.

TDAH E TRANSTORNOS DA PERSONALIDADE

Estudos avaliando os desfechos da associação entre TDAH e transtornos da personalidade ainda são escassos. Estima-se que haja transtorno da personalidade associado em mais da metade dos pacientes adultos com diagnóstico de TDAH.[35] Essa comorbidade deve ser investigada sobretudo em casos de pacientes com TDAH e história de envolvimento pessoal em situações de risco, crimes, encarceramento e outros desfechos graves.[36]

A presença de transtornos da personalidade está relacionada com pior nível de funcionamento, menor taxa de resposta ao uso do MFDO (em comparação a pacientes com TDAH sem comorbidade) e baixa adesão ao tratamento.[37] Apesar de os desfechos disruptivos serem mais marcados no quadro de TDAH e estarem frequentemente relacionados com o transtorno da personalidade antissocial no adulto, outros transtornos da personalidade apresentam elevada prevalência. Entre eles, os principais são os transtornos da personalidade *borderline*, paranoide, narcisista e obsessivo-compulsiva.[38]

TDAH E TRANSTORNOS ALIMENTARES

Um recente estudo de metanálise demonstrou que pacientes com TDAH têm maior risco para o desenvolvimento de transtornos alimentares.[39] Os sintomas nucleares de TDAH foram associados tanto a compulsões alimentares quanto a padrões de restrição alimentar.[40]

Assim, é imprescindível que uma avaliação detalhada sobre hábitos alimentares seja feita em pacientes com diagnóstico de TDAH. Em indivíduos com compulsões alimentares, o uso de lisdexanfetamina pode ser uma opção para o tratamento do TDAH e também dos episódios de compulsão alimentar. Seu emprego para essa comorbidade já foi estudado e, em muitos países, essa indicação já consta na bula do medicamento.

Pacientes com diagnóstico ou mesmo suspeita de bulimia e anorexia devem ser avaliados com cautela, e o uso de medicamentos estimulantes frequentemente é contraindicado.

TDAH E DESREGULAÇÃO EMOCIONAL

> **Regulação emocional** ▶ a capacidade do indivíduo de modificar seu estado emocional com o objetivo de promover um comportamento adaptativo.[31]

O processo de regulação emocional permite ao indivíduo flexibilizar sua resposta emocional ao estímulo apresentado. A partir disso, respostas comportamentais e psicológicas adequadas são desencadeadas em relação a um determinado estímulo específico. Por sua vez, a desregulação emocional ocorre quando esse processo adaptativo se encontra deficitário, ou seja, quando há dificuldade significativa em adaptar a resposta emocional a determinado estímulo. Nesses casos, as respostas comportamentais e emocionais são desproporcionais ou inapropriadas a um certo contexto. Em relação à manifestação clínica, a irritabilidade e as explosões de raiva prevalecem como os principais sintomas.

Estudos epidemiológicos têm focado na avaliação da prevalência da desregulação emocional na faixa etária infantil e encontrado elevada comorbidade com o TDAH.[41] Stringaris e Goodman[42] realizaram estudo populacional com 5.326 crianças com diagnóstico de TDAH, e a prevalência de labilidade emocional se apresentou em torno de 38% (10 vezes maior quando comparada à população saudável). Estudos populacionais estimam a prevalência na população adulta em torno de 34 a 70%.[43] Nesta, o comportamento agressivo também figura como a principal manifestação clínica. Um estudo de metanálise mostrou que a presença de comportamento agressivo tem maior associação com sintomas de hiperatividade/impulsividade e menor relação com os sintomas de desatenção do TDAH.[44]

A evidência de eficácia de psicoestimulantes para o tratamento da desregulação emocional no TDAH é limitada. Em adultos, alguns estudos mostraram que os efeitos benéficos dos psicoestimulantes sobre a desregulação emocional são associados à melhora de sintomas de hiperatividade e impulsividade. No entanto, dois ensaios controlados randomizados que compararam a ação dos estimulantes e do placebo não encontraram impacto benéfico das medicações sobre os sintomas emocionais. Outros estudos, ainda, apontaram que medicações estimulantes podem aumentar a irritabilidade e a labilidade emocional.[45]

A psicoterapia em grupo para pacientes adultos com TDAH parece fortalecer as habilidades de regulação emocional. Entretanto, mais estudos nessa área ainda são necessários.[46] Devido à falta de uma base de evidências sobre abordagens farmacológicas de segunda linha para a desregulação emocional no TDAH, o tratamento será guiado em grande parte pela presença de transtornos comórbidos. Por exemplo, para pacientes com TDAH e TDM, com presença de desregulação emocional proeminente, pode ser feito o uso de inibidores seletivos da recaptação de serotonina combinados com psicoestimulantes. Esse tratamento pode ser eficaz tanto no tratamento do TDAH e do TDM quanto no da desregulação emocional descrita pelo paciente.

TRATAMENTO

O tratamento e o acompanhamento do paciente adulto com TDAH exigem intervenções multidisciplinares. É importante realizar a psicoeducação como um dos primeiros passos terapêuticos. Medidas educativas contribuem para que o paciente melhor identifique, compreenda e relate suas queixas, além de ajudá-lo no processo de seleção e treino de estratégias necessárias para lidar melhor com os sintomas do transtorno. A introdução de psicoeducação eficaz também se associa ao aumento da adesão do paciente ao tratamento. No caso de TDAH em adultos, o registro objetivo e individualizado dos déficits funcionais do indivíduo deve ser realizado em consultas regulares. Considerando-se a heterogeneidade de apresentação clínica do TDAH, é necessário elencar os objetivos do tratamento e entender as expectativas de cada paciente.

Como destacado em outros tópicos deste capítulo, a prevalência de comorbidades é muito elevada na idade adulta. Uma investigação ativa deve ser realizada para o correto diagnóstico de transtornos do humor, de ansiedade, por uso de substâncias, alimentares, entre outros. A intervenção terapêutica especializada deverá ser construída a partir de uma história clínica detalhada que defina corretamente tanto o diagnóstico do TDAH quanto o das possíveis comorbidades.

DIETA

Algumas medidas de suplementação dietética vêm sendo testadas como propostas alternativas para o tratamento do TDAH. Entretanto, uma metanálise que avaliou tanto a eficácia de dietas restritivas quanto a daquelas com suplementação revelou ainda resultados limitados.[47]

PSICOTERAPIAS COMPORTAMENTAIS

As psicoterapias com enfoque comportamental estão indicadas para o tratamento do TDAH em associação ao tratamento medicamentoso.[48] Embora as intervenções comportamentais não sejam direcionadas para tratar os sintomas nucleares do transtorno, elas podem ser eficazes no tratamento dos sintomas secundários (sobretudo aqueles que afetam organização e planejamento) e no tratamento de comorbidades.

A psicoterapia cognitivo-comportamental deve ser focada, sobretudo, no treinamento de habilidades de planejamento e organização. No acompanhamento de adultos, a necessidade de individualização do tratamento é ainda mais evidente. Os resultados serão mais significativos se o terapeuta esclarecer quais são os objetivos da intervenção. A prioridade deve ser dada às queixas que trazem maior comprometimento e que, portanto, demandam intervenção mais rápida.

Assim como no estabelecimento do tratamento medicamentoso, a presença de comorbidades deverá ser levada em consideração para a correta escolha e para o sequenciamento das estratégias psicoterápicas empregadas.

Os estudos envolvendo *mindfulness*, terapia que utiliza como base as técnicas de meditação e atenção plena, têm demonstrado resultados positivos na regulação do processo atencional e na regulação emocional.[49] Contudo, apesar dos resultados iniciais positivos, ainda há pouca literatura consistente o bastante para a indicação inequívoca de *mindfulness* no tratamento de TDAH em adultos.

FARMACOTERAPIA

O uso de medicamentos psicoestimulantes é definido como tratamento de primeira linha para os sintomas nucleares do TDAH, independentemente da faixa etária do paciente. O início da farmacoterapia deve ser precedido por uma adequada avaliação clínica, e, em indivíduos com contraindicação clínica absoluta, seu uso deve ser descartado.

A escolha do psicoestimulante deve levar em consideração fatores como:

1. tempo total de ação da medicação
2. perfil de efeitos colaterais
3. diagnóstico de comorbidades
4. rotinas e demandas exemplificadas pelo paciente em sua história clínica
5. disponibilidade da medicação em rede pública de saúde, etc.

Uma vez iniciada a medicação, deve-se orientar o paciente a fazer uso dela todos os dias. O uso diário costuma trazer benefícios mais consistentes e bem notados nos diversos ambientes e atividades do paciente. Essa melhora clínica mais expressiva e plural pode se associar, assim, a melhor adesão ao tratamento.

Os medicamentos estimulantes e não estimulantes indicados para o tratamento do TDAH apresentam resultados positivos tanto para crianças quanto para adultos.[50] Esses fármacos (p. ex., lisdexanfetamina e MFDO) são mais eficazes quando comparados aos não estimulantes indicados para tratamento de TDAH (p. ex., atomoxetina e guanfacina).[38] Uma vez iniciada, a medicação deve ser usada de forma regular, diária, durante o tempo definido pelo médico. A Tabela 6.1 apresenta os medicamentos empregados no tratamento do TDAH.

Psicoestimulantes

Embora existam particularidades nos mecanismos de ação dos diversos psicoestimulantes, alguns de seus mecanismos significativos são resumidos a seguir:

- aumentam a liberação neuronal de catecolaminas
- inibem a recaptação de monoaminas
- inibem a ação da enzima monoaminoxidase (MAO)
- ligam-se a receptores extracelulares: adrenoceptores (modafinil), receptores serotonérgicos e receptores de adenosina (cafeína)

As substâncias estimulantes com uso bem-estabelecido para o tratamento do TDAH e disponíveis até o momento no Brasil são a lisdexanfetamina e o MFDO. O MFDO age por meio de sua ligação aos transportadores de dopamina e norepinefrina e da consequente inibição de sua ação. Promove, assim, a inibição da recaptação de dopamina (em maior grau) e norepinefrina (em menor grau) em neurônios pré-sinápticos. Além disso, exerce um efeito discreto de inibição da enzima MAO.

Os principais efeitos colaterais que podem ocorrer durante o uso de estimulantes são redução do apetite, insônia, perda de peso, boca seca, tristeza, irritabilidade, cefaleia, instabilidade do humor, insônia, vertigens, náuseas e agitação. A utilização de doses excessivas, por sua vez, pode se associar a aumento de risco para quadros psicóticos. O uso de psicoestimulantes, sobretudo em adultos, pode se associar a aumento de pressão arterial e de frequência cardíaca. Dessa forma, todos os pacientes adultos devem ser avaliados quanto ao risco individual para doenças cardiovasculares. Se já houver diagnóstico prévio destas doenças, o indivíduo deve ser reavaliado por seu clínico/cardiologista quanto ao risco atual de utilizar estimulantes para o tratamento de TDAH.

Para o tratamento de adultos com TDAH, costumam ser mais indicados medicamentos com ação prolongada. O MFDO de liberação imediata costuma ser eficaz no controle dos sintomas de TDAH por cerca de quatro horas. Ao final desse período, o paciente é orientado a tomar novamente a medicação, podendo utilizá-la até três vezes ao dia. Para muitos adultos, é difícil seguir essa forma de administração.

TABELA 6.1 ▶ MEDICAMENTOS EMPREGADOS NO TRATAMENTO DE TDAH

Medicamentos estimulantes com indicação em bula para o tratamento de TDAH	Não estimulantes com indicação em bula para o tratamento de TDAH	Medicamentos utilizados, porém sem indicação em bula para o tratamento de TDAH	Medicamentos utilizados para tratamento adjuvante de comorbidades
Metilfenidato (Ritalina, Ritalina LA e Concerta)	Atomoxetina	Bupropiona	Antidepressivos
Lisdexanfetamina (Venvanse)	Guanfacina de liberação prolongada	Antidepressivos tricíclicos	Estabilizadores do humor/anticonvulsivantes
		Modafinil	Antipsicóticos
			Vareniclina
			Acamprosato
			Naltrexona

Em contrapartida, as medicações de liberação prolongada podem ser usadas apenas uma vez ao dia, em geral pela manhã.

O comprimido de MFDO comercializado com o nome de Ritalina LA (*Long Action*) apresenta uma tecnologia de liberação da substância em que 50% do fármaco são liberados de forma imediata, o que permite a rápida ação terapêutica, enquanto o restante é liberado cerca de quatro horas após a ingesta. Essa tecnologia tem o nome de *spheroidal oral drug absorption system* (Sodas). A intenção ao se formular o MFDO com liberação estendida é permitir que sua ação seja prolongada, atingindo tempo de ação de até oito horas.

Já o Concerta (outra formulação de MFDO de longa ação) utiliza o *osmotic controlled-release delivery system* (OROS) em seu comprimido, de modo que a liberação do fármaco ocorre em duas fases ao longo do dia: a primeira proporciona de forma imediata (a partir do revestimento externo do comprimido, que compreende cerca de 22% da totalidade do medicamento) uma rápida concentração plasmática em dose terapêutica, enquanto a segunda é controlada osmoticamente (parte central do comprimido). Os comprimidos liberam o fármaco por meio de orifícios feitos a *laser*, assegurando uma liberação lenta da substância, em um período aproximado de 12 horas.

A lisdexanfetamina é classificada como uma pró-droga inativa. Sua estrutura química é formada pela dextroanfetamina ligada ao aminoácido essencial L- lisina. Após ingestão oral e absorção em trato gastrintestinal, a lisdexanfetamina sofre hidrólise e é quebrada em L-lisina e dextroanfetamina dentro das hemácias. Só assim se torna farmacologicamente ativa. A dextroanfetamina (D-anfetamina) possui ações dopaminérgica e noradrenérgica centrais. Seu mecanismo de ação envolve tanto a inibição da recaptura da dopamina e noradrenalina nos neurônios pré-sinápticos quanto a estimulação direta de liberação de vesículas contendo monoaminas por neurônios pré-sinápticos diretamente na fenda sináptica.

A administração por via oral garante uma absorção rápida, apresentando pico plasmático cerca de 3,5 horas após ingestão oral, e o efeito terapêutico se mantém por cerca de 12 a 14 horas.

O uso do psicoestimulante de longa duração pelo adulto exige disciplina. Ele deve ser orientado por seu médico quanto ao horário de administração e seguir corretamente essas instruções. Para evitar aumento de chances de insônia (que pode ocorrer como efeito colateral), deve-se orientar que o uso do medicamento seja feito pela manhã. Se, mesmo assim, houver relato de insônia, esse efeito colateral deve ser informado ao médico para seu correto manejo. Em caso de redução significativa de apetite, um nutricionista pode ser consultado para avaliação e orientação em relação a estratégias que possam ajudar na alimentação. Se ambos os sintomas (insônia e perda de apetite) forem muito intensos e difíceis de manejar, deve-se repensar a conduta inicial e reavaliar a possibilidade de uso de estimulantes de curta ação (MFDO de liberação imediata).

Embora a frequência de efeitos adversos graves psiquiátricos seja rara, eles podem ocorrer. O surgimento de tiques, sintomas depressivos, ansiosos, psicóticos ou maníacos exige que se faça a interrupção imediata da medicação. Nesses casos, é preciso refazer a investigação diagnóstica e a procura por comorbidades.

A presença de comorbidades deve ser avaliada com cautela e de modo individual. Em geral, é indicado iniciar o acompanhamento clínico por meio de condutas terapêuticas apropriadas para o tratamento da condição comórbida. Pacientes com história de uso de substâncias ilícitas e abuso ou dependência de álcool devem ser tratados inicialmente para essas condições. De forma geral, pacientes com transtorno do humor também devem estar estabilizados e eutímicos para início do tratamento de TDAH (Fig. 6.3). Aqueles com epilepsias ou risco aumentado para convulsões devem ser acompanhados por neurologistas, e a avaliação de risco deve ser feita em conjunto. Outras condições clínicas também exigem ponderação, entre as quais merecem destaque história pregressa de tiques, transtornos de ansiedade, transtornos alimentares e transtornos do espectro autista.

Medicações não estimulantes

Atualmente, dois medicamentos não estimulantes têm aprovação para o tratamento do

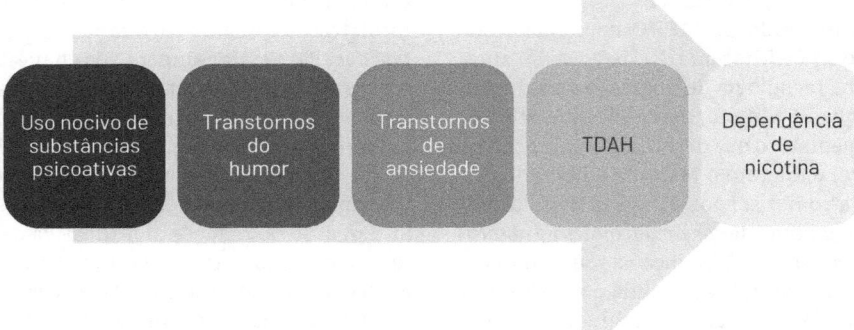

FIGURA 6.3 ▶ Ordem de prioridades no tratamento de comorbidades psiquiátricas.

TDAH. A atomoxetina é um inibidor seletivo da recaptação de norepinefrina e pode ser usada em adultos com TDAH para tratamento dos sintomas de desatenção e hiperatividade. Não parece ter a mesma eficácia que os estimulantes, porém é uma alternativa para indivíduos que apresentam contraindicação para o uso de tais medicamentos. A guanfacina de liberação prolongada é um agonista alfa-adrenérgico de longa duração que pode ser empregado sobretudo no tratamento de sintomas de hiperatividade. Cabe aqui o importante destaque de que o uso das medicações agonistas alfa-adrenérgicas tem sido estudado sobretudo em crianças e adolescentes. O emprego em adultos para o tratamento de TDAH é ainda pouco conhecido. Infelizmente, até o momento, nenhum desses dois fármacos está disponível para uso no Brasil.

O uso de bupropiona, modafinil e antidepressivos tricíclicos é comum quando os pacientes não tiveram boa resposta aos psicoestimulantes. Entretanto, o uso dessas substâncias para o tratamento do TDAH não é indicado em bula e deve ser questionado. Embora haja estudos que indiquem resposta terapêutica ao uso desses fármacos, agências de vigilância internacionais e nacionais não aprovam o uso das substâncias no tratamento do TDAH.[51]

REFERÊNCIAS

1. Barkley RA, Peters H. The earliest reference to ADHD in the medical literature? Melchior Adam Weikard's description in 1775 of "attention deficit" (Mangel der Aufmerksamkeit, Attentio Volubilis). J Atten Disord. 2012;16(8):623-30.
2. Still GF. Some abnormal psychical conditions in children. Lancet. 1902;1008-12, 1077-82.
3. American Psychiatric Association. DSM-II: diagnostic and statistical manual of mental disorders. 2nd ed. Washington: APA; 1968.
4. Biederman J, Faraone SV. Attention-deficit hyperactivity disorder. Lancet. 2005;366(9481):237-48.
5. Polanczyk GV, Willcutt EG, Salum GA, Kieling C, Rohde LA. ADHD prevalence estimates across three decades: an updated systematic review and meta-regression analysis. Int J Epidemiol. 2014;43(2):434-42.
6. Ginsberg Y, Quintero J, Anand E, Casillas M, Upadhyaya HP. Underdiagnosis of attention-deficit/hyperactivity disorder in adult patients: a review of the literature. Prim Care Companion CNS Disord. 2014;16(3).
7. Barkley RA, Murphy KR, Dupaul GI, Bush T. Driving in young adults with attention deficit hyperactivity disorder: knowledge, performance, adverse outcomes, and the role of executive functioning. J Int Neuropsychol Soc. 2002;8(5):655-72.
8. Polanczyk G, de Lima MS, Horta BL, Biederman J, Rohde LA. The worldwide prevalence of ADHD: a systematic review and metaregression analysis. Am J Psychiatry. 2007;164(6):942-8.
9. Matte B, Anselmi L, Salum GA, Kieling C, Gonçalves H, Menezes A, et al. ADHD in DSM-5: a field trial in a large, representative sample of 18- to 19-year-old adults. Psychol Med. 2015;45(2):361-73.
10. Segenreich D, Paez MS, Regalla MA, Fortes D, Faraone SV, Sergeant J, et al. Multilevel analysis of ADHD, anxiety and

depression symptoms aggregation in families. Eur Child Adolesc Psychiatry. 2015;24(5):525-36.
11. Biederman J, Faraone SV, Keenan K, Benjamin J, Krifcher B, Moore C, et al. Further evidence for family-genetic risk factors in attention deficit hyperactivity disorder. Patterns of comorbidity in probands and relatives psychiatrically and pediatrically referred samples. Arch Gen Psychiatry. 1992;49(9):728-38.
12. Larsson H, Chang Z, D'Onofrio BM, Lichtenstein P. The heritability of clinically diagnosed attention deficit hyperactivity disorder across the lifespan. Psychol Med. 2014;44(10):2223-9.
13. Seeman P, Madras BK. Anti-hyperactivity medication: methylphenidate and amphetamine. Mol Psychiatry. 1998;3(5):386-96.
14. Sano A, Kondoh K, Kakimoto Y, Kondo I. A 40-nucleotide repeat polymorphism in the human dopamine transporter gene. Hum Genet. 1993;91(4):405-6.
15. Dark C, Homman-Ludiye J, Bryson-Richardson RJ. The role of ADHD associated genes in neurodevelopment. Dev Biol. 2018;438(2):69-83.
16. Scassellati C, Bonvicini C, Faraone SV, Gennarelli M. Biomarkers and attention-deficit/hyperactivity disorder: a systematic review and meta-analyses. J Am Acad Child Adolesc Psychiatry. 2012;51(10):1003-19.e20.
17. Willcutt EG, Doyle AE, Nigg JT, Faraone SV, Pennington BF. Validity of the executive function theory of attention-deficit/hyperactivity disorder: a meta-analytic review. Biol Psychiatry. 2005;57(11):1336-46.
18. Coghill DR, Seth S, Matthews K. A comprehensive assessment of memory, delay aversion, timing, inhibition, decision making and variability in attention deficit hyperactivity disorder: advancing beyond the three-pathway models. Psychol Med. 2014;44(9):1989-2001.
19. Castellanos FX, Lee PP, Sharp W, Jeffries NO, Greenstein DK, Clasen LS, et al. Developmental trajectories of brain volume abnormalities in children and adolescents with attention-deficit/hyperactivity disorder. JAMA. 2002;288(14):1740-8.
20. Mattfeld AT, Gabrieli JD, Biederman J, Spencer T, Brown A, Kotte A, et al. Brain differences between persistent and remitted attention deficit hyperactivity disorder. Brain. 2014;137(Pt 9):2423-8.
21. American Psychiatric Association. Manual diagnóstico e estatístico de transtornos mentais: DSM-5. 5. ed. Porto Alegre: Artmed; 2014.
22. Nigg JT, Tannock R, Rohde LA. What is to be the fate of ADHD subtypes? An introduction to the special section on research on the ADHD subtypes and implications for the DSM-V. J Clin Child Adolesc Psychol. 2010;39(6):723-5.
23. Mattos P, Segenreich D, Saboya E, Louzã M, Dias G, Romano M. Transcultural adaptation of the Adult Self-Report Scale into portuguese for evaluation of adult attention-deficit/hyperactivity disorder (ADHD). Rev Psiquiatr Clín. 2006;33(4):188-94.
24. Ünsel Bolat G, Ercan ES, Salum GA, Bilaç Ö, Massuti R, Uysal Özaslan T, et al. Validity of proposed DSM-5 ADHD impulsivity symptoms in children. Eur Child Adolesc Psychiatry. 2016;25(10):1121-32.
25. Torgersen T, Gjervan B, Rasmussen K. ADHD in adults: a study of clinical characteristics, impairment and comorbidity. Nord J Psychiatry. 2006;60(1):38-43.

26. Klassen LJ, Katzman MA, Chokka P. Adult ADHD and its comorbidities, with a focus on bipolar disorder. J Affect Disord. 2010;124(1-2):1-8.
27. Klassen LJ, Bilkey TS, Katzman MA, Chokka P. Comorbid attention deficit/hyperactivity disorder and substance use disorder: treatment considerations. Curr Drug Abuse Rev. 2012;5(3):190-8.
28. Wilens TE, Morrison NR. The intersection of attention-deficit/hyperactivity disorder and substance abuse. Curr Opin Psychiatry. 2011;24(4):280-5.
29. Arias AJ, Gelernter J, Chan G, Weiss RD, Brady KT, Farrer L, et al. Correlates of co-occurring ADHD in drug-dependent subjects: prevalence and features of substance dependence and psychiatric disorders. Addict Behav. 2008;33(9):1199-207.
30. Wingo AP, Ghaemi SN. A systematic review of rates and diagnostic validity of comorbid adult attention-deficit/hyperactivity disorder and bipolar disorder. J Clin Psychiatry. 2007;68(11):1776-84.
31. Thompson RA. Emotion regulation: a theme in search of definition. Monogr Soc Res Child Dev. 1994;59(2-3):25-52.
32. Wingo AP, Ghaemi SN. Frequency of stimulant treatment and of stimulant-associated mania/hypomania in bipolar disorder patients. Psychopharmacol Bull. 2008;41(4):37-47.
33. Kessler RC, Adler L, Barkley R, Biederman J, Conners CK, Demler O, et al. The prevalence and correlates of adult ADHD in the United States: results from the National Comorbidity Survey Replication. Am J Psychiatry. 2006;163(4):716-23.
34. Mancini C, Van Ameringen M, Oakman JM, Figueiredo D. Childhood attention deficit/hyperactivity disorder in adults with anxiety disorders. Psychol Med. 1999;29(3):515-25.
35. Olsen JL, Reimherr FW, Marchant BK, Wender PH, Robison RJ. The effect of personality disorder symptoms on response to treatment with methylphenidate transdermal system in adults with attention-deficit/hyperactivity disorder. Prim Care Companion CNS Disord. 2012;14(5).
36. Ginsberg Y, Hirvikoski T, Lindefors N. Attention deficit hyperactivity disorder (ADHD) among longer-term prison inmates is a prevalent, persistent and disabling disorder. BMC Psychiatry. 2010;10:112.
37. Robison RJ, Reimherr FW, Gale PD, Marchant BK, Williams ED, Soni P, et al. Personality disorders in ADHD part 2: the effect of symptoms of personality disorder on response to treatment with OROS methylphenidate in adults with ADHD. Ann Clin Psychiatry. 2010;22(2):94-102.
38. Faraone SV, Biederman J, Spencer TJ, Aleardi M. Comparing the efficacy of medications for ADHD using meta-analysis. MedGenMed. 2006;8(4):4.
39. Nazar BP, Bernardes C, Peachey G, Sergeant J, Mattos P, Treasure J. The risk of eating disorders comorbid with attention-deficit/hyperactivity disorder: a systematic review and meta-analysis. Int J Eat Disord. 2016;49(12):1045-1057.
40. Kaisari P, Dourish CT, Rotshtein P, Higgs S. Associations between core symptoms of attention deficit hyperactivity disorder and both binge and restrictive eating. Front Psychiatry. 2018;9:103.
41. Sobanski E, Banaschewski T, Asherson P, Buitelaar J, Chen W, Franke B, et al. Emotional lability in children and adolescents with attention deficit/hyperactivity disorder (ADHD): clinical correlates and familial prevalence. J Child Psychol Psychiatry. 2010;51(8):915-23.

42. Stringaris A, Goodman R. Mood lability and psychopathology in youth. Psychol Med. 2009;39(8):1237-45.
43. Surman CB, Biederman J, Spencer T, Miller CA, McDermott KM, Faraone SV. Understanding deficient emotional self-regulation in adults with attention deficit hyperactivity disorder: a controlled study. Atten Defic Hyperact Disord. 2013;5(3):273-81.
44. Shaw P, Stringaris A, Nigg J, Leibenluft E. Emotion dysregulation in attention deficit hyperactivity disorder. Am J Psychiatry. 2014;171(3):276-93.
45. Manos MJ, Brams M, Childress AC, Findling RL, López FA, Jensen PS. Changes in emotions related to medication used to treat ADHD. Part I: literature review. J Atten Disord. 2011;15(2):101-12.
46. Mongia M, Hechtman L. Cognitive behavior therapy for adults with attention-deficit/hyperactivity disorder: a review of recent randomized controlled trials. Curr Psychiatry Rep. 2012;14(5):561-7.
47. Stevenson J, Buitelaar J, Cortese S, Ferrin M, Konofal E, Lecendreux M, et al. Research review: the role of diet in the treatment of attention-deficit/hyperactivity disorder--an appraisal of the evidence on efficacy and recommendations on the design of future studies. J Child Psychol Psychiatry. 2014;55(5):416-27.
48. Daley D, van der Oord S, Ferrin M, Danckaerts M, Doepfner M, Cortese S, et al. Behavioral interventions in attention-deficit/hyperactivity disorder: a meta-analysis of randomized controlled trials across multiple outcome domains. J Am Acad Child Adolesc Psychiatry. 2014;53(8):835-47, 847.e1-5.
49. López-Pinar C, Martínez-Sanchís S, Carbonell-Vayá E, Fenollar-Cortés J, Sánchez-Meca J. Long-term efficacy of psychosocial treatments for adults with attention-deficit/hyperactivity disorder: a meta-analytic review. Front Psychol. 2018;9:638.
50. Faraone SV, Glatt SJ. A comparison of the efficacy of medications for adult attention-deficit/hyperactivity disorder using meta-analysis of effect sizes. J Clin Psychiatry. 2010;71(6):754-63.
51. Maneeton N, Maneeton B, Intaprasert S, Woottiluk P. A systematic review of randomized controlled trials of bupropion versus methylphenidate in the treatment of attention-deficit/hyperactivity disorder. Neuropsychiatr Dis Treat. 2014;10:1439-49.

CAPÍTULO 7

TRANSTORNO DE DÉFICIT DE ATENÇÃO/ HIPERATIVIDADE E APRENDIZAGEM

Rafael Martins Coelho
Bruno Palazzo Nazar
Daniel Segenreich

PONTOS-CHAVE

- O transtorno de déficit de atenção/hiperatividade (TDAH) é caracterizado pela presença de sintomas de desatenção, disfunção executiva e comprometimento da memória operacional. Os desfechos negativos são diversos, incluindo dificuldades em processos de aprendizagem formal e informal.
- As dificuldades de aprendizagem associadas ao TDAH não devem ser confundidas com os diagnósticos dos denominados transtornos da aprendizagem. Esses transtornos podem ser exemplificados pelos diagnósticos outrora chamados de discalculia, dislexia e disortografia.
- Os transtornos da aprendizagem podem se apresentar como comorbidades em pacientes com o diagnóstico de TDAH.
- A partir de uma queixa inicial de dificuldade de aprendizagem, deve-se fazer o diagnóstico correto para um tratamento adequado. O diagnóstico diferencial entre déficits cognitivos globais, déficit específico de linguagem, transtornos da aprendizagem e TDAH, entre outros, é fundamental.
- O tratamento pode envolver estratégias tanto farmacológicas quanto não farmacológicas. Embora o tratamento do TDAH com medicamento já seja bem-estabelecido, ele não deve ser a prioridade no caso de pré-escolares.
- Equipes multidisciplinares, que envolvam pedagogos, psicólogos, fonoaudiólogos, entre outros, são fundamentais no acompanhamento desses pacientes.

> **VINHETA CLÍNICA 7.1**
>
> M. E. G., 11 anos de idade, sexo feminino, estudante do 6º ano do ensino fundamental, é trazida para consulta médica por sua mãe e sua madrinha. O motivo principal para avaliação são as dificuldades escolares que ela apresenta desde o 4º ano. A mãe relata desinteresse da filha pela escola e pela leitura; diz que M. E. G. nunca gostou de ler e sempre "enrola" muito para sentar-se e estudar quando ela manda; ainda, ressalta que, mesmo quando tenta estudar, M. E. G. logo se distrai com celular ou televisão. A mãe também relata que a filha lê mal, além de cometer muitos erros de ortografia na escrita, mas esse não seria o principal problema, pois o pai de M. E. G. apresentava as mesmas dificuldades com leitura e escrita e, assim como a filha, não gostava de ler. A madrinha, que ajuda na criação e no custeio dos estudos da menina, diz que ela sempre foi desatenta, mais desligada na escola, e que, apesar da queda no desempenho escolar ter se tornado evidente a partir do 4º ano, a escola já relatava desatenção frequente em sala de aula e conversa excessiva com colegas. Desde o 4º ano, as queixas de lentidão para copiar o conteúdo do quadro, entrega de trabalhos incompletos e dificuldades para interpretação de texto ficaram mais evidentes. M. E. G. apresenta desempenho escolar inferior à média da turma, sendo suas piores notas em português, matemática e redação. Ao exame, ela apresenta interação adequada com o examinador, embora seja bastante econômica na fala e elabore pouco suas respostas. Ela parece desatenta em alguns momentos, e algumas perguntas precisam ser repetidas. Humor eutímico. Não demonstra ansiedade ou preocupação com o motivo da avaliação. Em entrevista clínica, há sete sintomas de desatenção e três de hiperatividade (7D/3HI). No questionário (SNAP) preenchido pelas informantes, há 8D/4HI.

Indivíduos com TDAH costumam ter dificuldades escolares, com desempenho acadêmico inferior ao daqueles que não têm o diagnóstico. Outros aspectos clínicos comumente associados ao TDAH, como problemas de memória operacional e déficits em funções executivas, também parecem correlacionados ao prejuízo observado no desempenho escolar.[1-6] Por apresentar comumente um curso clínico crônico, com sintomas persistindo ao longo da vida, as dificuldades encontradas no desenvolvimento das habilidades escolares costumam ser observadas, durante a vida escolar, desde a pré-escola, podendo atingir o período de ensino superior (Tab. 7.1).[7] Contudo, os comprometimentos e as dificuldades variam em cada fase da vida do paciente com TDAH.[6,8-11]

Estima-se que ao menos 45% das crianças com TDAH apresentem também algum transtorno específico da aprendizagem. Em crianças sem o diagnóstico de TDAH, a prevalência é estimada em 5%.[12] Cerca de 65% das crianças com o transtorno apresentam problemas significativos com produção textual e escrita; 32%, problemas de leitura; e 30%, dificuldades significativas com matemática.[12]

Neste capítulo, será abordado como o TDAH prejudica os processos de aprendizagem, bem como serão apresentadas propostas para auxiliar na realização do diagnóstico diferencial de pacientes com queixas clínicas de dificuldade de aprendizagem e desatenção. As dificuldades de aprendizagem podem também ter outras causas isoladas, como os transtornos específicos da aprendizagem (antes denominados dislexia, disortografia e discalculia), ou serem decorrentes de TDAH em comorbidade com transtorno específico da aprendizagem. Cabe ressaltar, contudo, que a aprendizagem pode ser perturbada por diversas outras causas. Entre elas, pode-se citar:

- condições clínicas diversas (anemia, hipotireoidismo)

TABELA 7.1 ▶ PROBLEMAS CAUSADOS PELO TDAH EM DIFERENTES ETAPAS DA ESCOLARIDADE

Etapa	Problemas
Pré-escola	• Dificuldade para concluir tarefas. • Faz muitas perguntas, mas não escuta as orientações. • Descontrole quando contrariado por colegas de classe. • Dificuldade para permanecer sentado como outras crianças.
Anos iniciais do ensino fundamental	• Deixa muitas questões em branco ou incompletas em provas. • Impulsivo com colegas e professores. • Conversa excessivamente com colegas em sala de aula. • Dificuldade para lembrar-se das orientações do professor.
Anos finais do ensino fundamental	• Esquece com frequência de levar materiais necessários para a escola. • Deixa questões incompletas ou esquece de fazer questões no verso das folhas de provas. • Dificuldades de habilidades sociais em relacionamentos com colegas de classe. • Resumos e trabalhos imprecisos, faltando aspectos centrais. Frequentemente não se lembra das orientações fornecidas por professores.
Ensino médio	• Dificuldade para chegar à escola no horário esperado, problemas com pontualidade. • Fala com professores de modo inadequado ou argumenta excessivamente tanto com professores quanto com outras autoridades escolares. • Não entrega ou não faz deveres de casa. • Não concluiu projetos, mesmo com tempo suficiente. • Necessita de material escolar emprestado dos colegas, pois perde o seu com frequência.

- problemas no ambiente familiar (falta de suporte familiar, práticas parentais inadequadas, conflito familiar, maus-tratos)
- fatores psicossociais (ausência de acesso à educação adequada, baixo nível socioeconômico)
- problemas em ambiente escolar (práticas pedagógicas inadequadas, situações de agressão e ofensa entre escolares).

Todas essas questões devem ser sempre investigadas.

O estudo aprofundado da aprendizagem tem sua própria (e longa) história, com diferentes métodos de investigação de seus processos e mecanismos. A pedagogia possui diversas teorias desde suas abordagens iniciais e clássicas (*estruturalismo* e *funcionalismo*) até as abordagens mais recentes (*behaviorismo* e *teorias cognitivas*). Não é objetivo deste capítulo um estudo detalhado sobre aprendizagem ou pedagogia. Será discutido aqui como o TDAH pode ter impacto sobre o potencial de aprendizagem de um indivíduo. Um aprofundamento sobre aprendizagem com uma abordagem mais ampla pode ser encontrado em outras referências, como

Teorias da aprendizagem: o que o professor disse, de Guy R. Lefrançois.[13]

EVOLUÇÃO HISTÓRICA DO CONCEITO

Aprendizagem ▶ "[...] toda mudança relativamente permanente no potencial de comportamento, que resulta da experiência, mas não é causada por cansaço, maturação, drogas, lesões ou doença [...] é o que acontece ao organismo como resultado da experiência."[13]

Apesar de, geralmente, ser observável a partir da mudança do comportamento, pode-se dizer que a aprendizagem é um processo neurológico invisível. Uma aprendizagem eficaz implica mudanças no *potencial* e na *inclinação* para fazer algo, isto é, mudanças na capacidade e na disposição para um desempenho (Fig. 7.1).[13]

O interesse sobre as dificuldades de aprendizagem e os primeiros estudos sobre o tema remontam ao século XIX (anos 1800). Os grandes avanços na área de neurologia ocorridos de 1800 até 1920, como as correlações entre lesões

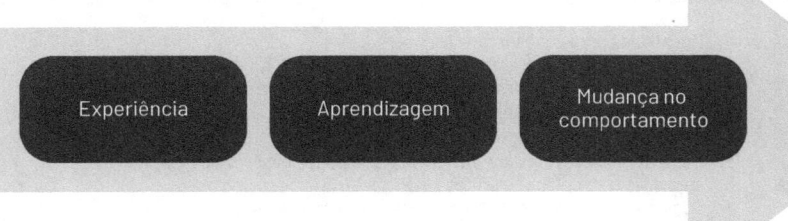

FIGURA 7.1 ▶ Esquema do processo de aprendizagem.
Fonte: Adaptada de Lefrançois.[13]

cerebrais e déficits cognitivos, seguidas pela inédita localização das áreas cerebrais responsáveis pela linguagem, foram, por exemplo, a base para a formulação do conceito de "cegueira para texto/palavra", de Adolph Kussmaul, que mais tarde se transformaria no conceito mais atual de "déficit específico de leitura".[14] Outros pesquisadores foram igualmente fundamentais, como John Hinselwood, que identificou o giro angular como local do processamento de leitura e, junto com W. Pringle Morgan, investigou o caráter hereditário dos déficits de leitura.[14]

No período entre 1920 e 1960, houve um aumento de interesse pelos estudos sobre as correlações entre os processos cognitivos e os diversos distúrbios clínicos de origem neurológica. Ainda nesse período, ocorreram avanços sobre o entendimento e a conceituação de inteligência (p. ex., a criação do Teste de Inteligência de Stanford-Binet) e, com isso, o desenvolvimento dos primeiros testes diagnósticos para avaliação de nível cognitivo e problemas de aprendizagem em estudantes.

Entre 1960 e 1975, estabeleceu-se o termo "déficits de aprendizado" com o intuito de melhor definir uma categoria diagnóstica formal. Foi Samuel Lirk, em 1963, quem criou o termo "déficit de aprendizado", empregando-o em uma de suas palestras para pais de crianças com "deficiências perceptivas".[14] Ainda nessa época, houve a inclusão dos déficits de aprendizado na agenda oficial do governo norte-americano e a fundação das primeiras organizações de familiares e pacientes com déficits de aprendizado. Surgiram novos programas educacionais para estudantes com déficits de aprendizado, baseados em treinamento perceptivo e teorias psicológicas modernas. Em 1969, o congresso norte-americano aprovou o Children with Learning Disabilities Act e, em 1970, criou o programa Education of the Handicapped Act, consolidando, assim, o desenvolvimento de programas educacionais para estudantes com déficits de aprendizado.

Os anos entre 1975 e 1985 foram de continuidade nas pesquisas sobre os transtornos da aprendizagem. A partir de 1985, houve consolidação desse campo de estudos, mesmo sob críticas e questionamentos diversos. Discussões acaloradas podem ser observadas até hoje, especialmente sobre a validade dos diagnósticos de transtorno da aprendizagem e dos manuais diagnósticos atuais.

Os registros mais antigos sobre crianças com sintomas de TDAH datam do início do século XX, com a publicação, na *The Lancet*, do poema *The story of Fidgety Philip*, de 1845.[15] A ritalina foi aprovada pela Food and Drug Administration (FDA) para tratamento da depressão em 1955, contudo, apenas na década de 1960, foi usada pela primeira vez para o tratamento de crianças com síndrome hipercinética. Antes de receber a nomenclatura atual de transtorno de déficit de atenção/hiperatividade, o TDAH já teve diversos nomes, como disritmia, doença cerebral mínima, transtorno de déficit de atenção e distúrbio de déficit de atenção.

Mudanças na quinta edição do *Manual diagnóstico e estatístico de transtornos mentais* (DSM-5), lançada em 2013, e indicadas na versão beta da décima primeira edição da *Classificação estatística internacional de doenças e problemas relacionados à saúde* (CID-11) mostram uma aproximação dos critérios para o diagnóstico de TDAH e transtornos da aprendizagem.[17] A Tabela 7.2 apresenta as denominações diagnósticas utilizadas pela CID-10, pela versão beta da CID-11 e pelo DSM-5. Cabe ressaltar, contudo, que a CID-11 ainda não foi lançada, não dispondo, assim, de tradução para a língua portuguesa.[16,19]

EPIDEMIOLOGIA

Segundo o DSM-5,[16] os transtornos da aprendizagem agrupados têm prevalência de 5 a 15% em crianças, e em torno de 4% em adultos, com predomínio no sexo masculino. O TDAH tem prevalência estimada de 5% em crianças e de 2,5% em adultos. A Tabela 7.3 apresenta dados sobre a prevalência do transtorno do desenvolvimento intelectual, estimada em 1% da população. Como pode-se observar, assim como o TDAH e outros transtornos da aprendizagem, o transtorno do desenvolvimento intelectual está mais presente no sexo masculino do que no feminino.[16]

TABELA 7.2 ▶ DENOMINAÇÕES DIAGNÓSTICAS ATUAIS

CID-10	DSM-5	CID-11*
Transtorno específico da leitura Transtorno específico de habilidades aritméticas Transtorno misto das habilidades escolares	Transtorno específico da aprendizagem: Com prejuízo na leitura Com prejuízo na expressão escrita Com prejuízo na matemática	Developmental learning disorder: With impairment in reading With impairment in writing expression With impairment in mathematics
Perturbação da atividade e atenção	Transtorno de déficit de atenção/hiperatividade	Attention deficit hyperactivity disorder

*Ainda sem tradução oficial no Brasil.
Fonte: Elaborada com base em American Psychiatric Association[16] e World Health Organization.[17,19,20]

TABELA 7.3 ▶ PREVALÊNCIA DO TRANSTORNO DO DESENVOLVIMENTO INTELECTUAL

Diagnóstico		Prevalência em crianças	Prevalência em adultos	Proporção entre gêneros
TDAH		5%	2,5%	Crianças 2:1 Adultos 1,6:1
Transtorno específico da aprendizagem	Dislexia	5 a 15%	4%	2:1 até 3:1
	Disortografia			
	Discalculia			
Transtorno do desenvolvimento intelectual		1%	1%	1,6:1

APRESENTAÇÃO CLÍNICA

TRANSTORNO DE DÉFICIT DE ATENÇÃO/HIPERATIVIDADE

O TDAH é caracterizado por um padrão persistente de sintomas de desatenção, hiperatividade e impulsividade em nível superior ao observado normalmente em crianças, com a presença de comprometimento em ambiente escolar, familiar ou social; tais sintomas não podem ser mais bem explicados por outra condição médica ou psiquiátrica, bem como não devem ser resultado do efeito de substância psicoativa ou medicamento em uso.[16] No Quadro 7.1, são apresentados os critérios diagnósticos do TDAH e as formas de apresentação do transtorno.

Apesar de os critérios operacionais para seu diagnóstico enfatizarem os sintomas de desatenção, hiperatividade e impulsividade, o TDAH compreende uma série de outros déficits neuropsicológicos, que envolvem outras habilidades cognitivas e podem estar presentes em maior ou menor intensidade em cada indivíduo. Os sintomas centrais definidos pelo DSM-5 e pela CID-10 seriam apenas a ponta de um *iceberg* (Fig. 7.2).

O TDAH tem como sintomas centrais a desatenção, a hiperatividade e a impulsividade, porém sua apresentação clínica não se restringe a esses sintomas. O transtorno também pro-

---

QUADRO 7.1 ▶ CRITÉRIOS DIAGNÓSTICOS DO TDAH E SUAS FORMAS DE APRESENTAÇÃO, SEGUNDO O DSM-5

TRANSTORNO DE DÉFICIT DE ATENÇÃO/HIPERATIVIDADE

A. Um padrão persistente de desatenção e/ou hiperatividade-impulsividade que interfere no funcionamento e no desenvolvimento, conforme caracterizado por (1) e/ou (2):

1 – Desatenção: Seis (ou mais) dos seguintes sintomas persistem por pelo menos seis meses em um grau que é inconsistente com o nível do desenvolvimento e têm impacto negativo diretamente nas atividades sociais e acadêmicas/profissionais: **Nota:** Os sintomas não são apenas uma manifestação de comportamento opositor, desafio, hostilidade ou dificuldade para compreender tarefas ou instruções. Para adolescentes mais velhos e adultos (17 anos ou mais), pelo menos cinco sintomas são necessários.

a. Frequentemente não presta atenção em detalhes ou comete erros por descuido em tarefas escolares, no trabalho ou durante outras atividades (p. ex., negligência ou deixa passar detalhes, o trabalho é impreciso).
b. Frequentemente tem dificuldade de manter a atenção em tarefas ou atividades lúdicas (p. ex., dificuldade de manter o foco durante aulas, conversas ou leituras prolongadas).
c. Frequentemente parece não escutar quando alguém lhe dirige a palavra diretamente (p. ex., parece estar com a cabeça longe, mesmo na ausência de qualquer distração óbvia).
d. Frequentemente não segue instruções até o fim e não consegue terminar trabalhos escolares, tarefas ou deveres no local de trabalho (p. ex., começa as tarefas, mas rapidamente perde o foco e facilmente perde o rumo).
e. Frequentemente tem dificuldade para organizar tarefas e atividades (p. ex., dificuldade em gerenciar tarefas sequenciais, dificuldade em manter materiais e objetos pessoais em ordem, trabalho desorganizado e desleixado, mau gerenciamento do tempo, dificuldade em cumprir prazos).
f. Frequentemente evita, não gosta ou reluta em se envolver em tarefas que exijam esforço mental prolongado (p. ex., trabalhos escolares ou lições de casa; para adolescentes mais velhos e adultos, preparo de relatórios, preenchimento de formulários, revisão de trabalhos longos).
g. Frequentemente perde coisas necessárias para tarefas ou atividades (p. ex., materiais escolares, lápis, livros, instrumentos, carteiras, chaves, documentos, óculos, celular).
h. Com frequência é facilmente distraído por estímulos externos (para adolescentes mais velhos e adultos, pode incluir pensamentos não relacionados).
i. Com frequência é esquecido em relação a atividades cotidianas (p. ex., realizar tarefas, obrigações; para adolescentes mais velhos e adultos, retornar ligações, pagar contas, manter horários agendados).

Continua

QUADRO 7.1 ▶ CRITÉRIOS DIAGNÓSTICOS DO TDAH E SUAS FORMAS DE APRESENTAÇÃO, SEGUNDO O DSM-5

2. Hiperatividade e impulsividade: Seis (ou mais) dos seguintes sintomas persistem por pelo menos seis meses em um grau que é inconsistente com o nível do desenvolvimento e têm impacto negativo diretamente nas atividades sociais e acadêmicas/profissionais: **Nota:** Os sintomas não são apenas uma manifestação de comportamento opositor, desafio, hostilidade ou dificuldade para compreender tarefas ou instruções. Para adolescentes mais velhos e adultos (17 anos ou mais), pelo menos cinco sintomas são necessários.
a. Frequentemente remexe ou batuca as mãos ou os pés ou se contorce na cadeira.
b. Frequentemente levanta da cadeira em situações em que se espera que permaneça sentado (p. ex., sai do seu lugar em sala de aula, no escritório ou em outro local de trabalho ou em outras situações que exijam que se permaneça em um mesmo lugar).
c. Frequentemente corre ou sobe nas coisas em situações em que isso é inapropriado. **(Nota:** Em adolescentes ou adultos, pode se limitar a sensações de inquietude.)
d. Com frequência é incapaz de brincar ou se envolver em atividades de lazer calmamente.
e. Com frequência "não para", agindo como se estivesse "com o motor ligado" (p. ex., não consegue ou se sente desconfortável em ficar parado por muito tempo, como em restaurantes, reuniões; outros podem ver o indivíduo como inquieto ou difícil de acompanhar).
f. Frequentemente fala demais.
g. Frequentemente deixa escapar uma resposta antes que a pergunta tenha sido concluída (p. ex., termina frases dos outros, não consegue aguardar a vez de falar).
h. Frequentemente tem dificuldade para esperar a sua vez (p. ex., aguardar em uma fila).
i. Frequentemente interrompe ou se intromete (p. ex., mete-se nas conversas, jogos ou atividades; pode começar a usar as coisas de outras pessoas sem pedir ou receber permissão; para adolescentes e adultos, pode intrometer-se em ou assumir o controle sobre o que outros estão fazendo).

B. Vários sintomas de desatenção ou hiperatividade-impulsividade estavam presentes antes dos 12 anos de idade.
C. Vários sintomas de desatenção ou hiperatividade-impulsividade estão presentes em dois ou mais ambientes (p. ex., em casa, na escola, no trabalho; com amigos ou parentes; em outras atividades).
D. Há evidências claras de que os sintomas interferem no funcionamento social, acadêmico ou profissional ou de que reduzem sua qualidade.
E. Os sintomas não ocorrem exclusivamente durante o curso de esquizofrenia ou outro transtorno psicótico e não são mais bem explicados por outro transtorno mental (p. ex., transtorno do humor, transtorno de ansiedade, transtorno dissociativo, transtorno da personalidade, intoxicação ou abstinência de substância).

Determinar o subtipo:
314.01 (F90.2) Apresentação combinada: Se tanto o Critério A1 (desatenção) quanto o Critério A2 (hiperatividade-impulsividade) são preenchidos nos últimos 6 meses.
314.00 (F90.0) Apresentação predominantemente desatenta: Se o Critério A1 (desatenção) é preenchido, mas o Critério A2 (hiperatividade-impulsividade) não é preenchido nos últimos 6 meses.
314.01 (F90.1) Apresentação predominantemente hiperativa/impulsiva: Se o Critério A2 (hiperatividade-impulsividade) é preenchido, mas o Critério A1 (desatenção) não é preenchido nos últimos 6 meses.

Especificar se:
Em remissão parcial: Quando todos os critérios foram preenchidos no passado, nem todos os critérios foram preenchidos nos últimos 6 meses, e os sintomas ainda resultam em prejuízo no funcionamento social, acadêmico ou profissional.

Especificar a gravidade atual:
Leve: Poucos sintomas, se algum, estão presentes além daqueles necessários para fazer o diagnóstico, se os sintomas resultam em não mais do que pequenos prejuízos no funcionamento social ou profissional.
Moderada: Sintomas ou prejuízo funcional entre "leve" e "grave" estão presentes.
Grave: Muitos sintomas além daqueles necessários para fazer o diagnóstico estão presentes, ou vários sintomas particularmente graves estão presentes, ou os sintomas podem resultar em prejuízo acentuado no funcionamento social ou profissional.

Fonte: American Psychiatric Association.[16]

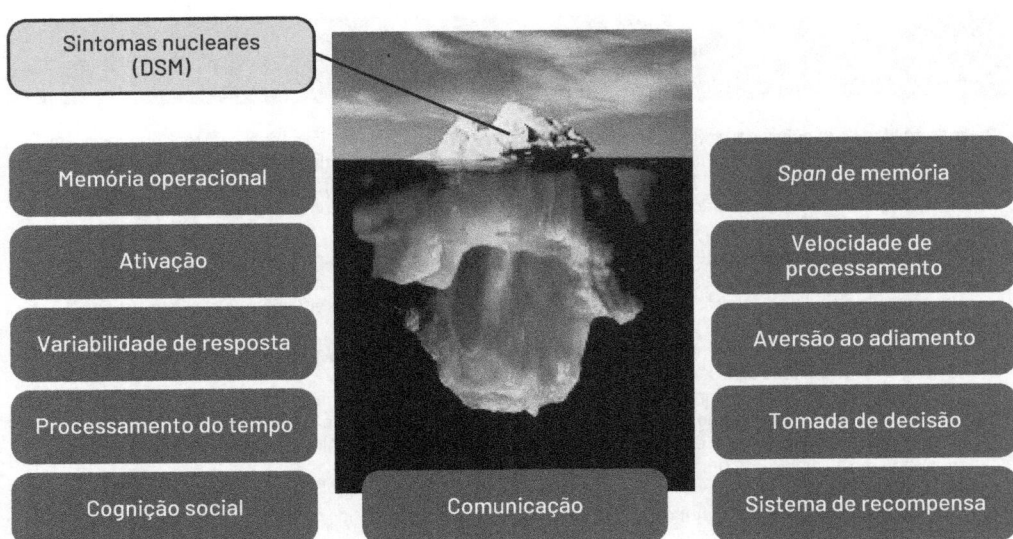

FIGURA 7.2 ▶ TDAH: além de desatenção, hiperatividade/impulsividade. Representação de como os sintomas nucleares do TDAH seriam apenas a ponta de um iceberg, com diversos outros déficits neuropsicológicos também presentes.
Fonte: Cortesia do professor Paulo Mattos.

duz comprometimento em outras funções em todas as faixas etárias, como:

- déficits em memória operacional
- linguagem e comunicação
- velocidade de processamento, percepção da passagem de tempo
- funções executivas e resolução de problemas
- ativação
- variabilidade de resposta
- aversão ao adiamento e tomada de decisão
- cognição social e habilidades sociais[21,22]

Portanto, o prejuízo no aprendizado é decorrente não apenas dos sintomas de desatenção, hiperatividade e impulsividade, mas também de outros déficits em graus variáveis de apresentação.[23-27]

TRANSTORNOS ESPECÍFICOS DA APRENDIZAGEM

Os transtornos específicos da aprendizagem são caracterizados por dificuldades persistentes para aprender habilidades acadêmicas fundamentais, que geralmente têm início durante os anos de escolarização formal e persistem ao longo da vida. Essas dificuldades costumam acarretar prejuízo acadêmico significativo ao indivíduo.[16] Além desses aspectos, é fundamental que as dificuldades apresentadas pelo indivíduo não possam ser mais bem explicadas por um diagnóstico de deficiência cognitiva global, outra condição clínica que prejudique o neurodesenvolvimento ou mesmo pela impossibilidade de acesso apropriado à educação formal de qualidade.[28] Cabe ainda ressaltar que a categoria nosológica denominada "transtornos específicos da aprendizagem", estabelecida pelos sistemas diagnósticos atuais (DSM e CID), não deve ser considerada sinônimo de expressões inespecíficas como "dificuldades de aprendizagem" e "déficit de aprendizagem" (Tab. 7.4).[28]

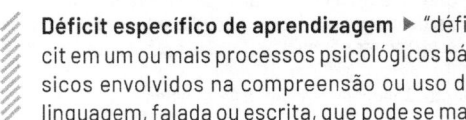

Déficit específico de aprendizagem ▶ "déficit em um ou mais processos psicológicos básicos envolvidos na compreensão ou uso da linguagem, falada ou escrita, que pode se ma-

TABELA 7.4 ▶ DIFERENÇAS ENTRE DIFICULDADE DE APRENDIZAGEM E TRANSTORNOS ESPECÍFICOS DA APRENDIZAGEM

PROBLEMAS NA APRENDIZAGEM

	Classificação	Principais características	Prognóstico
Dificuldades de aprendizagem	Evolutivas	• Dificuldades leves e não persistentes • Metodologia de ensino inadequada • Suporte familiar insuficiente • Fatores psicossociais • Costumam ser temporários	Bom – com ajuda pedagógica e correção dos fatores de risco
	Secundárias	• Secundárias a outras condições (comprometimento cognitivo, doenças crônicas e outros quadros neurológicos) • Queixas mais gerais e inespecíficas • Falta de motivação, desatenção, dificuldades causadas pelas condições associadas	Variável – depende do nível de comprometimento e limitações relacionadas aos quadros associados
Transtornos específicos da aprendizagem (leitura, escrita e matemática)	Leve e moderado	• Problemas específicos de leitura, escrita ou matemática • Não são secundários a condições neurológicas, sensoriais ou doenças médicas crônicas não corrigidas • Persistentes se não recebem intervenção adequada	Bom – com intervenção terapêutica adequada (terapia fonoaudiológica, psicoterapia e treinamento específico para matemática)
	Grave	• Maior gravidade dos problemas específicos (leitura, escrita ou matemática) • Persistentes ao longo da vida (déficits são atenuados, embora ainda persistam)	Reservado – há maior variabilidade na resposta às intervenções específicas, além da dependência de outros fatores (QI, suporte, diagnóstico precoce)

QI: quociente de inteligência.
Fonte: Elaborada com base em Rotta e colaboradores.[30]

nifestar pela habilidade deficitária para ouvir, pensar, falar, escrever, soletrar ou realizar cálculos matemáticos."[29]

Transtorno específico da aprendizagem ▶ "diagnóstico médico caracterizado por dificuldades na aprendizagem e no uso de habilidades acadêmicas (em leitura, escrita compreensão ou matemática) que tenham persistido por mais de 6 meses, mesmo após intervenções dirigidas a tais dificuldades".[16]

Os transtornos específicos da aprendizagem geram prejuízo na leitura, na escrita e nas habilidades matemáticas. Tais transtornos correspondem aos diagnósticos passados de dislexia, disortografia e discalculia, respectivamente (Tabs. 7.5 e 7.6). O DSM-5[16] sugere que tais termos sejam substituídos por suas categorias propostas. Contudo, ainda há controvérsia entre pesquisadores desse campo sobre qual a melhor terminologia a ser utilizada.

O Quadro 7.2 apresenta os critérios diagnósticos atuais de transtorno específico da aprendizagem segundo o DSM-5.[16]

AVALIAÇÃO DIAGNÓSTICA

As queixas de "dificuldades de aprendizado" e "desatenção" são frequentes no atendimento de crianças e adolescentes, tanto por pediatras quanto por psiquiatras. Contudo, isso não significa que toda queixa de desatenção aponte para um diagnóstico de TDAH, da mesma forma que nem toda queixa de dificuldade de aprendizado representa um diagnóstico de transtorno específico da aprendizagem.[32] Portanto, a avaliação clínica de queixas sobre "mau desempenho escolar" requer investigação sistemática sobre seu início, curso evolutivo, revisão do histórico gestacional e de parto, bem como do desenvolvimento neuropsicomotor do indivíduo.[33,34] A revisão do histórico escolar e

QUADRO 7.2 ▶ CRITÉRIOS DIAGNÓSTICOS DE TRANSTORNO ESPECÍFICO DA APRENDIZAGEM, SEGUNDO O DSM-5

TRANSTORNO ESPECÍFICO DA APRENDIZAGEM

A. Dificuldades na aprendizagem e no uso de habilidades acadêmicas, conforme indicado pela presença de ao menos um dos sintomas a seguir que tenha persistido por pelo menos 6 meses, apesar da provisão de intervenções dirigidas a essas dificuldades:
1. Leitura de palavras de forma imprecisa ou lenta e com esforço (p. ex., lê palavras isoladas em voz alta, de forma incorreta ou lenta e hesitante, frequentemente adivinha palavras, tem dificuldade de soletrá-las).
2. Dificuldade para compreender o sentido do que é lido (p. ex., pode ler o texto com precisão, mas não compreende a sequência, as relações, as inferências ou os sentidos mais profundos do que é lido).
3. Dificuldades para ortografar (ou escrever ortograficamente) (p. ex., pode adicionar, omitir ou substituir vogais e consoantes).
4. Dificuldades com a expressão escrita (p. ex., comete múltiplos erros de gramática ou pontuação nas frases; emprega organização inadequada de parágrafos; expressão escrita das ideias sem clareza).
5. Dificuldades para dominar o senso numérico, fatos numéricos ou cálculo (p. ex., entende números, sua magnitude e relações de forma insatisfatória; conta com os dedos para adicionar números de um dígito em vez de lembrar o fato aritmético, como fazem os colegas; perde-se no meio de cálculos aritméticos e pode trocar as operações).
6. Dificuldades no raciocínio (p. ex., tem grave dificuldade em aplicar conceitos, fatos ou operações matemáticas para solucionar problemas quantitativos).

B. As habilidades acadêmicas afetadas estão substancial e quantitativamente abaixo do esperado para a idade cronológica do indivíduo, causando interferência significativa no desempenho acadêmico ou profissional ou nas atividades cotidianas, confirmada por meio de medidas de desempenho padronizadas administradas individualmente e por avaliação clínica abrangente. Para indivíduos com 17 anos ou mais, história documentada das dificuldades de aprendizagem com prejuízo pode ser substituída por uma avaliação padronizada.

C. As dificuldades de aprendizagem iniciam-se durante os anos escolares, mas podem não se manifestar completamente até que as exigências pelas habilidades acadêmicas afetadas excedam as capacidades limitadas do indivíduo (p. ex., em testes cronometrados, em leitura ou escrita de textos complexos longos e com prazo curto, em alta sobrecarga de exigências acadêmicas).

D. As dificuldades de aprendizagem não podem ser explicadas por deficiências intelectuais, acuidade visual ou auditiva não corrigida, outros transtornos mentais ou neurológicos, adversidade psicossocial, falta de proficiência na língua de instrução acadêmica ou instrução educacional inadequada.

Nota: Os quatro critérios diagnósticos devem ser preenchidos com base em uma síntese clínica da história do indivíduo (do desenvolvimento, médica, familiar, educacional), em relatórios escolares e em avaliação psicoeducacional.

Continua

QUADRO 7.2 ▶ CRITÉRIOS DIAGNÓSTICOS DE TRANSTORNO ESPECÍFICO DA APRENDIZAGEM, SEGUNDO O DSM-5

Nota para codificação: Especificar todos os domínios e sub-habilidades acadêmicos prejudicados. Quando mais de um domínio estiver prejudicado, cada um deve ser codificado individualmente conforme os especificadores a seguir.

Especificar se:
315.00 (F81.0) Com prejuízo na leitura:
Precisão na leitura de palavras
Velocidade ou fluência da leitura
Compreensão da leitura
Nota: *Dislexia* é um termo alternativo usado em referência a um padrão de dificuldades de aprendizagem caracterizado por problemas no reconhecimento preciso ou fluente de palavras, problemas de decodificação e dificuldades de ortografia. Se o termo dislexia for usado para especificar esse padrão particular de dificuldades, é importante também especificar quaisquer dificuldades adicionais que estejam presentes, tais como dificuldades na compreensão da leitura ou no raciocínio matemático.

315.2 (F81.81) Com prejuízo na expressão escrita:
Precisão na ortografia
Precisão na gramática e na pontuação
Clareza ou organização da expressão escrita

315.1 (F81.2) Com prejuízo na matemática:
Senso numérico
Memorização de fatos aritméticos
Precisão ou fluência de cálculo
Precisão no raciocínio matemático
Nota: *Discalculia* é um termo alternativo usado em referência a um padrão de dificuldades caracterizado por problemas no processamento de informações numéricas, aprendizagem de fatos aritméticos e realização de cálculos precisos ou fluentes. Se o termo discalculia for usado para especificar esse padrão particular de dificuldades matemáticas, é importante também especificar quaisquer dificuldades adicionais que estejam presentes, tais como dificuldades no raciocínio matemático ou na precisão na leitura de palavras.

Especificar a gravidade atual:
Leve: Alguma dificuldade em aprender habilidades em um ou dois domínios acadêmicos, mas com gravidade suficientemente leve que permita ao indivíduo ser capaz de compensar ou funcionar bem quando lhe são propiciados adaptações ou serviços de apoio adequados, especialmente durante os anos escolares.
Moderada: Dificuldades acentuadas em aprender habilidades em um ou mais domínios acadêmicos, de modo que é improvável que o indivíduo se torne proficiente sem alguns intervalos de ensino intensivo e especializado durante os anos escolares. Algumas adaptações ou serviços de apoio por pelo menos parte do dia na escola, no trabalho ou em casa podem ser necessários para completar as atividades de forma precisa e eficiente.
Grave: Dificuldades graves em aprender habilidades afetando vários domínios acadêmicos, de modo que é improvável que o indivíduo aprenda essas habilidades sem um ensino individualizado e especializado contínuo durante a maior parte dos anos escolares. Mesmo com um conjunto de adaptações ou serviços de apoio adequados em casa, na escola ou no trabalho, o indivíduo pode não ser capaz de completar todas as atividades de forma eficiente.

Fonte: American Psychiatric Association.[16]

de informações sobre os primeiros anos de ensino formal, como pré-escola e alfabetização, assim como a descrição detalhada sobre suas notas mais recentes, são necessárias. A realização de um exame clínico detalhado do paciente, envolvendo os aspectos psíquico e físico, é fundamental para que se estabeleçam as hipóteses principais e se programe qual o melhor caminho de investigação. A partir da hipótese diagnóstica inicial, o médico deve avaliar a ne-

TABELA 7.5 ▶ TRANSTORNO ESPECÍFICO DA APRENDIZAGEM COM PREJUÍZO DA LEITURA E ESCRITA (DISLEXIA E DISORTOGRAFIA)

Características principais	• Leitura incompreensível ou com desempenho inferior ao esperado para idade e escolaridade • Velocidade e fluência de leitura reduzidas • Confusão e trocas de letras com orientações espaciais diferentes (p/d; b/d) • Confusão com letras com sons semelhantes (b/p; d/t; g/j) • Inversões de sílabas ou palavras (par/pra) • Substituições de palavras com estrutura semelhante (construiu/constituiu) • Repetição de sílabas ou palavras na leitura • Fragmentação incorreta • Supressão ou acréscimo de letras ou sílabas durante a leitura • Imprecisão na leitura • Dificuldade para entender ou reter as informações do texto lido • Lentidão para cópia do quadro e outras tarefas de escrita • Letra ilegível ou de difícil compreensão • Imprecisão ortográfica • Escrita com apoio na oralidade • Falar palavras em voz alta enquanto escreve • Omitir letras, sílabas ou não terminar palavras na escrita • Dificuldades com organização sintática-gramatical • Dificuldades para manter coesão, clareza e organização na produção escrita • Discrepância entre habilidade verbal e desempenho em produção escrita
Outros aspectos	• As dificuldades não podem ser mais bem explicadas por falta de acesso a escola ou por déficit cognitivo global • Caso haja algum déficit sensorial, as dificuldades de leitura excedem em muito as esperadas para o quadro • Déficits de atenção, de memória operacional e dificuldades visuoespaciais podem ocorrer em comorbidade • Dificuldades de coordenação motora fina e organização procedural (amarrar cadarços, abotoar botões, agarrar bolas) • Falta de motivação ou desinteresse pelos estudos
Considerar	• Histórico familiar positivo para dislexia • Com progressão da idade e intervenção eficaz, pode ocorrer atenuação dos sintomas, com persistência de déficits residuais na vida adulta

Fonte: Elaborada com base em Rotta e colaboradores[30] e Morin.[31]

TABELA 7.6 ▶ DISCALCULIA (SINAIS COMUNS EM DIFERENTES IDADES E OUTROS ASPECTOS)

Pré-escola	• Dificuldades de contagem e com sequências numéricas automáticas ("1, 2, 3, 4...") • Dificuldades para contar pulando números ("2, 4, 6, 8...") • Dificuldades para entender o significado de contar (ao pedir 5 cubos, a criança dá um punhado deles em vez de contar a quantidade solicitada) • Dificuldades para reconhecer padrões (maior > menor ou menor < maior) • Dificuldades para reconhecer e memorizar os números (reconhecer o número 7)
Anos iniciais do ensino fundamental	• Dificuldades para aprender e aplicar fatos numéricos, como 2 + 4 = 6 • Usa apoio digital (contar nos dedos) em vez de estratégias mais avançadas (cálculo mental) • Dificuldades para identificar e usar corretamente os símbolos matemáticos (como + e –, ou × ou :) • Dificuldades para entender termos matemáticos de relação, como "maior que" e "menor que" • Dificuldades com valor posicional (colocar os números nas colunas corretas das casas ordinais, decimais, centesimais...)

Continua

TABELA 7.6 ▶ DISCALCULIA (SINAIS COMUNS EM DIFERENTES IDADES E OUTROS ASPECTOS)

Anos finais do ensino fundamental	• Dificuldades para entender conceitos matemáticos, como comutação (3 + 5 é igual a 5 + 3) e inversão (ser capaz de resolver 3 + 26 – 26 sem necessidade de calcular) • Dificuldades para entender a linguagem matemática e traduzir em planejamento matemático para resolver um problema • Dificuldades para acompanhar placares e medidas de desempenho em esportes • Dificuldades para cálculos rápidos do custo total das coisas, e geralmente fica sem dinheiro para seu lanche • Evita situações que possam envolver manipulação numérica, como alguns jogos que requeiram cálculos
Ensino médio	• Dificuldades para entender informações em gráficos e tabelas • Dificuldades na aplicação de cálculos para manipulação do dinheiro, como calcular trocos exatos e gorjetas • Dificuldades para realizar medidas simples de grandeza, como volume estimado de líquido em uma garrafa • Dificuldades em atividades que demandem entendimento de conceitos como velocidade, estimativa de distância, direção espacial, além de dificuldades com orientação espacial • Dificuldades para entender diferentes modos de resolução de um problema matemático, como somar largura e altura de um retângulo e multiplicar por dois para obter o perímetro (em vez de somar todos os lados do retângulo)
Outros aspectos	• Dificuldades com lateralidade • Dificuldades com coordenação motora fina • Dificuldades com organização procedural • Desatenção para atividades acadêmicas
Considerar	• Histórico familiar positivo • Investigar comorbidade com TDAH • Excluir ansiedade para matemática

Fonte: Elaborada com base em Rotta e colaboradores[30] e Morin.[31]

cessidade de solicitar exames complementares. Ele também deve julgar o melhor momento para pedir uma avaliação multidisciplinar. Neurologistas podem ajudar em um diagnóstico de epilepsia; neuropsicólogos, em uma avaliação neuropsicológica abrangente; fonoaudiólogos, em uma avaliação adequada de linguagem oral e escrita; e pedagogos, na avaliação dos processos de aprendizado escolares.

É importante ressaltar que eletrencefalograma (EEG), exames de neuroimagem (tomografia computadorizada [TC] ou ressonância magnética [RM]), exames de sangue (hemograma, dosagens séricas de hormônios tireoidianos, ferro ou metais pesados), estudo de potenciais evocados e avaliação de processamento auditivo central não são mandatórios e não devem ser solicitados sem que haja um motivo específico. A necessidade de realização de exames complementares deve ser avaliada para cada paciente.[35] Avaliações neuropsicológica e de linguagem (fonoaudiológica) também não são obrigatórias para o diagnóstico de TDAH. Porém, podem contribuir para o diagnóstico diferencial dos transtornos da aprendizagem e para uma melhor compreensão do perfil cognitivo do paciente. A avaliação fonoaudiológica pode ajudar no diagnóstico de possíveis dificuldades de linguagem presentes em pacientes com TDAH. A testagem neuropsicológica e a avaliação de linguagem podem ser úteis para o planejamento terapêutico subsequente ao diagnóstico.

O Quadro 7.3 relaciona os principais diagnósticos diferenciais que devem ser pensados na avaliação de indivíduos com queixas sugestivas de TDAH.[32,35,36]

A Figura 7.3 traz um fluxograma com uma proposta de investigação das queixas de desatenção e baixo desempenho escolar.

QUADRO 7.3 ▶ DIAGNÓSTICO DIFERENCIAL NA AVALIAÇÃO DE TDAH E TRANSTORNO ESPECÍFICO DA APRENDIZAGEM

- Alterações de dinâmica familiar
- Déficits visuais e auditivos
- Alterações tireoidianas e anemia ferropriva
- Intoxicações crônicas: chumbo, manganês, bifenóis policlorados (poluentes)
- Distúrbios de sono
- Distúrbios respiratórios do sono
- Epilepsia da infância (crises de ausência)
- Síndrome de Tourette (também pode ocorrer em comorbidade)
- Transtorno do espectro autista
- Esquizofrenia e psicoses da infância
- Doenças crônicas que requeiram uso continuado de medicamentos (anticonvulsivantes, broncodilatadores e corticoides)

Fonte: Elaborado com base em Nass,[33] Newcorn e colaboradores[36] e Grogan e colaboradores.[37]

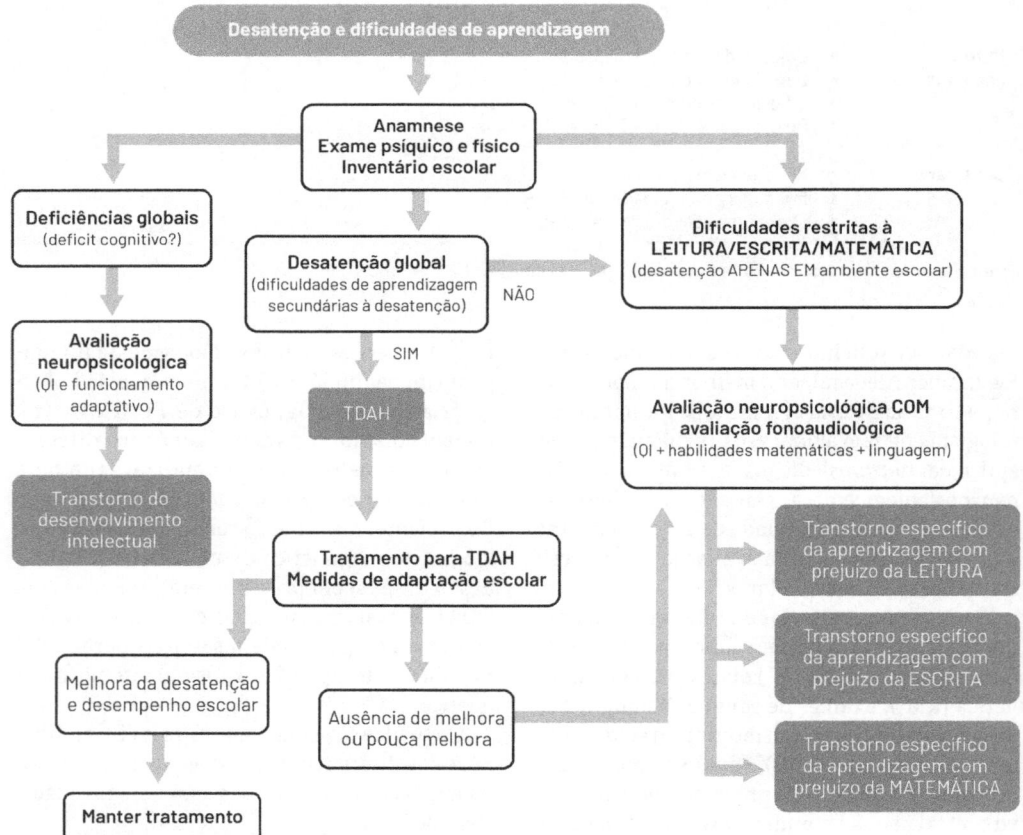

FIGURA 7.3 ▶ Fluxograma de investigação das queixas de desatenção e baixo desempenho escolar.
QI: quociente de inteligência.

TRATAMENTO

Como já mencionado, o tratamento do TDAH deve ter abordagem multidisciplinar, em que medicamento, psicoterapia e psicoeducação devem ser equilibrados para propiciar ao paciente o melhor resultado possível. Portanto, o tratamento deve ser tão abrangente quantas forem as áreas de comprometimento apresentadas pelo paciente (Tab. 7.7).[38,39]

Em crianças pré-escolares, deve-se iniciar o tratamento por medidas não farmacológicas. Estratégias que envolvem psicoeducação, treinamento de pais e professores e psicoterapia devem ser empregadas. O uso de medicamento, quando necessário, deve ser feito com cautela. Não existem estudos suficientes e indicação consistente de uso de medicamentos para TDAH em crianças pré-escolares.

TRATAMENTO FARMACOLÓGICO

As opções farmacológicas no tratamento do TDAH isolado ou associado a dificuldades escolares ou mesmo transtorno específico da aprendizagem não são muito diferentes dos protocolos seguidos para tratamento do TDAH em adultos, exceto pelos ajustes de dose e avaliação de contraindicações específicas de cada idade.

O tratamento farmacológico do TDAH deve ser realizado prioritariamente com medicamentos que tenham estudos de eficácia, tolerabilidade e segurança, e, com isso, indicação em

TABELA 7.7 ▶ TRATAMENTO DO TDAH, SEGUNDO AS DIRETRIZES DA AMERICAN ACADEMY OF PEDIATRICS

Pré-escolares (4 a 5 anos de idade)	Terapia comportamental para pais e professores	Forte recomendação Nível A
	Medicamento (avaliar casos específicos: indisponibilidade da terapia comportamental, ausência de resposta à terapia inicial ou comprometimento funcional moderado a grave)	Recomendado Nível B
	Adequação do ambiente escolar	Deve fazer parte de qualquer tipo de tratamento escolhido
Crianças (6 a 11 anos de idade)	Medicamento	Forte recomendação Nível A
	(e/ou) Terapia comportamental (preferencialmente ambos)	Forte recomendação Nível B
	Adequação do ambiente escolar	Deve fazer parte de qualquer tipo de tratamento escolhido
Adolescentes (12 a 18 anos de idade)	Medicamento	Forte recomendação Nível A
	(e/ou) Terapia comportamental (preferencialmente ambos)	Recomendado Nível C
	Adequação do ambiente escolar	Deve fazer parte de qualquer tipo de tratamento escolhido

Fonte: Adaptada de Miotto e colaboradores.[40]

bula (Tab. 7.8). Os agentes estimulantes costumam ter indicação para o tratamento do transtorno. Entretanto, apenas a lisdexanfetamina e o metilfenidato têm indicação em bula para o tratamento do TDAH no Brasil. A atomoxetina e a guanfacina de liberação prolongada (mais recentemente) são medicamentos não estimulantes com indicação pelo fabricante para o tratamento do TDAH. Infelizmente, ambas não estão disponíveis para o tratamento do transtorno no Brasil. Os antidepressivos tricíclicos bupropiona, clonidina e modafinil são eventualmente usados, porém não há estudos suficientes, tampouco liberação oficial das agências regulatórias para o tratamento de TDAH.

TRATAMENTO NÃO FARMACOLÓGICO

Como já mencionado, pessoas com TDAH em geral apresentam outros transtornos comórbidos, sendo o tratamento dessas comorbidades de fundamental importância e, em diversos momentos, prioritário no projeto terapêutico proposto. Neste capítulo, o foco de discussão é a relação entre TDAH e aprendizagem. Sendo assim, são abordados tanto o tratamento não farmacológico para o TDAH quanto as intervenções para problemas de aprendizagem em pacientes com esse diagnóstico e as intervenções necessárias para o tratamento de transtorno específico da aprendizagem.[38,41-43]

TABELA 7.8 ▶ OPÇÕES FARMACOLÓGICAS PARA O TRATAMENTO DO TDAH

Fármaco	Nome comercial	Dose inicial e frequência	Dose máxima diária	Duração de efeito
Metilfenidato (ação curta)	Ritalina®	5 mg 2 a 3x/dia	60 mg	3 a 5 horas
Metilfenidato (ação prolongada)	Ritalina LA®	20 mg	60 mg	6 a 8 horas
	Concerta®	18 mg (dose única diária)	54 mg (< 13 anos) 72 mg (> 13 anos)	10 horas
Lisdexanfetamina	Venvanse®	20 mg	70 mg	10 a 12 horas
Atomoxetina	Strattera®	0,5 mg/kg 1 a 2x/dia	1,4 mg/kg	10 a 12 horas
Imipramina	Tofranil®	2,5 mg/kg 2x/dia	5 mg/kg	6 a 18 horas
Nortriptilina	Pamelor®	1 mg/kg 2x/dia	2,5 mg/kg	-
Bupropiona	Wellbutrin ou Wellbutrin XL®	-	-	3 a 4 horas 12 horas
Clonidina	Atensina®	0,05 mg 1 a 2x/dia	0,1 mg	12 a 24 horas
Modafinila	Stavigile®	100 mg Dose única diária	200 mg	-

Fonte: Adaptada de Miotto e colaboradores.[40]

Mesmo os indivíduos com diagnóstico apenas de TDAH (i. e., sem diagnóstico de transtorno da aprendizagem comórbido) devem ter acesso às estratégias empregadas para ajudar na adaptação escolar. No caso de crianças e adolescentes, terapia comportamental individual, treinamento parental e orientações para professores devem ser oferecidos sempre. As medidas de acomodação escolar (adaptação escolar) devem ser um dos focos iniciais de tratamento, variando de acordo com a idade e o ano escolar (ou etapa acadêmica) do indivíduo. Idealmente, esse projeto multimodal de intervenção deve ser construído em grupo, requerendo contato e diálogo entre os diversos profissionais envolvidos (médico, professores, psicólogo, orientador pedagógico, tutores escolares) com o intuito de estabelecer quais as prioridades de trabalho em cada ambiente e para cada fase da vida do paciente com TDAH.

Os transtornos específicos da aprendizagem são comorbidades comuns em crianças e adolescentes com TDAH e requerem intervenção específica.[18,23,29,44,45] Além disso, problemas de linguagem são comuns no TDAH e, mesmo quando não apresentam magnitude ou envolvem comprometimento suficientes para um diagnóstico à parte de transtorno da linguagem (ou transtorno da comunicação) ou de transtorno específico da aprendizagem, devem ser observados e acompanhados corretamente. Esse passo é essencial para um tratamento mais efetivo, a fim de promover melhores desfechos acadêmicos.[36,46,47]

Portanto, na presença de problemas de linguagem secundários ao TDAH, o tratamento concomitante com fonoaudiólogo deve ser a regra e não a exceção. Entre os problemas de linguagem mais comuns em pacientes com TDAH, pode-se citar as dificuldades com interpretação de textos e enunciados, o prejuízo em coesão textual e a produção escrita pobre.[48,49] A intervenção fonoaudiológica adequada possibilita ao paciente um treinamento em habilidades e domínios que apenas os fonoaudiólogos estão habilitados a fornecer. É o tratamento fonoaudiológico que permite o treinamento em consciência fonológica, as correspondências grafo-fonêmicas (específicas da língua do indivíduo) e o treinamento de memória operacional em tarefas de linguagem. Além disso, o fonoaudiólogo é o profissional mais capacitado para orientar os pais e professores quanto às estratégias de adaptação ou mudanças necessárias no método de alfabetização, por exemplo. Embora crianças que estejam em processo de alfabetização ainda não possam ser diagnosticadas com um transtorno específico da aprendizagem, a presença de dificuldades no processo de alfabetização pode ser considerada um fator de risco para desenvolvimento de transtornos da aprendizagem no seguimento.[47,50]

Para as dificuldades com habilidades matemáticas secundárias ao TDAH, e especialmente para os casos em que haja o diagnóstico de comorbidade com transtorno específico da aprendizagem com prejuízo na matemática, a intervenção com profissional especializado para esse tipo de reabilitação é essencial. O tratamento para transtorno específico da aprendizagem com prejuízo na matemática compreende:

1. estimulação de habilidades matemáticas básicas que precedem e são necessárias para o aprendizado formal acadêmico da matemática (aritmética, álgebra, geometria, etc.)
2. aprendizado e uso de estratégias alternativas para o ensino da matemática na escola
3. utilização de medidas de apoio, mesmo que transitoriamente, em avaliações e provas (p. ex., mediação por professores, uso de calculadora)[51,52]

Dessa forma, o tratamento multidisciplinar deve ser feito não só a partir de um diagnóstico inicial correto, mas também a partir de avaliação minuciosa de dificuldades e desfechos negativos acadêmicos. O apoio ao paciente deve ser feito a todo momento, por todos os especialistas. Só assim será possível que o paciente perpasse suas dificuldades iniciais e desenvolva o prazer em aprender. Um tratamento de sucesso assegura um processo consistente de aprendizagem e evita desfechos graves como aversão ou evasão escolar.

REFERÊNCIAS

1. Loe IM, Feldman HM. Academic and educational outcomes of children with ADHD. Ambul Pediatr. 2007;7(1 Suppl):82-90.
2. Spira EG, Fischel JE. The impact of preschool inattention, hyperactivity, and impulsivity on social and academic development: a review. J Child Psychol Psychiatry. 2005;46(7):755-73.
3. Aronen ET, Vuontela V, Steenari MR, Salmi J, Carlson S. Working memory, psychiatric symptoms, and academic performance at school. Neurobiol Learn Mem. 2005;83(1):33-42.
4. Biederman J, Monuteaux MC, Doyle AE, Seidman LJ, Wilens TE, Ferrero F, et al. Impact of executive function deficits and attention-deficit/hyperactivity disorder (ADHD) on academic outcomes in children. J Consult Clin Psychol. 2004;72(5):757-66.
5. Alloway TP. How does working memory work in the classroom? Educational Research and Reviews. 2006;1(4):134-9.
6. Frazier TW, Youngstrom EA, Glutting JJ, Watkins MW. ADHD and achievement: meta-analysis of the child, adolescent, and adult literatures and a concomitant study with college students. J Learn Disabil. 2007;40(1):49-65.
7. Harpin VA. The effect of ADHD on the life of an individual, their family, and community from preschool to adult life. Arch Dis Child. 2005;90 Suppl 1:i2-7.
8. Prins PJ. [Children with ADHD]. Ned Tijdschr Tandheelkd. 1999;106(6):222-5.
9. Barkley RA, Murphy KR. Impairment in occupational functioning and adult ADHD: the predictive utility of executive function (EF) ratings versus EF tests. Arch Clin Neuropsychol. 2010;25(3):157-73.
10. Danckaerts M, Sonuga-Barke EJ, Banaschewski T, Buitelaar J, Döpfner M, Hollis C, et al. The quality of life of children with attention deficit/hyperactivity disorder: a systematic review. Eur Child Adolesc Psychiatry. 2010;19(2):83-105.
11. Greydanus DE, Pratt HD, Patel DR. Attention deficit hyperactivity disorder across the lifespan: the child, adolescent, and adult. Dis Mon. 2007;53(2):70-131.
12. Brown TE. Outside the box: rethinking ADD/ADHD in children and adults: a practical guide. Washington: American Psychiatric Association; 2017.
13. Lefrançois GR. Theories of human learning: what the professor said. 6th ed. Belmont: Wadsworth; 2012.
14. Hallahan DP, Mercer CD. Learning disabilities: historical perspectives. Executive summary [Internet]. [S. l.]: Eric; 2011 [capturado em 29 jun. 2019]. Disponível em: https://eric.ed.gov/?id=ED458756.
15. Thome J, Jacobs KA. Attention deficit hyperactivity disorder (ADHD) in a 19th century children's book. Eur Psychiatry. 2004;19(5):303-6.
16. American Psychiatric Association. Manual diagnóstico e estatístico de transtornos mentais: DSM-5. 5. ed. Porto Alegre: Artmed; 2014.
17. World Health Organization. ICD-11: international classification of diseases [Internet]. Geneva: WHO; 2019 [capturado em 2 jul. 2019]. Disponível em: https://icd.who.int/en/.
18. DuPaul GJ, Gormley MJ, Laracy SD. Comorbidity of LD and ADHD: implications of DSM-5 for assessment and treatment. J Learn Disabil. 2013;46(1):43-51.
19. ASHA. 2019 ICD-10-CM diagnosis codes: related to speech, language, and swallowing disorders. Rockville: ASHA; 2019.
20. World Health Organization. CID-10: classificação de transtornos mentais e de comportamento: descrições clínicas e diretrizes diagnósticas. Porto Alegre: Artmed; 1993.
21. Sjöwall D, Thorell LB. Functional impairments in attention deficit hyperactivity disorder: the mediating role of neuropsychological functioning. Dev Neuropsychol. 2014;39(3):187-204.
22. Sjöwall D, Roth L, Lindqvist S, Thorell LB. Multiple deficits in ADHD: executive dysfunction, delay aversion, reaction time variability, and emotional deficits. J Child Psychol Psychiatry. 2013;54(6):619-27.
23. Rommelse NN, Altink ME, Fliers EA, Martin NC, Buschgens CJ, Hartman CA, et al. Comorbid problems in ADHD: degree of association, shared endophenotypes, and formation of distinct subtypes. Implications for a future DSM. J Abnorm Child Psychol. 2009;37(6):793-804.
24. Margari L, Buttiglione M, Craig F, Cristella A, de Giambattista C, Matera E, et al. Neuropsychopathological comorbidities in learning disorders. BMC Neurol. 2013;13:198.
25. Kim S, Liu Z, Glizer D, Tannock R, Woltering S. Adult ADHD and working memory: neural evidence of impaired encoding. Clin Neurophysiol. 2014;125(8):1596-603.
26. Rinsky JR, Hinshaw SP. Linkages between childhood executive functioning and adolescent social functioning and psychopathology in girls with ADHD. Child Neuropsychol. 2011;17(4):368-90.
27. Gillberg C, Gillberg IC, Rasmussen P, Kadesjö B, Söderström H, Råstam M, et al. Co-existing disorders in ADHD -- implications for diagnosis and intervention. Eur Child Adolesc Psychiatry. 2004;13 Suppl 1:I80-92.
28. Mayes SD, Calhoun SL, Crowell EW. Learning disabilities and ADHD: overlapping spectrumn disorders. J Learn Disabil. 2000;33(5):417-24.
29. National Center for Learning Disabilities. Individuals with Learning Disabilities Education Act – IDEA. [Internet]. Washington: NCLD; c2020 [capturado em: 14 jan. 2020]. Disponível em: https://www.ncld.org/get-involved/learn-the-law/idea/
30. Rotta NT, Ohlweiler L, Riesgo RS, organizadores. Transtornos da aprendizagem: abordagem neurobiológica e multidisciplinar. 2. ed. Porto Alegre: Artmed; 2016.
31. Morin A. A timeline of learning and attention issues [Internet]. New York: Understood; 2018 [capturado em 2 jul. 2019]. Disponível em: https://www.understood.org/en/learning-attention-issues/getting-started/what-you-need-to-know/a-timeline-of-learning-and-attention-issues/
32. Hus Y. Executive dysfunctions, reading disabilities and speech-language pathology evaluation. Folia Phoniatr Logop. 2014;66(1-2):37-47.
33. Nass RD. Evaluation and assessment issues in the diagnosis of attention deficit hyperactivity disorder. Semin Pediatr Neurol. 2005;12(4):200-16.
34. Adler L, Cohen J. Diagnosis and evaluation of adults with attention-deficit/hyperactivity disorder. Psychiatr Clin North Am. 2004;27(2):187-201.
35. McGonnell M, Corkum P, McKinnon M, MacPherson M, Williams T, Davidson C, et al. Doing it right: an interdisciplinary model for the diagnosis of ADHD. J Can Acad Child Adolesc Psychiatry. 2009;18(4):283-6.

36. Newcorn JH, Weiss M, Stein MA. The complexity of ADHD: diagnosis and treatment of the adult patient with comorbidities. CNS Spectr. 2007;12(8 Suppl 12):1-14; quiz 15-6.
37. Grogan K, Gormley CI, Rooney B, Whelan R, Kiiski H, Naughton M, et al. Differential diagnosis and comorbidity of ADHD and anxiety in adults. Br J Clin Psychol. 2018;57(1):99-115.
38. Young S, Amarasinghe JM. Practitioner review: non-pharmacological treatments for ADHD: a lifespan approach. J Child Psychol Psychiatry. 2010;51(2):116-33.
39. Sonuga-Barke EJS, Thompson M, Abikoff H, Klein R, Brotman LM. Nonpharmacological interventions for preschoolers with ADHD: the case for specialized parent training. Infants and Young Children. 2006;19(2):142-53.
40. Miotto EC, de Lucia MCS, Scaff M. Neuropsicologia clínica. 2. ed. Rio de Janeiro: Roca; 2018.
41. Montoya A, Colom F, Ferrin M. Is psychoeducation for parents and teachers of children and adolescents with ADHD efficacious? A systematic literature review. Eur Psychiatry. 2011;26(3):166-75.
42. Chan KM, Fugard AJ. Assessing speech, language and communication difficulties in children referred for ADHD: a qualitative evaluation of a UK child and adolescent mental health service. Clin Child Psychol Psychiatry. 2018;23(3):442-56.
43. Danciu EL. Multidisciplinary approach of the attention deficit hyperactivity disorder (ADHD) between hope and reality. Procedia – Soc Behav Sci. 2011 Jan;15:2967-71.
44. Martinussen R, Tannock R. Working memory impairments in children with attention-deficit hyperactivity disorder with and without comorbid language learning disorders. J Clin Exp Neuropsychol. 2006;28(7):1073-94.
45. Pham AV, Riviere A. Specific learning disorders and ADHD: current issues in diagnosis across clinical and educational settings. Curr Psychiatry Rep. 2015;17(6):38.
46. Mihandoost Z. Treatment programs for students with attention deficit hyperactivity disorder: a meta-analysis study. Iran J Psychiatry Behav Sci. 2015;9(3):e1840.
47. Tannock R, Frijters JC, Martinussen R, White EJ, Ickowicz A, Benson NJ, et al. Combined modality intervention for ADHD with comorbid reading disorders: a proof of concept study. J Learn Disabil. 2018;51(1):55-72.
48. Kemper AR, Maslow GR, Hill S, Namdari B, Allen LaPointe NM, Goode AP, et al. Attention deficit hyperactivity disorder: diagnosis and treatment in children and adolescents. Rockville: Agency for Healthcare Research and Quality (US); 2018. AHRQ comparative effectiveness reviews.
49. Machado-Nascimento N, Melo e Kümmer A, Lemos SM. Speech-language pathology findings in Attention Deficit Hyperactivity Disorder: a systematic literature review. Codas. 2016;28(6):833-42.
50. Duff FJ, Hulme C, Grainger K, Hardwick SJ, Miles JN, Snowling MJ. Reading and language intervention for children at risk of dyslexia: a randomised controlled trial. J Child Psychol Psychiatry. 2014;55(11):1234-43.
51. Kaufmann L. Dyscalculia: neuroscience and education. Educ Res (Windsor). 2008;50(2):163-75.
52. Monuteaux MC, Faraone SV, Herzig K, Navsaria N, Biederman J. ADHD and dyscalculia: evidence for independent familial transmission. J Learn Disabil. 2005;38(1):86-93.

CAPÍTULO 8

TRANSTORNO BIPOLAR

Fabio Gomes de Matos e Souza
Luisa Weber Bisol

PONTOS-CHAVE

- O transtorno bipolar (TB) é caracterizado por flutuações de humor entre quadros depressivos e (hipo)maníacos.
- O DSM-5 incluiu um capítulo chamado "Transtorno bipolar e transtornos relacionados", separando transtornos depressivos e bipolares.
- O TB é dividido em tipo I, tipo II, transtorno ciclotímico e categorias residuais de formas atípicas.
- As taxas de prevalência do transtorno ao longo da vida são 0,6% para o tipo I, 0,4% para o tipo II e de 0,4 a 1% para o transtorno ciclotímico.
- O tratamento do TB é baseado em psicofarmacologia e psicoterapia. Entre os psicofármacos utilizados, destacam-se os estabilizadores do humor e os antipsicóticos de segunda geração. Nunca se deve utilizar antidepressivos em monoterapia.

> **VINHETA CLÍNICA 8.1**
>
> A., 32 anos, sexo feminino, procura atendimento psiquiátrico ambulatorial para avaliação. Ela relata início de sintomas depressivos aos 17 anos, enquanto se preparava para prestar vestibular, e prescrição de um fármaco antidepressivo. Sentia-se triste, sem energia, culpava-se por tudo e tinha pensamentos assustadores sobre morte e suicídio. Poucos dias após iniciar o uso da medicação, passou a dormir cerca de quatro horas, acordando "ótima"; sentia uma alegria que "não era sua" (humor eufórico), falava sem parar e não conseguia acompanhar os próprios pensamentos. Diante dos sintomas, foi diagnosticado TB e modificou-se o tratamento, sendo prescrito o uso de estabilizadores do humor. Desde então, realiza acompanhamento regular, com períodos de eutimia e alguns episódios de humor (depressivos e maníacos).

CONCEITO

Transtorno bipolar (TB) ▶ psicopatologia marcada por oscilações de humor entre os polos depressivo e (hipo)maníaco, além de períodos de remissão (eutimia).

O TB é um transtorno que não afeta somente o humor, incluindo também alterações no pensamento, na energia e na psicomotricidade, além de comprometer várias outras funções do organismo.[1]

HISTÓRICO

Na Grécia antiga, Hipócrates descreveu um quadro que envolvia melancolia e mania de forma separada. A melancolia seria consequência de uma desnaturação da bile negra. Já a mania englobaria a loucura em geral, não sendo um termo específico para exaltação de humor. Entretanto, coube a Areteu da Capadócia a primazia de relacionar ambos os conceitos, tendo sugerido que a mania seria o estágio final da melancolia. Outros autores, como Robert Burton, na Escócia, e Esquirol, Falret e Baillarger, na França, definiram o que chamamos de TB.[1] No início do século XX, Emil Kraepelin,[2] na Alemanha, descreveu a psicose maníaco-depressiva e os estados mistos, que seriam a concomitância de sintomas maníacos e depressivos.

EPIDEMIOLOGIA

Estima-se que o TB atinja cerca de 2,4% da população mundial, desconsiderando fatores como classe econômica, gênero, etnia ou nacionalidade. As taxas de prevalência ao longo da vida dos TBs tipos I e II e do espectro bipolar foram estimadas em 0,6, 0,4 e 2,4%, respectivamente.[3]

Estima-se que a prevalência do transtorno ciclotímico gire em torno de 0,4 a 1%, sendo o transtorno igualmente prevalente em ambos os sexos. Contudo, é mais provável que as mulheres procurem assistência clínica do que os homens.[4]

De acordo com a Organização Mundial da Saúde (OMS), o TB é a sexta causa de incapacidade, sendo a terceira entre as doenças mentais, após depressão unipolar e esquizofrenia.[5] Os motivos de tal incapacidade estão relacionados a seu próprio curso patológico, comorbidades psiquiátricas e clínicas, baixa adesão ao tratamento e alta taxa de suicídio.

A OMS e o Banco Mundial avaliaram a incapacitação provocada pelas doenças por meio do índice Disability Adjusted Life Years (DALYs) e publicaram os dados obtidos no livro *The global burden of disease*.[6] Segundo a avaliação, o transtorno mental que mais causou incapacidade foi a depressão, seguida de transtornos por uso de álcool e drogas e TB.[6]

O TB é um transtorno complexo, com diferentes agrupamentos de sintomas, que compõem síndromes. Há as síndromes afetiva, cognitiva, física e, às vezes, psicótica. O TB em geral se manifesta na adolescência e no início da idade adulta, embora crianças também possam ser acometidas pelo transtorno.

Uma vez que é o transtorno do exagero e dos excessos, alguns pacientes com TB comem demais, tornando-se obesos, o que pode levá-los a desenvolver diabetes melito (DM), hipertensão, dislipidemia, apneia do sono, entre outras doenças. Além disso, o TB geralmente se encontra associado a transtorno por uso de substâncias (TUS), transtorno da personalidade *borderline* (TPB), bulimia, esquizofrenia e outras comorbidades.

De todos os transtornos mentais, o TB é o mais associado a suicídio, devido, em parte, à oscilação entre os polos maníaco e depressivo, de modo que, quando o paciente se encontra no polo depressivo e seu humor/energia sobe, ele poderá ter forças para cometer suicídio.

> **O uso de medicamentos no tratamento do TB é realmente necessário?** ▶ Sim, pois se trata de um transtorno também biológico, e não apenas psicológico. No âmbito psicológico, é essencial tratar os excessos, o que pode ser feito alterando-se estilos de vida e comportamentos, como, por exemplo, com relação à inconsequência e à imprudência, como promiscuidade sexual ou despesas exageradas.

Em síntese, é extremamente importante fazer o diagnóstico correto para direcionar o tratamento mais apropriado para cada situação. O tratamento mais adequado para o TB envolve medicação, psicoterapia e mudanças de estilo de vida.

ETIOLOGIA

O TB é um transtorno multicausal, assim como a maioria dos transtornos mentais, incluindo fatores genéticos, neurobiológicos, fisiopatológicos, psicológicos e ambientais.

GENÉTICA

Estudos com gêmeos univitelinos mostram cerca de 90% de concordância, número significativamente maior que em gêmeos bivitelinos. Existem múltiplos genes envolvidos na condição, como o gene codificador de diacilglicerol quinase (DGKH), o gene codificador do canal de cálcio de alta voltagem (CACNA1C) e o gene codificador da proteína anquirina-G (ANK3).[7]

NEUROBIOLOGIA/ FISIOPATOLOGIA

Alterações neurobiológicas são observadas por meio de exames de imagem cerebral e envolvem circuitos neurais e estruturas cerebrais como corpo estriado, tálamo, córtex pré-frontal, estruturas límbicas, cerebelo, cíngulo e hipocampo.[8,9] Os achados incluem redução do N-acetilaspartato (NNA) em diferentes áreas cerebrais de indivíduos com TB. O NNA é um marcador de integridade neuronal, portanto, se ele está baixo, significa que o neurônio está sofrendo dano.[9] Além disso, ocorre diminuição do volume ou densidade de neurônios e células da glia em algumas regiões específicas.[8] Uma alteração consistentemente replicada no TB é a presença de hiperintensidades subcorticais na substância branca (gliose ou microangiopatia).[10]

As hiperatividades adrenérgica e dopaminérgica são exemplos de alterações de neurotransmissores (NTs) que ocorrem na fase maníaca, enquanto, nas fases depressivas, são observadas hipoatividades adrenérgica e serotonérgica. Tais alterações podem ser consequências de disfunções na transdução intracelular de sinais.[10] Esses NTs estão envolvidos no humor, no pensamento e na função cognitiva. A norepinefrina influencia a atenção, a energia e a concentração; a dopamina relaciona-se com o prazer, a recompensa, a motivação, a agressividade e a função executiva; e a serotonina está associada a impulsividade, libido e agressividade. O desequilíbrio desses NTs e de seus receptores ocorre na mania ou na depressão.

Além das monoaminas, há o envolvimento do glutamato, principal neurotransmissor excitatório do cérebro, e do ácido gama-aminobutírico (GABA), principal neurotransmissor inibitório do órgão, o qual está relacionado à vigília e à cognição.[1]

A dinâmica celular é complexa no TB, entretanto, as seguintes alterações são sugestivas de neurotoxicidade e neurodegeneração:

a. O estresse pode induzir o retículo endoplasmático à ativação de vias apoptóticas. O estresse oxidativo produzido quando a dopamina se liga a íons ferro e forma radicais livres promove a apoptose celular, o que provoca diminuição de neutrofinas como o fator neurotrófico derivado do cérebro (BDNF), cuja função principal é preservar o neurônio e mantê-lo em funcionamento.
b. Os canais de cálcio ativados por glutamato podem estar comprometidos. O aumento de glutamato pode provocar excitotoxicidade e morte celular devido à excessiva estimulação de receptores glutamatérgicos pós-sinápticos.[11]
c. O inositol cerebral está aumentado na mania e diminuído na depressão.[12]
d. A enzima glicogênio sintase quinase-3β (GSK-3β) está aumentada na mania.[13]
e. A função mitocondrial está modificada. No TB, ocorre a produção de caspases na mitocôndria, as quais modulam a apoptose.[14,15]

Esses fatores provocam maior vulnerabilidade celular e plasticidade neuronal prejudicada que, atuando em conjunto com a desregulação das monoaminas, podem estar associadas à neurobiologia disfuncional no TB.[14]

Além disso, o TB está associado a inflamação. As proteínas inflamatórias dos pacientes bipolares encontram-se mais elevadas.[11] No TB, ocorre a ativação da proteína C reativa, provocando um metabolismo diferente do triptofano, que passa a compostos glutamatérgicos, os quais geram compostos citotóxicos, ocasionando inflamação. O nível plasmático dessas proteínas diminui consideravelmente após o tratamento adequado. O ômega 3, que possui atividade anti-inflamatória e reduz o segundo mensageiro inositol, tem sido utilizado como tratamento adjunto no TB.[16]

A perda celular será uma consequência inevitável para pacientes com um curso crônico e muitos episódios, e se refletirá em várias funções psíquicas:

- humor
- funções executivas
- velocidade de processamento
- linguagem
- memória

Tais déficits são verificados em idosos e jovens com TB, inclusive fora dos episódios.[17,18]

No início da doença, a ressonância magnética pode mostrar, em indivíduos bipolares, menor massa cortical, sulcos e ventrículos aumentados.[19,20] Dessa forma, pacientes com TB estão mais predispostos a apresentar quadros de demência.[21-23] Ao contrário do que Kraepelin acreditava, o TB não tem um curso tão favorável quando comparado à esquizofrenia. Trata-se de uma doença neurodegenerativa, de modo que, quanto maior a quantidade de episódios maníacos ou depressivos, maior a probabilidade de que venha a ocorrer uma demência na velhice.[24]

Não é só no sistema nervoso central (SNC) que os efeitos do TB são observados. Devido à desregulação metabólica, inflamatória e imunológica, pacientes com TB podem apresentar também obesidade e doenças cardiovasculares (DCVs). Portanto, o TB não é apenas um transtorno mental, mas uma doença sistêmica.[11]

FATORES PSICOLÓGICOS/SOCIAIS

O baixo suporte social está associado a maior recorrência e gravidade do TB. Os estressores sociais contribuem para aumentar o risco do transtorno, e os desencadeantes mais frequentes são:[25-27]

a. interações pessoais conflituosas e estressantes
b. experiências adversas na infância
c. redução no tempo de sono ou alteração do ritmo circadiano
d. consumo de substâncias estimulantes como cafeína ou nicotina
e. baixa renda
f. baixa escolaridade
g. residência em áreas com condições precárias

Os comportamentos agressivo e compulsivo podem formar uma barreira para familiares e amigos e contribuir para o estigma. O estigma é uma questão importante que afetará os indivíduos com TB, bem como seus familiares, potencialmente impedindo os indivíduos de procurar ou se envolver em tratamento ou levando-os a esconder a doença, o que reduz o apoio social, seu funcionamento e sua qualidade de vida.

Uma aliança terapêutica forte é fundamental para melhorar a adesão ao tratamento. Estratégias úteis são incentivar as pessoas a participar ativamente no planejamento da terapia, utilizando uma tomada de decisão compartilhada sempre que possível, e incluir membros da família ou amigos-chave como parte da equipe de atendimento.[28]

Para muitos pacientes, o registro diário de sintomas pode ajudar a identificar sinais de alerta e a delinear as relações entre humor e tratamento ou fatores de estilo de vida, como dieta, exercício ou estresse. Soluções *on-line*, como aplicativos, podem melhorar a adesão.

Embora a farmacoterapia seja essencial e constitua a base para o tratamento do TB, intervenções psicossociais podem ser úteis em episódios de depressão, assim como na manutenção, para evitar recaída e restaurar a qualidade de vida. Não existem recomendações para intervenções psicossociais específicas na mania aguda.

Evidências foram encontradas para psicoeducação, terapia cognitivo-comportamental (TCC), terapia focada na família (FFT) e terapia de ritmo social (IPSRT), de modo que são recomendadas como opções de tratamento adjuvante. Em geral, a psicoeducação é indicada para prevenção de recaída, particularmente no início da doença, com a seleção de quaisquer terapias psicossociais adicionais com base em preocupações individuais/apresentações ou déficits.

DIAGNÓSTICO DE TB

Ainda não existem exames para diagnosticar o TB, ou seja, o diagnóstico é realizado essencialmente de forma clínica.

Historicamente, Kraepelin diferenciou, por meio de critérios clínicos, a demência precoce (atual esquizofrenia) e a psicose maníaco-depressiva (atual TB). Segundo ele, o TB apresentava curso episódico, menor deterioração cognitiva e melhor recuperação quando comparado ao curso da esquizofrenia. Kraepelin privilegiou o curso dos transtornos no diagnóstico e afirmava que a característica mais relevante do TB seria a instabilidade. Em contrapartida, Eugen Bleuler enfatizava a importância da ocorrência de episódios bem pronunciados, quer fossem de mania, quer fossem de depressão, para o diagnóstico.

Quanto aos critérios diagnósticos atuais, o DSM-5, a mais nova versão do *Manual diagnóstico e estatístico de transtornos mentais*, da American Psychiatric Association (APA),[4] será a nossa referência básica neste capítulo. O DSM-5 afirma que o episódio maníaco/hipomaníaco é a característica marcante do TB quando se constatam o TB tipo I (mania) ou II (hipomania). A publicação dá importância ao curso especialmente no transtorno ciclotímico.[4]

Deve-se frisar que o diagnóstico dos transtornos mentais por meio do sistema DSM tem sido objeto de muitos questionamentos. Para efetuar o diagnóstico, o DSM-5 leva em consideração sobretudo o número de sintomas e sua duração. Essa forma de diagnosticar aumenta a confiabilidade, mas reduz a validade dos diagnósticos. Outra questão que é controversa no DSM é a importância relativa de cada sintoma: não é razoável atribuir a mesma relevância ao sintoma "desânimo" e ao sintoma "tentativa de suicídio não consumada".

Então, como fazer um diagnóstico que tenha confiabilidade e validade?

O National Institute of Mental Health (NIMH) propôs o *Research Domain Criteria* (RDoC) como uma possibilidade para diagnosticar os transtornos mentais. Esse sistema inclui variáveis genéticas, neuroquímicas, de circuitos neuronais, psicológicas e sociais, o que possibilita um diagnóstico mais abrangente e com maior potencial de aproximação da etiologia e da fisiopatogenia do TB.[13]

De acordo com o DSM-5,[4] como já dito, o TB pode ser classificado em tipo I, tipo II e transtorno ciclotímico. Além disso, segundo a publicação, pode-se diagnosticar ainda TB e transtorno relacionado induzido por substância/medicamento; TB e transtorno relacionado devido a outra condição médica; outro TB e transtorno relacionado especificado; e TB e transtorno relacionado não especificado.

EPISÓDIO MANÍACO

Na mania, há alterações principalmente em três campos: humor, psicomotricidade e cognição. Para o diagnóstico de um episódio maníaco, os sintomas devem durar por no mínimo sete dias (ou menos se for necessária internação) e ocorrer em grande parte do dia, quase todos os dias. O indivíduo sofre graves mudanças, que podem ser notadas por terceiros (Quadro 8.1). Se não tratado de modo adequado, o episódio pode perdurar meses.[4]

EPISÓDIO HIPOMANÍACO

A hipomania é semelhante à mania, porém os sintomas psicóticos estão ausentes e os demais sintomas geralmente são menos graves, não havendo necessidade de internações. Os sintomas devem durar no mínimo quatro dias, na maior parte do dia, quase todos os dias (Quadro 8.2).

O paciente apresenta os seguintes sinais no exame psíquico: exaltação afetiva, agitação psicomotora, aparência extravagante, atitude desinibida, labilidade afetiva, hiperbulia, labilidade da atenção, logorreia, taquilalia, hiperfonia, hiperprosódia, pressão de fala, pensamento acelerado e fuga de ideias, grandiosidade e *insight* pobre.[4]

EPISÓDIO DEPRESSIVO

Os sintomas depressivos do TB são semelhantes aos da depressão unipolar. Os episódios depressivos tanto na depressão bipolar como na unipolar são caracterizados por humor depressivo, anedonia, diminuição de energia, lentificação psicomotora, negativismo em sentimen-

---

QUADRO 8.1 ▶ CRITÉRIOS DIAGNÓSTICOS PARA UM EPISÓDIO MANÍACO SEGUNDO O DSM-5

A. Um período distinto de humor anormal e persistentemente elevado, expansivo ou irritável e aumento anormal e persistente da atividade dirigida a objetivos ou da energia, com duração mínima de uma semana e presente na maior parte do dia, quase todos os dias (ou qualquer duração, se a hospitalização se fizer necessária).
B. Durante o período de perturbação do humor e aumento da energia ou atividade, três (ou mais) dos seguintes sintomas (quatro se o humor é apenas irritável) estão presentes em grau significativo e representam uma mudança notável do comportamento habitual:
1. Autoestima inflada ou grandiosidade.
2. Redução da necessidade de sono (p. ex., sente-se descansado com apenas três horas de sono).
3. Mais loquaz que o habitual ou pressão para continuar falando.
4. Fuga de ideias ou experiência subjetiva de que os pensamentos estão acelerados.
5. Distratibilidade (i.e., a atenção é desviada muito facilmente por estímulos externos insignificantes ou irrelevantes), conforme relatado ou observado.
6. Aumento da atividade dirigida a objetivos (seja socialmente, no trabalho ou escola, seja sexualmente) ou agitação psicomotora (i. e., atividade sem propósito não dirigida a objetivos).
7. Envolvimento excessivo em atividades com elevado potencial para consequências dolorosas (p. ex., envolvimento em surtos desenfreados de compras, indiscrições sexuais ou investimentos financeiros insensatos).
C. A perturbação do humor é suficientemente grave a ponto de causar prejuízo acentuado no funcionamento social ou profissional ou para necessitar de hospitalização a fim de prevenir dano a si mesmo ou a outras pessoas, ou existem características psicóticas.
D. O episódio não é atribuível aos efeitos fisiológicos de uma substância (p. ex., droga de abuso, medicamento, outro tratamento) ou a outra condição médica.
Nota: Um episódio maníaco completo que surge durante tratamento antidepressivo (p. ex., medicamento, eletroconvulsoterapia), mas que persiste em um nível de sinais e sintomas além do efeito fisiológico desse tratamento, é evidência suficiente para um episódio maníaco e, portanto, para um diagnóstico de transtorno bipolar tipo I.

Fonte: American Psychiatric Association.[4]

QUADRO 8.2 ▶ CRITÉRIOS DIAGNÓSTICOS PARA UM EPISÓDIO HIPOMANÍACO SEGUNDO O DSM-5
A. Um período distinto de humor anormal e persistentemente elevado, expansivo ou irritável e aumento anormal e persistente da atividade ou energia, com duração mínima de quatro dias consecutivos e presente na maior parte do dia, quase todos os dias. B. Durante o período de perturbação do humor e aumento de energia e atividade, três (ou mais) dos seguintes sintomas (quatro se o humor é apenas irritável) persistem, representam uma mudança notável em relação ao comportamento habitual e estão presentes em grau significativo: 1. Autoestima inflada ou grandiosidade. 2. Redução da necessidade de sono (p. ex., sente-se descansado com apenas três horas de sono). 3. Mais loquaz que o habitual ou pressão para continuar falando. 4. Fuga de ideias ou experiência subjetiva de que os pensamentos estão acelerados. 5. Distratibilidade (i. e., a atenção é desviada muito facilmente por estímulos externos insignificantes ou irrelevantes), conforme relatado ou observado. 6. Aumento da atividade dirigida a objetivos (seja socialmente, no trabalho ou escola, seja sexualmente) ou agitação psicomotora. 7. Envolvimento excessivo em atividades com elevado potencial para consequências dolorosas (p. ex., envolvimento em surtos desenfreados de compras, indiscrições sexuais ou investimentos financeiros insensatos). C. O episódio está associado a uma mudança clara no funcionamento que não é característica do indivíduo quando assintomático. D. A perturbação do humor e a mudança no funcionamento são observáveis por outras pessoas. E. O episódio não é suficientemente grave a ponto de causar prejuízo acentuado no funcionamento social ou profissional ou para necessitar de hospitalização. Existindo características psicóticas, por definição, o episódio é maníaco. F. O episódio não é atribuível aos efeitos fisiológicos de uma substância (p. ex., droga de abuso, medicamento, outro tratamento). *Nota:* Um episódio hipomaníaco completo que surge durante tratamento antidepressivo (p. ex., medicamento, eletroconvulsoterapia), mas que persiste em um nível de sinais e sintomas além do efeito fisiológico desse tratamento, é evidência suficiente para um diagnóstico de episódio hipomaníaco. Recomenda-se, porém, cautela para que 1 ou 2 sintomas (principalmente aumento da irritabilidade, nervosismo ou agitação após uso de antidepressivo) não sejam considerados suficientes para o diagnóstico de episódio hipomaníaco nem necessariamente indicativos de uma diátese bipolar.

Fonte: American Psychiatric Association.[4]

tos e pensamentos, além de sintomas físicos e insônia. Esses sintomas devem persistir por pelo menos duas semanas.

Deve-se salientar que a depressão bipolar apresenta características diferentes da tristeza em termos de durabilidade e intensidade, pois a tristeza é um sentimento inato à vivência humana. Ela pode se manifestar em momentos difíceis, como a morte de um ente querido, perdas, derrotas, decepções, etc.

De acordo com o DSM-5, um episódio depressivo pode ser classificado como melancólico, psicótico, atípico, com sintomas ansiosos, com sintomas mistos e com catatonia. Quanto à gravidade, pode ser leve, moderado ou grave, e é aconselhado que se coloque o especificador com início no periparto quando for o caso (Quadro 8.3).

TRANSTORNO BIPOLAR TIPO I

O TB tipo I é definido pela presença do polo maníaco, sendo caracterizado pelo humor elevado ou irritável, podendo ocorrer sintomas psicóticos como alucinações e delírios (Fig. 8.1).[29]

TRANSTORNO BIPOLAR TIPO II

O TB tipo II é caracterizado pela ocorrência de um ou mais episódios depressivos e de pelo menos um episódio hipomaníaco. No TB tipo II, os episódios de depressão são mais persistentes e prolongados do que aqueles vistos no TB tipo I (Fig. 8.2).

Durante a hipomania, a elevação de humor e as alterações de comportamentos costumam

QUADRO 8.3 ▶ CRITÉRIOS DIAGNÓSTICOS PARA UM EPISÓDIO DEPRESSIVO MAIOR SEGUNDO O DSM-5

A. Cinco (ou mais) dos seguintes sintomas estiveram presentes durante o mesmo período de duas semanas e representam uma mudança em relação ao funcionamento anterior; pelo menos um dos sintomas é (1) humor deprimido ou (2) perda de interesse ou prazer.
Nota: Não incluir sintomas que sejam claramente atribuíveis a outra condição médica.
1. Humor deprimido na maior parte do dia, quase todos os dias, conforme indicado por relato subjetivo (p. ex., sente-se triste, vazio ou sem esperança) ou por observação feita por outra pessoa (p. ex., parece choroso). (*Nota:* Em crianças e adolescentes, pode ser humor irritável.)
2. Acentuada diminuição de interesse ou prazer em todas, ou quase todas, as atividades na maior parte do dia, quase todos os dias (conforme indicado por relato subjetivo ou observação feita por outra pessoa).
3. Perda ou ganho significativo de peso sem estar fazendo dieta (p. ex., mudança de mais de 5% do peso corporal em um mês) ou redução ou aumento no apetite quase todos os dias. (*Nota:* Em crianças, considerar o insucesso em obter o ganho de peso esperado.)
4. Insônia ou hipersonia quase diária.
5. Agitação ou retardo psicomotor quase todos os dias (observável por outras pessoas; não meramente sensações subjetivas de inquietação ou de estar mais lento).
6. Fadiga ou perda de energia quase todos os dias.
7. Sentimentos de inutilidade ou culpa excessiva ou inapropriada (que podem ser delirantes) quase todos os dias (não meramente autorrecriminação ou culpa por estar doente).
8. Capacidade diminuída para pensar ou se concentrar, ou indecisão quase todos os dias (por relato subjetivo ou observação feita por outra pessoa).
9. Pensamentos recorrentes de morte (não somente medo de morrer), ideação suicida recorrente sem um plano específico, tentativa de suicídio ou plano específico para cometer suicídio.

B. Os sintomas causam sofrimento clinicamente significativo ou prejuízo no funcionamento social, profissional ou em outras áreas importantes da vida do indivíduo.

C. O episódio não é atribuível aos efeitos fisiológicos de uma substância ou a outra condição médica.

Nota: Os Critérios A-C representam um episódio depressivo maior. Esse tipo de episódio é comum no transtorno bipolar tipo I, embora não seja necessário para o diagnóstico desse transtorno.

Nota: Respostas a uma perda significativa (p. ex., luto, ruína financeira, perdas por desastre natural, doença médica grave ou incapacidade) podem incluir sentimentos de tristeza intensos, ruminação acerca da perda, insônia, falta de apetite e perda de peso observados no Critério A, que podem se assemelhar a um episódio depressivo. Embora tais sintomas possam ser entendidos ou considerados apropriados à perda, a presença de um episódio depressivo maior, além da resposta normal a uma perda significativa, deve ser também cuidadosamente considerada. Essa decisão exige inevitavelmente exercício do juízo clínico, baseado na história do indivíduo e nas normas culturais para a expressão de sofrimento no contexto de uma perda.

Fonte: American Psychiatric Association.[4]

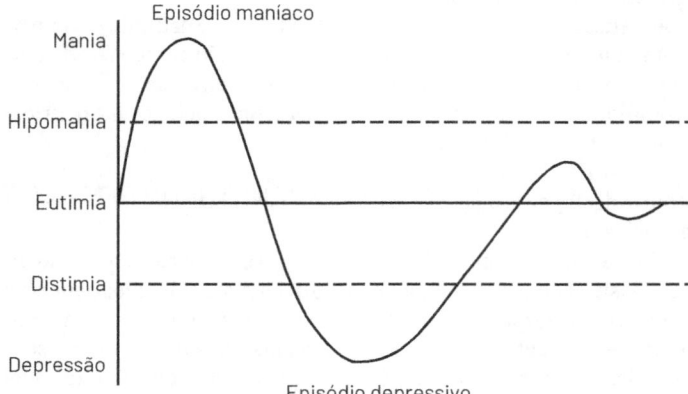

FIGURA 8.1 ▶ Transtorno bipolar tipo I.
Fonte: Adaptada de Bosaipo e colaboradores.[30]

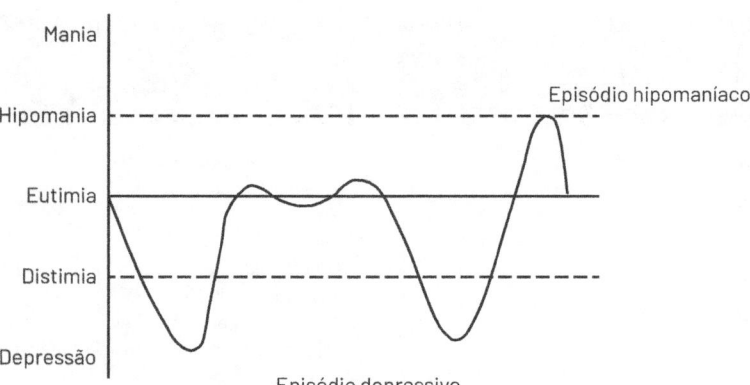

FIGURA 8.2 ▶ Transtorno bipolar tipo II.
Fonte: Adaptada de Bosaipo e colaboradores.[30]

ser de duração mais breve e menos graves que na mania.[29] Os familiares e os próprios pacientes podem chegar a considerar a hipomania como um estado de humor normal, em função de seus sintomas geralmente menos graves que os da mania. Isso pode levar a negligência quanto à procura de tratamento ou até mesmo esquecimento de relatar os sintomas em consultas futuras. Os indivíduos com TB tipo II costumam procurar tratamento durante a depressão, pois a hipomania pode parecer não trazer prejuízos.[29]

CICLOTIMIA

A ciclotimia é caracterizada por uma alteração crônica e flutuante do humor. Apresenta sintomas que não preenchem critérios para episódios hipomaníacos e depressivos, que devem ser observados por pelo menos dois anos (um ano se for criança ou adolescente), quase todos os dias, e os períodos assintomáticos não podem ser superiores a dois meses.[4]

O transtorno ciclotímico geralmente tem início na adolescência ou no início da vida adulta, sendo caracterizado por curso persistente. Cerca de 15 a 50% dos pacientes com ciclotimia correm o risco de posteriormente desenvolverem o TB tipo I ou tipo II.[4]

TB E TRANSTORNO RELACIONADO INDUZIDO POR SUBSTÂNCIA/MEDICAMENTO

Esse transtorno apresenta características diagnósticas similares às dos episódios de mania, hipomania ou depressão. Observações feitas a partir da história clínica e de exames indicam que os sintomas surgiram durante o período de intoxicação ou no período de abstinência, sendo a substância/medicamento etiológica capaz de originá-los.[4]

Ao realizar esse diagnóstico, é importante abrir uma exceção para a indução de (hipo)mania devido ao uso de antidepressivos ou de outro tratamento, mas, se os sintomas perdurarem além dos efeitos fisiológicos considerados normais do fármaco, isso pode ser um indicativo para TB.

O Quadro 8.4 apresenta algumas substâncias/medicamentos capazes de induzir (hipo)mania.

TB E TRANSTORNO RELACIONADO DEVIDO A OUTRA CONDIÇÃO MÉDICA

As principais características consideradas ao realizar o diagnóstico do TB e transtorno re-

QUADRO 8.4 ▶ MEDICAMENTOS E SUBSTÂNCIAS QUE PODEM CAUSAR SINTOMAS MANÍACOS OU HIPOMANÍACOS
Antidepressivos
Baclofen
Bromocriptina
Captopril
Cimetidina
Dissulfiram
Esteroides
Álcool
Anfetamina
Cocaína
Fenilcicloexilpiperidina
Opioides

Fonte: Com base em Brenner e Shyn.[31]

QUADRO 8.5 ▶ CONDIÇÕES MÉDICAS QUE PODEM CAUSAR SINTOMAS MANÍACOS OU HIPOMANÍACOS
Doença cerebrovascular
Doença de Cushing
Demência
Hipertireoidismo
Hipotireoidismo
Esclerose múltipla
Lúpus eritematoso sistêmico
Síndrome da imunodeficiência adquirida (aids)
Doença de Wilson
Convulsões

Fonte: Elaborado com base em Brenner e Shyn.[31]

lacionado devido a outra condição médica são a presença de um período de sintomas maníacos e achados em exames laboratoriais que indicam como etiologia provável uma condição médica.[4]

Esse diagnóstico não pode ser realizado caso os sintomas de mania ou hipomania sejam anteriores à condição médica. O Quadro 8.5 lista algumas doenças capazes de induzir (hipo) mania.

TB E TRANSTORNO RELACIONADO ESPECIFICADO

Nesse quadro, os sintomas não preenchem todos os critérios para transtornos na classe diagnóstica de TB e resultam em alterações clinicamente significativas no funcionamento profissional, social ou em áreas importantes na vida. Essa categoria é utilizada quando o clínico decide comunicar a razão específica pela qual a apresentação de sintomas não satisfaz os critérios para qualquer TB. Situações nas quais essa classificação pode ser utilizada são:[4]

1. mania de curta duração (2 a 3 dias) e depressão maior
2. sintomas insuficientes para hipomania e depressão maior
3. hipomania sem depressão maior anterior
4. ciclotimia de curta duração (menos de 24 meses)

TB E TRANSTORNO RELACIONADO NÃO ESPECIFICADO

Essa categoria é utilizada quando o profissional decide não especificar a razão pela qual os critérios para um TB e transtorno relacionado especificado não são satisfeitos ou em situações nas quais não há informações suficientes para um diagnóstico mais específico, como, por exemplo, em salas de emergência.[4]

ESPECTRO BIPOLAR

Os transtornos do espectro bipolar têm curso crônico e, geralmente, remissão incompleta. Estima-se que cerca de 25% dos pacientes do espectro tentam suicídio, e 20% daqueles que tentam concretizam o ato.[32,33]

ESPECIFICADORES DO TB

Com características mistas. No atual DSM, o quadro misto que existia no DSM-IV deixa de ser um subtipo do TB e passa a ser um especificador "com características mistas", que pode também ser utilizado no transtorno depressivo (TD).[34]

Essa mudança auxilia no diagnóstico para que um maior número de pacientes receba tratamento adequado, pois basta atender a todos os critérios de um polo e ter no mínimo três sintomas do polo oposto para que o diagnóstico seja fechado.[35]

Cerca de 40% dos pacientes com TB vivenciam um quadro com características mistas. Esses indivíduos apresentam sintomatologia mais grave, mais comorbidades, episódios mais recorrentes, maior risco de suicídio, maior impulsividade, abuso de substâncias, sintomas psicóticos e agitação psicomotora, assim como piores resultados em exames clínicos (Fig. 8.3).[35]

Com sintomas ansiosos. No DSM-5, foi incluído também o especificador "com sintomas ansiosos", utilizado para descrever a presença de sintomas ansiosos que não fazem parte dos critérios diagnósticos do TB. Essa modificação é um auxílio para refinar o tratamento de pacientes que manifestam esses sintomas, os quais podem apresentar diferenças no curso e nas respostas aos psicofármacos.[34]

Com ciclagem rápida. A ciclagem rápida é um especificador para os episódios do TB. De acordo com o DSM-5, para usar esse especificador é preciso que o paciente apresente quatro ou mais episódios de mania, hipomania ou depressão durante 12 meses. O TB com ciclagem rápida é classificado a partir da duração dos sintomas como segue:

- ciclagem rápida – ocorrência de pelo menos quatro episódios durante um ano
- ciclagem ultrarrápida – quatro episódios ou mais durante um mês
- ciclagem ultradiana – pelo menos quatro episódios em um dia[4]

O uso de antidepressivos, particularmente tricíclicos, pode predispor à ciclagem rápida, assim como as disfunções tireoidianas.[36]

Com características melancólicas. Conhecida também como depressão clássica ou melancólica, caracteriza-se pela presença de insônia terminal, pior momento do dia pela manhã, ao despertar, anedonia, perda de apetite, perda significativa de peso, culpa inapropriada e agitação ou retardo psicomotor pronunciado.[4]

Com características atípicas. Nesse quadro, ocorre a inversão dos sintomas neurovegetativos de sono e de apetite, com hipersonia e aumento de apetite, padrão persistente de sen-

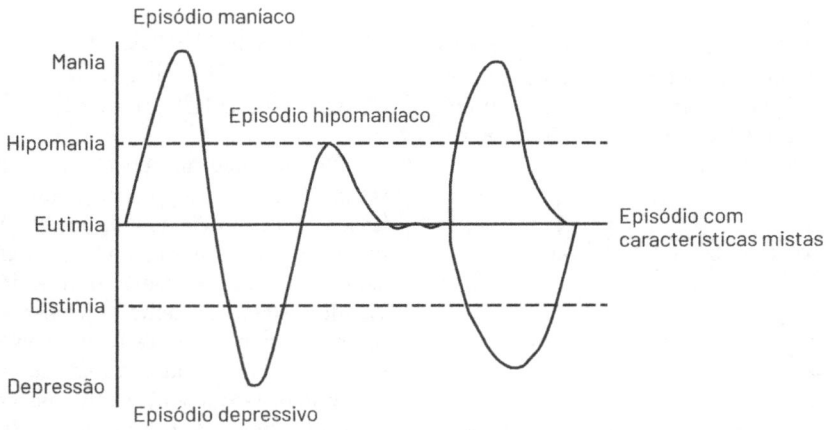

FIGURA 8.3 ▶ Episódio com características mistas.
Fonte: Adaptada de Bosaipo e colaboradores.[30]

sibilidade à rejeição interpessoal, sensação de peso nos braços e pernas.

Com características psicóticas. Delírios e alucinações estão presentes em algum momento do episódio. Podem ser congruentes ou incongruentes com o humor.

Com catatonia. É uma síndrome caracterizada por negativismo, mutismo, imobilidade, posturas desconfortáveis, entre outros sintomas. Até o DSM-IV, a catatonia era considerada um subtipo de esquizofrenia – esquizofrenia catatônica –, hoje, porém, sabemos que ela está mais ligada aos transtornos do humor, atuando como um especificador de qualquer transtorno.[34]

Com início no periparto. Esse especificador pode ser aplicado se o início dos sintomas ocorreu durante a gestação ou até quatro semanas após o parto. A estimativa é que 3 a 6% das mulheres apresentarão depressão na gestação ou no puerpério.

Com padrão sazonal. Há relação do início dos episódios em determinadas estações do ano, como episódio depressivo no outono/inverno, assim como períodos de remissão em estações do ano específicas, como sintomas depressivos que desaparecem no verão. Esse padrão é observado por pelo menos dois anos.

Luto. O luto não é mais considerado critério de exclusão do TD, com o propósito de permitir que sujeitos que estejam passando por um sofrimento psíquico grave decorrentes de luto recebam atenção adequada, incluindo farmacoterapia, se necessária.[34]

DIAGNÓSTICO DIFERENCIAL

DEPRESSÃO BIPOLAR *VERSUS* UNIPOLAR

A diferenciação entre depressão bipolar e unipolar não pode ser feita somente pelo quadro clínico, pois não existem sintomas patognomônicos de depressão bipolar. Contudo, alguns sinais podem sugerir maior suspeição, como, por exemplo:[37]

- início abrupto
- retardo psicomotor grave
- sintomas atípicos e psicóticos
- idade de início precoce
- episódios frequentes
- história familiar de TB
- depressão com início no periparto
- temperamento de base hipertímico ou ciclotímico
- presença de sintomas mistos
- impulsividade/agressividade marcantes

Até o DSM-IV, a depressão unipolar e o TB constituíam os transtornos do humor, mas, a partir do DSM-5, foram separados. Argumentos justificando tal separação referem-se a genética, fisiologia e tratamento. Com frequência, o TB inicia com quadro depressivo, de modo que é comum o diagnóstico de TD ser realizado erroneamente. Isso acaba prejudicando o prognóstico, pois o paciente poderá vir a usar antidepressivos em monoterapia, acarretando possível virada maníaca.[34]

A diferenciação entre esses dois transtornos é feita de forma longitudinal, ou seja, acompanhando o curso da doença, e a maior distinção é a presença ou não de um quadro maníaco ou hipomaníaco.[38]

TRANSTORNO BIPOLAR *VERSUS* TRANSTORNO DA PERSONALIDADE *BORDERLINE*

O TPB é um padrão persistente de desvio de comportamento que pode surgir durante a adolescência ou o início da vida adulta. Assim como o TB, afeta áreas como humor, afeto, funcionamento interpessoal e controle de impulsividade.[39] Nesses pacientes, são observadas alta impulsividade e autodestrutividade, com possíveis e repetidas tentativas de suicídio, promiscuidade sexual e busca intensa por afeto e atenção, a ponto de os indivíduos chegarem a usar drogas para chamar atenção para si e fugir do sentimento de vazio e abandono.[39]

Pacientes com TB e TPB são acometidos por variações de humor, sofrimento profundo e impulsividade, o que dificulta o diagnóstico correto. A labilidade afetiva no indivíduo com TPB pode variar em questão de horas, enquanto, no TB, as variações de humor têm um padrão de no mínimo quatro dias, chegando a durar até meses.[39] Episódios de ira e raiva em pacientes com TPB posteriormente causam sofrimento e dor, podendo ser confundidos com um episódio maníaco marcado pela irritabilidade.

O TPB tem vários aspectos semelhantes ao TB. Contudo, no TPB, a sintomatologia apresenta instabilidade maior, enquanto, no TB, os sinais e sintomas ocorrem de forma episódica. A depressão pode ser encontrada em ambos os transtornos, porém apresenta-se de formas diferentes.[39]

TRANSTORNO BIPOLAR VERSUS TRANSTORNO DE DÉFICIT DE ATENÇÃO/HIPERATIVIDADE

O diagnóstico de transtorno de déficit de atenção/hiperatividade (TDAH) leva em consideração um tripé formado por sintomas relacionados com impulsividade, desatenção e hiperatividade. Cada paciente com TDAH pode ter predomínio de um desses grupos de sintomas. Esse é um transtorno que raramente se manifesta de maneira isolada, sendo o TB uma possível comorbidade. Os pacientes com TB apresentam alta prevalência de TDAH (até 85%), enquanto a taxa de TB em pacientes com TDAH chega a 22%.[40]

Os indivíduos com TB podem ter aumento da atividade, dificuldade de concentração e aumento na impulsividade. Essas características, entretanto, são episódicas e ocorrem por vários dias de cada vez. Nesse transtorno, o aumento da impulsividade é acompanhado por humor elevado, grandiosidade e outras características específicas.

Já em crianças com TDAH, mudanças importantes de humor são observadas em um mesmo dia. Essa labilidade é diferente de um episódio maníaco, que deve durar quatro dias ou mais para ser um indicador clínico de TB, mesmo em crianças.

TRANSTORNO BIPOLAR VERSUS ESQUIZOFRENIA

Os sintomas psicóticos não são exclusivos da esquizofrenia, visto que o TB também pode apresentar quadros de psicose. Por isso, há uma certa dificuldade em diferenciar essas duas situações em quadros de primeiro surto, quando o curso ainda não permite distinguir com mais clareza qual o diagnóstico correto.

Ao realizar o diagnóstico diferencial entre TB e esquizofrenia, é necessário levar em conta a relação temporal entre os sintomas de humor. Caso os delírios e as alucinações estejam presentes exclusivamente em um período em que também ocorre a alteração do humor, o diagnóstico mais adequado seria TD ou TB com características psicóticas.[4]

TRANSTORNO BIPOLAR VERSUS TRANSTORNO DE ANSIEDADE GENERALIZADA

Sintomas físicos como inquietação, irritabilidade, tensão muscular e perturbação do sono estão presentes tanto em pacientes com TB como naqueles com transtorno de ansiedade generalizada (TAG). No diagnóstico diferencial, a ansiedade deve ser considerada tanto como transtorno primário quanto como comorbidade.

A avaliação longitudinal deve ser realizada de forma cuidadosa, pois ruminações ansiosas podem ser confundidas com pensamento acelerado, assim como atitudes que visam diminuir os sintomas ansiosos podem ser confundidas com impulsividade.[4] Além disso, a ansiedade e/ou medo costumam ser componentes do TB, portanto não devem ser diagnosticados em separado se tiverem ocorrido exclusivamente durante quadro de humor.[4]

Os pacientes ansiosos se preocupam com situações que possivelmente nem irão chegar a acontecer. Já aqueles com TB em fase maníaca tendem a apresentar impulsividade ou agressividade, de modo que estão pouco preocupados com as consequências de seus atos, os quais, em geral, têm a intenção de satisfazer uma demanda interna, seja por perigo, seja por sexo.

COMORBIDADES NO TRANSTORNO BIPOLAR

Kaplan e Feinstein[41] mostram que as comorbidades podem ser de três tipos: patogênica, diagnóstica e prognóstica.

Na comorbidade patogênica, um transtorno leva ao desenvolvimento do outro. Um exemplo pode ser um jovem que vai a uma festa e consome *ecstasy*, o que o faz desenvolver sintomas psicóticos; isso, por sua vez, o leva a ter um surto e, mesmo sem usar a droga novamente, ele continua apresentando sintomas psicóticos.

Na comorbidade diagnóstica, são preenchidos os critérios diagnósticos para dois ou mais transtornos, sem que haja conexão etiológica entre eles. Nesse caso, pode-se citar como exemplo um paciente com TB que também satisfaz os critérios para TPB. Portanto, são dois transtornos em um mesmo indivíduo, sem que necessariamente uma doença tenha contribuído para a outra.

Já na comorbidade prognóstica, a combinação de dois transtornos facilita o aparecimento de um terceiro. Nesse caso, pode-se dar como exemplo um paciente que tem um quadro de TDAH. Sabe-se que quem tem TDAH apresenta uma prevalência muito grande, ou um risco maior, de usar *Cannabis* (maconha). Assim, um paciente com TDAH que começou a consumir maconha tem uma comorbidade, ou seja, duas doenças. O TDAH provavelmente é anterior ao consumo da *Cannabis*, só que aquela sensação de não conseguir fazer as coisas, a desorganização e a falta de motivação, entre outros, se agravaram a ponto de um quadro depressivo ter se desenvolvido. Com isso, o TDAH mais o uso de maconha contribuíram para o aparecimento da depressão.

COMORBIDADES PSIQUIÁTRICAS NO TRANSTORNO BIPOLAR

As comorbidades psiquiátricas mais frequentes no TB são: TUSs, transtornos de ansiedade, TDAH, transtornos da personalidade (TPs), transtornos alimentares e transtorno obsessivo-compulsivo (TOC).[36] O reconhecimento e o tratamento das comorbidades é muito importante, já que são associadas à perda da funcionalidade.

Transtorno por uso de substâncias

Várias substâncias (álcool, cafeína, *Cannabis*, alucinógenos, inalantes, opioides, sedativos, hipnóticos e ansiolíticos, estimulantes, tabaco) que são ingeridas em excesso têm em comum o estímulo direto do sistema de recompensa do cérebro, que está envolvido no reforço de comportamentos e na produção de memórias.[4] Pacientes com TB que fazem uso dessas substâncias poderão apresentar comportamento agressivo, psicose, perda do controle do consumo, condutas violentas e déficits nas saúdes física e mental, ressaltando-se que pacientes com TB têm taxas mais elevadas de TUSs comórbidos do que a população como um todo.

No alcoolismo, por exemplo, poderá causar depressão, ansiedade e hipomania/mania tanto na intoxicação quanto na abstinência.[42] Foi demonstrado também que pacientes com TB tipo I têm probabilidade três vezes maior de abuso ou dependência de álcool e cerca de sete vezes maior de abuso ou dependência de drogas do que a população em geral.[43]

O TB e os TUSs são prevalentes na população em geral, e a ocorrência de TUS é comum em pacientes com TB.[1,10] No caso de TUS em pacientes com TB tipo I, calcula-se uma prevalência na vida em torno de 52,3 a 60,7%, e de 36,5 a 48,1% no caso de TB tipo II.[10,26]

Entre pacientes bipolares, a droga mais consumida é o álcool, seguido por cocaína, *Cannabis* e metanfetamina. A maioria não consome uma única droga. No caso de TB e TUS, a situação é complexa, porque ambos os transtornos exercem influências bidirecionais entre si.

No TB, os TUSs estão associadas a idade precoce de início,[27] altas taxas de tabagismo[28] e frequente comorbidade com transtornos de ansiedade,[12,13,28] TDAH e TPs.[15] Os TUSs comórbidos estão associados a má adesão ao tratamento,[44] episódios de humor mais frequentes,[11] mais sintomas mistos[16-18] e menor recuperação funcional, mesmo durante a abstinência.[19] Em consequência, pacientes com TB comórbido com TUS têm maior utilização de serviços de emergência[20] e mais internações hospitalares,[21,22] resposta pobre ao lítio[18,23,24] e maior suicidalidade em comparação aos indivíduos bipolares sem TUSs.[29,30]

O tratamento de pacientes com TB e TUSs inclui a estabilização dos sintomas psiquiátricos antes de se tratar os TUSs com uma medicação adicional. Entretanto, sabe-se pouco sobre o tratamento ideal dessa comorbidade. Até o momento, apenas nove estudos clínicos que avaliaram o uso de substâncias como desfecho primário nessa população foram publicados. A quetiapina é a droga mais solidamente associada a uma melhora dos sintomas psiquiátricos do TB com TUSs, enquanto a combinação de lítio e valproato é a mais efetiva na redução do consumo de álcool e recidivas. O valproato e a lamotrigina podem ser úteis na redução do consumo de álcool e outras drogas, respectivamente.[42,43] Há menos estudos de intervenções psicológicas em pacientes com TB e TUSs do que ensaios clínicos com medicamentos.

Transtornos de ansiedade

Possivelmente, os transtornos de ansiedade sejam a comorbidade psiquiátrica mais comum no TB. As manifestações de ansiedade que alguns pacientes com TB demonstram em estados de (hipo)mania podem estar relacionadas a pior prognóstico. É comum indivíduos bipolares apresentarem TAG, transtorno de pânico, fobias e transtorno de estresse pós-traumático (TEPT).

Os pacientes com altos escores de ansiedade têm maior probabilidade de desenvolver comportamento suicida e abuso de álcool, levar maior tempo para atingir a remissão, ter início precoce e resposta diferente aos estabilizadores do humor, ter internações 20% mais longas e apresentar uso aumentado de psicotrópicos e maior frequência de hospitalizações, o que acarreta grande impacto em sua qualidade de vida e em seu funcionamento.[45,46]

Transtorno de déficit de atenção/hiperatividade

O TDAH é um dos transtornos que têm maior comorbidade com o TB. As características de ambos, muitas vezes, se sobrepõem, o que pode levar a diagnósticos e tratamentos equivocados. Estudos sistemáticos de pacientes pediátricos com mania demonstram taxas de comorbidade com TDAH na faixa de 60 a 90%.[43] A comorbidade com TDAH eleva dissonância social, ideação suicida e altera o prognóstico.[47]

Transtornos da personalidade

A taxa de TPs comórbidos em pacientes com TB encontra-se na faixa de 30 a 45%.[43] O diagnóstico dessa comorbidade é bastante difícil, principalmente durante os episódios de (hipo)mania. Em contrapartida, o diagnóstico do TP tem importantes implicações no prognóstico do paciente.

Os TPs mais comumente comórbidos ao TB são os do Grupo B, sobretudo o TPB.[48] O TPB é caracterizado por instabilidade das relações interpessoais, da autoimagem e dos afetos e por impulsividade acentuada que surge no início da vida adulta e está presente em vários contextos.[4]

Os comportamentos impulsivos e agressivos em alguns pacientes em mania podem ser erroneamente interpretados como traços do TPB. A grande diferença é que, enquanto no TB esses sintomas vão desaparecendo no estado de eutimia, no TPB eles persistem indefinidamente. Por conta disso, para evitar erros no diagnóstico, os pacientes devem ser avaliados em eutimia.[48]

Transtornos alimentares

Os transtornos alimentares, como a anorexia nervosa, a bulimia nervosa e o transtorno de compulsão alimentar (TCA), são caracterizados pela distorção da imagem corporal. Esses transtornos estão associados a graves alterações no comportamento alimentar.[46]

O TCA é mais comum em indivíduos com TB do que na população em geral. Os pacientes com início precoce dos sintomas de TB e transtorno alimentar apresentam maior gravidade nos sintomas, maior instabilidade do humor e maior presença de sintomas depressivos quando comparados àqueles sem transtorno alimentar.[49]

Transtorno obsessivo-compulsivo

O paciente bipolar que tem TOC como comorbidade apresenta início dos sintomas obsessivos mais gradual, e sua intensidade varia de acordo com as oscilações do humor, sendo mais frequente nos episódios depressivos. Ocorrem mais obsessões de conteúdo sexual ou religioso e menos rituais de verificação.[50]

De acordo com o Epidemiologic Catchment Area (ECA), 21% dos pacientes com TB apresentarão TOC ao longo da vida, o que acontece em apenas 2,5% da população geral.[43]

As implicações do TOC geram uma grande dificuldade no manejo clínico do paciente bipolar. Na presença de sintomas de TB e TOC, deve-se dar prioridade à estabilização dos sintomas de humor e, após atingir a eutimia, tratar os sintomas obsessivo-compulsivos. Quando os sintomas obsessivos persistem, há uma grande probabilidade da cronificação dos episódios depressivos, o que agrava a sintomatologia do TB.[51]

COMORBIDADES CLÍNICAS

Em pacientes bipolares, é elevada a presença de distúrbios metabólicos, cardiovasculares e endócrinos comórbidos. Obesidade, DM, hipertensão arterial, hipotireoidismo, enxaqueca e disfunção renal, entre outras comorbidades clínicas, podem ser agravadas pelo próprio tratamento farmacológico do TB.

Obesidade

A alta prevalência de obesidade é um complicador para o tratamento do paciente bipolar, visto que isso vai aumentar o risco cardiovascular. Além disso, a condição está associada a maior comorbidade clínica e efeitos psiquiátricos. Mulheres com TB, se comparadas a homens com o transtorno e a outras pessoas de ambos os sexos na população em geral, têm elevadas taxas de adiposidade abdominal.[52] Além disso, pacientes com TB e obesidade apresentam um maior risco para o suicídio.[53]

A alta prevalência de hipertensão, diabetes e doenças cardíacas está diretamente ligada à obesidade, pois indivíduos bipolares são mais suscetíveis a apresentar tais comorbidades devido a baixa taxa de atividade, dietas não saudáveis e efeitos colaterais de medicamentos, como antipsicóticos e antidepressivos.[54]

Diabetes melito

Alterações no metabolismo da glicose são prevalentes em algumas populações psiquiátricas e principalmente em pacientes com TB. Em alguns casos, o indivíduo em episódio de mania apresenta altas taxas de DM, motivo pelo qual é importante solicitar exames como glicemia e hemoglobina glicada.

A hiper ou hipoglicemia pode precipitar uma crise no paciente com TB. É necessário lembrar que indivíduos bipolares na fase de depressão que têm DM como comorbidade apresentam mais sintomas que aqueles que não estão nessa condição. Pacientes com essas duas comorbidades apresentam maior descontrole glicêmico e maior prevalência de várias complicações do DM, como retinopatia, doença renal, doenças neurológicas e disfunção sexual.[55]

Síndrome metabólica

A síndrome metabólica (SM) envolve muitas causas de risco cardiovascular e geralmente está relacionada com deposição central de gordura e resistência à insulina. Se o paciente apresentar DCV, as alterações relacionadas à SM estarão associadas a maior mortalidade.[56]

As alterações metabólicas podem elevar os fatores de risco do paciente com TB, sendo uma condição em que o indivíduo poderá apresentar alterações em relação a triglicerídeos, níveis de HDL, pressão arterial, glicemia e/ou DCVs. A SM inclina-se para maior prevalência em pacientes com TB, devido aos efeitos colaterais dos psicofármacos utilizados durante o tratamento.[57]

Doenças cardiovasculares

Os pacientes bipolares apresentam alta comorbidade de DCVs. Tanto sintomas depressivos quanto ansiosos são atualmente reconhecidos como indicadores de risco para DCV, além de apresentarem processos fisiopatológicos que parecem influenciar de modo negativo o prognóstico dos pacientes.[58] A combinação do TB com DCV agrava o estado do indivíduo e leva a maior mortalidade.[59]

A abordagem desses pacientes deve ser a mais abrangente possível, buscando não somente o controle de sintomas psiquiátricos, mas também a manutenção e o reestabelecimento da saúde geral do indivíduo, pois a doença bipolar acarreta maior fator de risco para DCVs em relação à população em geral.[59]

COMORBIDADES ASSOCIADAS AO USO DE PSICOFÁRMACOS

O aumento de peso nos pacientes com TB é um problema frequente e que pode estar associado ao tratamento farmacológico. Os indivíduos que utilizam lítio e/ou ácido valproico devem estar vigilantes em relação ao aumento de peso. Se houver aumento expressivo de peso ou alteração da função tireoidiana (no caso do lítio), a utilização dessas medicações não é recomendada.[60,61]

Entretanto, o uso do lítio continua sendo o padrão-ouro para o tratamento do TB, apesar de seu uso em longo prazo gerar aumento no risco de déficits e alterações renais, endócrinas e dermatológicas.[62]

É importante considerar que o atendimento ao paciente deve ser individualizado e abranger todos os aspectos de sua história clínica e social, a fim de que a assistência contínua e multidisciplinar diminua o impacto desse transtorno e de suas comorbidades sobre a pessoa.

PROGNÓSTICO DO TRANSTORNO BIPOLAR

O TB é um transtorno que, além de grave e recorrente, pode iniciar muito cedo, causando alta morbimortalidade. Os indivíduos que têm um episódio de mania apresentam maior probabilidade de ter episódios recorrentes de humor ao longo da vida. O TB ocasiona maior incapacidade do que a depressão unipolar, que também pode ser bastante incapacitante, porém em menor intensidade.

As limitações cognitivas mostram um prejuízo importante no funcionamento profissional, pois os pacientes com TB, mesmo em eutimia, têm desempenhos inferiores em testes cognitivos, devido à morte neuronal, que também pode estar relacionada à existência de sintomas psicóticos e às durações prolongadas dos episódios.

Os pacientes com predomínio depressivo estão mais propensos a tentativas de suicídio, enquanto aqueles com mania dominante estão mais inclinados para o uso indevido de drogas.[3]

SUICÍDIO NO TRANSTORNO BIPOLAR

A temática do suicídio no TB é extremamente importante, pois as taxas de mortalidade nesses pacientes são altas: 25 a 50% já tentaram suicídio, pelo menos uma vez, durante a vida.[63] Assim, esses indivíduos têm risco 15 vezes maior do que a população geral de tentar suicídio, e o grau de letalidade é maior. Nos pacientes com TB, ocorrem três tentativas para cada morte por suicídio. Já na população geral, a taxa é de 9 a 10 tentativas para cada morte.[64]

Entre as abordagens de tratamento, existem algumas linhas que são de grande importância. Serão destacadas três delas: abordagens psicoterápicas, abordagens farmacológicas e eletroconvulsoterapia (ECT).

Abordagens psicoterápicas

Entre as abordagens psicológicas, nenhuma mostrou-se superior às demais.[65] Nos pacientes com TB, um dos fatores de não adesão pode ser a não crença de que o seu estado é patológico.

Abordagens farmacológicas

O lítio apresenta-se como uma estratégia farmacológica importante para a prevenção do suicídio no TB, com avaliações que demonstram uma redução drástica do risco de suicídio com seu uso. Uma metanálise de 31 estudos demonstrou que o lítio reduziu em cinco vezes o risco de suicídio nos pacientes bipolares que o utilizaram, em comparação aos que não o usaram.[66]

No TB, os antipsicóticos de segunda geração são amplamente utilizados para mania, depressão ou manutenção. Seu uso é indicado como adjuvante ou monoterapia.[67] A clozapina demonstrou evidências positivas na redução das taxas de suicídio em relação a outros antipsicóticos de segunda geração.[68]

Eletroconvulsoterapia

As indicações para o uso da ECT são resistência para o uso de medicações, pacientes com depressão bipolar psicótica grave e aqueles que apresentam um alto risco de suicídio.[69]

TRATAMENTO FARMACOLÓGICO DO TRANSTORNO BIPOLAR

O TB é um transtorno bastante complexo, apresentando vieses genéticos, biológicos, neuroquímicos, psicológicos e sociais. Seu tratamento não deve se restringir ao componente biológico, mas abranger todos esses aspectos. Infelizmente, não há ainda instrumentos terapêuticos para evitar a expressão dos genes relacionados ao TB. Entretanto, há medicamentos eficazes para seu tratamento, além de técnicas psicoterápicas que muito auxiliam na melhora do funcionamento e da qualidade de vida dos pacientes.

O tratamento do TB depende da fase em que a doença se encontra. Pode-se "estabilizar de cima", isto é, trazer a eutimia para o paciente quando ele está em mania. A maioria das medicações utilizadas no TB é útil para a mania, e, consequentemente, faz-se uma derivação desse resultado, isto é, assume-se que determinado medicamento é adequado para o TB porque trata de forma eficaz a mania. Em contrapartida, estabilizar o paciente quando ele está em depressão tem sido pouco explorado nos estudos, e há poucas drogas eficazes na terapia da depressão bipolar.

O tratamento profilático é importante, pois "quanto mais episódios o paciente tiver, mais episódios ele virá a ter"; além disso, os episódios serão mais graves, mais prolongados e com menor intervalo de eutimia entre si. Logo, o tratamento deve começar no primeiro episódio, para que o indivíduo possa ter seus neurônios preservados e evite-se a deterioração cognitiva. Infelizmente, para fazer o diagnóstico correto e instituir o tratamento adequado, são desperdiçados em média oito anos.

TRATAMENTO FARMACOLÓGICO DE EPISÓDIOS MANÍACOS

Muitas estratégias foram investigadas para uso em mania, incluindo lítio, divalproato, outros anticonvulsivantes e antipsicóticos de primeira e segunda gerações. O exame de um paciente maníaco deve incluir uma avaliação imediata do risco de comportamento agressivo, violência e ameaça aos outros, risco de suicídio, grau de percepção da doença (insight) e da capacidade de aderir ao tratamento, comorbidades e disponibilidade de uma rede de apoio social. Exame físico e investigação laboratorial devem ser conduzidos, mas podem ser adiados em situações de urgência psiquiátrica (paciente agitado, pouco colaborativo). Resultados da avaliação devem ser utilizados para definir o tratamento mais apropriado para o indivíduo (p. ex., ambulatorial ou hospitalar).[28]

Recomenda-se, para todos os pacientes, que seja iniciado tratamento com um dos fármacos de primeira linha – lítio, quetiapina, divalproato, aripiprazol, paliperidona, risperidona. Aproximadamente 50% dos indivíduos responderão à monoterapia com melhora significativa nos sintomas maníacos dentro de 3 a 4 semanas.[28]

As opções de segunda linha incluem monoterapia com olanzapina, carbamazepina, ziprasidona e haloperidol ou combinação de olanzapina mais lítio ou divalproato. A ECT também é recomendada como segunda linha, e evidências sugerem que até 80% dos pacientes mostrarão melhora clínica com ela.[28]

A terceira linha de tratamento inclui monoterapia com clorpromazina e monoterapia ou terapia adjuvante com clozapina.[2]

TRATAMENTO FARMACOLÓGICO DE DEPRESSÃO BIPOLAR

Lítio, anticonvulsivantes, antipsicóticos de segunda geração e antidepressivos foram investigados quanto à eficácia na depressão bipolar. A avaliação definirá se o tratamento será ambulatorial ou hospitalar, considerando-se os riscos.[28]

LÍTIO: PADRÃO-OURO NO TRATAMENTO DO TRANSTORNO BIPOLAR

Em 1803, José Bonifácio de Andrada e Silva, professor de mineralogia em Coimbra, Portugal, foi estudar minerais na Suécia, onde isolou dois deles, um dos quais, em 1817, veio a ser denominado de petalita, do qual Arfwedson extraiu o lítio. Em 1949, na Austrália, John Cade demonstrou a importância do lítio no tratamento do TB, e Mogens Schou expandiu para a Europa o uso do fármaco.[70]

O lítio é considerado o padrão-ouro para o TB, permanecendo ainda hoje como o medicamento de referência.[71-74] É o único estabilizador do humor que tem sido utilizado com enorme sucesso terapêutico por mais de meio século no tratamento do transtorno.[75] Além disso, é o único fármaco da medicina que permanece como padrão-ouro por 69 anos, mesmo após muitos outros medicamentos terem sido descobertos.[76]

Um estabilizador do humor deve, idealmente, ter seis características:

1. Tratar mania
2. Tratar depressão
3. Prevenir novos episódios de mania
4. Prevenir novos episódios de depressão
5. Tratar mania sem causar depressão
6. Tratar depressão sem causar virada maníaca

O lítio aumenta o fator neurotrófico derivado do cérebro (BDNF), o que eleva o número de sinapses cerebrais. Aumentar o número de ligações cerebrais é fundamental, pois, a cada crise, o número de neurônios diminui, levando a uma perda da função cerebral. Já que não se pode aumentar o número de neurônios, deve-se visar o aumento do número de sinapses, função desempenhada pelo lítio.

Entretanto, o lítio não está isento de efeitos colaterais. O principal efeito colateral associado ao seu uso é o tremor, mas também pode haver sudorese excessiva, insônia, sensação de frio e cefaleia. No longo prazo, pode ocorrer diminuição da função tireoidiana.

LAMOTRIGINA

A monoterapia com lamotrigina não foi superior ao placebo em quatro ensaios duplos-cegos de depressão bipolar aguda como desfecho primário. No entanto, uma metanálise conduzida sobre as taxas de resposta desses estudos e um ensaio em indivíduos com TB tipo II evidenciaram superioridade da lamotrigina. A adição de lamotrigina ao lítio foi superior à adição de placebo ao lítio, e houve uma tendência para superioridade da adição de lamotrigina à quetiapina *versus* adição de placebo. A lamotrigina também demonstrou eficácia no tratamento de manutenção e excelente perfil de tolerabilidade – características que a qualificam como um tratamento de primeira linha para a depressão bipolar.[28]

Os fármacos de primeira linha são quetiapina, lítio, lamotrigina e lurasidona. Em pacientes que não respondem adequadamente a esses agentes, o uso de divalproato é uma opção de segunda linha. Uso adjuvante de antidepressivos com lítio/divalproato ou antipsicótico de segunda geração também pode ser considerado segunda linha de tratamento.[28]

Os antidepressivos devem ser evitados ou utilizados com cautela em indivíduos com história de mania ou hipomania induzida por esses fármacos, sintomas mistos ou ciclagem rápida. Está formalmente contraindicado o uso de antidepressivos em monoterapia para o tratamento da depressão do TB.[28]

A ECT também é um tratamento de segunda linha e deve ser considerada para pacientes refratários ao tratamento e para aqueles que necessitam de resposta rápida ao tratamento, como risco de suicídio iminente, catatonia ou depressão psicótica, e quando uma resposta rápida é importante para a estabilização médica. Outra opção é a associação de olanzapina e fluoxetina. Em pacientes que não respondem a múltiplos agentes de primeira e segunda linhas, outras escolhas incluem monoterapia com carbamazepina ou olanzapina. A terapia adjuvante inclui aripiprazol, armodafinil, asenapina, levotiroxina, modafinil, pramipexole e estimulação magnética transcraniana.[28]

Embora haja evidências de vários pequenos estudos que apontam a cetamina intravenosa ou a escetamina intranasal como antidepressivos eficazes e de ação rápida, devido a sua natureza invasiva, duração curta do efeito e falta de dados de segurança no longo prazo, este ainda é considerado um tratamento de terceira linha. Recomenda-se que seja reservado para aqueles com sintomas graves ou ideação suicida significativa.

Existem cinco regras de ouro no que concerne ao tratamento do TB:

1. Usar o medicamento de forma adequada como prescrito pelo médico
2. Dormir de 7 a 8 horas por noite
3. Fazer exercício físicos
4. Evitar estresse desnecessário (costuma-se dizer que pacientes com TB têm "muita iniciativa e pouca terminativa")
5. Não ingerir bebidas alcoólicas nem consumir quaisquer outras drogas

Os anticonvulsivantes também são importantes aliados no tratamento farmacológico do TB. Um exemplo de medicação útil, segura e com boa tolerabilidade é o divalproato de sódio.[77]

Os antipsicóticos de primeira geração, como haloperidol e clorpromazina, são eficazes no tratamento de mania; contudo, não mostraram eficácia em tratar a depressão bipolar. Além disso, esses fármacos apresentam vários efeitos colaterais, como discinesia tardia, ganho de peso, sedação e disfunção sexual, que dificultam a adesão ao tratamento. Já os antipsicóticos de segunda geração, como olanzapina e quetiapina, são eficazes no tratamento de mania e depressão, mas podem causar síndrome metabólica. Alguns antipsicóticos, ainda, podem alterar o funcionamento cardíaco dos pacientes.[78]

O tratamento combinado com os antipsicóticos de segunda geração quetiapina, aripiprazol e risperidona associados a lítio ou divalproato também é recomendado como tratamento de primeira linha.

TRATAMENTO DE MANUTENÇÃO PARA TRANSTORNO BIPOLAR

Quase todos os indivíduos com TB necessitam de tratamento de manutenção para prevenir futuros episódios, reduzir sintomas residuais e restaurar o funcionamento e a qualidade de vida. Há cada vez mais evidências que demonstram a neuroprogressão no TB. As recorrências estão associadas a reduções nos volumes das substâncias cinzenta e branca cerebrais, piora do comprometimento cognitivo, recuperação e menor resposta ao tratamento.[28]

O tratamento deve ser iniciado após o primeiro episódio. O tratamento de manutenção eficaz reverte comprometimento cognitivo e preserva a plasticidade cerebral. Há dados preliminares que sugerem que, após um primeiro episódio, o lítio pode ser superior à quetiapina tanto nos resultados volumétricos quanto nos cognitivos.[28]

Com o tratamento, 19 a 25% dos pacientes terão uma recorrência todos os anos, em comparação a 23 a 40% dos que receberam placebo. A presença de sintomas residuais deve, portanto, ser um indicador de necessidade para maior otimização do tratamento. A disponibilidade de apoio psicossocial e níveis mais baixos de estresse também são protetores contra a recorrência.[28]

A concordância entre como o clínico e o paciente veem a doença e o tratamento é um determinante crucial da adesão e reforça a necessidade de uma abordagem colaborativa e uma aliança terapêutica.[28] Entre 50 e 90% dos indivíduos que descontinuam o tratamento com lítio experimentam uma recorrência em 3 a 5 meses. As metanálises sugerem que as intervenções destinadas a envolver pacientes no tratamento podem mais do que duplicar a adesão.[28]

Muitos agentes recomendados para o manejo de mania ou depressão têm eficácia profilática. Geralmente, medicamentos que foram considerados eficazes na fase aguda devem ser considerados na manutenção.[28]

Lítio, quetiapina, divalproato e lamotrigina têm a melhor combinação de ensaios clínicos e experiência clínica para apoiar seu uso como terapias de primeira linha para tratamento de manutenção do TB. O aripiprazol oral ou injetável, de depósito, aplicado uma vez ao mês é também monoterapia de primeira linha. Terapias combinadas adicionais incluídas como primeira linha incluem terapia adjuvante de quetiapina com lítio/divalproato, a qual demonstrou eficácia na prevenção de mania ou depressão. A combinação aripiprazol mais lítio/divalproato também deve ser considerada como uma opção de primeira linha.[28]

São agentes de segunda linha: olanzapina, risperidona injetável, risperidona oral, carbamazepina, paliperidona, ziprazidona e lurasidona. Os agentes da terceira linha incluem aripiprazol mais lamotrigina, clozapina, gabapentina e olanzapina mais fluoxetina, que também podem ser considerados para aqueles que respondem de forma incompleta aos fármacos de primeira ou segunda linhas.[28]

A psiquiatria é a única especialidade médica em que os medicamentos são definidos por suas primeiras indicações clínicas, e não por seu mecanismo de ação. Um exemplo disso é a quetiapina, a qual, em vez de ser classificada como um antagonista de D2 e 5-HT2, que é seu mecanismo de ação, é chamada de antipsicótico. Tal terminologia pode ter efeitos nefastos sobre a adesão dos pacientes. O indivíduo pode acreditar que está tomando um medicamento que não estaria indicado para o seu caso, que é TB, já que, de acordo com a bula, sua indicação é para psicose, e não para doença bipolar. Isso indica a necessidade de se fazer uma psicoeducação com os pacientes sobre os medicamentos, as doses e os efeitos terapêuticos e adversos, pois as bulas, muitas vezes, trazem informações defensivas para o laboratório, e não informativas para o paciente.[79]

A ESCOLHA DE MEDICAMENTOS DEVE SER INDIVIDUALIZADA

É essencial escolher o medicamento de acordo com o que o paciente deseja em termos de efeitos terapêuticos e evitar aqueles cujos efeitos colaterais o indivíduo não tolere. Se o paciente não quiser engordar, em vez de escolher lítio ou valproato, por exemplo, pode-se optar por lurasidona ou oxcarbazepina. Se o paciente apresentar tremor ou hipotireoidismo, pode-se fazer baixa dosagem de lítio associada a baixa dosagem de ácido valproico. O tratamento deve ser *com* o paciente, e não *para* ele. Além disso, deve-se sempre reforçar a importância da adesão ao tratamento, a fim de evitar que o TB se cronifique, fato associado a maior gravidade.

Os pacientes bipolares tomam muitos medicamentos, não apenas para o TB, mas também para outros transtornos ou doenças clínicas. Por isso, é essencial um acompanhamento transdisciplinar que abranja todos os aspectos.

Uma técnica para aumentar a adesão dos pacientes à terapia é começar com doses baixas dos medicamentos e ir aumentando progressivamente até chegar às doses terapêuticas.

Outra questão é a insônia/agitação dos pacientes. Nesses casos, a introdução de medicamentos como olanzapina ou quetiapina pode estar indicada.

EFEITOS COLATERAIS

Em geral, os medicamentos apresentam efeitos colaterais, e com as medicações para o TB isso não é diferente. Todos os medicamentos terão o potencial para efeitos benéficos e, infelizmente, possíveis efeitos adversos para o paciente. Faz-se necessário avaliar caso a caso quais medicamentos têm o maior potencial terapêutico com o mínimo de efeitos indesejáveis. Muitos antidepressivos e antipsicóticos, por exemplo, podem minimizar a resposta sexual, diminuindo a libido e retardando a ejaculação no homem e a lubrificação vaginal e o orgasmo na mulher. Alguns pacientes podem ter dificuldade em aderir ao tratamento devido a esses efeitos. Por isso, nesses casos, é importante optar por medicações que não afetem tanto a sexualidade.

Deve-se, portanto, explicar ao paciente esses possíveis efeitos, a fim de que ele possa ter uma expectativa positiva quanto aos medicamentos.

MEDICAMENTOS NA GRAVIDEZ

No caso de gravidez confirmada, é essencial que a paciente discuta o uso dos fármacos. Os três primeiros meses de gestação são os mais críticos para se evitar a teratogenicidade. O ácido valproico, por exemplo, apresenta chances de 3% de defeitos no fechamento do tubo neural.[80] O lítio pode ocasionar a anomalia de Ebstein em 1 a cada 10 mil nascidos vivos.

MEDICAMENTOS PROMISSORES

Existem alguns medicamentos que apenas recentemente chegaram ao mercado e que podem trazer benefícios aos pacientes que necessitem de seu uso. Um deles é a lurasidona, antipsicótico de segunda geração que não provoca aumento de peso. Há evidência de que esse fármaco pode ter particular eficácia na depressão bipolar com características mistas.[28]

Outro medicamento promissor é a escetamina, antidepressivo de aplicação intranasal, que parece exercer efeito na prevenção do suicídio.

PSICOTERAPIA

Na depressão, o perfil cognitivo do paciente indica uma visão negativa do eu, do mundo e do futuro. Já o perfil cognitivo do indivíduo que está em hipomania ou mania consiste em uma visão inflada de si mesmo e do futuro.[28]

As mudanças cognitivas que acontecem na depressão são vistas em uma análise lógica dos pensamentos automáticos do paciente.

> **Pensamentos automáticos do paciente** ▶ pensamentos que surgem de modo repentino e têm origem no padrão de crenças geradas desde a infância.

Na depressão, esses pensamentos apresentam um viés negativo. Isso demonstra que o episódio depressivo pode ter um impacto maior na vida do indivíduo, principalmente por conta da diminuição de seu funcionamento.

A psicoterapia é útil em vários aspectos, sobretudo na prevenção de recaídas e na adesão ao tratamento medicamentoso. Existem várias técnicas psicoterápicas que podem ajudar os pacientes.

Em indivíduos com TB, a interpretação dos eventos pode apresentar um viés negativo ou positivo. No episódio depressivo, o viés é negativo, com sentimentos de desesperança, desamparo, desvalor. Na mania, a interpretação tende a ter um viés mais expansivo, e o paciente sente-se capaz de muitas coisas grandiosas.

A psicoeducação orienta pacientes/famílias acerca do TB e das formas de tratamento, enfatizando a adesão ao tratamento farmacológico.[79]

A doença bipolar é um transtorno crônico e recidivante. Prevenir recaídas tanto maníacas/hipomaníacas quanto depressivas é fundamental para se ter um controle melhor sobre o transtorno. Educar pacientes/famílias auxilia nessa meta.

Reconhecer a necessidade de tomar uma medicação por longo prazo apresenta dificuldades, pois, em vez de o paciente entender que a medicação visa a obtenção de um controle dos sintomas, ele e sua família podem interpretar a situação como uma eminente dependência da medicação. Os efeitos terapêuticos, os possíveis efeitos colaterais e as interações medicamentosas devem ser esclarecidos ao paciente e seus familiares.

A combinação de fármacos e psicoterapia tem fortes bases empíricas que confirmam sua efetividade na redução dos sintomas e na prevenção de recaídas.[1]

FATORES QUE COMPROMETEM O TRATAMENTO DO TRANSTORNO BIPOLAR

AUTOMEDICAÇÃO

É frequente pacientes/famílias mudarem o esquema terapêutico sem orientação profissional. Tal conduta costuma ter efeitos deletérios no curso e no prognóstico do TB.

NÃO ADESÃO À FARMACOTERAPIA

O paciente pode achar que os medicamentos só são válidos nas crises e não têm papel na prevenção de novos episódios. Além disso, muitos não desejam fazer psicoterapia e mudar estilos de vida e padrões de comportamento. Preconceito contra medicamentos ou medo de se tornar dependente de algum fármaco são crenças recorrentes nesses casos de não adesão.[1]

ESTIGMA

Muitos pacientes diagnosticados com algum transtorno mental, como o TB, podem sentir-se estigmatizados e experimentar sentimentos de constrangimento. Esse sentimento impõe dificuldades para lidar com seu diagnóstico e tratamento.[1]

SISTEMA DE SAÚDE

A precariedade do sistema de saúde brasileiro, principalmente no setor público, impede que grandes parcelas de nossa população tenham acesso a um tratamento adequado. Mesmo que o paciente e sua família estejam conscientes da necessidade do tratamento, no Brasil não existem ambulatórios especializados na terapia de TB.

REFERÊNCIAS

1. Souza FGM. Transtorno bipolar: conceitos clínicos e abordagens terapêuticas. Fortaleza: Premius; 2018.
2. Kraepelin E. Die Erforschung psychischer Krankheitsformen. Z Gesamte Neurol Psychiatr. 1919;51(1):224-46.
3. Grande I, Berk M, Birmaher B, Vieta E. Bipolar disorder. Lancet. 2016;387(10027):1561-72.
4. American Psychiatric Association. Diagnostic and statistical manual of mental disorders: DSM-5. 5th ed. Washington: APA; 2013.
5. Lopez AD, Murray CC. The global burden of disease, 1990-2020. Nat Med. 1998;4(11):1241-3.
6. Institute for Health Metrics and Evaluation. Findings from the Global Burden of Disease Study 2017. Seattle: IHME; 2018.
7. Bigdeli TB, Maher BS, Zhao Z, Sun J, Medeiros H, Akula N, et al. Association study of 83 candidate genes for bipolar disorder in chromosome 6q selected using an evidence-based prioritization algorithm. Am J Med Genet B Neuropsychiatr Genet. 2013;162B(8):898-906.
8. McCarthy MJ, Liang S, Spadoni AD, Kelsoe JR, Simmons AN. Whole brain expression of bipolar disorder associated genes: structural and genetic analyses. PLoS One. 2014;9(6):e100204.
9. Yildiz-Yesiloglu A, Ankerst DP. Neurochemical alterations of the brain in bipolar disorder and their implications for pathophysiology: a systematic review of the in vivo proton magnetic resonance spectroscopy findings. Prog Neuropsychopharmacol Biol Psychiatry. 2006;30(6):969-95.
10. Sadock BJ, Sadock VA, Ruiz P. Kaplan e Sadock compêndio de psiquiatria: ciência do comportamento e psiquiatria clínica. 11. ed. Porto Alegre: ArtMed; 2017.
11. Leboyer M, Soreca I, Scott J, Frye M, Henry C, Tamouza R, et al. Can bipolar disorder be viewed as a multi-system inflammatory disease? J Affect Disord. 2012;141(1):1-10.
12. Yu W, Greenberg ML. Inositol depletion, GSK3 inhibition and bipolar disorder. Future Neurol. 2016;11(2):135-48.
13. Patrick CJ, Hajcak G. RDoC: translating promise into progress. Psychophysiology. 2016;53(3):415-24.
14. Fries GR, Pfaffenseller B, Stertz L, Paz AV, Dargél AA, Kunz M, et al. Staging and neuroprogression in bipolar disorder. Curr Psychiatry Rep. 2012;14(6):667-75.
15. Ashok AH, Marques TR, Jauhar S, Nour MM, Goodwin GM, Young AH, et al. The dopamine hypothesis of bipolar affective disorder: the state of the art and implications for treatment. Mol Psychiatry. 2017;22(5):666-79.
16. Stahl SM. Psicofarmacologia: bases neurocientíficas e aplicações práticas. 4. ed. Rio de Janeiro: Guanabara Koogan; 2014.
17. Kim Y, Santos R, Gage FH, Marchetto MC. Molecular mechanisms of bipolar disorder: progress made and future challenges. Front Cell Neurosci. 2017;11:30.
18. Viana BM, Diniz BS, Castro-Costa E. Neuropsicologia do transtorno bipolar no idoso. In: Kapczinski F, Quevedo J, organizadores. Transtorno bipolar: teoria e prática. 2. ed. Porto Alegre: Artmed; 2016. p. 414-33.
19. Hulshoff Pol HE, van Baal GC, Schnack HG, Brans RG, van der Schot AC, Brouwer RM, et al. Overlapping and segregating structural brain abnormalities in twins with schizophrenia or bipolar disorder. Arch Gen Psychiatry. 2012;69(4):349-59.
20. Elvsåshagen T, Zuzarte P, Westlye LT, Bøen E, Josefsen D, Boye B, et al. Dentate gyrus-cornu ammonis (CA) 4 volume is decreased and associated with depressive episodes and lipid peroxidation in bipolar II disorder: Longitudinal and cross-sectional analyses. Bipolar Disord. 2016;18(8):657-68.
21. Wu S, Zheng SD, Huang HL, Yan LC, Yin XF, Xu HN, et al. Lithium down-regulates histone deacetylase 1 (HDAC1) and induces degradation of mutant huntingtin. J Biol Chem. 2013;288(49):35500-10.
22. Chen J, Huang C, Song Y, Shi H, Wu D, Yang Y, et al. Comparative proteomic analysis of plasma from bipolar depression

and depressive disorder: identification of proteins associated with immune regulatory. Protein Cell. 2015;6(12):908-11.
23. Valiengo Lda C, Stella F, Forlenza OV. Mood disorders in the elderly: prevalence, functional impact, and management challenges. Neuropsychiatr Dis Treat. 2016;12:2105-14.
24. Kessing LV, Andersen PK. Does the risk of developing dementia increase with the number of episodes in patients with depressive disorder and in patients with bipolar disorder? J Neurol Neurosurg Psychiatry. 2004;75(12):1662-6.
25. Miklowitz DJ, Johnson SL. The psychopathology and treatment of bipolar disorder. Annu Rev Clin Psychol. 2006;2:199-235.
26. Plante DT, Winkelman JW. Sleep disturbance in bipolar disorder: therapeutic implications. Am J Psychiatry. 2008;165(7):830-43.
27. Frank E, Gonzalez JM, Fagiolini A. The importance of routine for preventing recurrence in bipolar disorder. Am J Psychiatry. 2006;163(6):981-5.
28. Yatham LN, Kennedy SH, Parikh SV, Schaffer A, Bond DJ, Frey BN, et al. Canadian Network for Mood and Anxiety Treatments (CANMAT) and International Society for Bipolar Disorders (ISBD) 2018 guidelines for the management of patients with bipolar disorder. Bipolar Disord. 2018;20(2):97-170.
29. Shansis FM, Cordioli AV. Farmacoterapia dos transtornos do espectro do humor bipolar: diretrizes e algoritmo. In: Cordioli AV. Psicofármacos: consulta rápida. 3. ed. Porto Alegre: Artmed; 2005.
30. Bosaipo NB, Borges VF, Juruena MF. Transtorno bipolar: uma revisão dos aspectos conceituais e clínicos. Medicina (Ribeirão Preto online). 2017;50(supl. 1):72-84.
31. Brenner CJ, Shyn SI. Diagnosis and management of bipolar disorder in primary care: a DSM-5 update. Med Clin North Am. 2014;98(5):1025-48.
32. Moreno DH, Moreno RA. Estados mistos e quadros de ciclagem rápida no transtorno bipolar. Rev Psiquiatr Clín. 2005;32(supl. 1):56-62.
33. Akiskal HS, Bourgeois ML, Angst J, Post R, Möller H, Hirschfeld R. Re-evaluating the prevalence of and diagnostic composition within the broad clinical spectrum of bipolar disorders. J Affect Disord. 2000;59 Suppl 1:S5-S30.
34. Araújo AC, Lotufo Neto F. A nova classificação americana para os transtornos mentais – o DSM-5. Rev Bras Ter Comport Cogn. 2014;16(1):67-82.
35. Fagiolini A, Coluccia A, Maina G, Forgione RN, Goracci A, Cuomo A, et al. Diagnosis, epidemiology and management of mixed states in bipolar disorder. CNS Drugs. 2015;29(9):725-40.
36. Kapczinski F, Quevedo J, organizadores. Transtorno bipolar: teoria e prática. 2. ed. Porto Alegre: Artmed; 2016.
37. Goldberg JF, Singer TM, Garno JL. Suicidality and substance abuse in affective disorders. J Clin Psychiatry. 2001;62 Suppl 25:35-43.
38. Brugue E, Colom F, Sanchez-Moreno J, Cruz N, Vieta E. Depression subtypes in bipolar I and II disorders. Psychopathology. 2008;41(2):111-4.
39. Gunderson JG, Stout RL, Shea MT, Grilo CM, Markowitz JC, Morey LC, et al. Interactions of borderline personality disorder and mood disorders over 10 years. J Clin Psychiatry. 2014;75(8):829-34.
40. Reinhardt MC, Reinhardt CAU. Attention deficit-hyperactivity disorder, comorbidities, and risk situations. J Pediatr (Rio J). 2013;89(2):124-30.
41. Kaplan MH, Feinstein AR. The importance of classifying initial co-morbidity in evaluating the outcome of diabetes mellitus. J Chronic Dis. 1974;27(7-8):387-404.
42. Scheffer M, Pasa GG, Almeida RMM. Dependência de álcool, cocaína e crack e transtornos psiquiátricos. Psic: Teor e Pesq. 2010;26(3):533-41.
43. Sanches RF, Assunção S, Hetem LAB. Impacto da comorbidade no diagnóstico e tratamento do transtorno bipolar. Rev Psiq Clín. 2005;32 supl. 1:71-7.
44. Ferreira CS, Maganhin CC, Simões RS, Girão, MJBC, Baracat EC, Soares Jr JM. Melatonina: modulador de morte celular. Rev Assoc Med Bras. 2010;56(6):715-8.
45. Alcantara I, Schmitt R, Schwarzthaupt AW, Chachamovich E, Sulzbach MFV, Padilha RTL, et al. Avanços no diagnóstico do transtorno do humor bipolar. R Psiquiatr RS. 2003;25(Supl. 1):22-32.
46. Šprah L, Dernovšek MZ, Wahlbeck K, Haaramo P. Psychiatric readmissions and their association with physical comorbidity: a systematic literature review. BMC Psychiatry. 2017;17(1):2.
47. Marangoni C, De Chiara L, Faedda GL. Bipolar disorder and ADHD: comorbidity and diagnostic distinctions. Curr Psychiatry Rep. 2015;17(8):604.
48. Latalova K, Prasko J, Kamaradova D, Sedlackova J, Ociskova M. Comorbidity bipolar disorder and personality disorders. Neuro Endocrinol Lett. 2013;34(1):1-8.
49. Laranjeira R, Pinsky I, Sanches M, Zaleski M, Caetano R. Alcohol use patterns among Brazilian adults. Rev Bras Psiquiatr. 2010;32(3):231-41.
50. Amerio A, Tonna M, Odone A, Ghaemi SN. Comorbid bipolar disorder and obsessive-compulsive disorder: an old debate renewed. Psychiatry Investig. 2016;13(3):370-1.
51. Issler CK, Sant'anna MK, Kapczinski F, Lafer B. Anxiety disorders comorbidity in bipolar disorder. Rev Bras Psiquiatr. 2004; 26(3):31-6.
52. Cantilino A, Rennó Jr J, Ribeiro HL, Cavalsan JP, Demarque R, Ribeiro JAM, et al. Transtorno bipolar e gênero: quais as novidades? Rev Bras Psiquiatr. 2016;6(5):10-8.
53. Martins Gomes IEV, Lima AB, Gerhard ES, Torquato GL, Melo MCA, Cruz NL, et al. Obesidade e risco de suicídio em pacientes bipolares. Cadernos ESP. 2011;5(2):34-44.
54. Jardim VMR, Treichel CAS, Kantorski LP, Silva MD, Bernini CR, Secchi TL. Overweight and obesity among individuals with mental disorders in southern Brazil. J Nurs Health. 2017;7(3): e177301.
55. Moreno RA, Moreno DH, Bio DS, David DP. Aprendendo a viver com o transtorno bipolar: manual educativo. Porto Alegre: Artmed; 2015.
56. Malachias MVB, Souza WKSB, Plavnik FL, Rodrigues CIS, Brandão AA, Neves MFT, et al. 7ª diretriz brasileira de hipertensão arterial. Arq Bras Cardiol. 2016;107(3 Supl. 3):1-83.
57. Czepielewski L, Daruy Filho L, Brietzke E, Grassi-Oliveira R. Bipolar disorder and metabolic syndrome: a systematic review. Braz J Psychiatry. 2013;35(1):88-93.
58. Goldstein BI, Carnethon MR, Matthews KA, McIntyre RS, Miller GE, Raghuveer G, et al. Major depressive disorder and bipolar disorder predispose youth to accelerated atherosclerosis and early cardiovascular disease: a scientific statement from the American Heart Association. Circulation. 2015;132(10):965-86.

59. Chauvet-Gélinier JC, Gaubil I, Kaladjian A, Bonin B. [Bipolar disorders and somatic comorbidities: a focus on metabollic syndrome, diabetes and cardiovascular disease]. Encephale. 2012;38 Suppl 4:S167-72.
60. Dols A, Sienaert P, van Gerven H, Schouws S, Stevens A, Kupka R, et al. The prevalence and management of side effects of lithium and anticonvulsants as mood stabilizers in bipolar disorder from a clinical perspective: a review. Int Clin Psychopharmacol. 2013;28(6):287-96.
61. McKnight RF, Adida M, Budge K, Stockton S, Goodwin GM, Geddes JR. Lithium toxicity profile: a systematic review and meta-analysis. Lancet. 2012;379(9817):721-8.
62. Albert U, De Cori D, Blengino G, Bogetto F, Maina G. Trattamento con litio e potenziali effetti collaterali a lungo termine: una revisione sistematica della letteratura. Riv Psichiatr. 2014;49(1):12-21.
63. Latalova K, Kamaradova D, Prasko J. Perspectives on perceived stigma and self-stigma in adult male patients with depression. Neuropsychiatr Dis Treat. 2014;10:1399-405.
64. Crump C, Sundquist K, Sundquist J, Winkleby MA. Sociodemographic, psychiatric and somatic risk factors for suicide: a Swedish national cohort study. Psychol Med. 2014;44(2):279-89.
65. Justo LP, Soares BG, Calil HM. Family interventions for bipolar disorder. Cochrane Database Syst Rev. 2007;(4):CD005167.
66. Nery-Fernandes F, Miranda-Scippa A. Comportamento suicida no transtorno afetivo bipolar e características sociodemográficas, clínicas e neuroanatômicas associadas. Rev Psiquiatr Clín. 2013;40(6):220-4.
67. Mendes RIP, Dias-Souza MV. Aspectos clínicos do uso de antipsicóticos atípicos na farmacoterapia do transtorno bipolar. JAPHAC. 2016;3(1):41-8.
68. Rocha FF, Alvarenga NB, Lage NV, Trivelato ALL, Barros AC, Corrêa H. Atypical antipsychotics and suicidal behavior in esquizophrenic or schizo-affective patients. Archives of Clinical Psychiatry. 2010;37(5):228-32.
69. Antunes PB, Rosa MA, Abreu PSB, Lobato MIR, Fleck MP. Eletroconvulsoterapia na depressão maior: aspectos atuais. Rev Bras Psiquiatr. 2009;31(1):S26-S33.
70. De Fazio P, Gaetano R, Caroleo M, Pavia M, De Sarro G, Fagiolini A, et al. Lithium in late-life mania: a systematic review. Neuropsychiatr Dis Treat. 2017;13:755-66.
71. Shulman K. Lithium for older adults with bipolar disorder: Should it still be considered a first-line agent? Drugs Aging. 2010;27(8):607-15.
72. Castellani A, Girlanda F, Barbui C. Rigour of development of clinical practice guidelines for the pharmacological treatment of bipolar disorder: systematic review. J Affect Disord. 2015;174:45-50.
73. Raja M, Raja S. Lithium treatment in elderly patients affected by mood disorders. Riv Psichiatr. 2014;49(4):180-2.
74. Ishii N, Terao T. Trace lithium and mental health. J Neural Transm (Vienna). 2018;125(2):223-7.
75. Machado-Vieira R. Lithium, stress, and resilience in bipolar disorder: deciphering this key homeostatic synaptic plasticity regulator. J Affect Disord. 2018;233:92-9.
76. Won E, Kim YK. An oldie but goodie: lithium in the treatment of bipolar disorder through neuroprotective and neurotrophic mechanisms. Int J Mol Sci. 2017;18(12).
77. Teng CT, Moreno RA. O papel do divalproato de sódio no tratamento dos transtornos do humor: eficácia, tolerabilidade e segurança. Rev Psiquiatr Clín (São Paulo). 2002;29(1):42-53.
78. Vacheron-Trystram MN, Braitman A, Cheref S, Auffray L. [Antipsychotics in bipolar disorders]. Encephale. 2004;30(5):417-24.
79. Dean OM, Gliddon E, Van Rheenen TE, Giorlando F, Davidson SK, Kaur M, et al. An update on adjunctive treatment options for bipolar disorder. Bipolar Disord. 2018;20(2):87-96.
80. Güveli BT, Rosti RO, Güzeltaş A, Tuna EB, Ataklı D, Sencer S, et al. Teratogenicity of antiepileptic drugs. Clin Psychopharmacol Neurosci. 2017;15(1):19-27.

LEITURAS RECOMENDADAS

Del Porto JA, Grinberg LP. Estados mistos e ciclagem rápida. In: Kapczinski F, Quevedo J, organizadores. Transtorno bipolar: teoria e prática. 2. ed. Porto Alegre: Artmed; 2016.

Valvassori SS, Dal-Pont GC, Resende WR, Jornada LK, Peterle BR, Machado AG, et al. Lithium and valproate act on the GSK-3β signaling pathway to reverse manic-like behavior in an nimal model of mania induced by ouabain. Neuropharmacology. 2017;117:447-59.

CAPÍTULO 9

SUICÍDIO

Verônica de Medeiros Alves
Valfrido Leão de Melo Neto

PONTOS-CHAVE

- O suicídio é um fenômeno complexo, multifatorial, caracterizado como um problema de saúde pública. É a segunda causa de morte no mundo entre pessoas de 15 a 29 anos e a décima quinta no geral. Contabilizam-se mais de 800 mil casos a cada ano. O Brasil está entre os dez países que registram os maiores números absolutos de suicídios.
- Ideação suicida é o pensamento deliberado de autoagressão ou planejamento de possíveis atos que provoquem a própria morte. Já a tentativa de suicídio é qualquer comportamento suicida não fatal, incluindo autoenvenenamento, lesão ou autoagressão, que pode ou não ter intenção fatal. O suicídio, por sua vez, é o ato intencional que resulta em morte.
- Estudos genéticos e neurobiológicos sugerem que o comportamento suicida resulta de uma interação complexa de vários genes e fatores ambientais estressores.
- A presença de transtorno mental é considerada o principal fator de risco para suicídio. História pessoal de tentativa de suicídio também é um fator de risco importante. Ocorrência de eventos adversos precoces na vida, como violência física ou sexual, constitui marcador de vulnerabilidade para comportamento suicida.
- A elaboração de estratégias nacionais e locais de prevenção do suicídio, a conscientização e o questionamento de tabus na população, a detecção e o tratamento precoces de transtornos mentais e o treinamento de profissionais da saúde são propostas voltadas para a prevenção do suicídio.

VINHETA CLÍNICA 9.1

M. V. N., 45 anos, sexo feminino, solteira, sem filhos, profissional da saúde, católica, mora sozinha. Comparece à consulta durante a qual relata estar muito triste, desanimada e sem conseguir se concentrar adequadamente, pois sente seu pensamento lentificado, além de grande fatigabilidade. Prostrada e com insônia terminal, relata não conseguir trabalhar. Afastada pelo médico do trabalho de suas atividades profissionais há 30 dias devido a esses sintomas, sente-se um peso para sua família e não tem esperanças de que possa melhorar. Relata que está em seu quinto episódio depressivo, tendo o primeiro ocorrido aos 23 anos de idade e o último há dois anos. Refere que os episódios anteriores costumavam melhorar após vários meses, mas afirma que as melhoras nunca foram plenas. Seu histórico inclui várias tentativas de suicídio por intoxicação exógena, sempre com os medicamentos que usa em seu tratamento. Já fez uso de vários antidepressivos diferentes, entre tricíclicos, inibidores seletivos da recaptação de serotonina (ISRSs), duais. Menciona que ao longo do tratamento apresentou ganho de peso, diminuição da libido, além de ter muitas queixas de ansiedade, irritabilidade e insônia. Encontra-se com problemas financeiros, pois em várias ocasiões, "quando estava melhorando da depressão", comprava roupas, sapatos, joias e presentes para os familiares com custos acima de suas possibilidades financeiras, o que, segundo a própria paciente, gerava muitos conflitos com sua família. Também conta que teve muitos desentendimentos no trabalho, pois tem histórico de muitas faltas e, em várias outras ocasiões, trabalhava, mas não conseguia "atingir as metas de produtividade", o que gerava críticas dos colegas, cobranças dos chefes e sensação de frustração. Os problemas financeiros, familiares e profissionais contribuem para uma forte sensação de desamparo, assim como corroboram sua conclusão de que é melhor morrer a continuar gerando problemas na vida de todos os seus entes queridos. Relata ter sido diagnosticada com transtorno bipolar tipo II. Na presente avaliação ambulatorial, a paciente encontrava-se em uso de sertralina 200 mg/dia, carbonato de lítio 900 mg/dia (litemia de 0,5 mEq/L), lamotrigina 200 mg/dia e quetiapina 200 mg/dia. Ademais, estava em psicoterapia cognitivo-comportamental com uma sessão por semana. Por conta da insônia, automedicava-se com clonazepam 4 a 6 mg/dia, por vezes associado a bebidas alcoólicas. Apesar do tratamento, mantinha o quadro depressivo, com insônia, sensação de desamparo, desesperança, menos-valia, abuso de substâncias, além de comportamento impulsivo, agravados por problemas financeiros e sociais. Dessa forma, optou-se por internação hospitalar, para reavaliação da hipótese diagnóstica e do esquema de tratamento e proteção da paciente em relação ao risco de suicídio. Durante a internação, M. V. N. recebeu diagnóstico de transtorno bipolar, atual episódio depressivo grave sem sintomas psicóticos, associado aos transtornos por uso de álcool e hipnóticos, bem como de transtorno da personalidade emocionalmente instável, tipo *borderline*. O carbonato de lítio foi ajustado para 1.200 mg/dia, alcançando litemia de 0,7 mEq/L; a sertralina e a lamotrigina foram mantidas em 200 mg/dia cada; e a quetiapina foi ajustada para 400 mg/dia. Com o presente esquema, a paciente relatou melhora do padrão de sono, do humor depressivo, da sensação de desamparo e das ideias de desesperança, como também, parcialmente, das ideias de inutilidade. Negava ideação suicida. Montou uma agenda para o pagamento de suas dívidas e cancelou o cartão de crédito para não contrair novas. Sua família foi orientada para entender melhor o quadro e para se comunicar de modo mais acolhedor, assertivo e não agressivo. A paciente continuou com as sessões de psicoterapia uma vez por semana, alegando não ter condições financeiras de aumentar a frequência. Passou a aceitar melhor o afastamento das atividades laborais, dado que ainda apresentava sonolência diurna e lentificação psicomotora, e concordou, no pós-alta, com a companhia de um familiar em sua casa para ajudar em tarefas domésticas. Em casa, não retornou ao comportamento abusivo de álcool e hipnóticos, já que apresentava melhora no padrão de sono. Segue em tratamento ambulatorial.

DEFINIÇÃO E HISTÓRICO

O termo "suicídio" deriva do latim *sui caedere* (matar a si mesmo), encontrado pela primeira vez na publicação de Sir Thomas Browne, *Religio medici*, escrita em 1635 e publicada em 1642.[1]

> **Suicídio** ▶ decisão individual de executar um ato, de forma consciente e intencional, mesmo que ambivalente, cuja resolução final seja a própria morte.[2]

O suicídio é entendido como um fenômeno presente em todas as culturas e faz parte da história da humanidade. Trata-se da última característica do comportamento suicida, o qual também engloba os pensamentos, os planos e a tentativa de suicídio. No espectro do comportamento suicida, trata-se da ponta de um *iceberg* (Fig. 9.1).[3]

Schneidman, um proeminente suicidologista, dizia que o suicídio é um ato consciente de autoaniquilação, mais bem entendido a partir de um mal-estar multidimensional, causado por uma dor psíquica insuportável, para a qual o término da própria vida seria percebido como a melhor solução.[4] No entanto, suicídio não é apenas um ato, mas um processo complexo, multifatorial (com fatores de risco e protetores de natureza tanto biológica como psicológica e social). Ele se inicia com pensamentos sobre morte e ideação suicida, que é seguida por planos suicidas, culminando na tentativa de suicídio, cujo resultado pode ou não ser fatal.[5]

O termo "tentativa de suicídio" é alvo de muitos debates. A polêmica reside sobretudo na questão da intencionalidade. Alguns autores defendem a ideia de que o termo "tentativa de suicídio" deve se restringir aos comportamentos que têm intenção de acabar com a própria vida, distinguindo-o daqueles atos deliberados de autoagressão em que a intenção de morrer não é tão evidente.[1] Na prática, certificar a intencionalidade do ato pode ser muito difícil ou até impossível, restando apenas presumi-la.[1]

Historicamente, o suicídio foi categorizado por diversas perspectivas. Do ponto de vista

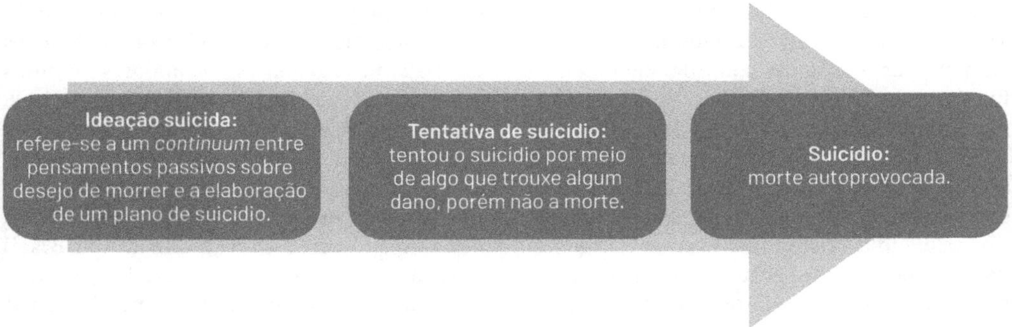

Ideação suicida: refere-se a um *continuum* entre pensamentos passivos sobre desejo de morrer e a elaboração de um plano de suicídio.

Tentativa de suicídio: tentou o suicídio por meio de algo que trouxe algum dano, porém não a morte.

Suicídio: morte autoprovocada.

FIGURA 9.1 ▶ Comportamento suicida.
Fonte: Elaborada com base em WHO.[2]

moralista, proteger a vida e prevenir o suicídio é uma obrigação. Em contrapartida, os libertários defendem que o suicídio pode ser uma resposta razoável para evitar dor e sofrimento e que as pessoas têm o direito de escolher a possibilidade de se matar.[6] Na tradição japonesa, um meio de compensar um erro grave é o suicídio, e observa-se que muitos japoneses ainda consideram o ato como uma morte respeitável.[7]

O *Manual diagnóstico e estatístico de transtornos mentais* (DSM-5)[8] inclui critérios para identificação do transtorno do comportamento suicida, apresentados no Quadro 9.1.

EPIDEMIOLOGIA

O suicídio é um fenômeno complexo, multifatorial e caracterizado como um problema de saúde pública por afetar milhões de pessoas direta ou indiretamente.[9] É a segunda causa de morte no mundo entre pessoas de 15 a 29 anos (superada apenas por acidentes de trânsito), a terceira causa mais comum no grupo entre 15 e 44 anos e a décima quinta causa de morte no geral, correspondendo a 1,4% de todos os óbitos do planeta. Contabilizam-se mais de 800.000 casos a cada ano, sendo a taxa mundial de suicídio de 10,7/100.000 habitantes.[2,10] A maioria dos suicídios, 78%, encontra-se em países de baixa e média renda. Estima-se que, já em 2020, o número de suicídios possa chegar a 1,53 milhão por ano.[11]

As taxas mais baixas (0-4,9/100.000 habitantes) são encontradas em países como Paquistão, Guatemala, Egito, Síria, Emirados Árabes, Irã, Grécia, Marrocos, entre outros. Taxas de 5,0-9,9/100.000 habitantes são documentadas em países como México, Somália, Panamá, Afeganistão, Peru, Brasil, Itália, Espanha, Reino Unido, Congo, etc. Taxas de 10-14,9/100.000 habitantes encontram-se nos seguintes países: China, África do Sul, Noruega, Austrália, Holanda, Dinamarca, Canadá, Nova Zelândia, Alemanha, Portugal, Argentina e Estados Unidos, entre outros. Já as taxas mais altas, aquelas de 15 ou mais por 100.000 habitantes, são observadas em países como Suíça, Suécia, Índia, Japão, Rússia, Finlândia, Áustria, França, Eslovênia, Lituânia, Letônia,

---

QUADRO 9.1 ▶ CRITÉRIOS DIAGNÓSTICOS PARA O TRANSTORNO DO COMPORTAMENTO SUICIDA SEGUNDO O DSM-5

A. Nos últimos 24 meses, o indivíduo fez uma tentativa de suicídio.

Nota: Uma tentativa de suicídio é uma sequência autoiniciada de comportamentos por um indivíduo que, no momento do início, tinha a expectativa de que o conjunto de ações levaria a sua própria morte. (O "momento do início" é o momento em que ocorreu um comportamento que envolveu a aplicação do método.)

B. O ato não preenche os critérios para autolesão não suicida – isto é, não envolve autolesão direcionada à superfície do corpo realizada para produzir alívio de um estado cognitivo/sentimento negativo ou para alcançar um estado de humor positivo.

C. O diagnóstico não é aplicado a ideação suicida ou a atos preparatórios.

D. O ato não foi iniciado durante um estado de *delirium* ou confusão.

E. O ato não foi realizado unicamente por um objetivo político ou religioso.

Especificar se:

Atual: Não mais de 12 meses desde a última tentativa.

Em remissão inicial: 12 a 24 meses desde a última tentativa.

Fonte: American Psychiatric Association.[8]

Bélgica, Coreia do Sul e Sri Lanka. Chama atenção o fato de que China e Índia, juntas, contabilizam 30 a 54% de todas as mortes por suicídio em números absolutos em todo o mundo.[11] Além de questões demográficas, geográficas, culturais e religiosas, a variação na qualidade dos registros entre os países ao redor do mundo também pode explicar as diferenças de taxas de suicídio entre eles. O Brasil está entre os dez países que registram os maiores números absolutos de suicídios.[10] Entre os anos de 1998 e 2008, o total de suicídios no Brasil apresentou um aumento de 33,5%.[12]

Estima-se que as tentativas de suicídio superem o número de suicídios em pelo menos dez vezes.[13] Um estudo realizado no Brasil mostra que os meios mais utilizados para tentativa de suicídio são enforcamento, lesão por armas de fogo e intoxicação exógena. As tentativas são mais frequentes entre os menos escolarizados e entre indígenas. Além disso, os homens têm três vezes mais chances de morrer por suicídio em todas as regiões do Brasil, embora haja um maior crescimento de casos entre as mulheres. A mortalidade é mais elevada na região Sul (9,8/100.000), mas o maior crescimento em percentual foi registrado no Nordeste (72,4%).[14]

Nos Estados Unidos, o método mais comumente empregado para suicídio é o uso de armas de fogo, correspondendo a 61% das mortes em homens e a 36% em mulheres, as quais, em 31% dos casos, também se matam por envenenamento. Nos outros países das Américas, suicídios por envenenamentos com pesticidas e enforcamentos chegam a ser mais comuns que por armas de fogo. Na Europa e na Ásia, em geral, as mortes por enforcamento são mais comuns.[15]

As tentativas de suicídio são em média 10 a 30 vezes mais comuns que os suicídios, chegando a ser 100 a 200 vezes mais habituais em adolescentes norte-americanos que as mortes por suicídio.[16] As mulheres tentam mais suicídio, mas os homens, por usarem métodos mais letais, acabam morrendo mais. Os meios mais empregados pelos homens são armas de fogo, enforcamento e precipitação de lugares altos; pelas mulheres, são a ingestão de medicamentos e agrotóxicos.[17]

Os números de casos de tentativas e suicídios nem sempre traduzem a realidade da situação: muitos acidentes e mortes resultantes de comportamentos autodestrutivos não são registrados como suicídio, como uma forma de proteção à memória do falecido e de prevenção de vergonha ou culpa pela família.[18]

CRIANÇAS E ADOLESCENTES

O número de suicídios em crianças e adolescentes tem crescido.[19] Nos Estados Unidos, na faixa entre 10 e 14 anos de idade, ele já é a terceira maior causa de morte.[20] Os adolescentes incluem-se no grupo que apresenta os números absolutos de suicídio mais altos de todas as faixas etárias (de 15 a 29 anos).[11] Os transtornos internalizantes contribuem como fatores de risco para o suicídio nessas populações. Observa-se que essas psicopatologias, como os transtornos do humor, quando não tratadas em crianças e adolescentes, tendem a se tornar crônicas e predizem ideação e tentativa de suicídio.[21]

A associação entre desesperança e risco de suicídio não parece tão clara entre crianças e adolescentes como é nos adultos. Seu papel parece crucial principalmente entre os jovens com múltiplas tentativas de suicídio, entre os adolescentes mais velhos, entre aqueles que tendem a internalizar a raiva mais do que entre os que tendem a externalizá-la, entre meninos que foram vítimas de abuso sexual e entre as garotas que já tentaram suicídio.[22]

Adolescentes com um histórico de comportamento suicida apresentam traços de ansiedade mais intensos, experimentam mais raiva, hostilidade e irritabilidade. Tendem a apresentar mais sentimentos de vergonha, culpa inapropriada, solidão, dor psíquica e instabilidade emocional. De fato, traços de personalidade como impulsividade, agressividade, negativismo, ambição e perfeccionismo parecem se correlacionar com comportamento suicida na adolescência.[22] Assim como em adultos, o comportamento suicida é mais prevalente entre os jovens com quadros psicóticos do que na população geral, o que reforça a necessidade de uma triagem voltada para comportamento suicida nas crianças com sintomas psicóticos.[23]

Além disso, uma variedade de eventos da vida relaciona-se com comportamento suicida. Problemas de relacionamento são fatores de risco para crianças e adolescentes. Em geral, conflitos entre pais e filhos constituem um fator de risco maior entre os adolescentes mais jovens, assim como problemas com relacionamentos românticos entre os adolescentes mais velhos. Perdas (morte ou separação dos pais), que podem ser precoces, recentes ou múltiplas também contribuem para o aumento do risco de suicídio. Estas podem consistir tanto em perda de pessoas próximas como perdas materiais, mentais (p. ex., perda da fé) ou físicas. O tipo e o número de perdas influenciam o comportamento suicida mesmo após os pacientes terem sido controlados para depressão.[22]

A vulnerabilidade na adolescência pode estar relacionada aos impactos da desestruturação familiar, sociopolítica e econômica do país e à presença da doença social, abandono, abuso de drogas, maus-tratos, prostituição e criminalidade.[24] Certos eventos, como abuso físico ou sexual, estão fortemente associados a comportamento suicida, mesmo após serem controlados para depressão, desesperança e disfunção familiar.[22] Assim, programas de prevenção do suicídio em crianças e adolescentes devem abordar a presença de psicopatologia nos pais desses jovens (transtornos afetivos e uso de drogas) e a perturbação no relacionamento entre pais e filhos.[25]

ADULTOS

A taxa global de suicídio é de 10,7/100.000 habitantes, sendo cerca de duas vezes mais comum entre homens.[26] Contudo, há variações entre os países. Enquanto na China a relação homem:mulher é de 0,8, em São Vicente e Granadinas chega a ser 12,2.[26]

Um estudo realizado na Coreia do Sul identificou que o maior risco de retentativa foi encontrado entre os participantes com idade de 20 a 39 anos.[27] Já no Brasil, o suicídio entre os jovens teve um aumento de 15,3%, passando de 2.515 para 2.900 suicídios entre 2002 e 2012.[12] Regionalmente, o crescimento foi bem semelhante ao da população total, mas com situações estaduais muito diferenciadas. Acre, Amazonas, Tocantins e Paraíba mais que duplicaram o número de jovens que se suicidaram, enquanto Amapá e Rio de Janeiro tiveram quedas moderadas.[12]

IDOSOS

Apesar da grande variabilidade entre os países, as taxas de suicídio entre idosos, sobretudo homens, continuam as mais altas. Em média, essas taxas aumentam com a idade, podendo ser três vezes mais altas entre aqueles com 75 anos ou mais em comparação a jovens com menos de 25 anos[28] – há registros, inclusive, de serem até oito vezes maiores entre idosos.[5] Em vários países da América Latina, as taxas de suicídio em idosos apresentam tendências menos favoráveis, provavelmente associadas a colapso econômico e mudanças nas regras de aposentadoria e na estrutura das famílias.[28]

No Brasil, uma análise das tendências de suicídio entre os anos de 1980 e 2000 mostrou que as taxas de suicídio aumentaram em indivíduos acima de 65 anos representando a subpopulação com os números mais altos. Em 2000, a taxa de suicídio em idosos acima dos 75 anos era de 7,2/100.000 habitantes (14,2 em homens e 2,1 em mulheres).[29]

Um estudo de revisão integrativa identificou 23 fatores de risco de suicídio em idosos: apatia, agitação, baixa autoestima, descuido com a medicação, incapacidade de pedir ajuda, incapacidade de expressar sentimentos, plano suicida, rigidez, incapacidade funcional, problemas visuais, tristeza, hostilidade, ansiedade, fracasso, frustração, infelicidade, desonra, frequentes visitas a médico com sintomas vagos, privação social, desvalorização social, violência psicológica, violência intrafamiliar e violência financeira.[30]

POPULAÇÕES ESPECIAIS

Policiais, bombeiros, militares, populações encarceradas, minorias sociais, populações LGBTQIA+, indígenas, desabrigados, refugiados e asilados estão entre os grupos com risco aumentado de suicídio em comparação à população geral.[14,16] Profissionais da saúde também costumam apresentar taxas mais elevadas que as da população geral. Há relatos de médicos ingleses apontando essa diferença já em 1858.[31] Entre médicos, as taxas são semelhantes para ambos os sexos.[32] As mortes por suicídio são 200% mais comuns entre as mulheres médicas do que entre as não médicas e 40% maior entre homens médicos do que entre os não médicos.[33] *Overdose* de medicamentos e uso de armas de fogo são os métodos mais utilizados entre esses profissionais.[34]

Os estudos têm identificado números preocupantes de prevalência de ideação suicida em estudantes universitários relacionados à presença de sintomas depressivos, bem como à mudança de contexto de vida, às exigentes tarefas e ao período de formação acadêmica e profissional.[35,36]

Um estudo realizado no Brasil mostrou que os indígenas apresentam chance 132% maior de suicídio em relação à população geral.[14] O suicídio foi relatado entre os Guarani-Apapocuva, os Urubu-Kaapor, os Paresí e os Yanomami. Foram encontradas taxas entre os Ticunas, com 28% do total de óbitos entre 1994 e 1996, e entre os Kaiowás, com taxa cerca de 40 vezes maior que a brasileira. Entre os Sorowahá, a situação é ainda mais grave, pois a etnia apresenta uma taxa estimada em 1.922 por 100 mil habitantes.[37]

GENÉTICA

Evidências sugerem haver suscetibilidade genética ao comportamento suicida, expressa em estudos de herdabilidade familiar e ocorrência em gêmeos. A predisposição genética pode ser independente da associação ao conjunto de diagnóstico de transtornos mentais.[38]

Estudos epigenéticos e neurobiológicos sugerem que o comportamento suicida resulta de uma interação complexa de vários genes e fatores ambientais estressores.[39] Eventos traumáticos na vida podem levar a alterações estruturais e funcionais em várias regiões cerebrais associadas à resposta ao estresse, culminando com níveis elevados de hormônio liberador de corticotrofina (CRH).[40] A associação entre número de eventos estressantes precoces e alteração na metilação do gene do fator neurotrófico derivado do cérebro (BDNF) também já foi documentada.[40] Vale ressaltar que a maioria dos indivíduos não tem história importante de traumas precoces na vida, mas aqueles que têm associam trauma infantil a maior ocorrência de depressão, ansiedade, transtorno bipolar, abuso de substâncias e suicídio ao longo da vida.[40]

Os genes relacionados com função serotonérgica e de outros sistemas monoaminérgicos têm recebido atenção especial nos estudos sobre comportamento suicida. A função serotonérgica e a presença de genes que regulam a serotonina vêm apresentando ligação com tal comportamento. Um dos genes mais estudados é o 5-HTT (transportador de serotonina). Ele desempenha papel importante na fisiopatologia de transtornos do humor e pode estar envolvido no comportamento suicida,[41] o qual apresenta associação com os polimorfismos A779C, A218C, A6526G e G5806T (TPH), 5-HTTLPR sL (SLC6A4), C1019G (HTR1A), rs1451371, rs1470750, rs998850 (DDC), uVNTR (MAOA),[42] TPH1 e TPH2,[43] conforme identificado por alguns estudos (Tab. 9.1).

O 5-HTTLPR é o polimorfismo do gene 5-HTT que vem sendo mais estudado, por apresentar relação com a presença de agressividade e impulsividade e tentativa de suicídio.[39,44]

HEREDITARIEDADE DO COMPORTAMENTO SUICIDA

Estudos com gêmeos têm relatado uma herdabilidade significativa em 30 a 50% dos casos,[39] mas a etiologia do suicídio continua sendo desconhecida. Estudos realizados na Dinamarca e na Suécia relataram um aumento nas taxas de suicídio entre os filhos de pais com tentativa de suicídio em comparação àqueles cujos pais não tinham tal histórico.[46-48] Um estudo encontrou altas taxas de concordância para ideação suicida (23%) e tentativa de suicídio (38%) em gêmeos monozigóticos quando comparados a dizigóticos (17% em ambos os casos).[49]

FISIOPATOLOGIA

Achados recentes sugerem a existência de um processo inflamatório crônico de baixa gradação em comportamento suicida.[50] Estudos *post mortem* demonstraram associação entre suicídio e citocinas inflamatórias no córtex orbitofrontal. Marcadores inflamatórios foram associados com vários indicadores de vulnerabilidade a comportamento suicida, como disfunção serotonérgica, impulsividade e trauma na infância.[50] Estudos com casos de depressão resistente ao tratamento demonstraram que fármacos anti-inflamatórios, como o infliximabe, aliviaram sintomas depressivos apenas nos sujeitos com níveis de proteína C-reativa maiores que 5 mg/L.[51] Além disso, processos inflamatórios aumentados em indivíduos com alergia, asma e comportamento suicida foram associa-

TABELA 9.1 ▶ GENES ASSOCIADOS A TRANSTORNOS MENTAIS E COMPORTAMENTO SUICIDA

Genes	Descrição	Autores
5-HTT/SLC6A4	Carreador de soluto, família 6 (transportador de neurotransmissor), membro 4	Pinto et al., 2011[41] Clayden et al., 2012[39] Sadkowski et al., 2013[42] Hernández et al., 2014[44]
TPH1	Triptofano hidroxilase 1	Ahlner et al., 2010[43]
TPH2	Triptofano hidroxilase 2	Ahlner et al., 2010[43]
MAOA	Monoaminoxidase	Sadkowski et al., 2013[42]
CREB1	Proteína de ligação a elemento responsivo a AMPc	Brent et al., 2010[45]
BDNF	Fator neurotrófico derivado do cérebro	Brent et al., 2010[45]
NTRK2	Tirosina quinase neurotrófica, receptor, tipo 2	Brent et al., 2010[45]
FKBP5	Proteína de ligação FKBP5	Brent et al., 2010[45]
HTR1A	Receptor 1A da 5-hidroxitriptamina	Sadkowski et al., 2013[42]
HTR1B	Receptor 1B da 5-hidroxitriptamina	Sadkowski et al., 2013[42]
HTR2A	Receptor 2A da 5-hidroxitriptamina	Brent et al., 2010[45]

dos a um pico de suicídio na primavera. A alergia prediz maior risco de suicídio em pessoas com história de depressão.[50]

Um estudo de revisão identificou que a diminuição de alguns lipídeos (colesterol total, LDL, VLDL e triglicérides) e a elevação de outros (HDL) têm participação na fisiopatologia do comportamento suicida em indivíduos com vários transtornos afetivos, como depressão maior, esquizofrenia, transtorno bipolar e outros. Identificou, ainda, evidência de importante participação direta ou indireta dos níveis lipídicos e das patologias citadas no aumento de ideação suicida, intenção suicida e suicídio.[52]

FATORES DE RISCO E DE PROTEÇÃO

A presença de transtorno mental, associada a tentativas anteriores de suicídio, é considerada o principal fator de risco para suicídio;[11,13,53] outros fatores incluem eventos estressantes, problemas psicossociais e fatores predisponentes, como impulsividade.[54]

Entre as doenças mentais, a presença de transtorno do humor é um importante fator de risco. A situação de risco é agravada quando há a combinação de mais de uma dessas condições, como depressão e alcoolismo; depressão, ansiedade e agitação.[11] Além disso, a tentativa de suicídio[13] e a história familiar de tentativa de suicídio[53] são fatores de risco para uma futura efetivação de suicídio.

Os fatores predisponentes para tentativa de suicídio são complexos e vão além de um acontecimento recente, como a perda do emprego ou um rompimento amoroso (fatores precipitantes).[13] Reações agudas ao diagnóstico, agravamento de condições clínicas preexistentes, discussões sobre prognóstico, espera por resultados de testes, antecipação de procedimentos temidos ou dolorosos, medo de recorrência após o término de um tratamento e conflitos com a família também são fatores de risco para ansiedade e depressão,[13] podendo levar a ideação e tentativa de suicídio.

Além disso, outros fatores que contribuem para o suicídio são abuso físico na infância, violência sexual, eventos traumáticos, transtornos de ansiedade, comportamento agressivo/impulsivo,[55] problemas acadêmicos, uso abusivo de álcool e outras drogas, pouco acesso a tratamentos específicos e fácil acesso a meios letais, bem como carência de afeto e de segurança na infância.[19]

Já entre os fatores de proteção, é possível citar tratamento efetivo de transtornos psiquiátricos e doenças físicas, suporte social e familiar, habilidades de *coping*, resiliência, acesso restrito a métodos letais[54] e espiritualidade/religião (Fig. 9.2).[56-58]

Uma vez que a espiritualidade é considerada uma ferramenta na prevenção ao suicídio, ela surge como uma possibilidade terapêutica integrativa.[56] Para Carneiro,[57] a pessoa que não tem laços sociais nem amparo na religião, na ciência e na arte acredita que o suicídio é seu único caminho. Além disso, a ausência de religiosidade foi identificada como um dos desencadeadores de problemas psíquicos e ideação suicida no ambiente universitário.[58]

TRANSTORNO MENTAL E SUICÍDIO

A presença de transtornos mentais contribui com um risco de suicídio até dez vezes maior entre os indivíduos afetados em comparação à população geral. Os relatos indicam que 98% de todos os suicídios ocorrem na presença de uma doença psiquiátrica, enquanto os casos remanescentes envolvem problemas financeiros, de relacionamento, discriminação, violência, terror e guerra.[16]

Há vários motivos para que os transtornos psiquiátricos sejam um fator de risco para com-

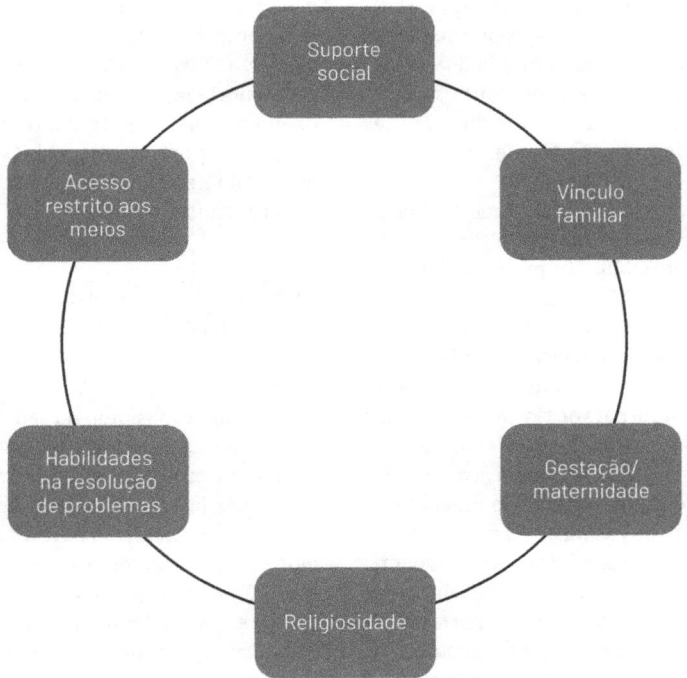

FIGURA 9.2 ▶ Fatores de proteção ao comportamento suicida.
Fonte: Adaptada de Botega.[3]

portamento suicida: essas condições frequentemente causam problemas de adaptação à sociedade e podem levar à estigmatização, bem como, devido a seus sinais e sintomas, podem provocar perda da capacidade funcional, da qualidade de vida e, não raro, sentimentos dolorosos como ansiedade, raiva e depressão. As pessoas podem se sentir desconfortáveis com o curso da doença, e o próprio tratamento pode se constituir em um método de fácil acesso para a tentativa de suicídio.[58]

Tanto os transtornos mentais quanto o comportamento suicida tendem a se agregar em famílias. Parentes em primeiro grau de vítimas de suicídio têm até cinco vezes mais risco de se suicidar. É possível que haja uma predisposição genética para comportamentos impulsivos e agressivos, e isso, associado a eventos e traumas precoces na vida e outros estressores familiares, pode levar à psicopatologia precoce e, mais tarde, a comportamento suicida.[58] É importante destacar que a comorbidade psiquiátrica aumenta o risco de suicídio.

Os transtornos mentais mais associados ao suicídio são depressão, transtorno bipolar, esquizofrenia, dependência de álcool e de outras drogas e transtornos da personalidade.[11] Metade dos casos associa-se com transtornos do humor, e reporta-se um risco de suicídio 20 vezes maior entre os deprimidos do que entre os não deprimidos.[16]

A depressão causa muitos danos à vida da pessoa, ocupando, de acordo com a Organização Mundial da Saúde (OMS),[59] o primeiro lugar em incapacidade global (7,5% de todos os anos de vida). Mais da metade dos indivíduos clinicamente deprimidos apresenta ideação suicida, a qual é diretamente relacionada à gravidade do transtorno, sendo a desesperança o principal fator preditivo nesses quadros.[58] A depressão de vítimas de suicídio parece mais grave e acompanhada de mais insônia, perda de peso ou apetite e sentimentos de menos-valia ou de culpa inapropriada quando comparada à dos pacientes deprimidos que não se suicidam. Ademais, tem maior associação com impulsividade, comportamento agressivo, abuso ou dependência de álcool e drogas e transtornos da personalidade do Grupo B.[58]

Ser do sexo masculino e ter história pessoal de tentativa de suicídio, além de associação com uso de drogas ilícitas, aumenta mais ainda o risco de o indivíduo se matar. O uso de drogas ilícitas no transtorno bipolar parece antecipar em seis anos o surgimento do transtorno do humor, especialmente em usuários de *Cannabis*.[60] Além disso, o álcool, geralmente combinado com outras substâncias, é um fator de risco importante de comportamento suicida, por seus efeitos de curto prazo no humor, nos processos cognitivos, nas tomadas de decisão, no julgamento e na impulsividade. Em longo prazo, sua influência se dá por seus efeitos no humor e nos processos sociais. O álcool predispõe a agressão, depressão e desesperança. Metade dos alcoolistas que procuram tratamento relata já ter tentado suicídio, e mais da metade de todas as tentativas envolve uma ação sob influência do álcool. A impulsividade parece ser um dos aspectos mais importantes do risco de suicídio no alcoolismo. A taxa de suicídio entre os alcoolistas costuma ser dez vezes maior do que na população geral.[58]

A tentativa de suicídio é comum em pacientes com esquizofrenia ou com outros transtornos psicóticos, variando entre 25 e 45%. O suicídio ocorre em cerca de 5,6% dos casos, especialmente nos primeiros anos de doença. O risco de morte por suicídio é 12 vezes maior entre os indivíduos com esquizofrenia quando comparados à população geral. O risco está mais associado a sintomas afetivos do que aos sintomas centrais da doença.[58]

INSTRUMENTOS DE AVALIAÇÃO DE RISCO

A maioria das discussões sobre suicídio não fornece ao profissional da saúde subsídios para instrumentalizá-lo ao se deparar com um paciente que tentou suicídio.[61] Existem algumas características que, atreladas a fatores de risco, podem ser indicativas para a possível ação suicida. Essas características são conhecidas como *8 Ds*: dor psíquica, desespero, desesperança, desamparo, depressão, dependência química, delírio e *delirium* (Fig. 9.3). Deve-se perceber a presença dessas características, e agir imediatamente pode ajudar o paciente no enfrentamento direto do problema, além de contribuir para melhorias em sua qualidade de vida e nas relações intra e interpessoais com familiares e pessoas próximas.[3]

O sentimento de impotência e a sensação de fracasso, por ocasião da morte do paciente por suicídio, são comuns nos profissionais da saúde, que correm o risco de assumir um lugar de onipotência e colocar-se como salvadores da pessoa que deseja se matar. O profissional não deve assumir essa postura. Sua função não é restritamente salvar vidas, mas incentivar a sensação do paciente de se sentir vivo.[61]

Sabe-se que a desesperança é um importante fator que colabora para o sofrimento e o adoecimento mental, propiciando, assim, o desenvolvimento de transtornos mentais e sendo um dos sintomas indicativos para a depressão. Vale ressaltar que pessoas desesperançosas têm maior risco de suicídio, visto que não conseguem perceber sentido nas coisas que estão a sua volta.[26]

Na avaliação do paciente, são utilizados alguns instrumentos para ajudar no diagnóstico e na condução do caso clínico. O ecomapa é um instrumento de avaliação que pode ser usado para ajudar o usuário a trabalhar seus vínculos, destacando quais deles precisam ser mantidos, rompidos ou fortalecidos como suporte social. A ferramenta serve como recurso para identificação e avaliação da rede de apoio social, sugerindo ou não a vulnerabilidade psicossocial do sujeito a novas tentativas de suicídio.[62]

Um estudo de revisão integrativa identificou seis escalas de rastreamento do comportamento suicida em adolescentes: Escala de Ideação Suicida (BSI), Escala Sad Persons, Questionário de Ideação Suicida (QIS), Inventário de Ideação Positiva e Negativa (PANSI), Escala de Avaliação do Risco de Suicídio de Columbia para (C-SSRS) e Rastreamento de Suicídio de Sheehan (S-STS).[63]

A Escala de Ideação Suicida de Beck (ISB) é uma das mais utilizadas. Trata-se de um questionário de autorrelato, validado na versão em português por Cunha,[64] que verifica a presença de ideação suicida, mensurando a extensão da motivação e o planejamento de um comportamento suicida. É constituída por 21 itens, sendo que os primeiros 19 apresentam três possibilidades de respostas, com intuito de verificar a gravidade. Os itens avaliados são:

1. Desejo de viver
2. Desejo de morrer
3. Razões para viver ou morrer
4. Tentativa de suicídio ativa
5. Tentativa de suicídio passiva
6. Duração de ideias de suicídio
7. Frequência de ideação
8. Atitude em relação à ideação

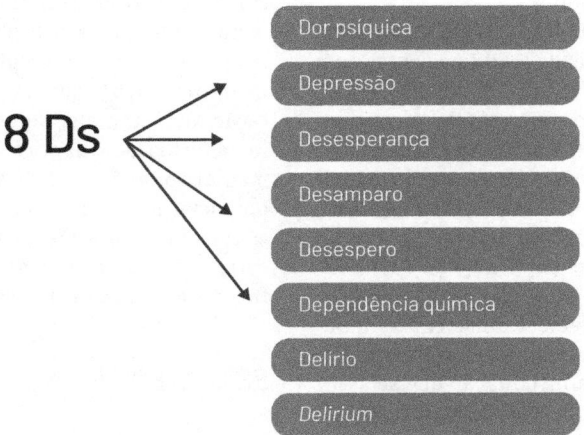

FIGURA 9.3 ▶ Avaliação de pacientes com risco de suicídio.
Fonte: Adaptada de Botega.[3]

9. Controle sobre atos suicidas
10. Inibições de tentativa
11. Razões de tentativa
12. Especificidade do planejamento
13. Acessibilidade ou oportunidade do método
14. Capacidade de tentativa
15. Probabilidade de tentativa real
16. Extensão da preparação verdadeira
17. Bilhete suicida
18. Atos finais
19. Segredo

Os dois últimos itens visam o fornecimento de informações a respeito do número de tentativas prévias de suicídio e da seriedade da intenção de morrer na última delas. Frisa-se que esse questionário não apresenta pontos de corte e dispõe de índices de precisão por alfa de Cronbach que variam de 0,90 a 0,93 em amostras não clínicas.[64]

TRATAMENTO FARMACOLÓGICO

LÍTIO

Evidências clínicas indicam que o lítio é efetivo na redução tanto das tentativas quanto dos suicídios completos em pacientes com transtornos do humor. Contudo, os mecanismos pelos quais o fármaco exerce seu efeito antissuicídio são pouco compreendidos.

Cipriani e colaboradores[65] realizaram uma metanálise com mais de 6.600 pacientes com transtornos afetivos, a qual indicou que o lítio reduzia bastante os números de suicídio em comparação ao placebo. O efeito é importante no longo prazo (mais de 18 meses), pois reduziria em 80% os eventos suicidas, além de diminuir a letalidade das tentativas.

Uma das hipóteses explica que o efeito antissuicídio do lítio se deve a sua inibição da enzima GSK3B (glicogênio sintase cinase 3 beta), a qual se mostra ativada no estresse, levando a um aumento da inflamação que se associa a comportamentos relacionados ao suicídio, como agressividade, impulsividade e depressão.[66]

CLOZAPINA

Para pacientes com esquizofrenia, a clozapina parece ter um efeito superior no combate ao suicídio. A medicação tem um maior efeito antiagressividade, além de tratar agitação e impulsividade, aspectos associados a comportamento suicida. Também tem um efeito serotonérgico, inclusive no córtex pré-frontal. Contudo, o mecanismo preciso pelo qual a clozapina reduz o risco de suicídio nessa população ainda não é claro, e nem todos os dados confirmam o efeito antissuicídio desse fármaco.[67]

CETAMINA

Uma única dose subanestésica de cetamina (0,5 mg/kg) produz uma resposta antidepressiva em questão de poucas horas, sendo efetiva em pacientes deprimidos resistentes ao tratamento. Além da eficácia na rápida redução da ideação suicida, essa medicação tem sido vista como a maior revolução no campo da depressão desde o surgimento dos antidepressivos monoaminérgicos, na década de 1950.[68]

A cetamina foi testada na Yale University, nos Estados Unidos, com o objetivo de avaliar o efeito do antagonismo do receptor N-metil-D-aspartato (NMDA) na depressão, já que se havia observado que alguns antidepressivos alteravam a afinidade do sítio de glicina nesse receptor, reduzindo sua função. A cetamina aumenta a transmissão de glutamato por meio do bloqueio seletivo de receptores NMDA de interneurônios GABA, que estariam inibindo a liberação de glutamato, o que leva a uma melhora na formação sináptica no córtex pré-frontal medial por meio da melhora do mecanismo de potenciação de longo prazo (LTP).[68] O fármaco rapidamente aumenta a função sináptica no córtex pré-frontal medial, revertendo uma disfunção sináptica da depressão.[68]

ESTRATÉGIAS DE SAÚDE PÚBLICA

Na saúde pública, propõe-se a elaboração de estratégias nacionais e locais de prevenção do suicídio, a conscientização e o questionamento de tabus na população, a detecção e o tratamento precoces de transtornos mentais e o treinamento de profissionais da saúde na prevenção do suicídio.[13] Há uma escassez de programas governamentais de qualificação para os profissionais da saúde com vistas à atuação e ao manejo em casos de suicídio.[69]

A atuação integrada da equipe multiprofissional no manejo dos casos relacionados ao suicídio é importante por promover a comunicação e a troca de informações, para que, assim, seja possível visualizar de forma mais ampla o melhor caminho a seguir no cuidado ao paciente.[69] É preciso ouvir com diligência o problema que o indivíduo supostamente resolveria com o suicídio, reconhecendo a ideação suicida e levantando os fatores de risco. Deve-se, ainda, avaliar a letalidade da tentativa e a intencionalidade do ato. Na interação, exploram-se os sentimentos e pensamentos do paciente, acolhendo a sensação de impotência e solidão. A ambivalência entre querer morrer e viver pode ser explorada. O profissional da saúde deve tentar se manter calmo, adotando uma postura de acolhimento e escuta, bem como, sempre que possível, envolver a família.[61] A família deve ser acompanhada porque auxilia na recuperação da saúde mental do indivíduo em tratamento e, ao fazer isso, ainda se beneficia com um espaço informativo e de escuta sobre seu sofrimento com a situação que vivencia no lar.[69] Um estudo realizado com jovens refugiados norte-coreanos, que têm alto risco de suicídio, mostrou que intervenções familiares e individuais que se concentram no estímulo à expressão emocional e à coesão familiar são úteis para o cuidado.[70]

Caso o paciente comece a dar sinais de abandono do tratamento, principalmente aquele com ideação ou tentativa suicida, o profissional deve entrar em contato com ele ou a família, procurando saber por que não está mais comparecendo ao atendimento, e realizar visitas domiciliares para identificar os motivos desse abandono.[70] É preciso estabelecer um plano de segurança para que o paciente tenha a possibilidade de acesso a um profissional da saúde em situações de desespero.[61]

Detecção precoce do risco de suicídio

A atuação em rede tem importância particular no que se refere à prevenção e à promoção da saúde para os pacientes com comportamento suicida nos serviços de assistência ofertados em cada cidade.[69] Além do cuidado ambulatorial ou do atendimento nos Centros de Atenção Psicossocial (CAPS), a unidade de emergência desempenha papel importante na prevenção do suicídio, já que, muitas vezes, é o primeiro serviço de saúde procurado pelo indivíduo que tentou o suicídio. Tal atendimento deve ter como objetivo minimizar o sofrimento emocional do paciente. Além disso, esse cuidado deve ter continuidade em outros serviços de saúde da rede, pois isso contribui para a estabilização do indivíduo, evitando a ocorrência de novas tentativas de suicídio.[71] Um estudo realizado na Coreia do Sul mostrou que um serviço de gestão de casos de quatro semanas apresentou efeito preventivo temporário sobre o risco de nova tentativa de suicídio nas primeiras 24 semanas após uma tentativa de suicídio.[27] Isso mostra que o acompanhamento mais próximo ao paciente pode contribuir para a prevenção do suicídio.

Por sua vez, um estudo realizado nos Estados Unidos descreveu um modelo de prevenção ao suicídio chamado Zero Suicide (Suicídio Zero).[72] A avaliação da implementação desse programa em configurações clínicas "do mundo real" proporciona uma visão crucial sobre a disseminação mais ampla do tema e como melhor adotar o cuidado para esses pacientes no atendimento ambulatorial, reduzindo, assim, a perda de vidas.[72] O Zero Suicide é um marco estratégico para a criação de uma abordagem sistemática para a prevenção desse problema.[72]

A detecção de fatores de transtornos psiquiátricos em uma população de risco facilitará a prevenção de comportamentos suicidas e de suicídio.[73] Prevenir o suicídio é compreender e enxergar a pessoa como um ser singular e com inúmeras motivações para tal comportamento.[61] O uso das mídias sociais vem sendo estudado[73] como meio para identificar o risco. Essa abordagem pode ter impactos significativos sobre como as pessoas identificam os indivíduos que necessitam de serviços de saúde mental, como aqueles que precisam de cuidados voltados para a prevenção de suicídio.[73]

Além disso, é necessário estabelecer uma estratégia nacional de prevenção que focalize o grupo de maior risco: indígenas, pessoas com menor escolaridade, homens e maiores de 60 anos.[14] Como o Brasil apresenta diferenças regionais, não é possível tratar a mortalidade por suicídio como um fenômeno único no País.[14] Os profissionais da saúde que têm contato com grupos de alto risco devem estar atentos para mudanças comportamentais ou sinais de comportamento suicida.[7]

No que se refere à população de jovens, uma formação baseada no treinamento de um "guardião" na escola, o qual aborda sinais de suicidalidade e melhora as habilidades dos participantes, mostrou-se viável em intervir nos casos de estudantes em risco de tentativa de suicídio.[74]

Os profissionais da saúde costumam fazer distinção entre problemas mentais e físicos. Existe um preconceito que desvaloriza e banaliza as queixas dos pacientes com sofrimento psíquico. Para reverter essa situação, é preciso promover a capacitação profissional voltada para a prevenção dos casos de suicídio e para a identificação e o manejo adequados dos portadores de transtornos que possam desenvolver o comportamento suicida.[75]

Controle de acesso a meios

Como medidas de prevenção ao suicídio, propõe-se também o controle do acesso do indivíduo a meios letais (redução do número de armas de fogo, regulação do comércio de agrotóxicos, arquitetura segura em locais públicos),[13,14] bem como a regulação do controle na venda de medicamentos pelas farmácias.

SIGILO MÉDICO

Outro ponto que levanta questionamentos é o fato de se falar ou não para a família ou alguém muito próximo sobre a ideação suicida de uma pessoa. O artigo 154 do Código Penal indica que é proibido revelar a alguém, sem justa causa, segredo de que se tenha ciência em razão de função ou profissão e cuja revelação possa produzir dano a outrem. Isso se aplica ao sigilo médico no suicídio.[76]

Em situações delicadas, como gravidez, dependência de drogas lícitas e ilícitas, risco de suicídio e situações de violência, o médico deveria servir como intermediário entre a pessoa e a família, ou, ainda, conversar com um membro ou representante familiar, sem autorização ou conhecimento do interessado, mas visando seu cuidado.[77]

REFERÊNCIAS

1. Bertolote JM, Wasserman D. Development of definitions of suicidal behaviours. From suicide thoughts to completed suicides. In: Wasserman D, Wasserman C, editors. Oxford textbook of suicide and suicide prevention. Oxford: Oxford University; 2009. p. 87-90.
2. World Health Organization. Preventing suicide: a global imperative [Internet]. Geneva: WHO; 2014 [capturado em 5 jun 2019]. Disponível em: https://apps.who.int/iris/bitstream/handle/10665/131056/9789241564779_eng.pdf;jsessionid=556F2A9A1E3E75CAED68F1DCFD0663B6?sequence=1.
3. Botega NJ. Crise suicida: avaliação e manejo. Porto Alegre: Artmed; 2015.
4. Leenaars AA. Suicide among the armed forces: understanding the cost of service. Amityville: Baywood; 2013.
5. Bertolote JM, Fleischmann A. A global perspective on the magnitude of suicide mortality. In: Wasserman D, Wasserman C, editors. Oxford textbook of suicide and suicide prevention. Oxford: Oxford University; 2009. p. 91-8.
6. Ho AO. Suicide: rationality and responsibility for life. Can J Psychiatry. 2014;59(3):141-7.
7. Sakisaka K. Identification of high risk groups with shorter survival times after onset of the main reason for suicide: findings from interviews with the bereaved in Japan. BMC Res Notes. 2018;11(1):553.
8. American Psychiatric Association. Manual diagnóstico e estatístico de transtornos mentais: DSM-5. 5. ed. Porto Alegre: Artmed; 2014.
9. Zalsman G, Hawton K, Wasserman D, van Heeringen K, Arensman E, Sarchiapone M, et al. Suicide prevention strategies revisited: 10-year systematic review. Lancet Psychiatry. 2016;3(7):646-59.
10. Organização Pan-Americana de Saúde. Grave problema de saúde pública, suicídio é responsável por uma morte a cada 40 segundos no mundo [Internet]. Brasília: OPAS; [s.d., capturado em 2 jun 2019]. Disponível em: https://www.paho.org/bra.../index.php?option=com_content&view=article&id=5221:grave-problema-de-saude-publica-suicidio-e-responsavel-por-uma-morte-a-cada-40-segundos-no-mundo&Itemid=839.
11. Bertolote JM, Fleischmann A. Suicide and psychiatric diagnosis: a worldwide perspective. World Psychiatry. 2002;1(3):181-5.

12. Waiselfisz JJ. Mapa da violência 2014: os jovens do Brasil. Brasília: Secretaria Geral da Presidência da República; 2014.
13. Botega NJ. Comportamento suicida: epidemiologia. Psicol USP. 2014;25(3):231-6.
14. Machado DB, Santos DN. Suicídio no Brasil, de 2000 a 2012. J Bras Psiquiatr. 2015;64(1):45-54.
15. Ajdacic-Gross V, Weiss MG, Ring M, Hepp U, Bopp M, Gutzwiller F, et al. Methods of suicide: international suicide patterns derived from the WHO mortality database. Bull World Health Organ. 2008;86(9):657-736.
16. Bachmann S. Epidemiology of suicide and the psychiatric perspective. Int J Environ Res Public Health. 2018;15(7).
17. Alves VM, Silva AM, Magalhães AP, Andrade TG, Faro AC, Nardi AE. Suicide attempts in a emergency hospital. Arq Neuropsiquiatr. 2014;72(2):123-8.
18. Valle TGR, Kovács MJ. Análise do conteúdo de sites que abordam o suicídio. Bol Psicol. 2014;64(140):33-47.
19. Palacios-Espinosa X, Barrera Lora AM, Ordóñez Rodriguez M, Peña Ayala ME. Análisis bibliométrico de la producción científica sobre suicídio entre niños en el periodo de 1985-2005. Av Psicol Latinoam. 2007;25(2):40-62.
20. Centers for Disease Control and Prevention. 10 leading causes of death by age group, United States-2016 [Internet]. Atlanta: CDC; 2019 [capturado em 10 jun. 2019]. Disponível em: https://www.cdc.gov/injury/wisqars/pdf/leading_causes_of_death_by_age_group_2016-508.pdf.
21. Berona J, Horwitz AG, Czyz EK, King CA. Psychopathology profiles of acutely suicidal adolescents: Associations with post-discharge suicide attempts and rehospitalization. J Affect Disord. 2017;209:97-104.
22. Orbach I, Iohan-Barak M. Psychopathology and risk factors for suicide in the young. In: Wasserman D, Wasserman C, editors. Oxford textbook of suicidology and suicide prevention. Oxford: Oxford University; 2009. p. 633-42.
23. Sinclair-McBride K, Morelli N, Tembulkar S, Graber K, Gonzalez-Heydrich J, D'Angelo EJ. Young children with psychotic symptoms and risk for suicidal thoughts and behaviors: a research note. BMC Res Notes. 2018;11:568.
24. Brasil. Ministério da Saúde. Programa saúde do adolescente: bases programáticas. 2. ed. Brasília: Ministério da Saúde; 1996.
25. King, RA. Psychodynamic and family aspects of youth suicide. In: Wasserman D, Wasserman C, editors. Oxford textbook of suicidology and suicide prevention. Oxford: Oxford University; 2009. p. 643-51.
26. World Health Organization. Figure: age-standardized suicide rates: male: female ratio (Per 100.000). 2016 [Internet]. Geneva: WHO; c2019 [capturado em 5 jun 2019]. Disponível em: http://www.who.int/gho/mental_health/suicide_rates_male_female/en/.
27. Kim H, Park J, Kweon K, Ahn J. Short- and Long-term Effects of Case Management on Suicide Prevention among Individuals with Previous Suicide Attempts: a Survival Analysis. J Korean Med Sci. 2018;33(32):e203.
28. De Leo D, Sveticic J, Milner A. Suicide in Indigenous people in Queensland, Australia: trends and methods, 1994-2007. Aust N Z J Psychiatry. 2011;45(7):532-8.
29. Mello-Santos C, Bertolote JM, Wang Y-P. Epidemiology of suicide in Brazil (1980 – 2000): characterization of age and gender rates of suicide. Rev Bras Psiquiatr. 2005;27(2):131-4.
30. Sousa GS, Perrelli JGA, Botelho ES. Diagnóstico de enfermagem Risco de Suicídio em idosos: revisão integrativa. Rev Gaúcha Enferm. 2018;39:e2017-0120.
31. Bucknill JC, Tuke DH. A manual of psychological medicine. Philadelphia: Blanchard and Lea; 1858.
32. Holmes VF, Riich CL. Suicide among physicians. In: Blumenthal S, Kupfer D, editors. Suicide over the life cycle: risk factors, assessment, and treatment o suicidal patients. Washington: American Psychiatric Association; 1990. p. 599-615.
33. Schernhammer ES, Colditz GA. Suicide rates among physicians: a quantitative and gender assessment (meta--analysis). Am J Psychiatry. 2004;161(12):2295-302.
34. Silverman M. Psysicians and suicide. In: Goldman LS, Myers M, Dickstein LJ, editors. The handbook of physician health: the essential guide to understanding the health care needs of physicians. Chicago: American Medical Association; 2000.
35. Pereira AG, Cardoso FS. Ideação suicida na população universitária: uma revisão da literatura. Revista E- Psi. 2015;5(2):16-34.
36. Castañeda Ibáñez NN. Prevención psicológica y neuropsicológica de factores de riesgo suicida en estudiantes universitarios. Psicogente. 2016;19(36):336-46.
37. Oliveira CS, Lotufo Neto F. Suicídio entre povos indígenas: um panorama estatístico brasileiro. Rev Psiquiatr Clín. 2003;30(1):4-10
38. Jimenez-Treviño L, Blasco-Fontecilla H, Braquehais MD, Ceverino-Dominguez A, Baca-Garcia E. Endofenotipos y conductas suicidas. Actas Esp Psiquiatr. 2011;39(1):61-9.
39. Clayden RC, Zaruk A, Meyre D, Thabane L, Samaan Z. The association of attempted suicide with genetic variants in the SLC6A4 and TPH genes depends on the definition of suicidal behavior: a systematic review and meta-analysis. Transl Psychiatry. 2012;2:e166.
40. Turecki G, Brent DA. Suicide and suicidal behaviour. Lancet. 2016;19,387(10024): 1227-39.
41. Pinto C, Souza RP, Lioult D, Semeralul M, Kennedy JL, Warsh JJ, et al. Parent of origin effect and allelic expression imbalance of the serotonin transporter in bipolar disorder and suicidal behaviour. Eur Arch Psychiatry Clin Neurosci. 2011;261(8):533-8.
42. Sadkowski M, Dennis B, Clayden RC, ElSheikh W, Rangarajan S, DeJesus J, et al. The role of the serotonergic system in suicidal behavior. Neuropsychiatr Dis Treat. 2013;9:1699-7116.
43. Ahlner J, Zackrisson AL, Lindblom B, Bertilsson L. CYP2D6, serotonin and suicide. Pharmacogenomics. 2010;11(7):903-5.
44. Hernández EIS, Flores REU, Prats MEB, Medellín BC, García AA, Muñoz SH. El polimorfsmo 5-HTTLPR y el intento suicida en adolescentes deprimidos. Salud Ment. 2014;37(2):97-101.
45. Brent D, Melhem N, Turecki G. Pharmacogenomics of suicidal events. Pharmacogenomics. 2010;11(6):793-807.
46. Agerbo E, Nordentoft M, Mortensen PB. Familial, psychiatric, and socioeconomic risk factors for suicide in young people: Nested case-control study. BMJ. 2002;325(7355):74.
47. Qin P, Agerbo E, Mortensen PB. Suicide risk in relation to family history of completed suicide and psychiatric disorders: a nested case-control study based on longitudinal registers. Lancet. 2002;360(9340):1126-30.
48. Runeson B, Asberg M. Family history of suicide among suicide victims. Am J Psychiatry. 2003;160(8):1525-6.
49. Cho H, Guo G, Iritani BJ, Hallfors DD. Genetic contribution to suicidal behaviors and associated risk factors among adolescents in the U.S. Prev Sci. 2006;7(3):303-11.

50. Courtet P, Giner L, Seneque M, Guillaume S, Olie E, Ducasse D. Neuroinflammation in suicide: toward a comprehensive model. World J Biol Psychiatry. 2016;17(8):564-586.
51. Raison CL, Rutherford RE, Woolwine BJ, Shuo C, Schettler P, Drake DF, et al. A randomized controlled trial of the tumor necrosis factoralpha antagonist infliximab in treatment resistant depression: role of baseline inflammatory biomarkers. JAMA Psychiatry. 2013;70(1):31-41.
52. Rodríguez ED, Alarcón MEB, Castillo RD, Benitez JS. Relación entre la conducta suicida y los niveles de lípidos en suero: implicaciones neurobiológicas. Rev Mex Med Forense. 2017;2(2):62-71.
53. Kõlves K. Child suicide, family environment, and economic crisis. Crisis. 2010;31(3):115-7.
54. Center C, Davis M, Detre T, Ford DE, Hansbrough W, Hendin H, et al. Confronting depression and suicide in physicians: a consensus statement. JAMA. 2003;289(23):3161-6.
55. Boronat A, Nogueira-Lima G, Fu-I L. Autolesão deliberada e suicídio. In: Polanczyk GV, Lamberte MTMR, organizadores. Psiquiatria da infância e adolescência. Barueri: Manole; 2012. p. 174-82.
56. Loureiro ACT, Lucchetti G, Provedel A, Xavier KP, Silva VR, Coelho MCR. Espiritualidade como fator de proteção do suicídio. Revista Brasileira de Psicologia. 2015;2(2):33-40.
57. Carneiro ABF. Suicídio, religião e cultura: reflexões a partir da obra "Sunset Limited". Reverso. 2013;35(65):15-23.
58. Almeida HMDS, Benedito MHA, Ferreira SB. Quebrando tabus: os fatores que levam o suicídio entre universitários. Revista de Pesquisa Interdisciplinar. 2017;2(supl.):647-59.
59. World Health Organization. Depression nd other common mental disorders: global health estimates. Geneva: WHO; 2017.
60. Leite RT, Nogueira SO, Nascimento JP, Lima LS, Nóbrega TB, Virgínio MS, et al. The use of cannabis as a predictor of early onset of bipolar disorder and suicide attempts. Neural Plast. 2015;2015:434127.
61. Fukumitsu KO. O psicoterapeuta diante do comportamento suicida. Psicol USP. 2014;25(3):270-75.
62. Machado FP, Soares MH, Mastine JS. A rede social de indivíduos pós-tentativa de suicídio: o ecomapa como recurso. SMAD Rev Eletrônica Saúde Mental Álcool Drog. 2014;10(3):159-66.
63. Silva TPS, Sougey EB. Escalas de avaliação do comportamento suicida em adolescentes da população geral. Rev Bras Pesq Saúde. 2016;18(3):144-54.
64. Cunha JA. Manual da versão em português das escalas de Beck. São Paulo: Casa do psicólogo; 2001.
65. Cipriani A, Hawton K, Stockton S, Geddes JR. Lithium in the prevention of suicide in mood disorders: updated systematic review and meta-analysis. BMJ. 2013;346:f3646.
66. Bellivier F, Guillaume S. Lithium: the key antisuicide agent: clinical evidence and potential mechanisms. In: Courtet P, editor. Understanding suicide: from diagnosis to personalized treatment. Heidelberg: Spinger; 2016.
67. Iglesias C, Saiz PA, Garcia-Portillha P, Bobes J. Antipsychotics. In: Courtet P, editor. Understanding suicide: from diagnosis to personalized treatment. Heidelberg: Spinger; 2016.
68. Duman RS. Ketamine and rapid-acting antidepressants: a new era in the battle against depression and suicide. F1000Res. 2018;7:659.
69. Müller SA, Pereira G, Zanon RB. Estratégias de prevenção e pósvenção do suicídio: estudo com profissionais de um Centro de Atenção Psicossocial. Rev Psicol IMED. 2017;9(2) 6-23.
70. Park S, Rim SJ, Jun JY. Related factors of suicidal ideation among north korean refugee youth in South Korea. Int J Environ Res Public Health. 2018;15(8).
71. Ferreira CLB, Gabarra LM. Pacientes em risco de suicídio: avaliação da ideação suicida e o atendimento psicológico. UNOPAR Cient Ciênc Biol Saúde. 2014;16(2):113-22.
72. Labouliere CD, Vasan P, Kramer A, Brown G, Green K, Rahman M, et al. "Zero Suicide" - A model for reducing suicide in United States behavioral healthcare. Suicidologi. 2018;23(1):22-30.
73. Du J, Zhang Y, Luo J, Jia Y, Wei Q, Tao C, et al. Extracting psychiatric stressors for suicide from social media using deep learning. BMC Med Inform Decis Mak. 2018,18(suppl. 2):43.
74. Mo PKH, Ko TT, Xin MQ. School-based gatekeeper training programmes in enhancing gatekeepers' cognitions and behaviours for adolescent suicide prevention: a systematic review. Child Adolesc Psychiatry Ment Health. 2018;12:29.
75. Vabo ASR, Conrad D, Baptista C, Aguiar BGC, Freitas VL, Pereira GL. Comportamento suicida: um olhar para além do modelo biomédico. Rev ACRED. 2016;6(12):66-83.
76. Brasil. Decreto-Lei nº 2.848, de 7 de dezembro de 1940. Código Penal. Diário Oficial da União. 31 dez. 1940;Seção 1:23911.
77. Loch JA, Clotet J, Goldim JR. Privacidade e confidencialidade na assistência à saúde do adolescente: percepções e comportamentos de um grupo de 711 universitários. Rev Assoc Med Bras. 2007;53(3):240-6.

LEITURA RECOMENDADA

Lonnqvist JK. Epidemiology and causes of suicide. In: Gelder M, Andreasen N, Lopez-Ibor J, Geddes J, editors. New Oxford textbook of psychiatry. 2nd ed. Oxford: Oxford University; 2012.

CAPÍTULO 10

O DIAGNÓSTICO DA ESQUIZOFRENIA NO PRESENTE (CID-10 E DSM-5) E NO FUTURO (CID-11)

Helio Elkis
Itiro Shirakawa

PONTOS-CHAVE

- O transtorno que denominamos "esquizofrenia" tem como base concepções da doença desenvolvidas no século XIX, por Kraepelin, que a denominou "demência precoce".
- Eugen Bleuler criou o termo *esquizofrenia* e descreveu alguns dos sintomas considerados fundamentais para seu diagnóstico, como desorganização do pensamento e embotamento afetivo.
- Escutar vozes que argumentam, contra-argumentam e comentam atividades da pessoa, ter percepção delirante e delírios de influência, bem como o roubo e a transmissão do pensamento são sintomas descritos por Kurt Schneider.
- Kraepelin, Bleuler e Schneider influenciaram os critérios diagnósticos de esquizofrenia que surgiram nos anos 1970 e 1980, culminando nos critérios descritos na 3ª edição do *Manual diagnóstico e estatístico de transtornos mentais* (DSM-III), da American Psychiatric Association (APA), e em suas edições subsequentes.
- O DSM-5 traz duas importantes modificações: a introdução do conceito de dimensões psicopatológicas para avaliação da gravidade dos sintomas e a abolição dos subtipos.
- Os critérios diagnósticos para esquizofrenia da 10ª revisão da *Classificação internacional de doenças e problemas relacionados à saúde* (CID-10) são fortemente influenciados pelas concepções schneiderianas e/ou bleulerianas.
- A CID-11 está em fase de elaboração, e sua versão definitiva será implantada em 2022.

Já está bem estabelecido que o transtorno que hoje denominamos "esquizofrenia" tem como base concepções da doença que surgiram no século XIX, como as de Emil Kraepelin, que a denominou "demência precoce", privilegiando a ideia de que a doença teria, na maioria dos casos, um curso crônico, levando a um comprometimento inexorável da cognição e da funcionalidade. No início do século XX, surgiram outras definições, como as de Eugen Bleuler, que criou o termo *esquizofrenia* e descreveu alguns dos principais sintomas considerados fundamentais para o diagnóstico, como a desorganização do pensamento e o embotamento afetivo. Sintomas como delírios ou alucinações eram considerados pelo autor como secundários ou não específicos, uma vez que poderiam ocorrer em outros transtornos.[1]

Por volta da metade do século XX, Kurt Schneider descreveu alguns sintomas que passaram a ser considerados de grande importância para o diagnóstico da esquizofrenia, como escutar vozes que argumentam, contra-argumentam e comentam as atividades da pessoa, percepção delirante, delírios de influência e roubo e transmissão do pensamento. Esses três autores (Kraepelin, Bleuler e Schneider) influenciaram os critérios diagnósticos de esquizofrenia que surgiram nos anos 1970 e 1980, como os da Washington University em St. Louis (Feighner Criteria) e do Research Diagnostic Criteria, que, por sua vez, culminaram no aparecimento dos critérios da APA, publicados no DSM-III e em suas edições subsequentes (DSM-IV e DSM-IV-TR).[1]

Os critérios diagnósticos para esquizofrenia da CID-10[3] são fortemente influenciados pelas concepções schneiderianas, conforme observado no subcritério 1 (itens *a*, *b*, *c* e *d*), e/ou bleulerianas, conforme observado no subcritério 2 (combinação de dois dos itens que vão de *e* a *h*) (Quadro 10.1).

A CID-10[2] contém também critérios diagnósticos específicos para os seguintes subtipos da esquizofrenia:

- Esquizofrenia paranoide (F20.0)
- Esquizofrenia hebefrênica (F20.1)
- Esquizofrenia catatônica (F20.2)
- Esquizofrenia indiferenciada (F20.3)
- Depressão pós-esquizofrênica (F20.4)
- Esquizofrenia residual (F20.5)
- Esquizofrenia simples (F20.6)

QUADRO 10.1 ▶ DIRETRIZES DIAGNÓSTICAS DE ESQUIZOFRENIA (F20) COM BASE NA CID-10

Pelo menos uma das síndromes, sintomas e sinais listados em (1) abaixo ou, pelo menos, dois dos sintomas listados em (2) devem estar presentes pela maior parte do tempo durante um episódio de doença psicótica que dure pelo menos um mês (ou por algum tempo durante a maioria dos dias):

(1) pelo menos um dos seguintes deve estar presente:

(a) eco do pensamento, inserção ou roubo do pensamento ou irradiação do pensamento;

(b) delírios de controle, influência ou passividade, claramente se referindo ao corpo ou aos movimentos dos membros ou a pensamentos, ações ou sensações específicas, percepção delirante;

(c) vozes alucinatórias comentando o comportamento do paciente ou discutindo entre elas sobre o paciente ou outros tipos de vozes alucinatórias vindo de alguma parte do corpo;

(d) delírios persistentes de outros tipos que sejam culturalmente inapropriados e completamente impossíveis (p. ex., ser capaz de controlar o tempo ou estar em comunicação com alienígenas).

(2) pelo menos dois dos seguintes devem estar presentes:

(e) alucinações persistentes, de qualquer modalidade, quando ocorrendo todos os dias, por pelo menos um mês, quando acompanhadas por delírios (os quais podem ser superficiais ou parciais), sem conteúdo afetivo claro ou quando acompanhadas por ideias superestimadas persistentes;

(f) interceptações ou interpolações no curso do pensamento, resultando em discurso incoerente ou irrelevante ou neologismos;

(g) comportamento catatônico, tal como excitação, postura inadequada, flexibilidade cérea, negativismo, mutismo e estupor;

(h) sintomas "negativos", tais como: apatia marcante, pobreza de discurso, embotamento ou incongruência de respostas emocionais (deve ficar claro que estes sintomas não são decorrentes de depressão ou medicação antipsicótica);

(i) uma alteração significativa e consistente na qualidade global de alguns aspectos do comportamento pessoal, manifestada por perda de interesse, falta de objetivos, inatividade, uma atitude ensimesmada e retraimento social.

Fonte: Adaptado de World Health Organization.[2]

- Outra esquizofrenia (F20.8)
- Esquizofrenia, não especificada (F20.9)

DSM-5

A 5ª edição do DSM[3] mantém a estrutura das edições anteriores, com critérios de inclusão (subcritérios A, B e C) e de exclusão diagnóstica (subcritérios D, E e F) conforme consta no Quadro 10.2.

No entanto, nesta nova edição, o DSM-5[3] apresenta duas importantes modificações em relação as suas versões anteriores: 1) a introdução do conceito de dimensões psicopatológicas para avaliação da gravidade dos sintomas e 2) a abolição dos subtipos.

DOMÍNIOS PSICOPATOLÓGICOS DA ESQUIZOFRENIA

O DSM-5[3] propõe que os seguintes sintomas, ou domínios sintomatológicos, sejam avaliados de acordo com níveis crescentes de gravidade: 0 (não presente), 1, 2, 3 e 4.

Os sintomas listados podem ser agrupados da seguinte maneira:

- Positivos: alucinações e delírios
- Desorganizados: discurso desorganizado e conduta psicomotora anormal
- Negativos
- Comprometimento cognitivo
- Do humor: depressão e mania

SUBTIPOS DE ESQUIZOFRENIA NO DSM-5

A justificativa para o abandono dos subtipos da esquizofrenia no DSM-5 se deve aos seguintes fatos:[4]

1. Eles não são identificados na maioria dos casos, e vários acabam sendo incluídos na categoria de "esquizofrenia indiferenciada".
2. Seu perfil não é estável, e, ao longo do tempo, um determinado subtipo pode evoluir para características de outro subtipo.

QUADRO 10.2 ▶ CRITÉRIOS DIAGNÓSTICOS DE ESQUIZOFRENIA SEGUNDO O DSM-5

A. Dois (ou mais) dos itens a seguir, cada um presente por uma quantidade significativa de tempo durante um período de um mês (ou menos, se tratados com sucesso). Pelo menos um deles deve ser (1), (2) ou (3):
1. Delírios.
2. Alucinações.
3. Discurso desorganizado.
4. Comportamento grosseiramente desorganizado ou catatônico.
5. Sintomas negativos (i. e., expressão emocional diminuída ou avolia).

B. Por período significativo de tempo desde o aparecimento da perturbação, o nível de funcionamento em uma ou mais áreas importantes do funcionamento, como trabalho, relações interpessoais ou autocuidado, está acentuadamente abaixo do nível alcançado antes do início (ou, quando o início se dá na infância ou na adolescência, incapacidade de atingir o nível esperado de funcionamento interpessoal, acadêmico ou profissional).

C. Sinais contínuos de perturbação persistem durante, pelo menos, seis meses. Esse período de seis meses deve incluir no mínimo um mês de sintomas (ou menos, se tratados com sucesso) que precisam satisfazer ao Critério A (i. e., sintomas da fase ativa) e pode incluir períodos de sintomas prodrômicos ou residuais. Durante esses períodos prodrômicos ou residuais, os sinais da perturbação podem ser manifestados apenas por sintomas negativos ou por dois ou mais sintomas listados no Critério A presentes em uma forma atenuada (p. ex., crenças esquisitas, experiências perceptivas incomuns).

D. Transtorno esquizoafetivo e transtorno depressivo ou transtorno bipolar com características psicóticas são descartados porque 1) não ocorreram episódios depressivos maiores ou maníacos concomitantemente com os sintomas da fase ativa, ou 2) se episódios de humor ocorreram durante os sintomas da fase ativa, sua duração total foi breve em relação aos períodos ativo e residual da doença.

E. A perturbação não pode ser atribuída aos efeitos fisiológicos de uma substância (p. ex., droga de abuso, medicamento) ou a outra condição médica.

F. Se há história de transtorno do espectro autista ou de um transtorno da comunicação iniciado na infância, o diagnóstico adicional de esquizofrenia é realizado somente se delírios ou alucinações proeminentes, além dos demais sintomas exigidos de esquizofrenia, estão também presentes por pelo menos um mês (ou menos, se tratados com sucesso).

Fonte: American Psychiatric Association.[3]

3. Não há associação de genes com qualquer subtipo.
4. Não há trabalhos mostrando a existência de uma associação entre subtipos e resposta ao tratamento.
5. Nos últimos 20 anos, quase não foram publicados trabalhos utilizando subtipos de esquizofrenia.

O DSM-5[3] também introduz a noção de especificador para melhor definir o estágio ou curso da doença. No caso da esquizofrenia, os especificadores são:

- Primeiro episódio, atualmente na fase aguda
- Primeiro episódio, atualmente em remissão parcial
- Primeiro episódio, atualmente em remissão total
- Múltiplos episódios, atualmente na fase aguda
- Múltiplos episódios, atualmente em remissão parcial
- Múltiplos episódios, atualmente em remissão total
- Contínuo
- Não especificado

CID-11

A 11ª edição da *Classificação internacional de doenças e problemas relacionados à saúde* (CID-11) está em fase de elaboração e sua versão definitiva será implantada em 2022. Assim, as informações aqui apresentadas baseiam-se em dados dos *guidelines* disponíveis na internet.[5]

A partir deles, podemos observar que a estrutura dos critérios de esquizofrenia da CID-11 será bastante semelhante à do DSM-5 (Quadro 10.3).

Assim, nota-se claramente uma estrutura diagnóstica semelhante ao critério "A" do DSM-5. Os sintomas descritos por Bleuler como fundamentais, como desorganização do pensamento (c), e/ou sintomas de primeira ordem descritos por Schneider (d), estão incluídos nos quatro principais tipos de sintomas (grupo a-d). No entanto, entendemos que, para o diagnóstico de esquizofrenia pela CID-11, é necessária a presença de, ao menos, dois sintomas do grupo a-d mais um dos sintomas do grupo e-g.

Em consonância com o DSM-5, a CID-11 também define qualificadores do curso da doença que podem ser de dois tipos: longitudinais (primeiro episódio, episódios múltiplos ou contínuo) e transversais (atualmente assintomático, em remissão parcial ou em remissão total).

Da mesma forma que o DSM-5, a CID-11[5-6] elimina os subtipos da esquizofrenia, substi-

QUADRO 10.3 ▶ CRITÉRIOS PROPOSTOS PARA O DIAGNÓSTICO DE ESQUIZOFRENIA (7A50), DE ACORDO COM A CID-11

Pelo menos dois dos seguintes sete sintomas devem estar presentes (pelo relato do paciente ou por observação do médico avaliador, ou outros informantes) com duração de pelo menos um mês ou mais. Pelo menos um deles deve situar-se entre os itens a-d:
a. Delírios persistentes (grandiosos, de referência, persecutórios).
b. Alucinações persistentes (mais comumente auditivas).
c. Pensamento desorganizado (alterações formais do pensamento) (p. ex., tangencialidade, perda das associações, neologismos) que pode chegar a ser incompreensível ("salada de palavras").
d. Experiências de influência, passividade ou controle (experiências de que pensamentos ou ações não são gerados pela própria pessoa, foram colocados ou retirados da pessoa, ou que os pensamentos estão sendo transmitidos).
e. Sintomas negativos (embotamento afetivo, alogia, pobreza de fala, avolição, associalidade e anedonia. Excluir transtornos do humor ou uso de substâncias que podem causar esses sintomas).
f. Comportamento desorganizado ou bizarro (que pode ser observado em qualquer atividade dirigida a objetos (p. ex., comportamento que parece bizarro ou sem propósito, imprevisível ou respostas emocionais inadequadas que interferem na organização do comportamento).
g. Distúrbios psicomotores (agitação, inquietação catatônica, negativismo, flexibilidade cérea, negativismo, mutismo ou estupor).

Esses sintomas não são manifestação de outra condição médica (p. ex., tumor cerebral) e não são decorrentes do efeito de uma substância ou medicação que age no sistema nervoso central (p. ex., corticosteroides), incluindo sintomas de abstinência (p. ex., abstinência por álcool).

Fonte: World Health Organization.[5]

tuindo-os por dimensões ou domínios sintomatológicos, a saber:

- Positivo
- Negativo
- Humor depressivo
- Humor maníaco
- Sintomas psicomotores
- Sintomas cognitivos

A gravidade desses sintomas é medida por uma escala de gradação ascendente com os seguintes valores: 0 – ausente; 1 – leve; 2 – moderado; 3 – grave; 9 – não é possível avaliar a gravidade tendo como base a informação disponível.

REFERÊNCIAS

1. Elkis H. A evolução do conceito de esquizofrenia neste século. Rev Bras Psiquiatr. 2000;22(supl 1):23-6.
2. World Health Organization. CID-10: classificação de transtornos mentais e de comportamento: descrições clínicas e diretrizes diagnósticas. Porto Alegre: Artmed; 1993.
3. American Psychiatric Association. Diagnostic and statistical manual of mental disorders: DSM-5. 5th ed. Arlington: American Psychiatric Association; c2013.
4. Tandon R, Gaebel W, Barch DM, Bustillo J, Gur RE, Heckers S, et al. Definition and description of schizophrenia in the DSM-5. Schizophr Res. 2013;150(1):3-10.
5. World Health Organization (WHO). ICD-11 Guidelines: Draft Guidelines for Review and Comment. [Internet]. [S.l.]:GCP.Network; 2016 [capturado em: 15 jan. 2020]. Disponível em: https://gcp.network/en/private/icd-11-guidelines/grouping.
6. Reed GM, First MB, Kogan CS, Hyman SE, Gureje O, Gaebel W. et al. Innovations and changes in the ICD-11 classification of mental, behavioural and neurodevelopmental disorders. World Psychiatry. 2019;18(1):3-19.

LEITURAS RECOMENDADAS

Braff DL, Ryan J, Rissling AJ, Carpenter WT. Lack of use in the literature from the last 20 years supports dropping traditional schizophrenia subtypes from DSM-5 and ICD-11. Schizophr Bull. 2013;39(4):751-3.

Keeley JW, Gaebel W. Symptom rating scales for schizophrenia and other primary psychotic disorders in ICD-11. Epidemiol Psychiatr Sci. 2018;27(3):219-24.

CAPÍTULO 11

TERAPIA COGNITIVA PROCESSUAL*

Irismar Reis de Oliveira
Daniela Ladeira Reis
Camila Seixas

PONTOS-CHAVE

- As cognições afetam áreas clinicamente relevantes da vida diária, como emoções, comportamentos e relações interpessoais.
- As cognições podem ser avaliadas em pelo menos três níveis de processamento de informações: pensamentos automáticos (PAs), pressupostos subjacentes (PSs) e crenças nucleares (CNs), também chamadas de "esquemas".
- A ativação de certas CNs negativas disfuncionais subjacentes pode desempenhar papel fundamental na manifestação de sintomas cognitivos, afetivos e comportamentais.
- A terapia cognitiva processual (TCP) é uma nova abordagem criada principalmente para a reestruturação das CNs disfuncionais e inclui técnicas fundamentadas na terapia cognitivo-comportamental (TCC) de Beck e em outras abordagens psicoterápicas. Entre suas técnicas, encontra-se o Processo, que recebeu esse nome por duas razões: envolver a simulação de um processo jurídico e ser inspirado na obra homônima do escritor tcheco Franz Kafka, *O processo*.

---

* Este capítulo é, em grande parte, a síntese, a atualização e a complementação de dois capítulos do primeiro autor ("Assessing and restructuring dysfunctional cognitions" e "Use of the trial-based thought record to change core beliefs") pulicados em 2012 pela Editora InTech, no livro *Standard and innovative strategies in cognitive behavior therapy*, organizado igualmente pelo primeiro autor, disponível em https://www.intechopen.com/books/standard-and-innovative-strategies-in-cognitive-behavior-therapy.

As cognições afetam áreas clinicamente relevantes da vida diária, como as emoções, o comportamento e as relações interpessoais, envolvendo estruturas necessárias para apoiar o processamento das informações recebidas pelo indivíduo. As cognições podem ser avaliadas em pelo menos três níveis: o primeiro nível, mais superficial, contém os pensamentos automáticos (PAs); o nível intermediário inclui os pressupostos subjacentes (PSs); e o nível mais profundo envolve as crenças nucleares (CNs), ou esquemas.[1]

A ativação de certas CNs negativas disfuncionais subjacentes pode desempenhar um papel fundamental na manifestação de sintomas cognitivos, afetivos e comportamentais. O trabalho centrado nas CNs é essencial, pois ajuda o paciente a identificar e modificar pensamentos e emoções disfuncionais e produz resultados terapêuticos mais consistentes e duradouros.[2,3]

Este capítulo apresenta uma nova abordagem para a mudança de cognições disfuncionais, a terapia cognitiva processual (TCP), desenvolvida pelo primeiro autor do capítulo na Universidade Federal da Bahia.[4] Seus fundamentos encontram-se na terapia cognitiva (TC), abordagem terapêutica dentro do grupo mais amplo das terapias cognitivo-comportamentais (TCCs), técnica desenvolvida por Aaron Beck na década de 1960, na *University of Pennsylvania*. A TCP recebe esse nome por simular um julgamento ou processo jurídico em suas principais técnicas e por ter inspiração na obra homônima do escritor tcheco Franz Kafka, *O processo*.

O objetivo deste capítulo é demonstrar como ajudar o paciente a (1) identificar e mudar as cognições disfuncionais no primeiro e mais superficial nível de processamento de informações, compreendendo os PAs; (2) identificar e testar as cognições no nível intermediário de processamento de informações, incluindo os PSs, ou crenças condicionais; e (3) identificar e reestruturar as cognições no terceiro nível de processamento de informações, as CNs.

 Terapia cognitiva processual (TCP) ▶ fundamentada na TC, simula um julgamento ou processo jurídico em suas principais técnicas.

MODELO COGNITIVO

Conforme mencionado, as cognições podem ser avaliadas em três níveis de processamento de informações. Hollon e Kendall[5] desenvolveram o Questionário de Pensamentos Automáticos (ATQ-30), com 30 itens, para medir a frequência de ocorrência dos PAs, no primeiro nível de cognição, normalmente expressos como autoafirmações negativas sobre si mesmo e associados à depressão.

Weissman e Beck[6] desenvolveram a Escala de Atitudes Disfuncionais para avaliar as condutas negativas de pacientes deprimidos em relação a si mesmos, ao mundo exterior e ao futuro, condutas que estão relacionadas aos PSs no nível intermediário do processamento de informações.

Para acessar as CNs no terceiro nível do processamento de informações, Beck e colaboradores[7] propuseram o Questionário de Crenças da Personalidade, e Young e Brown[8] confeccionaram o Questionário de Esquemas de Young. Mais recentemente, nosso grupo criou o Inventário de Crenças Centrais Negativas.[9]

É amplamente reconhecido que as cognições e suas relações com as respostas emocionais e comportamentais são fenômenos complexos. A Figura 11.1 ilustra as interações entre diferentes elementos do modelo cognitivo e suas influências recíprocas.

As setas contínuas representam os efeitos diretos, e as setas tracejadas representam possíveis efeitos indiretos na cadeia de elementos suscitados pela situação. Isso é importante uma vez que, por exemplo, o terapeuta explica por que diferentes situações provocam reações distintas (seta tracejada entre a situação e o PA) em pessoas diferentes ou nas mesmas pessoas em situações variadas. Considerando-se esse modelo complexo, um diagrama que pudesse tornar as interações entre esses componentes mais facilmente compreensíveis para o paciente durante o processo terapêutico seria particularmente útil.

CONCEITUAÇÃO DO CASO

Conceituação do caso ▶ descrição dos problemas apresentados pelo paciente, usando-se a teoria para fazer inferências explicati-

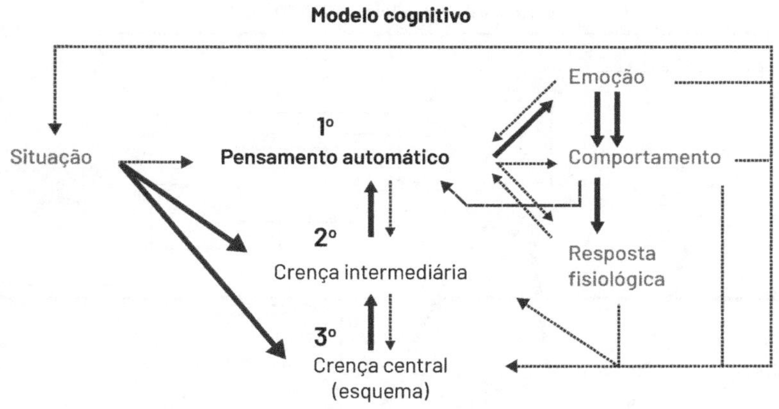

Modelo cognitivo

FIGURA 11.1 ▶ Interações complexas entre as cognições e respostas a elas.
Fonte: © Irismar Reis de Oliveira.

vas sobre causas e fatores de manutenção, bem como para sugerir intervenções.[10]

A conceituação, também conhecida como formulação, do caso é um elemento-chave na TCC. No entanto, compartilhar seus componentes com os pacientes pode ser uma tarefa complexa e difícil.

Por se tratar de um trabalho altamente individualizado, sua construção deve dar-se de forma colaborativa com o paciente, ao mesmo tempo que ele é educado sobre o modelo cognitivo. Para tornar o modelo cognitivo mais fácil de ser entendido pelo paciente durante a terapia, foi criado um diagrama de conceituação cognitiva (DCC), ilustrado nas Figuras 11.2 e 11.3. O DCC foi desenvolvido para uso na TCP, embora não se limite a essa abordagem, pois seus componentes são os mesmos encontrados na TCC convencional.[11]

Embora existam muitos DCCs propostos por diversos autores para diferentes transtornos e problemas, o DCC de Judith Beck[12] é o mais conhecido e usado.

No primeiro nível de processamento de informações mostrado na Figura 11.2, uma situação avaliada pelo paciente como perigosa (caixa dos PAs) pode gerar ansiedade (caixa das emoções) e paralisá-lo (caixa das respostas comportamentais e fisiológicas). Setas retornando às caixas das emoções, dos PAs e da situação informam ao paciente sobre a natureza circular dessas interações (viés confirmatório) que o impedem de reavaliar a situação e, consequentemente, de alterar as percepções errôneas que desencadearam.

Esse diagrama também pode ser útil para ajudar o paciente a compreender que comportamentos usados em situações específicas, que reduzem a ansiedade e, consequentemente, produzem sensação de alívio imediato (p. ex., evitação), podem tornar-se progressivamente um comportamento de segurança (seta direcionada da caixa das respostas comportamentais e fisiológicas do primeiro para o segundo nível no lado direito da imagem). Isso significa que as percepções no primeiro nível podem transformar-se progressivamente em PSs ou regras condicionais, que são mantidos por estratégias compensatórias e comportamentos de segurança (viés confirmatório) presentes no segundo nível.

Os comportamentos de segurança, então, assumem uma função moduladora. Sob a influência de tais comportamentos, as avaliações de primeiro nível (PAs) podem ser repetidamente confirmadas. Além disso, as CNs incondicionais do terceiro nível podem ser ativadas se os PSs forem desafiados (p. ex., com exposição) ou desativadas se os PSs não forem desafiados (p. ex., com evitação).

Ao desenvolver prática suficiente para identificar e alterar os PAs, substituindo-os por

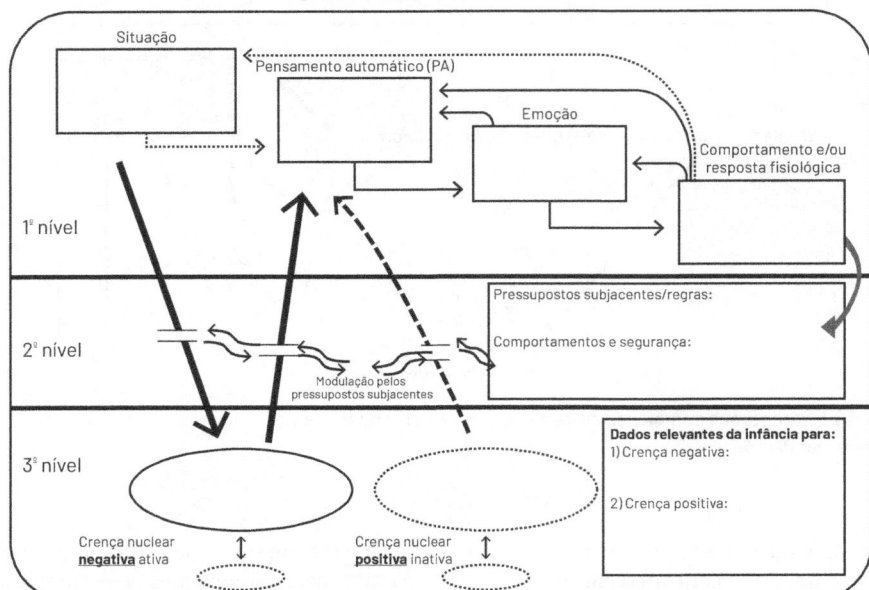

FIGURA 11.2 ▶ Diagrama de conceituação da TCP mostrando uma CN negativa ativada.
Fonte: © Irismar Reis de Oliveira.

avaliações alternativas funcionais, o paciente pode perceber progressivamente as mudanças em outros níveis, como, por exemplo, a ativação de CNs positivas funcionais. No entanto, a reestruturação das CNs negativas disfuncionais é considerada um passo essencial para resultados mais duradouros na terapia. A Figura 11.3 ilustra graficamente essas mudanças.

PENSAMENTOS AUTOMÁTICOS DISFUNCIONAIS CONCEBIDOS COMO DISTORÇÕES COGNITIVAS

Os PAs são pensamentos rápidos, súbitos, que emergem sem deliberação ou raciocínio. Consequentemente, a pessoa os encara como verdadeiros, sem análise cuidadosa.[12] Não é incomum que os PAs sejam percepções distorcidas e que resultem em reações emocionais e comportamentais disfuncionais que, por sua vez, produzem mais equívocos cognitivos, os quais mantêm o círculo vicioso.

> **Pensamentos automáticos (PAs)** ▶ pensamentos rápidos, súbitos, que emergem sem deliberação ou raciocínio, encarados como verdadeiros, sem análise cuidadosa.

O Quadro 11.1 inclui 15 distorções cognitivas conhecidas, suas definições e exemplos.[12-16]

Ensinar o paciente a identificar as distorções cognitivas é uma etapa fundamental na reestruturação dos PAs disfuncionais.[17] Isso pode ser feito por meio de registros de pensamentos. Na TCP, o Registro de Pensamentos Intrapessoal (RP-Intra), descrito adiante neste capítulo, foi criado com tal propósito.

QUESTIONÁRIO DE DISTORÇÕES COGNITIVAS

O Questionário de Distorções Cognitivas (CD-Quest) foi desenvolvido como instrumento operacional a ser utilizado rotineiramente pelos pacientes para facilitar a percepção da co-

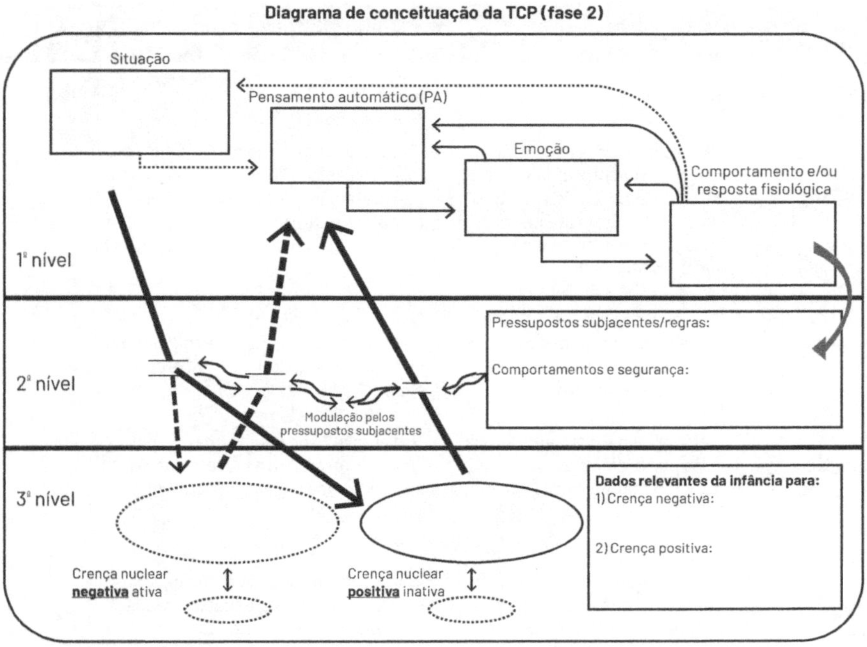

Diagrama de conceituação da TCP (fase 2)

FIGURA 11.3 ▶ Diagrama de conceituação da TCP mostrando uma CN positiva ativada.
Fonte: © Irismar Reis de Oliveira.

nexão entre os erros cognitivos e seus consequentes estados emocionais, bem como os comportamentos disfuncionais.[18] Além disso, foi criado para ajudar os terapeutas a avaliar quantitativamente e acompanhar a evolução clínica dos pacientes por meio de seus escores. Contém 15 itens que avaliam as distorções cognitivas em dois aspectos: frequência e intensidade. A pontuação global pode variar de 0 a 75. Durante a realização da TCP e após o paciente estar familiarizado com as distorções cognitivas, parte de uma sessão é dedicada a ensiná-lo a avaliar e acompanhar suas distorções cognitivas durante todo o curso da terapia por meio do CD-Quest.[19]

Em um estudo preliminar,[20] foram avaliadas as propriedades psicométricas iniciais do CD-Quest em uma amostra realizada em universitários na versão em português. Estudantes de medicina e psicologia (n = 184; idade = 21,8 ± 3,37) foram avaliados pelos seguintes instrumentos: CD-Quest, Inventário de Depressão de Beck (BDI), Inventário de Ansiedade de Beck (BAI) e ATQ. Esses instrumentos de autorrelato foram aplicados coletivamente nas salas de aula. O CD-Quest apresentou boa consistência interna (0,83 a 0,86) e validade concorrente com o BDI (0,65), o BAI (0,51) e o ATQ (0,65). Além disso, foi capaz de distinguir os grupos que tinham indicadores depressivos (BDI ≥ 12) e ansiosos (BAI ≥ 11) daqueles sem tais indicadores (p < 0,001). A análise fatorial exploratória usando análise de componentes principais com rotação varimax revelou a presença de quatro fatores que juntos explicaram 56,6% da variância, configurando-se em um instrumento unifatorial. Concluiu-se que o CD-Quest tem boas propriedades psicométricas, o que justifica a necessidade de estudos destinados a determinar sua validade preditiva, a expandir sua validade de construto e a medir o quanto ele é útil para a mudança nos pacientes em TC.

O CD-Quest também foi validado em diferentes línguas e culturas, atestando suas pro-

QUADRO 11.1 ▶ DISTORÇÕES COGNITIVAS, DEFINIÇÕES E EXEMPLOS

Distorção cognitiva	Definição	Exemplos	Meus exemplos
1. Pensamento dicotômico (também chamado de tudo ou nada, preto e branco ou polarizado)	Vejo a situação, a pessoa ou o acontecimento apenas em termos de "uma coisa ou outra", colocando-as em apenas duas categorias extremas em vez de em um *continuum*.	"Cometi um erro, logo meu rendimento foi um fracasso." "Comi mais do que pretendia, portanto estraguei completamente minha dieta."	
2. Previsão do futuro (também chamada de catastrofização)	Antecipo o futuro em termos negativos e acredito que o que acontecerá será tão horrível que não irei suportar.	"Vou fracassar e isso será insuportável." "Vou ficar tão perturbado que não conseguirei me concentrar no exame."	
3. Desqualificação dos aspectos positivos	Desqualifico e desconto as experiências e os acontecimentos positivos insistindo em que estes não contam.	"Fui aprovado no exame, mas foi pura sorte." "Entrar para a universidade não foi grande coisa, qualquer um consegue."	
4. Raciocínio emocional	Acredito que minhas emoções refletem o que as coisas realmente são e deixo que elas guiem minhas atitudes e meus julgamentos.	"Sinto que ela me ama, então deve ser verdade." "Tenho pavor de aviões, logo voar deve ser perigoso." "Meus sentimentos dizem que não devo acreditar nele."	
5. Rotulação	Coloco um rótulo fixo, global e geralmente negativo em mim ou nos outros.	"Sou um fracassado." "Ele é uma pessoa estragada." "Ela é uma completa imbecil."	
6. Ampliação/ minimização	Avalio a mim mesmo, os outros e as situações ampliando os aspectos negativos e/ ou minimizando os aspectos positivos.	"Consegui um 8. Isso demonstra o quanto meu desempenho foi ruim." "Consegui um 10. Isso significa que o teste foi muito fácil."	
7. Abstração seletiva	Presto atenção em um ou poucos detalhes e não consigo ver o cenário por inteiro.	"Miguel apontou um erro em meu trabalho. Então, posso ser despedido" (não considerando o retorno positivo de Miguel). "Não consigo esquecer que aquela informação que dei durante minha apresentação estava errada" (deixando de considerar o sucesso da apresentação e o aplauso das pessoas).	
8. Leitura mental	Acredito que conheço os pensamentos e as intenções de outros (ou que eles conhecem meus pensamentos e intenções) sem ter evidências suficientes.	"Ele está pensando que falhei." "Ela pensou que eu não conhecia o projeto." "Ele sabe que não gosto de ser tocada desse jeito."	
9. Supergeneralização	Tomo casos negativos isolados e os generalizo, tornando-os um padrão interminável com	"Estava chovendo esta manhã, o que significa que choverá todo o fim de semana." "Que azar! Perdi o avião,	

Continua

QUADRO 11.1 ▶ DISTORÇÕES COGNITIVAS, DEFINIÇÕES E EXEMPLOS

Distorção cognitiva	Definição	Exemplos	Meus exemplos
	o uso repetido de palavras como "sempre", "nunca", "todo", "inteiro", etc.	logo isto vai estragar minhas férias inteiras." "Minha dor de cabeça nunca vai parar."	
10. Personalização	Assumo que os comportamentos dos outros e eventos externos dizem respeito (ou são direcionados) a mim, sem considerar outras explicações plausíveis.	"Senti-me mal porque a moça do caixa não me agradeceu" (sem considerar que ela não agradeceu a ninguém). "Meu marido me deixou porque fui uma má esposa" (não considerando que ela foi sua quarta esposa).	
11. Afirmações do tipo "deveria" (também "devia", "devo", "tenho de")	Digo a mim mesmo que os acontecimentos, os comportamentos de outras pessoas e minhas próprias atitudes "deveriam" ser da forma que espero que sejam e não o que de fato são.	"Eu devia ter sido uma mãe melhor." "Ele deveria ter se casado com Ana em vez de Maria." "Eu não devia ter cometido tantos erros."	
12. Conclusões precipitadas	Tiro conclusões (negativas ou positivas) a partir de nenhuma ou poucas evidências que possam confirmá-las.	"Logo que o vi, soube que ele faria um trabalho deplorável." "Olhou para mim de um modo que logo concluí que ele foi o responsável pelo acidente."	
13. Culpar outros ou a si mesmo	Dirijo minha atenção aos outros como fonte de meus sentimentos e experiências, deixando de considerar minha própria responsabilidade; ou, inversamente, tomo para mim mesmo a responsabilidade pelos comportamentos e atitudes de outros.	"Meus pais são os únicos culpados por minha infelicidade." "É culpa minha que meu filho tenha se casado com uma pessoa tão egoísta e descuidada."	
14. E se...?	Fico me fazendo perguntas do tipo: "E se acontecer alguma coisa?".	"E se eu bater o carro?" "E se eu tiver um infarto?" "E se meu marido me deixar?"	
15. Comparações injustas	Comparo-me com outras pessoas que parecem se sair melhor do que eu e me coloco em posição de desvantagem.	"Meu pai prefere meu irmão mais velho a mim porque ele é mais inteligente do que eu." "Estou triste porque ela tem mais sucesso do que eu."	

Fonte: Folha de distorções cognitivas da terapia cognitiva processual (© Irismar Reis de Oliveira).

priedades psicométricas favoráveis tanto em amostras não clínicas quanto em amostras clínicas.

Kostoglou e Pidgeon[21] avaliaram as propriedades psicométricas da versão em inglês do CD-Quest em uma população australiana de 127 estudantes universitários, a fim de examinar sua utilidade como ferramenta de avaliação clínica de distorções cognitivas em indivíduos com e sem sintomatologia de depressão, ansiedade e estresse. A análise psicométrica demonstrou que o CD-Quest é uma ferramenta de avaliação unifatorial válida e confiável de distorções cognitivas. Essas descobertas indicam o uso do CD-Quest na avaliação de distorções cognitivas entre indivíduos que sofrem de depressão, ansiedade e transtornos relacionados ao estresse.

Um estudo realizado por Kaplan e colaboradores[22] teve como objetivo fornecer a primeira avaliação das propriedades psicométricas da versão em inglês do CD-Quest em uma amostra clínica e a primeira avaliação de qualquer outra versão do CD-Quest em uma amostra de adultos diagnosticados com transtorno de ansiedade social (TAS). As descobertas corroboram as pesquisas anteriores, indicando a confiabilidade e a validade do CD-Quest.

Outro estudo[23] buscou avaliar as variáveis psicológicas da versão turca do CD-Quest em uma amostra de pacientes ambulatoriais psiquiátricos. Os resultados revelaram que a escala obteve excelente consistência interna, boa confiabilidade teste-reteste, estrutura fatorial unidimensional e evidência de validade concorrente e discriminante.

Em geral, o CD-Quest, em suas versões em português do Brasil, em inglês nos Estados Unidos e na Austrália e na versão turca, demonstrou adequação em termos de suas qualidades psicométricas, com bons índices de validade e confiabilidade.

REGISTRO DE PENSAMENTOS INTRAPESSOAL

Uma premissa da TCC é que cognições exageradas ou tendenciosas geralmente mantêm ou exacerbam estados estressantes como depressão, ansiedade e raiva.[14]

Beck e colaboradores[17] desenvolveram o Registro de Pensamentos Disfuncionais (RPD) para ajudar os pacientes a responder aos PAs de forma mais eficiente, mudando, assim, estados de humor negativos. Essa abordagem é útil para muitos pacientes que usam o RPD sistematicamente. No entanto, para alguns pacientes, os pensamentos alternativos gerados pelo RPD podem não ter credibilidade. A fim de resolver esse problema, Greenberger e Padesky[24] expandiram o RPD original de cinco colunas criado por Beck e colaboradores[17] para sete colunas. As duas colunas adicionais incluíram informações sobre as evidências, permitindo ao paciente acrescentar aquelas que apoiam e as que não apoiam os PAs, possibilitando que desenvolvam pensamentos mais equilibrados, melhorando, assim, reações, comportamentos e emoções associados.

O RP-Intra foi desenvolvido para facilitar a reestruturação dos PAs e permitir que o paciente os conecte ao diagrama de conceituação mostrado nas Figuras 11.2 e 11.3. A Vinheta clínica 11.1 de um paciente com transtorno de pânico demonstra como o RP-Intra e o diagrama de conceituação podem ser usados juntos para reestruturar pensamentos disfuncionais.

PRESSUPOSTOS SUBJACENTES E COMPORTAMENTOS DE SEGURANÇA

Os experimentos comportamentais estão entre as estratégias mais importantes para promover mudanças na TCC[25] e fornecem a base para a comunicação entre o conhecimento derivado da mente racional e da mente emocional.[26] Tais experimentos são especialmente usados para mudar os PSs, que são expressos como crenças condicionais do tipo "Se eu sair sozinho, então sofrerei um ataque cardíaco e talvez morra". Consequentemente, o paciente evita as situações temidas. Na sessão 4 (ver a Vinheta clínica), S. ajudou a elaborar seu diagrama de conceituação (Fig. 11.4) e entendeu que se expor às situações temidas (p. ex., sair sozinho para o trabalho) era necessário para superar emoções e comportamentos desagradáveis. O passo a passo foi proposto pelo terapeuta para facilitar os experimentos comportamentais de S. (p. ex., sair sozinho) e desafiar seus comportamentos de segurança (evitação).

A Figura 11.6 mostra como, por meio do *role-play* consensual (RPC), os pacientes podem aumentar a chance de confrontar situações dificultadas por PSs e repetidamente reforçadas por comportamentos de segurança. Por exemplo, S. foi encorajado a listar as vantagens e desvantagens em curto e longo prazos de ir sozinho para a sessão de terapia (passo 1). Depois, o terapeuta o ajudou a confrontar a dissonância

VINHETA CLÍNICA 11.1

S., 35 anos, apresentava há dez anos histórico de ataques de pânico frequentes com agorafobia, cujos sintomas se agravaram progressivamente. O tratamento com inibidor seletivo da recaptação de serotonina e benzodiazepínicos reduziu a intensidade e a frequência dos ataques de pânico, mas a agorafobia piorou e, por três anos, ele raramente saiu de casa sozinho. Seu medo de viajar, mesmo quando acompanhado, limitava sua vida profissional e pessoal (sua noiva morava a 300 quilômetros de distância). S. passou por dez sessões de tratamento durante três meses. Na primeira sessão, aprendeu que medo e ansiedade eram normais, foi psicoeducado sobre o modelo cognitivo (nível 1 do DCC) e fez exposição interoceptiva por hiperventilação.

Ele foi encorajado a aprender sobre as distorções cognitivas como tarefa de casa, recebendo do terapeuta uma folha (Quadro 11.1) contendo nomes (coluna 1), definições (coluna 2) e exemplos (coluna 3) de distorções cognitivas. Além disso, escreveu os próprios exemplos de distorções cognitivas durante a semana no espaço identificado como "Meus exemplos", na coluna 4 do quadro.

Após a identificação dos próprios exemplos, trazidos na próxima sessão, S. preencheu o CD-Quest e foi introduzido ao RP-Intra para início de reestruturação dos PAs disfuncionais catastróficos (p. ex., "Vou perder o controle e enlouquecer"). Na sessão 3, ele preencheu mais dois RP-Intras. O CD-Quest foi preenchido semanalmente durante todo o processo terapêutico para acompanhamento da frequência e da intensidade das distorções cognitivas identificadas por ele.

A Figura 11.4 ilustra o diagrama de conceituação do paciente, e a Figura 11.5 é o RP-Intra preenchido por ele na sessão 2. Em uma situação na qual estava se preparando para ir ao trabalho, S. percebeu o coração acelerado (caixa da situação), apresentou o PA "Vou ter um ataque de pânico novamente" (caixa do PA) e se sentiu ansioso (caixa da emoção). Consequentemente, decidiu não ir trabalhar (caixa do comportamento e resposta fisiológica).

S., então, foi convidado a avaliar as vantagens (item 5) e as desvantagens (item 6) do comportamento, isto é, não ir para o trabalho. Constatou que as desvantagens predominavam, uma vez que isso o fazia sentir-se vulnerável. Então, o terapeuta passou para a avaliação do pensamento, pedindo que S. examinasse o item 7 do RP-Intra (Quadro 11.1). Ele identificou catastrofização. Os itens 8 e 9 do RP-Intra ajudaram o paciente a perceber as evidências que apoiavam e aquelas que não apoiavam o PA.

Em seguida, o terapeuta conduziu-o à conclusão (item 10): "Isso não passa de meu coração disparando; minha amígdala está hiperativa novamente". Além de ter gerado uma emoção positiva e reduzido a ansiedade (item 11), S. tomou a decisão de ir para o trabalho (item 12). Ao final do uso do RP-Intra, o paciente passou a acreditar no PA (item 13) apenas 30%, sentindo-se muito melhor (item 14).

---

entre "razão" e "emoção".[26] Por exemplo, S. deu um peso de 70% às vantagens de sair sozinho (contra 30% para as desvantagens) de acordo com a razão, mas deu 90% de peso para as desvantagens de sair sozinho (contra 10% para as vantagens) de acordo com a emoção (passo 2). Com o auxílio da técnica da "cadeira vazia",[27] o terapeuta pediu a S. que chegasse a um consenso entre "razão" e "emoção" em um diálogo de cerca de 15 minutos (passo 3). Após essa etapa, o terapeuta pediu para S. avaliar o peso das vantagens *versus* desvantagens, chegando a um consenso entre as perspectivas racional e emocional. S. foi capaz de dar um peso de

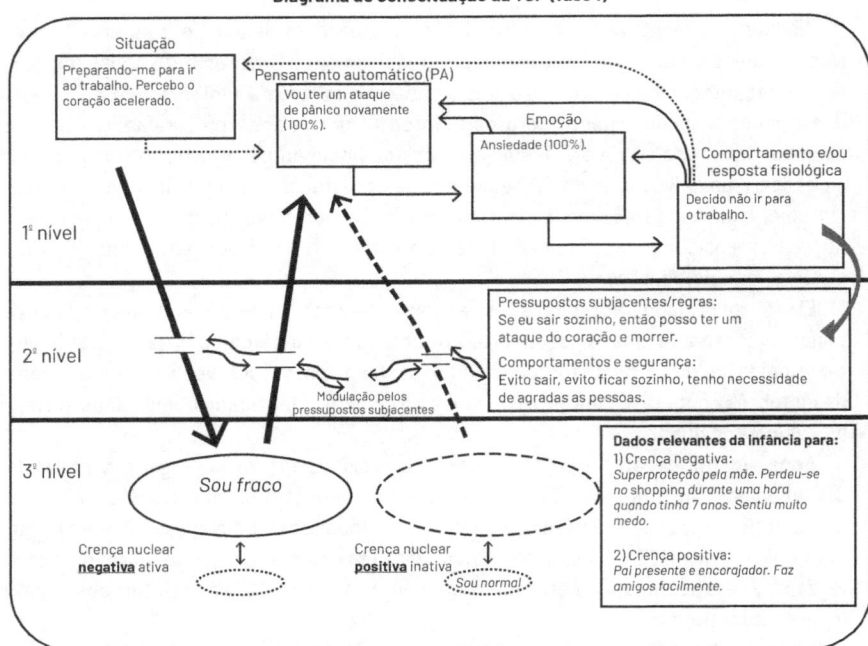

FIGURA 11.4 ▶ Diagrama de conceituação de S., preenchido no início do tratamento.
Fonte: © Irismar Reis de Oliveira.

80% para as vantagens de sair sozinho contra 20% de peso para as desvantagens de sair sozinho (passo 4). Em seguida, depois de uma avaliação do que aprendeu com essa análise (passo 5), o terapeuta perguntou se ele estava pronto para tomar a decisão: a resposta foi "sim", e S. decidiu, como experimento, que iria tentar sair sozinho (passo 6). Para aumentar as chances de sucesso, o terapeuta ajudou-o a organizar um plano de ação, de modo que S. não só pudesse organizar o que fazer, mas também antecipar os obstáculos e encontrar soluções para eles (passo 7).

Outra estratégia que pode ajudar o paciente a aumentar as chances de engajamento em experimentos comportamentais é fornecer uma hierarquia de sintomas aos quais ele deve ser exposto a fim de obter sua remissão. Depois de coletar uma lista detalhada de sintomas (p. ex., sintomas de TOC ou fobia social), cada um dos quais o paciente classifica de acordo com a hierarquia mostrada na Figura 11.7, o terapeuta informa que não haverá foco nos sintomas azuis, mas pede ao paciente que escolha 2 ou 3 sintomas verdes para praticar a exposição como tarefa de casa durante a semana. Normalmente, o terapeuta usa o RPC para ajudar o paciente a aceitar expor-se aos sintomas amarelos (ou mesmo vermelhos), em geral durante as sessões de terapia. Os sintomas amarelos são os que os pacientes resistem a enfrentar quando estão sozinhos, e o RPC parece tornar esse desafio aceitável, pelo menos na presença do terapeuta. O terapeuta explica ao paciente que NUNCA pedirá que desafie os sintomas vermelhos, a menos que ele próprio tome essa decisão. Essa informação tende a deixar o paciente mais disposto a submeter-se à técnica, pois não há pressão para confrontar os itens mais provocadores de ansiedade.

O terapeuta e o paciente acompanham semanalmente os escores dos sintomas individuais e globais. Os pacientes percebem que os escores continuam a diminuir (tanto aqueles

Registro de Pensamentos Intrapessoal (RP-Intra)

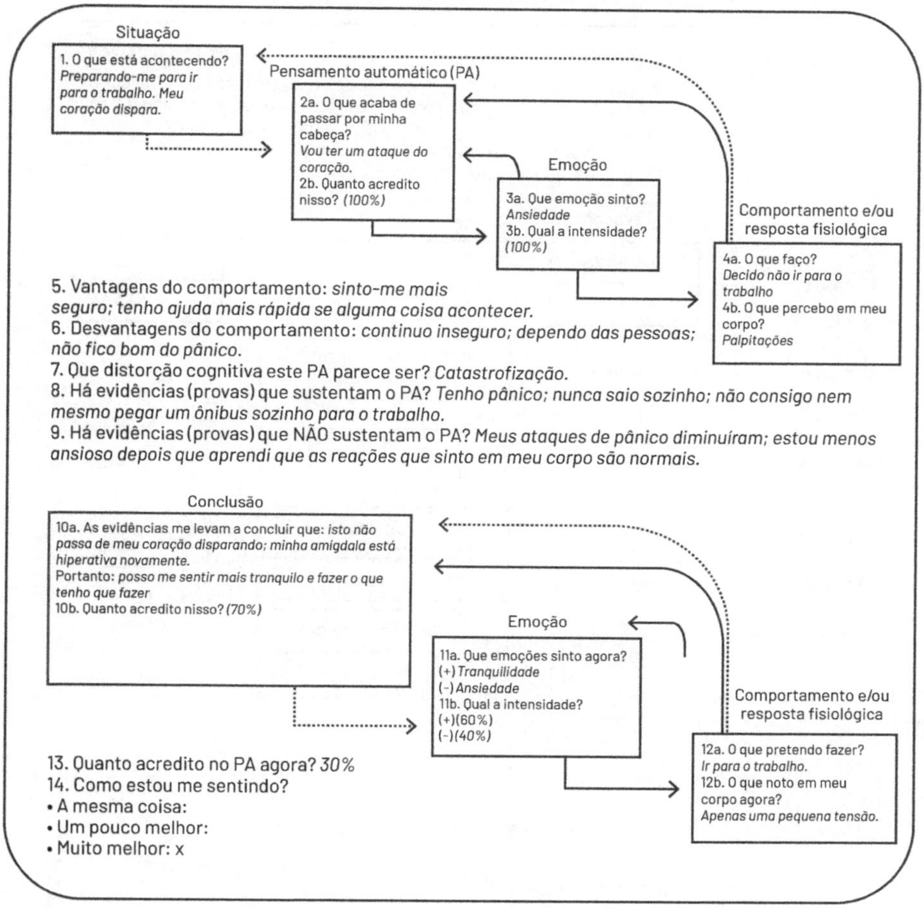

FIGURA 11.5 ▶ RP-Intra de S., preenchido no início do tratamento.
Fonte: © Irismar Reis de Oliveira.

aos quais ele se expõe quanto aqueles aos quais ele não se expõe). Os pacientes ficam muito surpresos ao perceber que mesmo os escores de sintomas vermelhos podem diminuir, tornando a exposição aceitável, visto que estes gradualmente se tornam amarelos ou verdes.

Mostrar ao paciente um gráfico de pontuação global ajuda a acompanhar o progresso semanal e a perceber a mudança das pontuações. A lista de sintomas a ser preenchida semanalmente é apresentada ao paciente de forma que as pontuações passadas fiquem ocultas, a fim de que ele não seja influenciado pelos escores anteriores.

O PROCESSO

Embora a técnica do advogado de defesa seja tradicionalmente usada na TCC,[16,28,29] a técnica Processo[30] foi desenvolvida como uma extensão de outra técnica, o Registro de Pensamentos Baseado na Reversão de Sentenças (RPBRS), criada para lidar com os PAs do tipo "sim, mas...".[31] O RPBRS partiu do princípio de que, invertendo-se a ordem de certas colocações verbais contendo a conjunção "mas", usada pelo paciente para desqualificar as próprias realizações, o significado da sentença torna-se

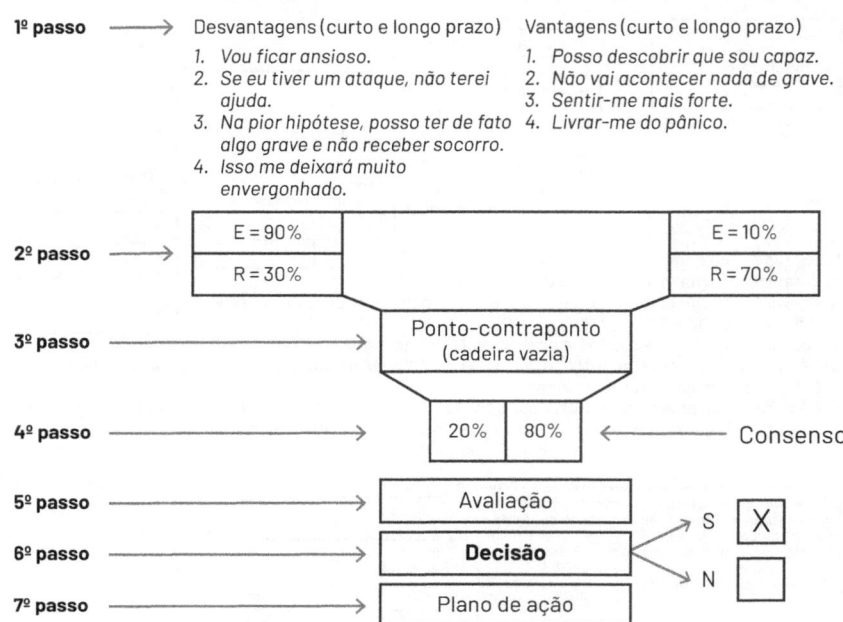

FIGURA 11.6 ▶ *Role-play* consensual como abordagem para tomada de decisão.
Fonte: © Irismar Reis de Oliveira.

Hierarquia dos sintomas

0 =	Exposição confortável ou indiferente
1 =	Exposição levemente desconfortável
2 =	Exposição desconfortável
3 =	Exposição muito desconfortável
4 =	Exposição provoca tanto sofrimeno que só enfrento se realmente necessário
5 =	Exposição provoca tanto sofrimento que não me imagino enfrentando

0 e 1: Sintomas azuis não são motivos de cuidado
2 e 3: Sintomas verdes devem ser desafiados sempre
4: Sintomas amarelos a serem enfrentados em presença do terapeuta
5: Sintomas vermelhos não são desafiados

FIGURA 11.7 ▶ Hierarquia dos sintomas codificados por cores para facilitar a implementação da exposição.
Fonte: © Irismar Reis de Oliveira.

mais favorável e tende a fazê-lo mudar de humor.[28] No entanto, algumas limitações, sobretudo em relação à implementação do RPBRS fora do consultório como tarefa de casa, dificultavam sua utilização.[31]

O Processo evoluiu para preencher essa lacuna, tendo recebido esse nome por duas razões: envolve a simulação de um processo jurídico e foi inspirado na obra homônima do escritor tcheco Franz Kafka (1883-1924). Nesse livro, o personagem Joseph K., por razões não reveladas, é detido por agentes da lei e, finalmente, condenado e executado sem nunca saber de que crime fora acusado.[32]

Partindo da ideia de que Kafka talvez estivesse propondo a autoacusação como princípio universal,[4] que muitas vezes está implícita e inconsciente, e, portanto, não permite uma defesa adequada, essa hipótese supõe que a autoacusação poderia ser entendida como manifestação de uma CN negativa, quando ativada. Portanto, a justificativa para o desenvolvimento do Processo como técnica psicoterápica seria promover a conscientização das CNs negativas por parte dos pacientes em relação a si mesmos (autoacusações). Assim, ao contrário do que acontece com Joseph K. no romance de Kafka, o objetivo é estimular o paciente a desenvolver CNs mais positivas e úteis ao longo da terapia.

Além disso, desde seu formato original, a técnica Processo I (existe outra técnica, Processo II na TCP) foi projetada para ajudar os pacientes a entender e lidar com a carga emocional esmagadora produzida pela ativação das CNs negativas disfuncionais. Como sabido por clínicos experientes, uma das sensações mais problemáticas para os pacientes é estarem sobrecarregados por reações emocionais intensas e não saberem como lidar com a intensidade dessas reações.[33]

O Processo incorpora, em formato e sequência estruturados, várias técnicas já usadas na TCC e outras abordagens: cadeira vazia,[34] seta descendente,[13,16] exame das evidências,[14] advogado de defesa,[28,29] reversão de sentença,[28] seta ascendente,[31] desenvolvendo um esquema mais positivo[16] e registro de autoafirmações positivas.[11]

DESCRIÇÃO DA TÉCNICA

Inicialmente, solicita-se ao paciente que apresente uma situação ou um problema desconfortável (Quadro 11.2). Normalmente, isso corresponde ao tema escolhido pelo paciente para a agenda da sessão. O terapeuta pergunta o que se passa pela cabeça do paciente quando ele observa um sentimento ou uma emoção forte. Essa fase da técnica é projetada para identificar os PAs ligados ao estado emocional atual, sendo registrada na coluna 1. Para identificar a CN negativa ativada (ou a ser ativada) responsável pelos PAs e o estado emocional atual, o terapeuta usa a técnica da seta descendente.[13,16] Por exemplo, pergunta o que os PAs que acabaram de ser expressos significam para o paciente, assumindo que sejam verdadeiros. A resposta, normalmente expressa com frases do tipo "Sou...", corresponde à CN negativa. No exemplo do Quadro 11.2, o paciente expressou a crença "Sou fraco". O terapeuta, então, explica que o procedimento (Processo) começa de maneira semelhante a uma investigação ou um inquérito com o objetivo de descobrir a validade da acusação (neste caso, autoacusação) que corresponde à CN negativa. Ele pergunta quanto o paciente acha que essa crença é verdadeira e quais emoções ele sente. Os percentuais que indicam o crédito dado pelo paciente à CN negativa e à intensidade da resposta emocional correspondente são registrados na parte inferior da coluna 1, no espaço onde se lê "Início".*

As colunas 2 e 3 do Processo foram projetadas para ajudar o paciente a reunir as informações que sustentam (coluna 2), assim como aquelas que não sustentam (coluna 3), a CN negativa. A coluna 2 corresponde ao desempenho do promotor, em que o paciente é estimula-

---

*O espaço onde se lê "Final" será preenchido quando a sessão terminar, após a conclusão da tarefa chamada "Preparo para o recurso". Nela, avalia-se o quanto o paciente acredita na CN negativa (p. ex., "Sou fraco") após a sua desativação e a ativação da CN positiva (p. ex., "Sou forte").

VINHETA CLÍNICA 11.12

M., 51 anos, informa que, nos últimos três anos, passou a ter seu desempenho como professora de uma escola privada prejudicado, queixando-se de não obter mais o prazer nas aulas que sempre fora um estímulo para ela. Dois anos antes, procurara um psiquiatra por sugestão de uma amiga, surpreendendo-se com o diagnóstico de episódio depressivo, pelo que o psiquiatra lhe prescreveu um antidepressivo da classe dos inibidores seletivos da recaptação de serotonina. Ela fez uso do medicamento por um ano, porém, apesar da melhora geral dos sintomas, esse não lhe restituiu o prazer que nutria pelo trabalho. Apesar do aumento da dose, permanecia com dificuldade de concentração, insônia e inapetência. Houve troca do antidepressivo para a classe dos duais, o que lhe trouxe melhora da capacidade de concentração e da insônia. No último ano, porém, passou a ter conflitos com o marido, decorrentes, segundo ela, de insegurança e medo de que ele não nutrisse mais os mesmos sentimentos por ela, o que a deixava ansiosa. Seu psiquiatra a encaminhou então para psicoterapia.

Ter sido informada sobre o modelo cognitivo da TCP e sobre as distorções cognitivas trouxe-lhe esperança já na primeira sessão. Ao longo da terapia com sessões semanais, que durou três meses, a paciente observou grande melhora dos sintomas depressivos e ansiosos com as diferentes técnicas da TCP e, por fim, remissão completa dos sintomas. O Quadro 11.2 descreve o uso da técnica "Processo" que, segundo ela, consolidou o desaparecimento dos sintomas residuais que ainda apresentava e que prejudicavam sua relação com esposo.

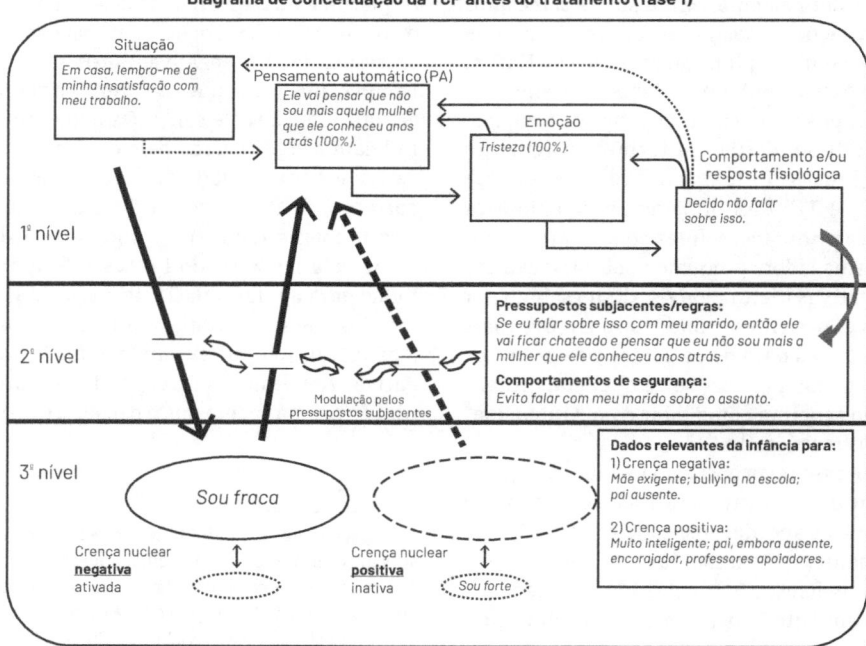

FIGURA 11.8 ▶ Diagrama de conceituação da TCP de M. (fase 1), mostrando a crença nuclear negativa ativada mais frequentemente antes do tratamento.
Fonte: © Irismar Reis de Oliveira.

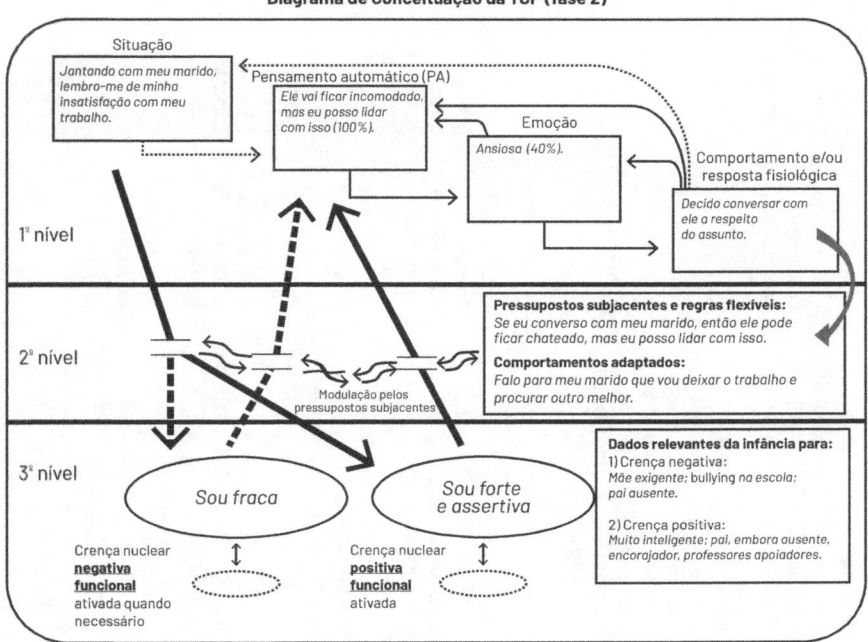

FIGURA 11.9 ▶ Diagrama de conceituação da TCP de M. (fase 2), mostrando a crença nuclear positiva ativada mais frequentemente após reestruturação das cognições com a TCP.
Fonte: © Irismar Reis de Oliveira.

do a identificar todas as evidências que sustentam a CN negativa, considerando a autoacusação. O que normalmente se vê é que o paciente tende a produzir mais PAs, em geral sob a forma de distorções cognitivas, em vez de evidências. Sugere-se, portanto, que o terapeuta não o corrija, pois, posteriormente, durante o veredito dos jurados (coluna 7), o paciente será orientado a levar esse aspecto em consideração, percebendo que o promotor tende a produzir predominantemente distorções cognitivas. As informações coletadas e registradas na coluna 2 têm como objetivo evidenciar os argumentos internos que o paciente utiliza para apoiar as CNs negativas.

Na coluna 3 (advogado de defesa), o paciente é estimulado ativamente a identificar todas as evidências que não apoiam a CN negativa. Se o terapeuta perceber que o paciente está trazendo mais opiniões do que evidências, ele pode sugerir sutilmente que o paciente dê exemplos com base em fatos. Embora os pacientes geralmente melhorem após a conclusão da coluna 3 (a redução percentual sendo correspondente a quanto eles consideram a CN negativa como verdadeira e à intensidade da resposta emocional), alguns não melhoram ou melhoram muito pouco devido à falta de credibilidade das alternativas trazidas para desafiar os PAs disfuncionais. Alguns pacientes dizem acreditar em tais alternativas apenas intelectualmente.

A coluna 4 (resposta do promotor à alegação do advogado de defesa) é dedicada a pensamentos do tipo "Sim, mas...", que o paciente usa para desqualificar ou minimizar as evidências ou os pensamentos racionais trazidos pela defesa na coluna 3, fazendo com que eles tenham menos crédito. Como ilustrado no exemplo do Quadro 11.2, ao empregar a conjunção "mas", o terapeuta estimula ativamente a expressão de outros PAs disfuncionais, que mantêm as reações emocionais negativas e os comportamen-

QUADRO 11.2 ▶ PROCESSO I

1. Inquérito/ estabelecimento da acusação	2. Alegação da promotoria	3. Alegação da defesa	4. Réplica da promotoria	5. Tréplica da defesa	6. Conclusões da defesa após cada alegação com o auxílio da conjunção "portanto"	7. Veredito dos jurados
O que passou por minha cabeça antes de me sentir assim? O que esses pensamentos significam sobre mim mesmo, supondo que sejam verdade? A resposta: "Isto significa que sou..." é a autoacusação (CN).	Evidências que sustentam a acusação/CN, expressas na terceira pessoa (ele ou ela).	Evidências que **não sustentam** a acusação/CN, expressas na terceira pessoa (ele ou ela).	Respostas que questionam, descontam, desmentem ou desqualificam as evidências trazidas pela defesa na coluna 3, expressas como: "Sim, mas...".	Reafirmação e significado das alegações da defesa na coluna 3, respondendo às alegações da promotoria na coluna 4 ao acrescentar a conjunção "mas".	Após cada alegação na coluna 5, qual minha conclusão?	Com o auxílio da lista de distorções cognitivas, que distorções encontro para cada alegação da promotoria e da defesa?
Técnica da seta descendente:			**Mas...**	Reafirmo o que disse (na coluna 3) e isto significa que...	**Portanto...**	**Promotor 1** 1. Tudo ou nada 2. Magnificação 3. Tudo ou nada 4. Magnificação 5. Tudo ou nada
Vou desapontar meu marido.	*1. Ela passou a maior parte do tempo longe do trabalho.*	*1. Ela tem três graduações.*	*1. Esteve longe do trabalho por muito tempo.*	*1. Ela não é tão fraca quanto pensa.*	*1. É uma boa profissional.*	**Defesa 1** 1. Verdade 2. Verdade 3. Verdade 4. Verdade
Ele vai pensar que não sou a mulher forte que ele conheceu anos atrás.	*2. Ela não é capaz de falar com o marido sobre o assunto.*	*2. Ela foi considerada a melhor professora pelos alunos.*	*2. Isto não importa, porque ela passou muito tempo longe do trabalho.*	*2. Ela tem valor como profissional.*	*2. Ela não é fraca.*	**Promotor 2** 1. Desqualificação 2. Desqualificação 3. Tudo ou nada 4. Desqualificação
Vou acabar estragando o casamento.	*3. Ela está insatisfeita com o trabalho que faz.*	*3. Ela tem um relacionamento excelente com os alunos..*	*3. Suas filhas vão morar longe.*	*3. Ela é uma boa mãe.*	*3. Ela não é fraca.*	**Defesa 2** 1. Verdade 2. Verdade 3. Verdade 4. Verdade
Se os pensamentos anteriores forem verdade, isto significa que:						**Veredito:** Inocente
Sou fraca.						

Continua

QUADRO 11.2 ▶ PROCESSO I				
Isto me faz sentir a emoção: Tristeza	4. Ela passou quase um ano inteiro sem dirigir. 5. Ela está ganhando muito peso.	4. Suas filhas se formaram	4. Isso não é mais do que sua obrigação.	4. Ela é uma boa mãe.	4. Ela tem valor.
Quanto acredito (%) na acusação? Início: 95% Final: 20% **Qual a intensidade da emoção?** Início: 90% Final: 10%	**Quanto acredito (%) na acusação?** 100% **Qual a intensidade da emoção?** 100%	**Quanto acredito (%) na acusação?** 70% **Qual a intensidade da emoção?** 70%	**Quanto acredito (%) na acusação?** 100% **Qual a intensidade da emoção?** 100%	**Quanto acredito (%) na acusação?** 50% **Qual a intensidade da emoção?** 65%	**Quanto acredito (%) na acusação?** 30% **Qual a intensidade da emoção?** 20%

tos disfuncionais. O humor do paciente tende a retornar ao nível que ele apresentou na coluna 2, durante a primeira manifestação do promotor. O terapeuta compreende, então, como tais oscilações de humor dependem de como o paciente percebe a situação, positiva (perspectiva do advogado de defesa) ou negativamente (perspectiva do promotor).

As colunas 5 e 6 são os aspectos centrais dessa técnica. Na coluna 5 (tréplica da defesa em resposta ao promotor), o paciente é conduzido a registrar o significado proveniente da inversão das colunas 3 e 4 conectadas novamente pela conjunção "mas". Para isso, o terapeuta lê cada frase da coluna 4, acrescenta a conjunção "mas" e pergunta ao paciente se ele deseja confirmar o que disse na coluna 3. Ao registrar o significado positivo na coluna 5, seguido da conclusão também positiva com o auxílio da conjunção "portanto" na coluna 6, a ideia é fazer o paciente reduzir a força dos PAs disfuncionais. O resultado é a mudança de perspectiva da situação para uma situação mais positiva e realista. Esse é o início do uso da técnica da seta ascendente, com o terapeuta perguntando o significado de cada sentença invertida (coluna 5) e estimulando o paciente a ir mais longe por meio da conjunção "portanto" e das conclusões registradas na coluna 6. Por exemplo, no diálogo entre o terapeuta e a paciente (fazendo o papel de advogada de defesa) mostrado neste capítulo, após inverter a frase, a paciente declarou: "Ela estava longe de seu trabalho há muito tempo, mas tem três graduações". Então, deu o significado: "Parece que ela não é tão fraca quanto pensava" (coluna 5). Portanto, "ela não é fraca" (coluna 6).

A coluna 7 contém a parte analítica do Processo I, apresentada sob a forma de deliberação do júri. Assumindo a perspectiva do jurado, o paciente avalia quem apresentou menos ou mais distorções cognitivas e constata que o promotor cometeu numerosas distorções cognitivas, ao passo que a defesa praticamente não as cometeu. Em quase todos os casos, os pacientes absolvem-se da acusação, representada pela CN negativa, depois de identificarem as distorções cognitivas feitas pelo promotor e perceberem que o advogado de defesa não as cometeu ou cometeu muito poucas.

O crédito que o paciente atribui à CN negativa e à intensidade da emoção correspondente é avaliado ao final do desempenho (*role-play*) de cada personagem, sendo registrado na parte inferior de todas as colunas (com exceção da coluna 5). Os percentuais registrados demonstram a oscilação das emoções do paciente quando sua atenção está focada em percepções negativas (promotor) ou positivas (advogado de defesa).

Finalmente, esse registro de pensamento é usado para ativar (ou mesmo desenvolver) novas CNs positivas por meio da técnica da seta ascendente mencionada anteriormente, em contraposição à seta descendente usada na coluna 1. Para isso, o terapeuta pergunta: "Supondo que o advogado de defesa esteja correto ao inocentá-lo(a), o que isso diz sobre você?". No exemplo do Quadro 11.3, a paciente apresenta a nova CN positiva: "Sou forte".

O Quadro 11.3 ilustra o registro da tarefa de casa solicitado aos pacientes, sendo estes incentivados a reunir diariamente, durante as semanas que se seguem, as observações fatuais e os elementos que sustentam a CN positiva. A tarefa de casa é atribuída como preparo para o recurso solicitado pelo promotor quando o paciente se absolve da acusação ou, muito raramente, solicitado pela defesa, quando o paciente não se considera inocente ao final do Processo I. Além disso, o paciente indica diariamente o quanto acha que a nova CN é verdadeira.

O Quadro 11.4 foi adaptado para que caibam duas ou mais CNs positivas, quando vários processos e recursos tiverem sido realizados. Observe que o tempo que o paciente leva para fazer a tarefa de casa será o mesmo, independentemente de quantas CNs positivas ele possa estar alimentando no diário. Um fato, uma evidência ou um elemento que sustente a nova CN positiva pode dar suporte a outras. Dessa forma, os pacientes sempre monitoram a atividade das CNs negativas previamente reestruturadas que, com frequência, se tornam ativas outra vez se estiverem fora do campo de atenção. Portanto, esse formulário permite que os pacientes fortaleçam várias novas CNs positivas simultaneamente.

O paciente escreverá diariamente nos espaços fornecidos pelo menos uma evidência que sustente a nova CN. Escreverá também quan-

QUADRO 11.3 ▶ PREPARAÇÃO PARA O RECURSO (FORMULÁRIO PARA UMA CRENÇA)

Sou forte	Sou forte	Sou forte	Sou forte
Data: _____ (50%) 1. Acordei cedo e fui para o trabalho, apesar de querer ficar na cama. 2. Vim para a terapia mesmo sem vontade. 3.	Data: _____ (_%) 1. 2. 3.	Data: _____ (_%) 1. 2. 3.	Data: _____ (_%) 1. 2. 3.
Data: _____ (_%) 1. 2. 3.	Data: _____ (_%) 1. 2. 3.	Data: _____ (_%) 1. 2. 3.	Data: _____ (_%) 1. 2. 3.
Data: _____ (_%) 1. 2. 3.	Data: _____ (_%) 1. 2. 3.	Data: _____ (_%) 1. 2. 3.	Data: _____ (_%) 1. 2. 3.

to (%) ele acredita na nova CN no espaço entre parênteses.

O aspecto fundamental nessa fase é que o paciente tenha tempo fora da sessão para prestar atenção aos fatos e eventos que apoiam as CNs positivas, e isso implica a escolha do advogado de defesa como aliado, independentemente de o paciente ter sido absolvido ou não no final de cada Processo.

OBSTÁCULOS QUE DEVEM SER EVITADOS PELO TERAPEUTA AO UTILIZAR O PROCESSO

Aqui estão alguns dos obstáculos que devem ser evitados para que o Processo funcione de maneira ideal:

1. Certifique-se de que as sentenças sejam relativamente curtas para que o paciente não tenha problemas ao revertê-las (frases longas são difíceis de entender pelo paciente após a reversão da sentença).
2. Certifique-se de que os argumentos do advogado de defesa não se limitem exclusivamente a responder à alegação do promotor; estimule o paciente a explorar diferentes aspectos e áreas de sua vida (além da acusação).
3. Se não conseguir terminar o Processo em uma sessão, não o interrompa logo após a alegação do promotor; tente sempre interrompê-lo após a alegação do advogado de defesa.
4. Se o paciente se considera culpado (raríssimo, se o terapeuta faz um bom trabalho), isso não é um problema; o advogado de defesa deve solicitar um recurso para que o Processo possa ser repetido na sessão seguinte como recurso. Nesse caso, é essencial que a tarefa de casa seja a coleta de evidências pelo paciente que confirmem a CN positiva (escolhendo o advogado de defesa como aliado).

QUADRO 11.4 ▶ PREPARO PARA O RECURSO (FORMULÁRIO PARA DUAS OU MAIS CRENÇAS)				
Data:	Sou forte	Sou assertiva	Sou amada	Sou
	Acredito (80%) 1. Dei várias aulas hoje. 2. ————— 3. Falei com meu marido sobre plano para deixar o trabalho.	Acredito (50%) 1. ————— 2. ————— 3. Falei com meu marido sobre plano para deixar o trabalho.	Acredito (65%) 1. ————— 2. Meu marido me convidou para sair. 3. —————	Acredito (__%) 1. 2. 3.
	Acredito (__%) 1. 2. 3.	Acredito (__%) 1. 2. 3.	Acredito (__%) 1. 2. 3.	Acredito (__%) 1. 2. 3.
	Acredito (__%) 1. 2. 3.	Acredito (__%) 1. 2. 3.	Acredito (__%) 1. 2. 3.	Acredito (__%) 1. 2. 3.

5. Quando o promotor interromper a fala do advogado de defesa com pensamentos do tipo "Sim, mas...", diga gentilmente ao paciente que o promotor deve aguardar sua vez. Entretanto, se o paciente tende a usar os argumentos de defesa ao desempenhar o papel de promotor, diga que o advogado de defesa deve aguardar sua vez (nesse caso, o paciente deve ser elogiado por pensar positivamente, mas, de qualquer forma, deve retornar ao argumento do promotor).
6. Às vezes, a CN negativa está tão ativada que, após a reversão das sentenças, o paciente não consegue ver ou admitir o lado positivo mostrado durante a segunda *performance* do advogado de defesa (quando da busca do significado na sentença invertida). Nesse caso, pergunte ao paciente: "Quem está falando agora?". Se o paciente reconhecer a atuação do promotor, pergunte gentilmente o significado da sentença na perspectiva do advogado de defesa, lembrando que esta é a vez do advogado de defesa se manifestar.
7. Às vezes, o paciente não tem evidências ou argumentos como promotor contra a alegação do advogado de defesa depois que o terapeuta lê a sentença e diz "Mas...". Nesse caso, passe uma linha e, ao inverter as frases, apenas leia a frase dita pela defesa, pergunte ao paciente se ele a confirma e diga o que ela significa.
8. O significado da sentença invertida nunca deve ter uma interpretação ampla. Encoraje o paciente a dizer apenas o que a frase significa por si só; é bom quando o paciente traz significados como "Ele/a inteligente", "Ele/a normal", "Ele é um bom pai", etc.
9. Finalmente, em alguns transtornos graves e em alguns pacientes com transtornos da per-

sonalidade, mesmo quando o advogado de defesa é repetidamente bem-sucedido em absolver o paciente, a autoacusação retorna (CN negativa facilmente ativada). Nesse caso, use o Processo II, no qual o paciente processa o promotor, acusando-o de incompetência (nunca ganhou um processo), abuso (persegue o paciente em todos os lugares) e assédio moral (humilha o paciente). Os resultados são surpreendentes e duráveis. Esse é um passo em que o paciente é informado e treinado para adotar alguma perspectiva (metacognição). O promotor tem muito menos ou nenhuma credibilidade para o paciente em tal estágio. É aconselhável que o terapeuta seja devidamente treinado e supervisionado para se engajar nessa etapa. O Processo II não é mostrado neste capítulo.

CONSIDERAÇÕES FINAIS

Como os PAs são determinados pela ativação de CNs negativas, reestruturar e modificar essas crenças são os passos mais importantes na TC. Porém, lidar com CNs negativas mobilizará o que é mais significativo para o paciente e, consequentemente, acarretará uma forte carga emocional. Esse procedimento deve ser realizado com extremo cuidado e respeito. Sugere-se aos terapeutas não experientes que, se possível, pelo menos inicialmente, utilizem o Processo após treinamento e supervisão.

REFERÊNCIAS

1. Alford BA, Beck AT. The integrative power of cognitive therapy. New York: Guilford Press; 1997.
2. de Oliveira IR, Pereira MO. Questionando crenças irracionais. In: Abreu CN, Guilhardi HJ. Terapia comportamental e cognitivo-comportamental: práticas clínicas. São Paulo: Roca; 2004.
3. Wenzel A. Modification of core beliefs in cognitive therapy. In: de-Oliveira IR. Standard and innovative strategies in cognitive behavior therapy. London: InTech; 2012.
4. de Oliveira. Kafka's trial dilemma: proposal of a practical solution to Joseph K.'s unknown accusation. Med Hypotheses. 2011;77(1):5-6.
5. Hollon SD, Kendall PC. Cognitive self-statements in depression: development of an automatic thoughts questionnaire. Cognitive Therapy and Research. 1980;4(4):383-95.
6. Weissman AN, Beck AT. Development and validation of the Dysfunctional Attitude Scale: a preliminary investigation. [Washington]: ERIC Clearinghouse; 1978. Apresentado na 62nd Annual Meeting of the American Educational Research Association, Toronto, Canada, 27-31 de março.
7. Beck AT, Butler AC, Brown GK, Dahlsgaard KK, Newman CF, Beck JS. Dysfunctional beliefs discriminate personality disorders. Behav Res Ther. 2001;39(10):1213-25.
8. Young JE, Brown G. Schema questionnaire. In: Young JE, editor. Cognitive therapy for personality disorders: a schema focused approach. Sarasota: Professional Resource Exchange; 1994.
9. Osmo F, Duran V, Wenzel A, de Oliveira IR, Nepomuceno S, Madeira M, et al. The negative core beliefs inventory: Development and psychometric properties. Journal of Cognitive Psychotherapy. 2018:32(1):67-84.
10. Kuyken W, Fothergill CD, Musa M, Chadwick P. The reliability and quality of cognitive case formulation. Behav Res Ther. 2005;43(9):1187-201.
11. de Oliveira IR. Trial-based cognitive therapy [Internet]. [S. l.]: Common Language for Psychotherapy Procedures; 2011 [capturado em 2 nov. 2018. Disponível em: https://www.commonlanguagepsychotherapy.org/assets/accepted_procedures/trial-basedcognitive.pdf.
12. Beck JS. Cognitive therapy: basics and beyond. New York: Guilford Press; 1995.
13. Burns DD. Feeling good: the new mood therapy. New York: Signet; c1980.
14. Beck AT. Cognitive therapy and the emotional disorders. New York: International Universities Press; 1976.
15. Dryden W, Ellis A. Rational emotive behavior therapy. In: Dobson KS, editor. Handbook of cognitive-behavioral therapies. 2nd ed. New York: Guilford Press; 2001.
16. Leahy RL. Cognitive therapy techniques: a practitioner's guide. New York: Guilford Press; c2003.
17. Beck AT, Rush AJ, Shaw BF, Emery G. Cognitive therapy of depression. New York: Guilford Press; 1979.
18. de Oliveira IR, Seixas C, Osório FL, Crippa JA, de Abreu JN, Menezes IG, et al. Evaluation of the psychometric properties of the Cognitive Distortions Questionnaire (CD-Quest) in a sample of undergraduate students. Innov Clin Neurosci. 2015;12(7-8):20-7.
19. de Oliveira IR. Terapia cognitiva processual: manual para clínicos. Porto Alegre: Artmed; 2015.
20. de Oliveira IR. Trial-Based Thought Record (TBTR): preliminary data on a strategy to deal with core beliefs by combining sentence reversion and the use of analogy with a judicial process. Rev Bras Psiquiatr. 2008;30(1):12-8.
21. Kostoglou SL, Pidgeon AM. The Cognitive Distortions Questionnaire: psychometric validation for an Australian population. Australian Journal of Psychology. 2015;68(2):123-9.
22. Kaplan SC, Morrison AS, Goldin PR, Olino TM, Heimberg RG, Gross JJ. The Cognitive Distortions Questionnaire (CD-Quest): validation in a sample of adults with social anxiety disorder. Cognit Ther Res. 2017;41(4):576-87.
23. Batmaz S, Kocbiyik S, Yuncu AO. Turkish version of the cognitive distortions questionnaire: psychometric properties. Depress Res Treat. 2015;2015: 694853.
24. Greenberger D, Padesky CA. A mente vencendo o humor: mude como você se sente, mudando o modo como você pensa. 2. ed. Porto Alegre: Artmed; 2017.

25. Bennett-Levy J. Behavioural experiments: historical and conceptual underpinnings. In: Bennett-Levy J, Butler G, Fennel M, Hackmann A, Mueller M, Westbrook D, editors. Oxford guide to behavioural experiments in cognitive therapy. New York: Oxford University Press; 2004.
26. Padesky C. Behavioural experiments: at the crossroads. In: Bennett-Levy J, Butler G, Fennel M, Hackmann A, Mueller M, Westbrook D, editors. Oxford guide to behavioural experiments in cognitive therapy. New York: Oxford University Press; 2004.
27. Greenberg LS. Two-chair technique [Internet]. [S. l.]: Common Language for Psychotherapy Procedures; 2011 [capturado em 2 nov. 2018. Disponível em: https://www.commonlanguagepsychotherapy.org/assets/accepted_procedures/twochair.pdf.
28. Freeman A, DeWolf R. The 10 dumbest mistakes smart people make and how to avoid them. New York: Harper Collins; 1992.
29. Cromarty P, Marks I. Does rational role-play enhance the outcome of exposure therapy in dysmorphophobia? A case study. Br J Psychiatry. 1995;167(3):399-402.
30. de Oliveira. Uso do "Processo" para modificar crenças nucleares disfuncionais. In: Rangé B. Psicoterapias cognitivo-comportamentais: um diálogo com a psiquiatria. 2. ed. Porto Alegre: Artmed; 2011.
31. de Oliveira IR. Sentence-reversion-based thought record (SRBTR): a new strategy to deal with "yes, but..." dysfunctional thoughts in cognitive therapy. European Review of Applied Psychology. 2007;57(1):17-22.
32. Kafka F. O processo. Alfragide: Publicações Don Quixote; 2009.
33. Leahy RL, Tirch DD, Napolitano LA. Emotion regulation in psychotherapy: a practitioner's guide. New York: Guilford Press; 2011.
34. Carstenson B. The auxiliary chair technique – a case study. Group Psychotherapy. 1955;8:50-6.

CAPÍTULO 12

ESTIMULAÇÃO MAGNÉTICA TRANSCRANIANA

Mercêdes Alves
Antônio Geraldo da Silva

PONTOS-CHAVE

- A estimulação magnética transcraniana de repetição (EMTr) é um tratamento biológico já consagrado para depressão de qualquer etiologia e vem sendo estudada para várias outras indicações.
- A técnica baseia-se na transformação da energia elétrica em magnetismo e vice-versa.
- Consiste na estimulação por uma sucessão de pulsos magnéticos com frequência de 1 a 50 Hz, sendo que a alta frequência aumenta a excitabilidade neuronal e a baixa frequência a inibe.
- Promove a neurogênese e o aumento da expressão gênica e dos fatores de proteção e de crescimento neuronal, como o fator neurotrófico derivado do cérebro (BNDF).
- Pacientes jovens sem sintomas psicóticos são bons respondedores à EMTr, enquanto idosos com sintomas psicóticos são preferencialmente bons respondedores à eletroconvulsoterapia (ECT).
- Recomendação nível A de evidência (eficácia definitiva) – efeito antidepressivo: alta frequência em córtex pré-frontal dorsolateral esquerdo (CPFDLE); efeito analgésico: baixa frequência em córtex motor primário contralateral à dor e em CPFDLE também contralateral à dor.
- Está aprovada e regulamentada pelo Conselho Federal de Medicina (CFM) para depressão de qualquer etiologia, alucinações auditivas e planejamento cirúrgico.

> **VINHETA CLÍNICA 12.1**
>
> M. R. O., 34 anos, advogada, casada, uma filha, relata ter apresentado sinais e sintomas depressivos muito incômodos (desânimo, tristeza, choro fácil, insônia, inapetência, perda de peso, falta de perspectiva futura, atenção, concentração e memória bastante comprometidas ["esquece tudo", "confunde tudo"], libido diminuída e falta de energia), chegando a pensar em suicídio, o que a fez procurar tratamento psiquiátrico há oito anos. Relata uso regular e constante de duloxetina e topiramato em 120 e 200 mg, respectivamente, desde essa época, estando bem até o momento.
>
> Há quatro anos, engravidou e recebeu a recomendação da retirada dos medicamentos, bem como a indicação de curso agudo (10 aplicações, duas vezes na semana) de eletroconvulsoterapia (ECT), mantendo a remissão completa do quadro. Fez uma aplicação mensal de ECT na gravidez e ainda por seis meses no pós-parto, porque sua psiquiatra não aconselhou o uso dos medicamentos durante a amamentação. Tão logo voltou a usar a medicação, retornou à rotina anterior à gravidez, mantendo seu controle medicamentoso ambulatorialmente.
>
> A paciente informou que, no momento, estava grávida novamente e, ciente de que deveria suspender a medicação, já queria reiniciar a ECT. Como não estava em crise, mas imaginava que teria recaída depressiva quando retirasse a medicação, recebeu a indicação de iniciar a EMTr diária e subsequente com protocolo de 20 sessões de curso agudo, junto com o desmame medicamentoso, que foi feito rapidamente, dentro dos primeiros 15 dias de gestação.
>
> Após as primeiras 20 aplicações de EMTr, a paciente seguia fora de crise e sem sintomas depressivos. Manteve a terapia durante toda a gravidez e no período de amamentação, com aplicações em dias alternados, de três em três dias, e até com intervalos semanais, sempre a critério clínico, como é feito o tratamento de manutenção da EMTr. O tratamento foi muito mais confortável do que aquele com ECT, e foi possível recorrer à EMTr porque seu quadro mental ainda o permitia. A transição do medicamento para a EMTr foi feita de forma suave, sem síndrome de descontinuação, porque o efeito antidepressivo da EMTr foi suficiente para substituir a medicação. No momento, a paciente já voltou a usar os medicamentos e está muito bem.
>
> É interessante destacar o fato de seu plano de saúde ter assumido o pagamento do tratamento, embora esse procedimento ainda não esteja elencado no rol da Agência Nacional de Saúde (ANS).

A EMTr é uma técnica não invasiva que tem sido investigada e aplicada em pesquisas e tratamentos, incluindo o estudo da função cerebral normal e patológica, o que permite sua exploração, ativação ou inibição. Constitui-se em importante e promissor instrumento terapêutico, sobretudo para as depressões, como sugerem as evidências atuais.[1] Usada inicialmente apenas para fins diagnósticos, a partir de 1990 passou a ser empregada com fins terapêuticos (alívio da acinesia em pacientes com doença de Parkinson). Em pouco tempo, sua abrangência terapêutica foi ampliada, e a técnica vem sendo aprovada e recomendada para diversas indicações por órgãos regulatórios nacionais e internacionais. No Brasil, o Conselho Federal de Medicina mantém a aprovação e a regulamentação realizada em 2012, com protocolos acanhados e, hoje, já reconhecidamente pouco eficazes. É necessário que a comunidade científica do País se posicione firmemente, buscando a modernização de suas recomendações para a EMTr, à semelhança daquelas que orientam a ECT. O mesmo deve ser dito com relação às diretrizes clínicas para EMTr recomendadas pela Associação Brasileira de Psiquiatria (ABP).

Há publicações sobre sua ação nas patologias psiquiátricas (transtorno obsessivo-compulsivo [TOC], transtorno de estresse pós-traumático [TEPT], dependência química, síndrome do pânico, esquizofrenia, transtorno do espectro autista, etc.) e neurológicas (doença de Parkinson, esclerose múltipla, distúrbios dolorosos crônicos, enxaqueca, *tinnitus*, distonias e acinesias motoras decorrentes de acidentes vasculares cerebrais [AVCs]). Os resultados dos estudos têm sido encorajadores.

Os equipamentos usados na EMTr são capacitores que reservam a energia elétrica em grande quantidade (0 – 3.000 V) e disparam a corrente elétrica (0 – 8.000 A) através de uma bobina, produzindo um campo eletromagnético da ordem de 2 T (40.000 vezes o campo magnético da Terra) que é entregue diretamente ao escalpe do paciente. Essa passagem de pulsos elétricos de curta duração e alta intensidade pela bobina é capaz de gerar no córtex cerebral um campo elétrico suficiente para despolarizar os neurônios, desencadeando uma cascata de eventos neurobiológicos e levando à resposta clínica final (mudança do comportamento).

CONSIDERAÇÕES HISTÓRICAS

O uso da eletricidade com fins terapêuticos é reportado na literatura, tanto de maneira não controlada quanto controlada. Há relato, por exemplo, de que Scribonius Largus (14-54 d.C.), médico do imperador romano Claudius, publicou em *Compositiones medicae* uma técnica para alívio da dor de cabeça com a descarga elétrica do peixe torpedo, de água salgada, que é capaz de gerar uma diferença de potencial elétrico de até 50 V. O autor chegou a mencionar que, em uma das ocasiões em que tratava a dor de cabeça do imperador, precisou de quatro peixes para conseguir debelar a crise dolorosa. No império muçulmano, o médico Ibn-Sidah (1007-1066) também descreveu o uso do peixe-elétrico para controle de crises convulsivas.[2]

Em 1831, Faraday causou grande impacto na comunidade científica da época ao postular sobre a transformação da energia elétrica em campo magnético e vice-versa, o que abriu imenso horizonte na pesquisa sobre o tema. Quase 60 anos depois, em 1896, o francês Jacques-Arsène D'Ansorval fez a primeira aplicação de estimulação magnética, com equipamento ainda muito rudimentar. Em 1974, Barker introduziu a EMT para fins diagnósticos e, em 1990, iniciou o seu uso terapêutico. Mark George e colaboradores,[3] em 1995, mostraram que a estimulação de alta frequência sobre o córtex pré-frontal esquerdo melhorou os sintomas depressivos em seis pacientes resistentes a medicamentos antidepressivos, e, o mais importante, em um desses pacientes, os efeitos clínicos da EMTr estavam associados à normalização do hipometabolismo pré-frontal, como demonstrado pela tomografia por emissão de pósitron (PET).

Com o objetivo de avançar na técnica, mas também de buscar segurança, eficácia e não se afastar dos preceitos éticos, Rossi e colaboradores[4] publicaram o resultado de uma Conferência de Consenso, ocorrida em 7 de março de 2008, em Certosa di Pontignano, Siena, Itália. O encontro destinava-se a atualizar as diretrizes para aplicação de EMTr, com base em pesquisas clínicas e relatos das comunidades clínica e científica.[4]

Atualmente, há evidências que, além de sugerirem efeito antidepressivo relevante, mostram que existem bons e maus respondedores, que há preditores de resposta[5] e que os alvos, as bobinas, o tempo e a modalidade de exposição ao estímulo,[6] assim como o estado prévio da sinapse, interferem e podem modificar o resultado da EMTr (metaplasticidade).[7] De posse desses novos conhecimentos, é possível compreender a frequente divergência de resultados da literatura, com diferentes taxas de resposta ao tratamento em questão.[8]

TÉCNICA

A EMT envolve parâmetros que, combinados, levarão a resultados diferentes, desejados ou não. Os efeitos da EMTr dependem criticamente da construção destes parâmetros: local da aplicação, frequência dos pulsos (de 1 a 50 Hz), amplitude (de 0 a 100% do poder), duração do *train* ou série (de 0 a 10 s), intervalo entre os *trains*, número de *trains* por sessão e número de sessões.

O estímulo do córtex humano não se restringe à área de aplicação e altera a atividade de outras estruturas cerebrais por meio dos efeitos transinápticos, podendo produzir mudanças duradouras na excitabilidade das redes neurais excitatórias e inibitórias, com consequente transformação da circuitaria cerebral.

O equipamento de EMTr consiste basicamente em um conjunto de capacitores, os quais acumulam energia elétrica que é disparada em uma bobina para a criação de um campo magnético (Fig. 12.1).

O campo magnético gerado é pulsátil, tem duração muito curta (ms) e tem a capacidade de induzir corrente elétrica no tecido nervoso.

EMT ▶ estimulação transcraniana por uma sucessão de pulsos magnéticos com frequência de 1 a 50 Hz, levando a efeitos inibitórios nos neurônios em longo prazo.

Nessa técnica, a alta frequência aumenta a excitabilidade neuronal e a baixa frequência estimula os neurônios GABAérgicos, levando a efeitos inibitórios em longo prazo. Dois tipos de pulsos são os mais utilizados:

- O pulso único (também chamado de simples)
- O pulso de repetição (que consiste em uma série de pulsos)

Os pulsos simples são usados com finalidade diagnóstica ou para estudos neurofisiológicos, sendo empregados para determinar o que se conhece como "limiar motor" (LM).

Limiar motor ▶ a menor intensidade de estímulo capaz de provocar a menor reação motora contralateral.

Na busca do LM, estimulando o córtex motor, o músculo-alvo é o abdutor curto do polegar, por ser de fácil localização. O valor encontrado como LM é usado como referência de intensidade durante as sessões, com pulsos de repetição, sendo diferente para cada pessoa e podendo variar em um mesmo indivíduo em mo-

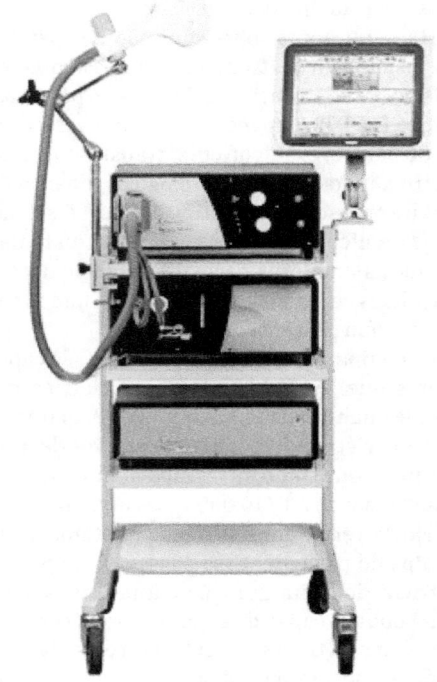

FIGURA 12.1 ▶ Modelo de neuroestimulador.
Fonte: Kandel.[9]

mentos diferentes. Há algumas variáveis que influenciam o valor do LM; por exemplo, o uso de anticonvulsivantes e benzodiazepínicos pode aumentá-lo, e o uso de excitantes pode diminuí-lo.

Os pulsos simples têm um efeito imediato de curta duração, como a contração muscular citada. Os pulsos repetidos têm a capacidade de modular o córtex subjacente de forma mais duradoura. Geralmente, frequências de 1 Hz (1 pulso por segundo) ou mais lentas têm um efeito "inibitório" (reduzem a frequência de disparos naturais neuronais e aumentam o limiar de disparo na região), enquanto frequências de 5 Hz (5 pulsos por segundo) ou mais (geralmente 10 ou 20 Hz) têm um efeito contrário (excitatório) na região cortical subjacente.

Os pulsos inibitórios (1 Hz é o mais estudado e o mais usado na prática clínica) podem ser empregados de forma contínua, pois não parecem oferecer risco de convulsão acidental. Os pulsos facilitatórios (10 Hz é o mais estudado e o mais usado na prática clínica) não podem ser empregados de forma contínua, pois poderão, eventualmente, induzir uma crise convulsiva indesejada. Por esse motivo, são aplicados em "séries" (*trains*) que duram alguns segundos. A duração da série vai depender da frequência protocolar escolhida e da intensidade relativa ao LM; frequências e intensidades maiores necessitam de séries mais curtas para serem seguras e vice-versa.[10]

Para o tratamento da depressão, que é a indicação psiquiátrica mais comum da EMT, o alvo que se mostrou mais eficaz foi a região do córtex pré-frontal dorsolateral (CPFDL), que corresponde ao ponto de interseção das áreas 46 e 9 de Broadman. O método mais prático para localizar essas regiões consiste na demarcação de pontos do sistema 10/20 de posicionamento de eletrodos para eletrencefalograma (EEG). As regiões-alvo são o ponto F3 (CPFDL esquerdo) ou o ponto F4 (CPFDL direito). O método mais preciso e mais fiel para localizar a região a ser estimulada exige o uso de equipamento de neuronavegação, pouco utilizado na prática clínica em função de seu alto custo.

Além da localização do alvo, os parâmetros de estimulação deverão ser ajustados de acordo com o protocolo de escolha para o tratamento:

a. Intensidade (calculada em porcentagem do LM individual) – é a intensidade da corrente que passa na bobina e que cria o campo magnético. Os aparelhos oferecem porcentagem de intensidade que varia de 0 a 100% da sua capacidade (em torno de 2 a 2,5 T).
b. Frequência (medida em pulsos por segundo) – as frequências mais utilizadas na prática clínica são 10 Hz para o CPFDL esquerdo e 1 Hz para o CPFDL direito.
c. Duração da série (medida em segundos) – as séries não devem ultrapassar 5 s, para frequências de 10 Hz ou mais (para 100% do LM), ou 4 s (para 120% do LM), também para frequências de 10 Hz ou mais. Porém, esses dados têm sido modificados com o avanço nas pesquisas.[10]
d. Intervalo entre as séries (medido em segundos) – esse é o parâmetro menos definido, mas, por força da tradição, são feitas duas séries por minuto. Portanto, para série de 5 s, o intervalo deve ser de 25 s; caso a série dure 4 s, o intervalo será de 26 s. A frequência de 1 Hz não exige intervalo porque o estímulo é contínuo.
e. Duração da sessão (medido em minutos) – não há consenso sobre a duração de cada sessão. No início do uso da técnica, contava-se o número das séries, e as sessões eram bem curtas: sessões de 15 séries (que duravam 12,5 min) eram comuns. Hoje, praticamente não há protocolo com sessão inferior a 20 min. Nos Estados Unidos, o padrão é 37,5 min.[10]
f. Número de sessões (medido em dias) – as sessões devem ser diárias, em dias subsequentes, durante 15 a 30 dias no tratamento agudo. Não há consenso acerca do número de sessões de manutenção, que deve ser definido individualmente.

No momento, existem muitas pesquisas em andamento, e já há dados que referendam outras modalidades de EMTr que utilizam frequências combinadas (*patterned*). Estas consistem na aplicação de frequências muito altas, acima de 30 Hz, separadas por diferentes intervalos. As combinações mais empregadas são:

- *Theta Burst Stimulation* (TBS) – salva de pulsos na frequência *theta* do EEG
- Quadripulso (QPS) – salva de quatro pulsos com intervalos variados
- *Priming* – EMTr de baixa frequência em CPFDLD, precedida por breve período de estimulação de alta frequência

O *Theta Burst* consiste em salvas na frequência teta (entre 5 e 8 Hz), sendo a mais utilizada a de 5 Hz. Sua vantagem e principal diferença com relação às frequências regulares alta ou baixa é a duração de cada sessão (variando em torno de 3 a 6 min), além da promoção de um efeito mais duradouro na excitabilidade cortical. Nessa modalidade, o equipamento dispara uma salva de três pulsos, com intervalo de 20 ms, a qual é repetida a cada 200 ms (ou seja, cinco salvas por segundo). O *Theta Burst* pode ser:

- **Contínuo** – a estimulação dura 40 s, sem intervalo, e tem efeito modulador inibitório, semelhante ao da frequência regular baixa de 1 Hz.
- **Intermitente** – estímulos de 2 s são repetidos a cada 10 s, até um total de 190 s (600 pulsos). Induz a facilitação (excitação), semelhante à induzida pelas frequências regulares altas (acima de 5 Hz).[10]

A estimulação com QPS consiste em salvas com quatro pulsos, que, quando aplicadas sobre o córtex motor, com intervalo de 1,5 ms e repetidas em uma frequência de 0,2 Hz por 30 min, provocam facilitação cortical com duração de até 75 min. Foi observado que a QPS com intervalos bem curtos (1,5, 5 e 10 ms) induz facilitação por mais de 75 min, mas com intervalos longos (50 e 100 ms) produz inibição cortical. A QPS ainda não é usada com objetivo terapêutico.[10]

A modalidade *Priming* significa estimulação (EMTr) de baixa frequência (1 Hz) no CPFDLD, durante o tempo protocolar de escolha (p. ex., 25 min), precedida por breve período (4 min) de EMTr de alta frequência (6 Hz) nesse mesmo local. Essa variante tem se mostrado eficaz em casos aparentemente refratários (que não responderam a outros protocolos de alta ou de baixa frequência, separadamente).

BOBINAS

Parte integrante e acessória do neuroestimulador, a bobina é a porção do equipamento de EMTr que entra em contato com o escalpe do paciente e onde se forma o campo magnético. Suas características (forma geométrica, tamanho, número de voltas dos fios, angulação relativa, quantidade de camadas, direção e características da corrente elétrica) determinam a qualidade desse campo e influenciam os diferentes efeitos no córtex estimulado.

Há dois tipos principais de bobinas na EMTr:

a. Circular
b. Em figura de 8

A bobina circular foi a primeira a ser utilizada na EMTr moderna. Com ela, a corrente induzida no tecido cortical tem sua maior intensidade, logo abaixo dos fios (Fig. 12.2).

A bobina em figura de 8 consiste em duas bobinas circulares justapostas, portanto tem como resultado a somatória da corrente elétrica e do campo magnético induzido em sua interseção (Fig. 12.3). Tende a ser mais focal e menos profunda do que a circular, embora esses conceitos (profundidade e focalidade) sejam relativos, como demonstra a literatura sobre o tema.

Há muitos outros modelos propostos que vêm sendo estudados, e alguns já são até mesmo comercializados, como a bobina em duplo cone, que é uma variação angulada da figura de 8 (proporciona um campo magnético mais profundo) (Fig. 12.4), e a bobina H, variação da circular.

As bobinas H constituem um grupo de bobinas com um desenho próprio que visa estimular uma determinada região do cérebro e são

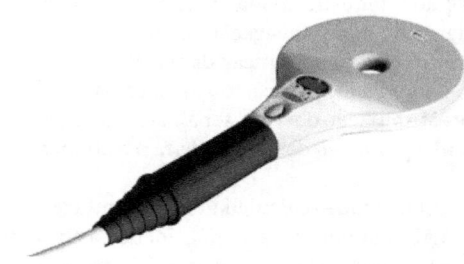

FIGURA 12.2 ▶ Bobina circular.
Fonte: Magstim.[11]

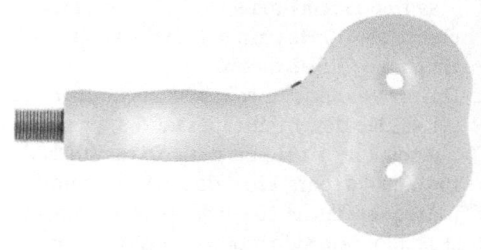

FIGURA 12.3 ▶ Bobina em figura de 8.
Fonte: Kandel.[12]

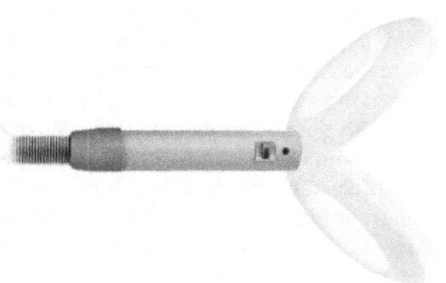

FIGURA 12.4 ▶ Bobina em duplo cone.
Fonte: Kandel.[13]

montadas dentro de um capacete. Elas constituem importante novidade no arsenal terapêutico da EMTr. São bobinas grandes que induzem um campo elétrico circular mais profundo e menos focal no tecido subjacente. Foram criadas em Israel, com a finalidade de emitir estímulos mais profundos e abrangentes. O nome da bobina H (HESED) vem do hebraico e significa "compaixão". Há cinco bobinas H, e três delas foram aprovadas e registradas no Brasil pela Agência Nacional de Vigilância Sanitária (Anvisa). São utilizadas na Deep TMS – *deep transdranial magnetic stimulation*, ou estimulação magnética transcraniana profunda. As bobinas H aprovadas no País são:

H1-A – Indicada para depressão maior, depressão bipolar, sintomas negativos da esquizofrenia e TEPT (Fig. 12.5).

H6-C – Indicada para dor neuropática crônica e esclerose múltipla (Fig. 12.6).

H5-A – Indicada para doença de Parkinson (Fig. 12.7).

EVIDÊNCIAS DE EFICÁCIA

A EMTr é uma técnica cuja eficácia vem sendo confirmada por evidências. Essa terapia pode induzir a plasticidade cerebral potencialmente duradoura e terapêutica, e promove a neurogênese, o aumento da expressão gênica e dos fatores de proteção e de crescimento neuronal, como o BNDF.[15] Tais efeitos não se limitam ao curso agudo do tratamento e continuam a ocorrer após seu término.[16]

Um grupo de especialistas europeus foi contratado para estabelecer diretrizes sobre o uso terapêutico da EMTr com evidência publicada até março de 2014 em relação a dor, distúrbios

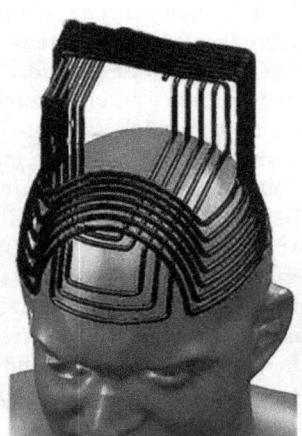

FIGURA 12.5 ▶ Bobina H1-A.
Fonte: UCB-Biopharma.[14]

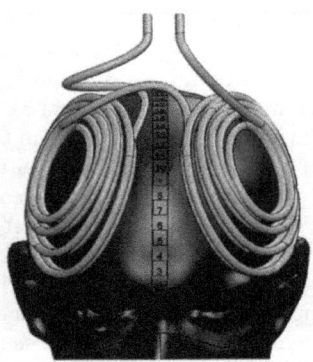

FIGURA 12.6 ▶ Bobina H6-C.
Fonte: UCB-Biopharma.[14]

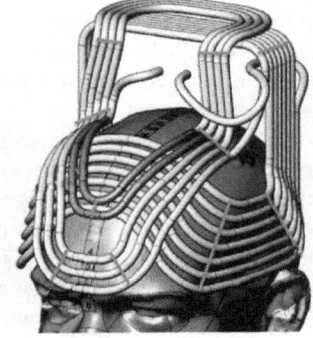

FIGURA 12.7 ▶ Bobina H5-A.
Fonte: UCB-Biopharma.[14]

do movimento, AVC, esclerose lateral amiotrófica (ELA), esclerose múltipla, epilepsia, distúrbios da consciência, zumbido, depressão, transtornos de ansiedade, TOC, conversão, esquizofrenia e dependência.

Apesar da heterogeneidade inevitável, existe um corpo de evidência suficiente para recomendar com nível A de evidência (eficácia definitiva) a EMTr inibitória do córtex motor primário (M1) contralateral à dor, o efeito antidepressivo de alta frequência no CPFDLE e o efeito analgésico de alta frequência também no CPFDLE. A recomendação nível B (provável eficácia) é proposta para o efeito antidepressivo da EMTr de baixa frequência aplicada no CPFDLD, EMTr de alta frequência aplicada no CPFDLE para os sintomas negativos da esquizofrenia e EMTr de baixa frequência aplicada em M1 contralesional em dor crônica e AVC.

Esse grupo de pesquisadores também concluiu que há uma série de indicações que se classificam como nível C de evidência (possível eficácia), incluindo a aplicação de EMTr de baixa frequência no córtex temporoparietal esquerdo para tratar zumbido e alucinações auditivas. Resta determinar como otimizar protocolos e técnicas de EMTr para lhes dar relevância na prática clínica rotineira.[17]

EVIDÊNCIAS DE EFICÁCIA NO TRANSTORNO DEPRESSIVO MAIOR E NO TRANSTORNO BIPOLAR

A maioria dos estudos que examina a depressão maior termina incluindo pacientes que são bipolares, porque preenchem os critérios diagnósticos e de inclusão no momento da triagem. Assim, muitas vezes, esse universo misto só é detectado com o estudo já em andamento.

O transtorno depressivo maior (TDM) é uma doença psiquiátrica crônica, com prevalência que varia entre 6 e 12% ao longo da vida, em todo o mundo.[18] Aproximadamente 80% dos pacientes recaem após um ano de tratamento com antidepressivos, e até 33% não atingem remissão completa após o tratamento com dois ou três antidepressivos. Quadros depressivos muito graves e refratários aos tratamentos constituem um desafio para o psiquiatra em sua clínica cotidiana. Estima-se que 50% dos indivíduos com depressão não alcançam a remissão após semanas de uso de antidepressivos e várias alternativas de tratamento. Também se estima que 20% dos pacientes com depressão que não respondem aos tratamentos farmacológicos instituídos são considerados refratários.[19]

A neuroimagem oferece grande corpo de evidências sugerindo que a depressão resulta de interrupções de circuitos neurais que abrangem parte do córtex pré-frontal, o sistema límbico e estruturas subcorticais. Os modelos neurais atuais da depressão propõem que ela seja decorrente de anormalidades funcionais do sistema neural dorsal (sistema do controle cognitivo) e do sistema neural ventral (sistema de avaliação emocional). Foi proposto que o aumento da atividade do sistema neural ventral e a diminuição da atividade do sistema neural dorsal possam resultar principalmente em prejuízo da atenção, da identificação de emoções negativas e outros sintomas cognitivos e vegetativos do transtorno depressivo.

Outro modelo para explicar o TDM baseado na neuroimagem é a assimetria cortical inter-hemisférica. Segundo esse modelo, a depressão é uma disfunção em diversas áreas corticais e subcorticais, sobretudo nos córtices dorsolateral pré-frontal e ventromedial, na amígdala e no hipocampo, áreas que são associadas a retardo psicomotor, disfunção executiva, anedonia, sentimentos de culpa e desesperança. O "desequilíbrio" entre os hemisférios ocorreria por um aumento de excitabilidade cortical à direita e uma diminuição da excitabilidade à esquerda.[20]

As duas principais linhas de pesquisa sobre EMT no tratamento da depressão foram baseadas na teoria da assimetria cortical, buscando aumentar a excitabilidade à esquerda (alta frequência em CPFDLE) e diminuir a excitabilidade à direita (baixa frequência em CPFDLD), ou, ainda, combinando as duas modalidades (bilateral sequencial). Diante das evidências, a EMTr no giro mediano do CPFDLE, com frequências variando entre 5 e 30 Hz, vem sendo considerada um tratamento já consagrado em função de seu êxito.

Entretanto, há pacientes não respondedores a um curso inicial de EMTr à esquerda com alta frequência. Dessa forma, para avaliar se esse universo de indivíduos apresentaria diferenças na resposta antidepressiva com a mudança para a estimulação bilateral ou sequencial de baixa frequência, Fitzgerald e colaboradores[21] desenharam o seguinte estudo, publicado em maio de 2018: 113 pacientes sem tratamento com EMTr receberam um curso inicial de três semanas de estimulação à esquerda (CPFDLE) com alta frequência. Os não respondedores foram randomizados para receber mais três semanas de tratamento com alta frequência do lado esquerdo (n = 21), com estimulação inibitória (baixa frequência) do lado direito (n = 18) ou sequencial bilateral (n = 20). Embora tenha havido uma melhora geral nos sintomas depressivos na fase aleatória do estudo, não foram observadas diferenças significativas na resposta entre os três grupos de tratamento pela Escala de Depressão de Montgomery-Åsberg ou nos escores da Escala de Avaliação de Depressão de Hamilton (HAM-D). Os autores concluíram que o estudo não forneceu evidências de diferenças em resposta de não respondedores do lado esquerdo com a adoção das variáveis à direita ou bilateral.[21]

Em 2010, foi publicado um dos principais estudos que referendam a EMTr de alta frequência no CPFDLE como instrumento terapêutico de relevância para as depressões, em monoterapia. Mark George e colaboradores[22] montaram um estudo prospectivo, multicêntrico, duplo-cego, controlado por placebo (*sham*) eficaz e ativo (randomização 1:1), *design* adaptativo com duração de três semanas de tratamento diário, seguido de tratamento contínuo cego por até mais três semanas. A pesquisa envolveu grande número de pacientes oriundos das clínicas psiquiátricas de quatro hospitais universitários dos Estados Unidos. Os autores acreditavam que os estudos existentes sobre o tema não gozavam de total credibilidade em função da dificuldade de encobrir o tratamento simulado (*sham*). O objetivo desse trabalho foi testar a EMTr pré-frontal diária como forma segura e eficaz para o tratamento do TDM. Aproximadamente 860 pacientes ambulatoriais foram triados, obtendo-se 199 indivíduos livres de medicações antidepressivas com transtorno depressivo não psicótico unipolar. O protocolo utilizado foi: EMTr em CPFDLE, 120% do LM,

frequência de 10 Hz, duração do *train* de 4 s, intervalo de 26 s, durante 37,5 min [3.000 pulsos por sessão], usando uma bobina em figura de 8. A *sham* EMTr usou uma bobina semelhante com uma inserção de metal bloqueando o campo magnético e os eletrodos em contato com o couro cabeludo que forneciam sensações somatossensoriais correspondentes. Pacientes, tratadores e avaliadores foram efetivamente cegados. Os efeitos adversos mínimos não diferiram no braço de tratamento, com uma taxa de retenção de 88% (90% de simulação e 86% de atividade). A análise de eficácia primária revelou um efeito significativo do tratamento na proporção de remitidos (14,1% de EMTr ativa e 5,1% de simulação; P = 0,02). A probabilidade de atingir remissão foi 4,2 vezes maior com EMTr ativa do que com placebo (intervalo de confiança de 95%, 1,32-13,24). O número necessário para tratar era 12. A maioria dos remitidos tinha baixa resistência ao tratamento antidepressivo. Quase 30% dos pacientes remitiram no seguimento aberto (30,2% originalmente ativos, e 29,6% *sham*). Os autores concluíram que a EMTr pré-frontal esquerda diária como monoterapia produziu efeitos terapêuticos antidepressivos clinicamente significativos, maiores do que os da simulação.[22]

Uma publicação em que Sackein aparece como segundo autor refere-se a um estudo multicêntrico, naturalístico e observacional, realizado no período entre março de 2010 e agosto de 2012, com 257 pacientes portadores de TDM e que não se beneficiaram com a medicação. Após receberem 42 aplicações de EMTr subsequentes, foram acompanhados durante um ano. Dos 120 pacientes que preencheram critérios de remissão no final do tratamento agudo, 75 (62,5%) continuaram a cumprir os critérios de resposta durante todo o tempo de acompanhamento (12 meses). Um mês após o término do tratamento agudo, 93 pacientes (36,2%) receberam a reintrodução da EMTr, permanecendo por 16 a 21 dias na nova série. Concluiu-se que a EMTr aguda apresenta uma durabilidade de benefício estatística e clinicamente significativa ao longo de 12 meses. Isso foi observado em pacientes que tinham acesso à medicação e garantia de tratamento de manutenção com EMTr, na recorrência dos sintomas.[23]

Carpenter e colaboradores,[24] em 2012, conduziram um estudo multicêntrico, naturalístico e observacional dos resultados do tratamento agudo, examinando a eficácia da EMT em contextos da prática clínica no mundo real. Nesse trabalho, 307 pacientes ambulatoriais, com TDM e sintomas persistentes apesar da farmacoterapia antidepressiva, provenientes de 42 centros norte-americanos de tratamento com EMT, foram submetidos a protocolos aprovados para o tratamento da depressão e acompanhados por seis semanas. Os indivíduos tinham idade média de 48,6 ± 14,2 anos, e 66,8% eram do sexo feminino. Haviam recebido pelo menos dois tratamentos farmacológicos antidepressivos de dose e duração adequadas, porém sem melhora satisfatória. O desfecho primário foi a mudança significativa no Clinician Global Impressions-Severity of Illness Scale (CGI-S) desde o início até o final da fase aguda do tratamento. Os desfechos secundários foram a mudança nos resultados contínuos e categóricos nas escalas de depressão de autorrelato (9-Item Patient Health Questionnaire [PHQ-9] e Inventory of Depressive Symptoms-Self Report [IDS-SR]). A taxa de resposta avaliada pelo CGI-S foi de 58,0%, e a de remissão foi de 37,1%. A taxa de resposta relatada pelo paciente variou de 56,4 a 41,5%, e a de remissão de 28,7 a 26,5% (PHQ-9 e IDS-SR, respectivamente). Os autores concluíram que os resultados demonstraram taxas de resposta e adesão similares às de populações de pesquisa. Esses dados indicam que a EMTr pode ser um tratamento eficaz para aqueles que não respondem à medicação antidepressiva inicial.[24]

O transtorno bipolar (TB) é uma doença psiquiátrica crônica, grave, incapacitante e dependente da hereditariedade, com prevalência que varia entre 1 e 2% na população mundial, sem preferência de gênero. Cursa com diferentes formas clínicas que podem se alternar, variando da euforia à depressão, com possibilidade de episódios maníacos, hipomaníacos e mistos com morbidade variável, podendo evoluir para o suicídio.

A neuroimagem indica comprometimento de estruturas envolvidas na regulação afetiva: córtex pré-frontal, giro do cíngulo anterior e amígdala. Entendendo a depressão, do ponto de vista anatomofuncional, como uma condição de hipoatividade à esquerda e hiperatividade à direita, o tratamento com EMTr dessa forma clínica do TB é feito com alta frequência à esquerda (CPFDLE) e/ou baixa frequência à direita. Há o risco da virada maníaca, já encontrada e publicada. Porém, uma metanálise feita por Xia e colaboradores[25] mostra que o risco da virada com a EMTr é menor do que aquele provocado pelos antidepressivos.

Há poucos ensaios clínicos com EMTr no TB, especialmente com a forma eufórica da patologia. O primeiro estudo foi feito em 1998, por Grisaru e colaboradores,[26] e teve uma fase inicial não cegada, sendo, portanto, parcialmente duplo-cego. Envolveu 16 pacientes em fase maníaca que foram randomizados para receber estimulação no córtex pré-frontal direito ou esquerdo, e foi utilizado um protocolo de frequência de 20 Hz (sequências de 2 s de duração, 20 sequências por dia, durante dez dias seguidos). A estimulação direita foi mais efetiva. Em 2004, foram publicados dois estudos abertos que usaram alta frequência à direita, com oito e nove pacientes respectivamente, também com resultados favoráveis à intervenção.[27] Apesar de terem sido poucos os estudos, os protocolos que abordaram a fase de mania empregaram baixa frequência à esquerda e alta frequência à direita.[20]

Zeeuws e colaboradores[28] relataram um caso de paciente bipolar tipo I em estado misto, resistente a 14 aplicações bilaterais de ECT, que respondeu com uma redução de 55% na HAM-D, mas sem qualquer resposta pela Escala de Mania de Young, embora clinicamente tenha mostrado melhora global. O protocolo empregado foi 20 Hz à esquerda, durante quatro dias, totalizando 31.200 pulsos.[28]

EVIDÊNCIAS DE EFICÁCIA NOS SINTOMAS NEGATIVOS DA ESQUIZOFRENIA E NAS ALUCINAÇÕES AUDITIVAS RESISTENTES

A esquizofrenia é uma doença mental grave e complexa, multifatorial em sua gênese, com peso hereditário importante e prevalência de 1% na população em geral. Suas características de baixa funcionalidade (alta incidência de comorbidades, especialmente doenças cardíacas e metabólicas, além do comportamento suicida) diminuem a expectativa de vida, em média, em 20 a 30 anos.[29] O transtorno apresenta sintomas positivos (alucinações, delírios e desorganização do pensamento) e negativos (passividade, isolamento social, apatia, falta de vontade e de iniciativa e embotamento afetivo). Os sintomas negativos tendem a aumentar em gravidade com o tempo e pioram o prognóstico. Há estudos que sugerem que a fisiopatologia dos sintomas negativos advém de disfunção pré-frontal, sobretudo do CPFDL bilateral.

A neuroimagem demonstra redução do metabolismo cerebral nessa região, independentemente do uso ou não de medicação. Há estudos que sugerem uma correlação inversa entre a gravidade dos sintomas negativos e o fluxo sanguíneo cerebral como um todo e, especialmente, na região frontal. Assim, quanto mais graves os sintomas negativos, menor o fluxo sanguíneo pré-frontal bilateral.[30]

Os córtices pré-frontal dorsolateral e temporoparietal são as regiões-alvo da EMTr na esquizofrenia, em que se busca ativar o córtex no qual há hipoatividade (dorsolateral) e inibir aquele em que há hiperatividade (temporoparietal). Zhao e colaboradores[31] compararam quatro protocolos diferentes para o tratamento de sintomas negativos em 96 esquizofrênicos. Os protocolos foram com frequência de 10 e 20 Hz, com *Theta Burst* e com aplicação simulada (*sham*). Os três protocolos ativos mostraram melhora dos sintomas negativos, e a resposta com *Theta Burst* foi superior às demais.[31]

Em 2014, Shi e colaboradores[32] fizeram uma revisão da literatura e publicaram uma metanálise cujos resultados mostraram que a EMT ativa é efetiva para aliviar os sintomas negativos da esquizofrenia, com tamanhos de efeito variáveis. O maior tempo de doença foi relacionado com pior resposta clínica. Os protocolos que levaram à melhor resposta usaram frequência de 10 Hz e 110% do LM, e a duração do tratamento para obtenção de melhor resultado foi de três semanas.[32]

EVIDÊNCIAS DE EFICÁCIA NO TRANSTORNO OBSESSIVO-COMPULSIVO

A mais recente edição do *Manual diagnóstico e estatístico de transtornos mentais* (DSM-5)[33] deixou de considerar o TOC um transtorno de ansiedade e o dotou de taxonomia própria (espectro obsessivo-compulsivo), junto com transtorno dismórfico corporal, transtorno de escoriação, transtorno de acumulação, tricotilomania e outros transtornos obsessivos desencadeados por outras condições médicas, como os induzidos por substâncias. Trata-se de doença mental grave, sendo um dos transtornos psiquiátricos mais incapacitantes, com prevalência de 1,1 a 1,8%. Grande parte dos pacientes (de 40 a 60%) não responde aos tratamentos convencionais e, quando responde, o faz muito mal.

Manifesta-se com sintomatologia obsessiva e compulsiva. As obsessões surgem espontaneamente ou são desencadeadas por "gatilhos" do próprio ambiente. As compulsões (rituais) se apresentam como a necessidade incontrolável de repetição de atos, falas, conferências, orações, operações matemáticas, movimentos, posições de corpo ou objetos, que visam obter segurança e alívio da ansiedade.

Sua fisiopatologia ainda permanece obscura, apesar de ser um dos transtornos com maior número de correlatos neuroquímicos,[34] neuroimunológicos[35] e neuroanatômicos[36] estudados. Entretanto, a maioria dos estudos aponta para anomalias no circuito córtico-estriado-tálamo-cortical (C-E-T-C) para explicar a sintomatologia do TOC. A associação fisiopatológica do transtorno a esse importante circuito presume que qualquer uma dessas estruturas poderá ter implicações em sua sintomatologia.[37] Há evidências consistentes de que os núcleos de base (putame, caudado e globo pálido), o tálamo, as estruturas paralímbicas (ínsula, córtex do cingulado anterior e posterior), a região para-hipocampal e, principalmente, o córtex pré-frontal orbitofrontal (COF) e medial são áreas disfuncionais no TOC. A melhora das obsessões e compulsões parece estar relacionada à diminuição metabólica no COF após tratamento farmacológico.[38]

O circuito orbitofrontal, que envolve os córtices orbitofrontal, pré-frontal medial e cingulado, parece ser responsável pelas falhas nos processos de inibição cognitiva (obsessões), enquanto o circuito frontoestriatal, que envolve o CPFDL, o caudado, o estriado e o tálamo, parece ser responsável pelos déficits de inibição comportamental. É importante ressaltar que o giro frontal inferior direito é uma das mais importantes áreas relacionadas à inibição cognitiva em geral.[38]

O primeiro estudo com EMTr no TOC foi feito em 1998, com desenho aberto de sessão única em três locais diferentes de estimulação: parietoccipital e lateral pré-frontal direito e esquerdo. Foi utilizada alta frequência (20 Hz) durante 2 s, uma vez por minuto, durante 20 min, totalizando 800 pulsos, que foram aplicados aleatoriamente em um dos três locais escolhidos. Após 48 h, foi realizada outra sessão, em local distinto da primeira aplicação, até todos os locais terem recebido a estimulação. Os pacientes relataram melhora da sintomatologia compulsiva que durava até 8 h após a aplicação, quando o local de estimulação era o córtex pré-frontal lateral direito. Relataram também melhora do humor por mais ou menos 30 min após a aplicação, mesmo não estando deprimidos.[38]

O COF é um dos alvos para EMTr no TOC, mas esse local de aplicação não é consensual devido à dificuldade de acesso, além de provocar desconforto para o paciente, embora os resultados sejam muito melhores. A maioria dos estudos opta pelos CPFDLs e pela área motora suplementar (AMS), em função da facilidade de acesso. Estudos que contemplaram o CPFDLE com alta frequência não apresentaram melhora clínica. Partindo da descrição de hiperexcitabilidade do córtex motor presente no TOC, Mantovani e colaboradores aplicaram baixa frequência bilateralmente sobre a AMS, ao longo de dez sessões diárias, em um total de 1.200 pulsos por sessão. A melhora clínica pareceu estar associada a uma normalização da excitabilidade cortical com diminuição da excitabilidade no hemisfério direito.[39]

A neuroimagem tem identificado um conjunto de áreas corticossubcorticais envolvidas no TOC, e os estudos têm observado que a normalização da atividade nessas regiões coincide com a redução significativa dos sintomas obsessivo-compulsivos. Há dois circuitos que têm sido apontados pela maioria dos estudos como essenciais no TOC: frontoestriatal e orbitofrontal. Esses circuitos têm sido objeto de estudo, por meio de três áreas centrais como pontos para estimulação: CPFDL, COF e AMS. A AMS tem oferecido maior evidência de efeitos de longo prazo.[38]

EVIDÊNCIAS DE EFICÁCIA NA DEPENDÊNCIA QUÍMICA

A dependência química é uma doença crônica e complexa, comumente associada a consequências clínicas graves, decorrentes direta ou indiretamente do uso de substâncias.

Segundo a Organização Mundial da Saúde (OMS), o critério para identificar consumidores de drogas de alto risco (Codar) é definido pelo uso regular da substância durante, pelo menos, 25 dias no decorrer de seis meses. A Fundação Oswaldo Cruz (Fiocruz) conduziu uma pesquisa sobre o uso de drogas no País, a qual revelou que o número de usuários regulares de drogas ilícitas (com exceção da *Cannabis*) correspondia a 2,3% da população das capitais brasileiras.[40]

Pesquisadores do Departamento de Psiquiatria da Universidade Federal de São Paulo (Unifesp), em parceria com pesquisadores da University of Texas School of Public Health, dos Estados Unidos, conduziram um levantamento em 149 municípios brasileiros, o qual indicou que o País está entre os maiores consumidores de cocaína no mundo, tanto na forma intranasal (aspirado) como na mistura de *crack* solidificada em cristais e composta por pasta de cocaína, bicarbonato de sódio e água (inalado).[41] O *crack* é uma forma altamente aditiva da cocaína, com início de ação imediato e curta duração. Essa forma da droga estabelece dependência muito rápida e mais grave, induzindo fortes manifestações de abstinência, e seu uso tem pior prognóstico quando comparado ao da cocaína.[42]

Em torno de 10% das pessoas que experimentam uma droga de abuso pela primeira vez desenvolverão dependência. O uso repetido da substância por esses indivíduos suscetíveis induz um padrão de uso compulsivo, decorrente da perda de controle do uso e do desejo incontrolável pela droga (fissura, *craving*). Durante a desintoxicação tardia, os pacientes apresentam evidências de disfunções do CPFDL, do giro do cíngulo e do COF. Há redução de volume do córtex pré-frontal em usuários de cocaína e *crack*, que pode estar associada ao empobrecimento das funções executivas, como ocorre nos alcoolistas.

A EMTr tem sido estudada na dependência química, mas há muitas dificuldades próprias da patologia que impossibilitam as aplicações diárias e subsequentes, como o frequente absenteísmo. A EMTr de alta frequência aplicada no CPFDLE induz a liberação de dopamina no córtex cingulado anterior ipsilateral, no estriado e no COF.[43] O benefício terapêutico observado após a alta frequência no CPFDL poderia se relacionar com o aumento da atividade da dopamina ao longo dos circuitos mesolímbico e mesoestriatal.

Li e colaboradores[44] demonstraram que a baixa frequência (1 Hz) no CPFDLE aumentou o *craving* da metanfetamina induzido por pistas. Camprodon e colaboradores[45] mostraram que a alta frequência (10 Hz) no mesmo alvo (CPFDLE) não interferiu no *craving* espontâneo da cocaína. Esses mesmos autores demonstraram que a alta frequência aplicada no CPFDLD reduziu o *craving*.

EVIDÊNCIAS DE EFICÁCIA NO TRANSTORNO DE ESTRESSE PÓS-TRAUMÁTICO

O TEPT caracteriza-se pela revivência da experiência traumática, sob a forma de *flashbacks*, pesadelos, hipervigilância e resposta exagerada aos estímulos do ambiente. A doença acomete as pessoas que foram expostas a situações de perigo iminente de morte, lesão corporal ou violência sexual. Sua prevalência varia de 2 a 7% nos países europeus e nos Estados Unidos, respectivamente. O tratamento é baseado em psicoterapias e medicação sintomática, predominantemente os antidepressivos.

A neuroimagem mostra hipoativação (fluxo sanguíneo reduzido) no córtex pré-frontal e no cingulado anterior. A baixa atividade dessas regiões permite a falta de inibição da resposta da amígdala a estímulos relacionados ao trauma, provocando uma hiperativação dessa estrutura, o que é demonstrado pelo fluxo sanguíneo aumentado na região.[46]

Há estudos de EMTr no TEPT que datam de 1998, cujos resultados apontaram que uma única sessão de frequência baixa, 100% do LM, bilateralmente, com um total de 450 pulsos, se traduziu em redução importante da esquiva, da ansiedade e da somatização.[47]

A estimulação magnética profunda também tem sido usada no tratamento do TEPT. Um estudo controlado, duplo-cego, feito com a bobina H, realizou 12 sessões, com frequência de 20 Hz, em área pré-frontal de pacientes com diagnóstico de TEPT (n = 30), distribuídos aleatoriamente em três grupos de tratamento: a) estimulação magnética profunda após breve exposição ao evento traumático com o procedimento de imagens guiadas por *script*; b) estimulação magnética profunda após breve exposição a um evento não traumático; c) estimulação simulada após breve exposição ao evento traumático. O resultado foi a redução significativa dos sintomas dos pacientes do grupo "a", confirmada pelos escores das escalas de avaliação.[48]

EVIDÊNCIAS DE EFICÁCIA NOS TRANSTORNOS DE ANSIEDADE

Os transtornos de ansiedade compreendem situações nas quais a ansiedade e/ou o medo ganham proporções inadequadas, exageradas e não compatíveis com o agente desencadeador. Podem se apresentar como: a) transtorno de ansiedade generalizada (TAG), b) transtorno de pânico, c) agorafobia e d) transtorno de ansiedade social.

A prevalência dos transtornos de ansiedade pode chegar a 29% ao longo da vida, mas apenas um terço desse contingente é tratado com medicamentos (benzodiazepínicos e antidepressivos).

Apesar de não haver estudos controlados sobre EMTr no TAG, há um estudo aberto (n = 10) com seis sessões feitas em dois dias da semana, durante três semanas, frequência baixa,

90% do LM, aplicada no CPFDLD, durante 15 min, totalizando 900 pulsos por dia, em que foi constatada significativa redução dos sintomas ansiosos nos pacientes.

A circuitaria da TAG não está bem esclarecida, mas pacientes muito ansiosos, quando expostos a agentes estressores, apresentam ativação importante das áreas límbicas, das áreas frontais, da amígdala, da ínsula e do estriato.[47]

A prevalência do transtorno de pânico é de 5,1%, e a condição está, muitas vezes, acompanhada pela agorafobia (prevalência de até 6% da população em geral), na qual o paciente se sente encurralado e amedrontado com a possibilidade de ser acometido por nova crise.

A neuroimagem aponta para hiperativação do CPFDL, da amígdala e do *locus ceruleus* durante a crise de pânico. Os estudos clínicos do transtorno de pânico, que são poucos, optam pelos protocolos em CPFDLD, com frequência baixa, acima do LM.

O número escasso de estudos controlados impede que a EMTr possa ser recomendada para os transtornos de ansiedade, sendo necessárias maior investigação e avaliação de seus efeitos e benefícios para esses pacientes.

EVIDÊNCIAS DE EFICÁCIA NO AUTISMO DE ALTO FUNCIONAMENTO

A entidade nosológica até recentemente conhecida como síndrome de Asperger foi descrita por Hans Asperger, em 1944. Foi incluída no DSM-IV, em 1994, e desapareceu no DSM-5, em 2013. Durante sua breve existência, despertou grande interesse e controvérsia, por sua rica e sutil variedade de características clínicas. Sua principal característica é o prejuízo severo na interação social, seguido de uma forma especial de pensar "por imagens", criando um verdadeiro mosaico estrutural. Portadores da síndrome são descritos como capazes de focar mais as partes do que o todo e não apresentam atraso do desenvolvimento como no autismo clássico. Algumas outras características devem ser mencionadas: hipo ou hiper-reatividade a estímulos sensoriais, aparente indiferença à dor e à temperatura, resposta adversa a sons e texturas específicas, fascinação visual por luzes ou movimentos e necessidade de cheirar ou tocar objetos de forma exagerada.[49]

Atualmente, na décima edição da *Classificação internacional de doenças e problemas relacionados à saúde* (CID-10),[50] da OMS, a antiga síndrome de Asperger é considerada uma síndrome comportamental, que, junto com o autismo infantil e outros transtornos desse grupo, compõe os transtornos invasivos do desenvolvimento. Comorbidades são comuns, como ansiedade, depressão, hiperatividade e TOC, e esses pacientes são particularmente sensíveis aos efeitos colaterais dos medicamentos (especialmente antipsicóticos, antidepressivos e psicoestimulantes).

Nesse contexto em que os psicofármacos não promovem os resultados esperados e desejados, a EMTr passa a ser uma alternativa possível para o alívio dos sintomas psiquiátricos adjuvantes.

Sokhadze e colaboradores[51] publicaram, em 2014, um estudo com 27 indivíduos portadores de transtornos do espectro autista (TEAs). O protocolo utilizado foi de baixa frequência, em 18 sessões no CPFDL. Houve melhora do funcionamento executivo, redução da irritabilidade e da hiperatividade, constatada pela Aberrant Behavior Checklist (ABC), e diminuição de comportamentos estereotipados, segundo a Escala de Comportamentos Repetitivos (RBS-R). Com isso, concluiu-se que a EMTr lenta é promissora nos sintomas nucleares do autismo (função executiva).[51]

Há relatos emocionantes, como o de um portador de Asperger que aceitou participar de um estudo no Beth Israel Deaconess Medical Center, um hospital de ensino da Harvard Medical School, a convite do neurologista Pascual-Leone, em 2008. Trata-se de John Elder Robison, que se tornou bastante conhecido pela eloquência e clareza com que descreveu suas experiências como autista, após as sessões de EMTr: "Imagine o que é passar os primeiros 40 anos de sua vida na escuridão, cego às emoções e aos sinais das outras pessoas. E então alguém subitamente acende as luzes".

A capacidade de "ler o estado emocional" das pessoas por meio de sinais, ou empatia cognitiva, é chamada de "função cognitiva superior" porque exige combinar informações de áreas distantes do cérebro. No autismo, essa capacidade de conectar e ativar áreas distantes do cérebro está bastante reduzida (hipoconectividade a distância), enquanto a capacidade de ativar e conectar áreas próximas do cérebro está aumentada (hiperconectividade local). Pascual-Leone imaginou que essa capacidade estivesse presente, mas amortecida por algum mecanismo regulatório desconhecido. Assim, convidou o Sr. Robison para uma tentativa de ativá-la com o procedimento de EMTr, e sua expectativa se confirmou. Depois de 17 sessões, o paciente passou a ser capaz de, aos 40 anos de idade, pela primeira vez na vida, "enxergar" o estado emocional das demais pessoas. A experiência teve um impacto tão grande em sua vida que resolveu escrever um livro, intitulado *Switched on* (em livre tradução, algo como *Ligaram meu interruptor*), ainda não traduzido para o português.[52]

Chandramouli Krischinan e colaboradores[53] publicaram, em 2016, uma importante revisão da literatura com relação à segurança da técnica (EMTr) aplicada em crianças e adolescentes, envolvendo 51 estudos com pacientes menores de 18 anos. O evento adverso mais comum encontrado foi a dor de cabeça. Em 322 indivíduos ocorreram duas convulsões, dois casos de zumbido (*tinnitus*) com alta frequência a 90% do LM, duas síncopes "vagovagal" e nenhum impacto negativo neurocognitivo (aprendizagem, memória e função executiva).[53]

A EMTr é ainda considerada experimental para o autismo. O pesquisador Peter Entcott vem investigando protocolos de EMTr aplicados na região temporoparietal direita, na Deakin University, na Austrália. Não há informações sobre estudos semelhantes no Brasil.

CONECTIVIDADE FUNCIONAL – NOVAS PERSPECTIVAS PARA O TRATAMENTO DA DEPRESSÃO

No final dos anos 1980, a hipótese de a gênese da depressão se relacionar com neurotransmissores (serotonina, norepinefrina ou outros) ganhou a conformação da hipótese química da doença. O momento atual prestigia as redes neurais, e a depressão passou a ser vista como uma disfunção da conectividade entre estruturas reguladoras do humor. O córtex límbico de pacientes deprimidos recebe menos influência do córtex pré-frontal lateral, área que distingue os humanos dos outros hominídeos e é fundamental para o planejamento e o controle voluntário de nossas ações e pensamentos.[54]

Até 1909, o cérebro era compreendido como uma estrutura dividida apenas em lobos, respeitando sua anatomia macroscópica. Naquele ano, o neurologista alemão Korbinian Brodmann percebeu que áreas de córtex em uma mesma região tinham uma estrutura celular diferente e identificou 52 regiões corticais distintas. Mais tarde, Wilder Penfield introduziu o método de mapeamento de função por meio da estimulação elétrica direta do córtex em pacientes operados com anestesia local.[54]

Por volta de 1990 surgiu o método *blood-oxygen-level dependent, in (functional) magnetic resonance imaging* (BOLD fMRI), que cria imagens baseadas na variação do teor de oxigenação da hemoglobina no cérebro. Quando determinada região cerebral é ativada, rapidamente a extração do oxigênio nela muda, e cria-se um contraste entre áreas mais e menos ativas, visível pela BOLD fMRI. Essa atividade muda em até duas vezes por segundo, compondo um mapa bem mais complexo do que até então se tinha conhecimento.

O método mais adotado divide o cérebro em 258 grupos funcionais. Essas 258 regiões formam 33.153 pares distintos de conexão, e é possível medir o quanto cada uma delas está ligada à outra. A forma mais simples de representar o que a ressonância funcional visualiza, considerando essa complexidade, é algo semelhante a um mapa com 258 endereços e 33.153 ruas com cores diferentes de acordo com o tráfego.[54]

Em uma publicação de dezembro de 2016 na revista *Nature Medicine*, 22 pesquisadores, liderados por Conor Liston, combinando técnicas de ressonância magnética com métodos computacionais semelhantes aos utilizados em mineração de dados e aprendizado de máquina, conseguiram "decifrar" quatro tipos de padrões distintos na depressão e prever, com até 94% de acerto, a resposta de um desses tipos ao tratamento da depressão com EMTr. Não se sabe se o achado seria o mesmo em se tratando de medicamentos.

A grande contribuição de Liston e colaboradores foi a inovação de um método para encontrar e classificar padrões. O trabalho publicado foi baseado na análise de dados de 1.180 pacientes avaliados em múltiplos centros nos Estados Unidos e no Canadá. Uma das principais ferramentas foi a "análise de correlação canônica" (ACC) que está na base de novos campos de aprendizado de máquina e mineração de dados.[54] Os autores conseguiram delimitar, com clareza, quatro diferentes padrões de alteração, encontrados em frequência semelhante (24, 23, 20 e 33%), cuja ocorrência não teve relação com a gravidade da depressão, exceto o biotipo II, que apresentava gravidade ligeiramente menor que os demais. O método demonstrou solidez ao ser replicado em 13 diferentes centros e outros 477 pacientes.[54]

Os quatro biotipos descritos foram assim caracterizados:

1. **Biotipo I** – ansiedade, insônia intermediária e fadiga
2. **Biotipo II** – fadiga, menos ansiedade e menos insônia
3. **Biotipo III** – anedonia e retardo psicomotor
4. **Biotipo IV** – anedonia, ansiedade maior, insônia precoce e intermediária

O biotipo I responde excepcionalmente melhor ao tratamento com EMTr (83%), enquanto o biotipo III responde moderadamente (61%) e os biotipos II e IV respondem pouco (25 a 30%).

Se o método utilizado nesse trabalho for adotado ao redor do mundo, o diagnóstico de depressão ganhará um novo classificador que poderá permitir a escolha de tratamento com maior eficácia e mais rapidez.

COVID-19

A partir de fevereiro de 2020, nos vimos diante de uma grave crise sanitária que vem abalando todo o planeta: a pandemia de *coronavírus*, já nomeada covid-19, responsável por crescente número de vítimas fatais pela síndrome respiratória aguda severa (SARS). Todos os procedimentos ambulatoriais não emergenciais e hospitalares eletivos foram praticamente suspensos e remodelados para o cuidado com a covid-19. Grande parte das clínicas de estimulação cerebral não invasiva (ECNI) suspenderam os atendimentos e as atividades presenciais, buscando conter a infecção. O contato com o paciente foi reduzido ao mínimo necessário e houve uma expansão dos atendimentos por telemedicina. Porém, as aplicações de EMTr e de ECT, por sua natureza e indicação, foram mantidas, com os serviços sendo adequados às medidas de segurança que a situação exige. A Associação Brasileira de Psiquiatria e as demais entidades de especialidades vêm reiteradamente alertando os médicos quanto aos cuidados a serem adotados: a) distanciamento social; b) equipamento de proteção individual (EPI): máscaras faciais, luvas e protetores faciais transparentes (*face-shield*), protetores de pés com tecido não tecido (TNT); c) adequação de instalações e procedimentos de higienização; d) medidas básicas de segurança: higienização frequente (a cada paciente atendido) de equipamentos, bancadas, mesas e cadeiras com álcool 70%, ou solução de hipoclorito 1% (de acordo com a orientação do fabricante), ventilação adequada, sol e limpeza do ambiente; e) técnicas rápidas como *Theta Burst* devem ser as de eleição, assim como a EMTr acelerada (duas ou mais sessões por dia), permitindo tanto a redução do tempo de permanência nas clínicas como a redução do número de idas aos serviços especializados, durante o período de pandemia.[55]

CONSIDERAÇÕES FINAIS

Não foram abordados neste capítulo detalhes sobre equipamentos disponíveis no mercado, características e indicações das diferentes bobinas, técnicas de otimização de tratamentos com EMTr, como EMTr acelerada e outros. Sugere-se a leitura da bibliografia oferecida com abundância para que o leitor se familiarize com esse recurso terapêutico, que promete mudar o paradigma de muitos tratamentos, alargando, de forma inquestionável, os horizontes de atuação não só da psiquiatria, mas também da neurologia, da reumatologia, da fisiatria, da anestesiologia, da otorrinolaringologia e das clínicas cirúrgicas.

REFERÊNCIAS

1. Alves MJO, Silva AG. Terapias biológicas não farmacológicas II – estimulação magnética transcraniana. In: Quevedo J, Silva AG, organizadores. Depressão: teoria e clínica. Porto Alegre: Artmed; 2013. Cap. 20, p. 233-46.
2. Alves MJO, Ferreira MFM, Abreu PB. Aplicações clínicas da eletroconvulsoterapia. Shiozawa P, Silva ME, Ribeiro RB, Alberto RL, Cordeiro Q. Neuromodulação em psiquiatria. Rio de Janeiro: Atheneu; 2017. Cap. 4, p. 23-34.
3. George MS, Wassermann EM, Williams WA, Callahan A, Ketter TA, Basser P, et al. Daily repetitive transcranial magnetic stimulation (rTMS) improves mood in depression. Neuroreport. 1995;6(14):1853-6.
4. Rossi S, Hallett M, Rossini PM, Pascual-Leone A, Safety of TMS Consensus Group. Safety, ethical considerations, and application guidelines for the use of transcranial magnetic stimulation in clinical practice and research. Clin Neurophysiol. 2009;120(12):2008-39.
5. Dumas R, Padovani R, Richieri R, Lançon C. [Repetitive transcranial magnetic stimulation in major depression: response factor]. Encephale. 2012;38(4):360-8.
6. Lu M, Ueno S. Comparison of the induced fields using different coil configurations during deep transcranial magnetic stimulation. PLoS One. 2017;12(6):e0178422.
7. Todd G, Flavel SC, Ridding MC. Priming theta-burst repetitive transcranial magnetic stimulation with low- and high-frequency stimulation. Exp Brain Res. 2009;195(2):307-15.
8. Liston C, Chen AC, Zebley BD, Drysdale AT, Gordon R, Leuchter B, et al. Default mode network mechanisms of transcranial magnetic stimulation in depression. Biol Psychiatry. 2014;76(7):517-26.
9. Kandel. Estimulador Magnético Neuro-MS/D [Internet]. São Paulo: Kandel; 2019 [capturado em 16 jun. 2019]. Disponível em: https://kandel.com.br/equipamentos/emt/neuro-msd/.
10. Rosa MA, Rosa MO. Mecanismos de ação da estimulação magnética transcraniana. In: Brunoni AR, organizador. Princípios e práticas do uso da neuromodulação não invasiva em psiquiatria. Porto Alegre: Artmed; 2017. Cap. 2, p. 37-54.
11. Magstim. Single 90mm Remote Control Coil [Internet]. Whitland: Magstim; 2019 [capturado em 16 jun. 2019]. Disponível em: http://magstimweb.riskpoint.co.uk/product/3/single-90mm-remote-control-coil.
12. Kandel. Bobina em figura-de-oito com refrigeração [Internet]. São Paulo: Kandel; 2019 [capturado em 16 jun. 2019]. Disponível em: https://kandel.com.br/acessorios/emt/bobina-em-figura-de-oito-angulada-refrigerada/.
13. Kandel. Bobina em duplo cone a 120º com refrigeração [Internet]. São Paulo: Kandel; 2019 [capturado em 16 jun. 2019]. Disponível em: https://kandel.com.br/acessorios/emt/bobina-em-duplo-cone-com-refrigeracao/.
14. UCB-Biopharma. Brainsway deep TMS system: P/N: DTS-A31-1500-01: instruções de uso [Internet]. Baruerí: UCB-Biopharma; 2019 [capturado em 16 jun. 2019]. Disponível em: http://ucb-biopharma.com.br/images/dados/Brainsway%20-%20Deep%20TMS%20System%20-%20Instru%C3%A7%C3%A3o%20de%20Uso.pdf
15. Chervyakov AV, Chernyavsky AY, Sinitsyn DO, Piradov MA. Possible mechanisms underlying the therapeutic effects of transcranial magnetic stimulation. Front Hum Neurosci. 2015;9:303.
16. Koerselman F, Laman DM, van Duijn H, van Duijn MA, Willems MA. A 3-month, follow-up, randomized, placebo-controlled study of repetitive transcranial magnetic stimulation in depression. J Clin Psychiatry. 2004;65(10):1323-8.
17. Lefaucheur JP, André-Obadia N, Antal A, Ayache SS, Baeken C, Benninger DH, et al. Evidence-based guidelines on the therapeutic use of repetitive transcranial magnetic stimulation (rTMS). Clin Neurophysiol. 2014;125(11):2150-206.
18. Kessler RC, Birnbaum H, Bromet E, Hwang I, Sampson N, Shahly V. Age differences in major depression: results from the National comorbidity Survey Replication (NCS-R). Psychol Med. 2010;40(2):225-37.
19. Berlim MT, Turecki G. Definition, assessment, and staging of treatment-resistant refractory major depression: a review of current concepts and methods. Can J Psychiatry. 2007;52(1):46-54.
20. Sampaio B, Brunoni A. Depressão e transtornos do humor: estimulação magnética transcraniana. In: Brunoni AR, organizador. Princípios e práticas do uso da neuromodulação não invasiva em psiquiatria. Porto Alegre: Artmed; 2017. Cap. 12, p. 182-96.
21. Fitzgerald PB, Hoy KE, Elliot D, McQueen S, Wambeek LE, Daskalakis ZJ. Exploring alternative rTMS strategies in non-responders to standard high frequency left-sided treatment: a switching study. J Affect Disord. 2018;232:79-82.
22. George MS, Lisanby SH, Avery D, McDonald WM, Durkalski V, Pavlicova M, et al. Daily left prefrontal transcranial magnetic stimulation therapy for major depressive disorder: a sham-controlled randomized trial. Arch Gen Psychiatry. 2010;67(5):507-16.
23. Dunner DL, Aaronson ST, Sackeim HA, Janicak PG, Carpenter LL, Boyadjis T, et al. A multisite, naturalistic, observational study of transcranial magnetic stimulation for patients with pharmacoresistant major depressive disorder: durability of benefit over a 1-year follow-up period. J Clin Psychiatry. 2014;75(12):1394-401.
24. Carpenter LL, Janicak PG, Aaronson ST, Boyadjis T, Brock DG, Cook IA, et al. Transcranial magnetic stimulation (TMS) for major depression: a multisite, naturalistic, observational study of acute treatment outcomes in clinical practice. Depress Anxiety. 2012;29(7):587-96.
25. Xia G, Gajwani P, Muzina DJ, Kemp DE, Gao K, Ganocy SJ, et al. Treatment-emergent mania in unipolar and bipolar depression: focus on repetitive transcranial magnetic stimulation. Int J Neuropsychopharmacol. 2008;11(1):119-30.
26. Grisaru N, Chudakov B, Yaroslavsky Y, Belmaker RH. Transcranial magnetic stimulation in mania: a controlled study. Am J Psychiatry. 1998;155(11):1608-10.
27. Saba G, Rocamora JF, Kalalou K, Benadhira R, Plaze M, Lipski H, et al. Repetitive transcranial magnetic stimulation as an add-on therapy in the treatment of mania: a case series of eight patients. Psychiatry Res. 2004;128(2):199-202.
28. Zeeuws D, De Rycker K, De Raedt R, De Beyne M, Baeken C, Vanderbruggen N. Intensive high-frequency repetitive transcranial magnetic stimulation treatment in an electro-

convulsive shock therapy-resistant bipolar I patient with mixed episode. Brain Stimul. 2011;4(1):46-9.
29. Conley RR. The burden of depressive symptoms in people with schizophrenia. Psychiatr Clin North Am. 2009;32(4):853-61.
30. Valiengo LCL, Silveira SK, Carvalho JB. Neuromodulação em sintomas negativos da esquizofrenia In: Brunoni AR, organizador. Princípios e práticas do uso da neuromodulação não invasiva em psiquiatria. Cap.14, p. 212-24.
31. Zhao S, Kong J, Li S, Tong Z, Yang C, Zhong H. Randomized controlled trial of four protocols of repetitive transcranial magnetic stimulation for treating the negative symptoms of schizophrenia. Shangai Arch Psychiatry. 2014;26(1):15-21.
32. Shi C, Yu X, Cheung EF, Shum DH, Chan RC. Revisiting the therapeutic effect of rTMS on negative symptoms in schizophrenia: a meta-analysis. Psychiatry Res. 2014;215(3):505-13.
33. American Psychiatric Association. Manual diagnóstico e estatístico de transtornos mentais: DSM-5. 5. ed. Porto Alegre: Artmed; 2014.
34. Hesse S, Müller U, Lincke T, Barthel H, Villmann T, Angermeyer MC, et al. Serotonin and dopamine transporter imaging in patients with obsessive-compulsive disorder. Psychiatry Res. 2005;140(1):63-72.
35. Fluitman SB, Denys DA, Heijnen CJ, Westenberg HG. Disgust affects TNF-alpha, IL-6 and noradrenalin levels in patients with obsessive-compulsive disorder. Psychoneuroendocrinology. 2010;35(6):906-11.
36. Soriano-Mas C, Pujol J, Alonso P, Cardoner N, Menchón JM, Harrison BJ, et al. Identifying patients with obsessive-compulsive disorder using whole-brain anatomy. Neuroimage. 2007;35(3):1028-37.
37. Carvalho S, Leite J. Transtorno obsessivo-compulsivo: tratamento com neuromodulação. In: Brunoni AR, organizador. Princípios e práticas do uso da neuromodulação não invasiva em psiquiatria. Porto Alegre: Artmed; 2017. Cap. 15, p. 212-24.
38. Swedo SE, Pietrini P, Leonard HL, Schapiro MB, Rettew DC, Goldberger EL, et al. Cerebral glucose metabolism in childhood-onset obsessive-compulsive disorder. Revisualization during pharmacotherapy. Arch Gen Psychiatry. 1992;49(9):690-4.
39. Mantovani A, Rossi S, Bassi BD, Simpson HB, Fallon BA, Lisanby SH. Modulation of motor cortex excitability in obsessive-compulsive disorder: an exploratory study on the relations of neurophysiology measures with clinical outcome. Psychiatry Res. 2013;210(3):1026-32.
40. Reis NB, Bastos, FIPM. Pesquisas sobre o consumo de drogas no Brasil: eixo políticas e fundamentos [Internet]. [Brasília]: SENAD; c2016 [capturado em 11 jun. 2019]. Disponível em: http://www.aberta.senad.gov.br/medias/original/201704/20170424-094329-001.pdf.
41. Abdalla RR, Madruga CS, Ribeiro M, Pinsky I, Caetano R, Laranjeira R. Prevalence of cocaine use in brazil: data from the II Brazilian National Alcohol and Drugs Survey (BNA-DS). Addict Behav. 2014;39(1):297-301.
42. Nakamura-Palacius E, Lugon MMV. Neuromodulação nas dependências químicas. In: Brunoni AR, organizador. Princípios e práticas do uso da neuromodulação não invasiva em psiquiatria. Porto Alegre: Artmed; 2017. Cap. 19, p. 285-307.
43. Grall-Bronnec M, Sauvaget A. The use of repetitive transcranial magnetic stimulation for modulating craving and addictive behaviours: a critical literature review of efficacy, technical and methodological considerations. Neurosci Biobehav Rev. 2014;47:592-613.
44. Li X, Malcolm RJ, Huebner K, Hanlon CA, Taylor JJ, Brady KT, et al. Low frequency repetitive transcranial magnetic stimulation of the left dorsolateral prefrontal cortex transiently increases cue-induced craving for methamphetamine: a preliminary study. Drug Alcohol Depend. 2013;133(2):641-6.
45. Camprodon JA, Martínez-Raga J, Alonso-Alonso M, Shih MC, Pascual-Leone A. One session of high frequency repetitive transcranial magnetic stimulation (rTMS) to the right prefrontal córtex transiently reduces cocaine craving. Drug Alcohol Depend. 2007;86(1):91-4.
46. D'Angelo LB, Silva RMR. Transtornos de ansiedade e transtornos relacionados a trauma e a estressores. In: Brunoni AR, organizador. Princípios e práticas do uso da neuromodulação não invasiva em psiquiatria. Porto Alegre: Artmed; 2017. Cap. 16, p. 285-307.
47. Grisaru N, Amir M, Cohen H, Kaplan Z. Effect of transcranial magnetic stimulation in posttraumatic stress disorder: a preliminary study. Biol Psychiatry. 1998;44(1):52-5.
48. Isserles M, Shalev AY, Roth Y, Peri T, Kutz I, Zlotnick E, et al. Effectiveness of deep transcranial magnetic stimulation combined with a brief exposure procedure in post-traumatic stress disorder – a pilot study. Brain Stimul. 2013;6(3):377-83.
49. Camargos Jr W. Semiologia clínica da síndrome de Asperger. In: Camargos Jr W. Síndrome de Asperger e outros transtornos do espectro do autismo de alto funcionamento: da avaliação ao tratamento. Belo Horizonte: Artesã; 2013. p. 41-70.
50. World Health Organization. Classificação de transtornos mentais e de comportamento da CID-10: descrições clínicas e diretrizes diagnósticas. Porto Alegre: Artmed; 1993.
51. Sokhadze EM, El-Baz AS, Sears LL, Opris I, Casanova MF. rTMS neuromodulation improves electrocortical functional measures of information processing and behavioral responses in autism. Front Syst Neurosci. 2014;8:134.
52. Kandel. Estimulação magnética transcraniana no autismo [Internet]. São Paulo: Kandel; 2019 [capturado em 11 jun. 2019]. Disponível em: https://kandel.com.br/estimulacao-magnetica-transcraniana-no-autismo/.
53. Krishnan C, Santos L, Peterson MD, Ehinger M. Safety of noninvasive brain stimulation in children and adolescents. Brain Stimul. 2015;8(1):76-87.
54. Drysdale AT, Grosenick L, Downar J, Dunlop K, Mansouri F, Meng Y, et al. Resting-state connectivity biomarkers define neurophysiological subtypes of depression. Nat Med. 2017;23(1):28-38.
55. Bikson M, Hanlon CA, Woods AJ, Gillick BT, Charvet L, Lamm C, et al. Guidelines for TMS/tES clinical services and research through the COVID-19 pandemic. Brain Stimul. 2020;13(4):1124-49.

LEITURAS RECOMENDADAS

Barker AT, Jalinous R, Freeston IL. Non-invasive magnetic stimulation of human motor cortex. Lancet. 1985;1(8437):1106-7.

Michael N, Erfurth A. Treatment of bipolar mania with right prefrontal rapid transcranial magnetic stimulation. J Affect Disord. 2004;78(3):253-7.

CAPÍTULO 13

PSIQUIATRIA FORENSE

Lisieux E. de Borba Telles
Alcina Juliana Soares Barros
Gabriela de Moraes Costa

PONTOS-CHAVE

- A psiquiatria forense tem por objeto de estudo o homem com transtorno mental, seja ele transgressor da norma jurídica, seja ele alguém necessitando de proteção jurídica.
- A atuação pericial do psiquiatra se dará mediante a necessidade de estabelecer se o periciando apresenta um diagnóstico de doença mental, transtorno da personalidade ou do desenvolvimento, bem como de determinar como essas alterações psicopatológicas afetam a execução de atos jurídicos atuais ou pretéritos.
- Segundo o Código de Ética Médica, ter atuado em algum momento como médico assistente do examinando impede o psiquiatra de exercer o encargo de perito desse sujeito.
- A curatela poderá ser levantada quando cessar a causa que a determinou.
- Havendo dúvida acerca da integridade mental do acusado de algum crime, o juiz determinará a instauração do incidente de insanidade mental e ordenará que o acusado seja submetido a exame médico-legal, o qual corresponde à perícia psiquiátrica de responsabilidade penal.

> **VINHETA CLÍNICA 13.1**
>
> J. S., brasileiro, 27 anos, solteiro, analfabeto e sem profissão. Apresentou sofrimento fetal durante sua gestação, nascendo de parto cesáreo prematuro. Necessitou permanecer durante dois meses hospitalizado em função da prematuridade. No pós-alta, apresentou desenvolvimento neuropsicomotor deficitário. Frequentou a Associação de Pais e Amigos dos Excepcionais (Apae) durante dez anos, onde mostrou-se impulsivo e entrou em conflitos com colegas e professores. Não conseguiu se alfabetizar e costumava fugir da escola. Durante a vida adulta, nunca teve capacidade para exercer uma atividade laborativa, permanecendo durante todo o dia em casa sob supervisão da família. Por vezes, quando contrariado, ficava irritado e agredia os irmãos. No dia dos fatos, fugiu nu de casa, indo esconder-se na igreja do bairro. Foi preso, e o juiz instaurou o incidente de insanidade mental.

A psiquiatria forense foi descrita por Ribé[1] como a psiquiatria em função da justiça. Seu objeto de estudo é o homem com transtorno mental, seja ele transgressor da norma jurídica, seja ele alguém necessitando de proteção jurídica.

Constitui-se em uma subespecialidade psiquiátrica relativamente nova, pois apenas a partir da década de 1990 foi oficialmente reconhecida pelo American Board of Medical Specialties, nos Estados Unidos. Seis anos após, foi acreditada a primeira residência em psiquiatria forense naquele país.[2] O ano de 2006 marca a criação da primeira residência com área de atuação em psiquiatria forense brasileira, no Estado do Rio Grande do Sul, realizada após o término da formação psiquiátrica geral.[3] Essa iniciativa frutificou, sendo hoje a forma mais rica de aprendizagem na área. Além de proporcionar o aprendizado contínuo e aprofundado durante um ano, o programa oferece suporte teórico e prática forense de habilidades técnicas de avaliação, entrevista e ética com supervisão, bem como treinamento em uso de escalas e pesquisa na área.

Entre as atividades dos psiquiatras forenses, destacam-se:[4]

- Perícias nas áreas criminal, civil, trabalhista, administrativa, previdenciária e outras
- Assistência aos privados de liberdade, aos pacientes em cumprimento de medida de segurança (MS) e aos pacientes de hospitais gerais vítimas ou atores de violência
- Promoção dos direitos dos pacientes doentes mentais e portadores de vulnerabilidades
- Consultoria em questões relativas à bioética
- Ensino em nível de graduação médica, especialização na área de atuação e pós-graduação
- Promoção de pesquisa e intercâmbio com demais centros internacionais

A ATUAÇÃO DO PSIQUIATRA NAS PERÍCIAS CIVIS

Sempre que a prova do fato depender de saber técnico ou científico, o juiz poderá ser assistido por um perito, que será um profissional de sua livre escolha e comprovadamente detentor do conhecimento necessário à realização da perícia.[5]

A norma jurídica define como atividades privativas do médico a realização de perícia médica e o diagnóstico nosológico:

> [...] determinação da doença que acomete o ser humano, aqui definida como interrupção, cessação ou distúrbio da função do corpo, sistema ou órgão, caracterizada por, no mínimo, dois dos seguintes critérios: I – agente etiológico reconhecido; II – grupo identificável de sinais ou sintomas; III – alterações anatômicas ou psicopatológicas.[6]

A atuação pericial do psiquiatra se dará mediante a necessidade de estabelecer se o periciando apresenta um diagnóstico de doença mental, transtorno da personalidade ou do desenvolvimento, bem como de determinar de que formas essas alterações psicopatológicas afetam a execução de atos jurídicos atuais ou pretéritos.

O perito tem o dever de cumprir o ofício no prazo que lhe designar o juiz, podendo escusar-se do encargo, alegando impedimento, suspeição ou motivo legítimo. Segundo a lei, a escusa será apresentada no prazo de 15 dias, contado da intimação, da suspeição ou do impedimento supervenientes, sob pena de renúncia ao direito a alegá-la.[5]

Ressalta-se que já ter atuado em algum momento como médico assistente do examinando impede o psiquiatra de exercer o encargo de perito desse sujeito. Observe-se o que determina o novo Código de Ética Médica (CEM) sobre essa questão (Art. 93):[7] "[é vedado] Ser perito ou auditor do próprio paciente, de pessoa de sua família ou de qualquer outra com a qual tenha relações capazes de influir em seu trabalho ou de empresa em que atue ou tenha atuado".

Cumpre destacar que o CEM garante ao perito o fornecimento de informações acerca do tratamento prestado pelo médico assistente para a elaboração do laudo pericial.

Ainda, no Art. 94 do CEM,[7] fica determinado que perito e assistente técnico não podem interferir nos atos profissionais de outro médico ou fazer qualquer apreciação em presença do examinado, devendo reservar suas observações para o relatório.

No concernente à remuneração pericial, o CEM[7] expressa a proibição de "[...] receber remuneração ou gratificação por valores vinculados à glosa ou ao sucesso da causa" e que o médico "[...] tem direito a justa remuneração pela realização do exame pericial". Segundo o Código de Processo Civil (CPC):

> [...] o juiz poderá autorizar o pagamento de até cinquenta por cento dos honorários arbitrados a favor do perito no início dos trabalhos, devendo o remanescente ser pago apenas ao final, depois de entregue o laudo e prestados todos os esclarecimentos necessários.[5]

Todavia, a remuneração inicialmente arbitrada poderá ser diminuída pelo magistrado quando a perícia for inconclusiva ou deficiente.[7]

Uma dúvida que acomete o psiquiatra quando intimado para exercer atividade pericial é "[...] se comete ilícito ético o profissional que se recusa a realizar a tarefa de perícia sem receber honorário, por esta razão". Essa questão foi respondida pelo Conselho Federal de Medicina (CFM):[8]

> [...] Toda atividade laboral deve ser remunerada. [...] Intimado para prestar um serviço pericial, caso não possa realizá-lo, informará essa impossibilidade ao juiz e pedir-lhe-á que o dispense daquele dever. Se necessário, deverá procurar a autoridade para explicar a impossibilidade. Caso aceite, deverá fazer sua proposta de honorários que, caso aceita pelo tribunal, assinará o compromisso pericial e marcará o lugar e o momento em que se dará o exame pericial. Contudo, não se trata de infração ética, mas de dever legal.

Conforme expresso no CPC,[5] instaurada a perícia, incumbe às partes, dentro de 15 dias contados da intimação do despacho de nomeação do perito:

I – arguir o impedimento ou a suspeição do perito, se for o caso;
II – indicar assistente técnico;
III – apresentar quesitos.

Os assistentes técnicos são de confiança da parte e não estão sujeitos a impedimento ou suspeição. Todavia, assim como o perito, estão submetidos aos princípios éticos da imparcialidade, do respeito à pessoa, da veracidade, da objetividade e da qualificação profissional.[9]

Devem ser previamente avisados, com antecedência mínima de cinco dias, da data e do local da perícia, estando assegurado por lei o seu direito de acompanhar as diligências e os exames que o perito realizar. Além dos quesitos iniciais, há também os suplementares (elaborados durante a diligência) e os de esclarecimento (posteriores à entrega do laudo). A elaboração de quesitos é recomendável e ajuda a consubstanciar o laudo, tornando-o mais preciso, completo e objetivo.

O laudo pericial deverá conter:
I – a exposição do objeto da perícia;
II – a análise técnica ou científica realizada pelo perito;
III – a indicação do método utilizado, esclarecendo-o e demonstrando ser predominantemente aceito pelos especialistas da área do conhecimento da qual se originou;
IV – uma resposta conclusiva a todos os quesitos apresentados pelo juiz, pelas partes e pelo órgão do Ministério Público.

Entregue o laudo em juízo, as partes poderão manifestar-se a respeito no prazo comum de 15 dias, quando o assistente técnico de cada uma delas, em igual prazo, apresentará o seu parecer.[5]

PERÍCIAS CIVIS EM PSIQUIATRIA

O CFM disciplina os atos periciais em psiquiatria, os quais devem obedecer aos itens do roteiro a seguir, conforme o Manual de Vistoria e Fiscalização da Medicina no Brasil (Quadro 13.1).[9]

Considerando a importância das perícias para estabelecer a capacidade civil em geral e as capacidades para atos específicos diversos, apresentaremos a seguir conceitos norteadores relativos a determinados atos cíveis. Estão destacados alguns pontos psiquiátrico-forenses fundamentais das principais perícias dessa natureza.

AVALIAÇÃO DA CAPACIDADE CIVIL

A capacidade de direito é um atributo que a pessoa adquire ao nascer com vida, é a "[...] aptidão para adquirir direitos e contrair obrigações". Já a capacidade de exercício, ou capacidade de fato, compreende a expressão da autonomia do indivíduo, uma vez que significa o exercício pessoal dos atos da vida civil.[10]

O indivíduo capaz está em pleno gozo das faculdades mentais necessárias ao gerenciamento autônomo de seus interesses, de forma pragmática e objetiva, e de acordo com os seus valores e história de vida, conforme ressaltado por Taborda e colaboradores.[11]

Nessa esfera, a incapacidade compreende a restrição jurídica do exercício da vida civil. Assim, aos incapazes caberá um curador, em vez de exercerem pessoal e diretamente esses atos. Objetivamente, a restrição desse exercício deve ocorrer visando a proteção do indivíduo.[12]

A fim de justificar decisões previamente tomadas, poderá ser necessária a determinação retrospectiva da capacidade, mesmo *post mortem* (p. ex., quando foi formulado um testamento).

Embora funcionamento cognitivo e capacidade não sejam sinônimos, a habilidade para a tomada de decisão requer um desempenho adequado em domínios como atenção, memória, linguagem e funcionamento executivo. Assim, a aplicação de instrumentos padronizados de avaliação cognitiva é recomendada ao perito e serve para objetivar, aprofundar e consubstanciar o exame pericial. Além de sua complementação, também são úteis para documentar a severidade dos transtornos e a mudança dos sintomas ao longo do tempo quando forem indicadas avaliações seriadas.[13]

Quanto aos procedimentos processuais, a interdição de direitos civis dos portadores de transtornos mentais dá-se a partir de uma petição inicial promovida:

I – pelo cônjuge ou companheiro;
II – pelos parentes ou tutores;
III – pelo representante da entidade em que se encontra abrigado o interditando;
IV – pelo Ministério Público.[5]

Conforme o Código de Processo Cível: "[...] incumbe ao autor, na petição inicial, especificar os fatos que demonstram a incapacidade do interditando para administrar seus bens e, se for o caso, para praticar atos da vida civil, bem como o momento em que a incapacidade se revelou".[5] Assim, o interditando será citado, e o juiz o entrevistará minuciosamente acerca de sua vida, negócios, bens, vontades, preferên-

QUADRO 13.1 ▶ ROTEIRO BÁSICO DO RELATÓRIO PERICIAL

Preâmbulo	Autoapresentação do perito, na qual informa sobre sua qualificação profissional na matéria em discussão.
Individualização da perícia	Detalhes objetivos sobre o processo e as partes envolvidas.
Circunstâncias do exame pericial	Descrição objetiva dos procedimentos realizados (entrevistados, número de entrevistas, tempo dispendido, documentos examinados, exames complementares, etc.).
Identificação do examinando	Nome e qualificação completa da pessoa que foi alvo dos procedimentos periciais.
Quesitos	Transcrição dos quesitos formulados pela autoridade e pelas partes.
História pessoal	Síntese da história de vida do examinando, com ênfase em sua relação com o objeto da perícia, se houver.
História psiquiátrica prévia	Relato dos contatos psiquiátricos prévios, em especial tratamentos e hospitalizações.
História médica	Relato das doenças clínicas e cirúrgicas atuais e prévias, incluindo tratamentos e hospitalizações.
História familiar	Registro das doenças psiquiátricas e não psiquiátricas nos familiares próximos.
Exame do estado mental	Descrição das funções psíquicas do examinando.
Exame físico	Descrição da condição clínica geral do examinando.
Exames e avaliações complementares	Descrição de achados laboratoriais e de resultados de exames e testes aplicados.
Diagnóstico positivo	Segundo a nosografia preconizada pela Organização Mundial da Saúde, oficialmente adotada pelo Brasil.
Comentários médico-legais	Esclarecimento sobre a relação entre a conclusão médica e as normas legais que disciplinam o assunto em debate.
Conclusão	Frase curta e direta que sintetiza todo o pensamento do perito.
Resposta aos quesitos	Respostas claras, concisas e objetivas.

Fonte: Brasil.[9]

cias e laços familiares e afetivos, além de outras informações que se façam necessárias ao convencimento quanto a sua capacidade para praticar atos da vida civil. Dentro do prazo de 15 dias contado da entrevista, o interditando poderá impugnar o pedido. Decorrido esse prazo, o juiz determinará a produção de prova pericial para avaliação da capacidade do interditando para praticar atos da vida civil. Finalmente, "[...] o laudo pericial indicará especificadamente, se for o caso, os atos para os quais haverá necessidade de curatela".[5]

Na sentença que decretar a interdição, o juiz determinará a causa desta, os limites da curatela e os atos que o interdito poderá praticar autonomamente.

Ressalta-se: a curatela será levantada quando cessar a causa que a determinou. Ainda, a interdição poderá ser levantada parcialmente quando demonstrada a capacidade do interdito para praticar alguns atos da vida civil. Isso é especialmente importante em casos de alterações cognitivas graves, porém transitórias e sem natureza degenerativa (p. ex., alguns casos de *delirium* ou de transtorno neurocognitivo leve, a depender do fator etiológico), bem como quando restarem evidentes patologias episódicas e de bom prognóstico (como em muitos casos de transtorno bipolar e em determinados transtornos psicóticos).

O pedido de levantamento da curatela poderá ser feito pelo interdito, pelo curador ou pelo Ministério Público. Destarte, é recomendável que o perito indique no laudo de interdição quando uma reavaliação do estado mental do periciando estaria indicada, considerando a natureza dinâmica dos transtornos neurocognitivos, que podem, por exemplo, alterar-se durante o tratamento médico.[5]

O Código Civil brasileiro de 2002,[10] consoante o critério biopsicológico, assim definia a capacidade civil antes da promulgação do Estatuto da Pessoa com Deficiência:

> Art. 3º São absolutamente incapazes de exercer pessoalmente os atos da vida civil: [...] II – os que, por enfermidade ou deficiência mental, não tiverem o necessário discernimento para a prática desses atos;
> III – os que, mesmo por causa transitória, não puderem exprimir sua vontade.
> Art. 4º São incapazes, relativamente a certos atos, ou à maneira de os exercer:
> II – os ébrios habituais, os viciados em tóxicos, e os que, por deficiência mental, tenham o discernimento reduzido;
> III – os excepcionais, sem desenvolvimento mental completo;
> IV – os pródigos.

A prodigalidade, termo jurídico, na psiquiatria compreende um sintoma de algumas enfermidades mentais. Esse comportamento de dilapidação dos bens é mais comumente encontrado em pessoas com diagnóstico de transtorno bipolar (durante episódios de mania), transtornos mentais e comportamentais decorrentes do uso de substâncias (p. ex., nas intoxicações por psicoestimulantes), transtornos do controle de impulsos, ou, ainda, transtornos neurocognitivos maiores (p. ex., como resultado de julgamento alterado no decurso de uma síndrome demencial).[14]

Com a promulgação da Lei Brasileira de Inclusão da Pessoa com Deficiência,[15] várias modificações ocorreram no enquadramento da capacidade civil de portadores de transtornos mentais. Entre elas destaca-se a impossibilidade da interdição total e a previsão de interdição parcial apenas para os casos de "[...] ébrios habituais e os viciados em tóxico; aqueles que, por causa transitória ou permanente, não puderem exprimir sua vontade e os pródigos".[15] O conceito de deficiência da lei é amplo e pouco diferencia os diferentes quadros:

> Considera-se pessoa com deficiência aquela que tem impedimento de longo prazo de natureza física, mental, intelectual ou sensorial, o qual, em interação com uma ou mais barreiras, pode obstruir sua participação plena e efetiva na sociedade em igualdade de condições com as demais pessoas.[15]

A seguir, a Lei da Pessoa com Deficiência, em seu Art. 6º,[15] dispõe: "A deficiência não afeta a plena capacidade civil da pessoa [...]".

Portanto, ao delimitar os parâmetros da curatela, o perito cumprirá o papel primordial de respeitar os princípios da autonomia, da dignidade e do respeito à pessoa humana.

É interessante enfatizar que a lei prevê também a tomada de decisão apoiada. Trata-se de um:

> [...] processo pelo qual a pessoa com deficiência elege pelo menos 2 (duas) pessoas idôneas, com as quais mantenha vínculos e que gozem de sua confiança, para prestar-lhe apoio na tomada de decisão sobre atos da vida civil, fornecendo-lhes os elementos e informações necessários para que possa exercer sua capacidade. [...] Antes de se pronunciar sobre o pedi-

do de tomada de decisão apoiada, o juiz, assistido por equipe multidisciplinar, após oitiva do Ministério Público, ouvirá pessoalmente o requerente e as pessoas que lhe prestarão apoio. [...] Em caso de negócio jurídico que possa trazer risco ou prejuízo relevante, havendo divergência de opiniões entre a pessoa apoiada e um dos apoiadores, deverá o juiz, ouvido o Ministério Público, decidir sobre a questão.[15]

A respeito de ações específicas essa mesma lei pontua quanto ao direito à participação na vida pública e política que a pessoa com deficiência tem assegurado: "[...] garantia do livre exercício do direito ao voto e, para tanto, sempre que necessário e a seu pedido, permissão para que a pessoa com deficiência seja auxiliada na votação por pessoa de sua escolha".[15]

Os transtornos mentais têm ampla variabilidade clínica, e a gama dos seus efeitos é extensa e vai desde quase imperceptível até profundamente incapacitante. Da norma decorre que a incapacidade deva limitar-se apenas aos aspectos da vida civil do interditando que sejam estritamente necessários à proteção de seus melhores interesses, sem restrições excessivas a sua autonomia. Assim, quando a autonomia não puder ser exercida em sua plenitude, o indivíduo deverá exercê-la no limite de sua capacidade.[11]

CAPACIDADE PARA A TOMADA DE DECISÃO TERAPÊUTICA

Com relação à capacidade de consentir com o tratamento, a norma determina que o indivíduo precisará ser detentor de condições para entender a informação material, julgá-la em relação a seus valores, pretender certo resultado e comunicar, livre e coerentemente, seus desejos ao médico, manifestando a sua voluntariedade. Assim, o critério etário (exigência de maioridade civil), o desenvolvimento psicológico e a possibilidade de comunicação integram a capacidade e devem ser avaliados pelo perito quanto ao momento do consentimento.[16]

Sob esse prisma, algumas ferramentas foram projetadas para oferecer um método estru-

QUADRO 13.2 ▶ PONTOS-CHAVE DA AVALIAÇÃO DA CAPACIDADE PARA A TOMADA DE DECISÃO TERAPÊUTICA

Habilidade para comunicar uma preferência
Entendimento de informações relevantes
Apreciação da situação, bem como de suas consequências
Raciocínio acerca das opções de tratamento

Fonte: Grisso e Applebaum.[19]

turado de avaliação das habilidades mais relevantes ao consentimento para o tratamento (um exemplo desses instrumentos é The MacArthur Competence Assessment Tool for Clinical Research, que utiliza os critérios apresentados no Quadro 13.2).[17,18]

Com efeito, uma maneira de assegurar desejos quando sobrevém a incapacidade é que eles tenham sido previamente determinados por meio de Diretivas Antecipadas, ou Testamento Vital. Essa determinação prévia deverá ter sido realizada quando o paciente se encontrava em pleno gozo das faculdades mentais.

Diretivas antecipadas de vontade dos pacientes ▶ segundo o CFM,[20] são "[...] o conjunto de desejos, prévia e expressamente manifestados pelo paciente, sobre cuidados e tratamentos que quer, ou não, receber no momento em que estiver incapacitado de expressar, livre e autonomamente, sua vontade [...] as diretivas antecipadas do paciente prevalecerão sobre qualquer outro parecer não médico, inclusive sobre os desejos dos familiares".[20,21]

CAPACIDADE TESTAMENTÁRIA

A situação jurídica de ser capaz de fazer um testamento ou uma doação é estabelecida pelo entendimento dos fatos relevantes e a apreciação das consequências de executar ou não determinada vontade.

Nesse aspecto, a influência indevida e o abuso financeiro devem ser adequadamente investigados durante os procedimentos periciais. De tal parte, estão destacados no Quadro 13.3 alguns aspectos relevantes, além do exame psicopatológico do testador, a serem explorados pelo psiquiatra forense perito ou assistente técnico.[22-24]

Com efeito, uma revisão sistemática demonstrou que o diagnóstico de transtorno neurocognitivo maior devido a doença de Alzheimer em fase moderada estava associado a prejuízo em todos os domínios da capacidade financeira.[26]

CAPACIDADE LABORAL

A verificação da incapacidade para determinada atividade laboral em decorrência de psicopatologia é realizada na perícia previdenciária. Além da existência de doença, cumpre ao psiquiatra investido na qualidade de perito observar a profissão do examinando e a maneira como a atividade laboral é executada (incluindo ambiente de trabalho, capacidade técnica, grau de adaptação às condições laborais).

Ainda, aos portadores de deficiência mental aplica-se o disposto no Estatuto da Pessoa com Deficiência,[15] sendo

QUADRO 13.3 ▶ PONTOS-CHAVE DA AVALIAÇÃO DA CAPACIDADE TESTAMENTÁRIA
Entendimento pelo municipiando do que é uma vontade
Conhecimento dos próprios bens
Conhecimento de seus herdeiros naturais e da natureza das relações com estes
As decisões sobre como os bens serão distribuídos não são influenciadas por crenças delirantes
O municipiando não é vítima de influência indevida

Fonte: Marson e colaboradores.[25]

[...] vedada restrição ao trabalho da pessoa com deficiência e qualquer discriminação em razão de sua condição, inclusive nas etapas de recrutamento, seleção, contratação, admissão, exames admissional e periódico, permanência no emprego, ascensão profissional e reabilitação profissional, bem como exigência de aptidão plena.

EXERCÍCIO DA PARENTALIDADE E AÇÃO DE GUARDA NOS CASOS DE DISSOLUÇÃO CONJUGAL

A abordagem pericial nos processos cíveis das Varas de Família ocorrerá conforme a demanda solicitada, sendo mais frequentes as perícias psiquiátricas em ações de guarda e de suspeita de alienação parental.

Sempre que possível, será buscada a responsabilização conjunta e o exercício de direitos e deveres de ambos os genitores, visando o melhor interesse da criança.

O perito deverá verificar a aptidão de cada cuidador para propiciar aos filhos afeto, saúde, segurança e educação. Para tal, o grau de envolvimento e apego de cada adulto com a criança, incluindo informações da observação direta das interações entre eles, devem estar presentes no laudo. Deve-se, também, apreciar a capacidade dos genitores em dar limites, prover apoio e carinho e permitir uma separação/individuação adequada. A relação da criança com outros membros da família também será apreciada.[10]

Objetivamente, nos casos de dissolução familiar, um exemplo de questionamento que pode ser feito para ajudar a subsidiar as decisões judiciais é o seguinte: "Como você pretende ajudar a criança a manter um bom relacionamento com o outro progenitor?". Esses aspectos são particularmente relevantes nos casos de suspeita de alienação parental.

Alienação parental ▶ segundo a Lei nº 2.318/2010, trata-se da "interferência na formação psicológica da criança ou adolescente, promovida ou induzida por um dos genitores, pelos avós ou pelos que tenham a criança ou adolescente sob sua autoridade, guarda ou vi-

> **QUADRO 13.4 ▶ PONTOS-CHAVE DA AVALIAÇÃO DO EXERCÍCIO DA PARENTALIDADE**
>
> Qual a qualidade da ligação recíproca entre pai e filho?
>
> Quais são as necessidades da criança e as capacidades parentais dos adultos?
>
> Quais são as dinâmicas familiares relevantes em jogo?

gilância, para que repudie genitor ou que cause prejuízo ao estabelecimento ou à manutenção de vínculos com este".[27]

Além da avaliação sociodesenvolvimental da criança, a perícia deve contemplar: rotina laboral dos pais; plano educacional e estratégias de cuidados diários com a criança por eles traçados; situação financeira; apoios sociais; diferenças de cultura, crença e valores individuais; diagnósticos psiquiátricos e sua relevância para a formação da criança envolvida no processo. Fontes colaterais de informação podem incluir a escola e o pediatra que assiste a criança.[28-31]

Ademais, são salutares reavaliações forenses periódicas por profissionais capacitados (psiquiatra, psicólogo, assistente social), a fim de verificar o comprometimento dos genitores com quaisquer mudanças que se fizerem necessárias e se os direitos básicos e a felicidade do menor estão sendo protegidos e priorizados.

PERÍCIAS CRIMINAIS

A atuação do psiquiatra forense em perícias criminais visa, por meio da investigação técnica, fornecer para o sistema de justiça uma compreensão mais profunda e abrangente acerca do comportamento humano relacionado às ações criminosas. Trata-se de trabalho estimulante e desafiador, permitindo o contato do psiquiatra com situações variadas e, em alguns casos, com condutas humanas extremas, como, por exemplo, homicídios em massa, homicídios familiares e avaliação de um *serial killer*. As perícias psiquiátricas criminais englobam perícias de imputabilidade penal (sanidade mental), perícias nos transtornos por uso de substâncias, exame de superveniência de doença mental, avaliação de risco de violência e avaliação de agressores sexuais. Os laudos ou pareceres produzidos pelos psiquiatras forenses atuantes nesse tipo de exame, sejam eles os peritos do juiz, no primeiro caso, sejam os assistentes técnicos das partes, no segundo, devem ser completos, confiáveis, objetivos, baseados na verdade e seguir uma metodologia científica respaldada.

CONCEITOS PRIMORDIAIS

Para o exercício das perícias criminais, o psiquiatra forense precisa dominar as seguintes definições:

Decreto-Lei nº 2.848, de 7 de dezembro de 1940. Código Penal. Título III: Da imputabilidade penal[32]

Inimputáveis
Art. 26 – É isento de pena o agente que, por doença mental ou desenvolvimento mental incompleto ou retardado, era, ao tempo da ação ou da omissão, inteiramente incapaz de entender o caráter ilícito do fato ou de determinar-se de acordo com esse entendimento.[32]

Redução de pena (semi-imputáveis)
Parágrafo único – A pena pode ser reduzida de um a dois terços, se o agente, em virtude de perturbação de saúde mental ou por desenvolvimento mental incompleto ou retardado, não era inteiramente capaz de entender o caráter lícito do fato ou de determinar-se de acordo com esse entendimento.[32]

Menores de dezoito anos
Art. 27 – Os menores de 18 (dezoito) anos são penalmente inimputáveis, ficando

sujeitos às normas estabelecidas na legislação especial.[32]

Emoção e paixão
Art. 28 – Não excluem a imputabilidade penal:
I. a emoção ou a paixão;
II. a embriaguez, voluntária ou culposa, pelo álcool ou substância de efeitos análogos.
§ 1º – É isento de pena o agente que, por embriaguez completa, proveniente de caso fortuito ou força maior, era, ao tempo da ação ou da omissão, inteiramente incapaz de entender o caráter ilícito do fato ou de determinar-se de acordo com esse entendimento.
§ 2º – A pena pode ser reduzida de um a dois terços, se o agente, por embriaguez, proveniente de caso fortuito ou força maior, não possuía, ao tempo da ação ou da omissão, a plena capacidade de entender o caráter ilícito do fato ou de determinar-se de acordo com esse entendimento.[1]

CRIME

O crime pode ser definido de acordo com os aspectos material (pela violação de um bem penalmente protegido), formal (conduta proibida por lei, com ameaça de pena criminal) e analítico (fato típico, antijurídico e culpável). O fato típico é aquele previsto em lei; antijurídico, por sua vez, quer dizer contrário à lei penal, ilícito; e culpável, pelas modalidades de dolo ou culpa. Convém assinalar que alguns fatos típicos podem não ser antijurídicos, como, por exemplo, matar alguém em estado de necessidade, legítima defesa, exercício regular de direito, estrito cumprimento de um dever legal, consentimento do ofendido, risco permitido e violência esportiva.[33,34]

> **Sujeito ativo do crime** ▶ é aquele que pratica a conduta criminosa. Em regra, pode ser qualquer pessoa, porém, no crime próprio, o tipo penal exige uma qualidade especial do sujeito ativo, como no infanticídio (art. 123 do Código Penal [CP]), que somente pode ser cometido pela genitora, sob a influência do estado puerperal, durante o parto ou logo após.[33]

> **Sujeito passivo do crime** ▶ é aquele que sofre as consequências da prática criminosa, a vítima.[33]

CRIME E CONTRAVENÇÃO PENAL

Consistem em espécies de infração penal, tendo a contravenção penal um menor potencial ofensivo do que o crime.[33]

> **Crime doloso** ▶ ocorre "quando o agente quis o resultado ou assumiu o risco de produzi-lo" (art. 18 do CP).[33]

> **Crime culposo** ▶ ocorre "quando o agente deu causa ao resultado por imprudência, negligência ou imperícia" (art. 18 do CP).[33]

NEXO DE CAUSALIDADE

A relação de causalidade ou nexo causal é a relação de causa e efeito existente entre a ação ou omissão do agente e a modificação produzida no mundo exterior.[33]

CULPABILIDADE

O primeiro aspecto importante é não confundir a culpabilidade com a culpa. Culpa é elemento subjetivo do crime. Culpabilidade é juízo de reprovação social, isto é, a reprovação pessoal contra o autor pela realização de fato contrário ao direito, embora, nas circunstâncias, este pudesse ter agido de outra forma. Pela culpabilidade, não há delito se o injusto não for reprovável ao autor.[33,35]

A culpabilidade é formada por:

a. Imputabilidade (capacidade do agente de entender o caráter ilícito do fato ou de determinar-se de acordo com esse entendimento)
b. Potencial consciência da ilicitude
c. Exigibilidade de conduta conforme o direito[33]

CRITÉRIOS BIOLÓGICO E BIOPSICOLÓGICO NO DIREITO BRASILEIRO

O critério biológico é usado para os menores de 18 anos (cuja presunção absoluta de inimputabilidade é provada por meio da certidão de nascimento), enquanto o biopsicológico é empregado para aferir a imputabilidade dos demais indivíduos.

De acordo com o critério biopsicológico, primeiramente, deve-se verificar se o agente, na época do fato, tinha doença mental, perturbação da saúde mental, desenvolvimento mental incompleto ou retardado; em segundo lugar, avaliar se havia nexo causal entre o transtorno mental e o crime; em terceiro, averiguar se o agente entendia o caráter ilícito do fato; e, por fim, se ele poderia se determinar de acordo com esse entendimento.[33]

ACTIO LIBERA IN CAUSA

A ação livre em sua causa ocorre quando o agente se põe, deliberadamente, em situação de inconsciência para a prática de conduta punível.[33] Um exemplo comum é o agente que, não tendo um quadro de síndrome de dependência ao álcool, consome espontaneamente bebida alcoólica, em grande quantidade, durante uma festa, estando embriagado enquanto conduz seu veículo de volta para casa, envolvendo-se em atropelamento. O agente responderá de modo normal pelo crime praticado, visto que assumiu o risco de produzir tal resultado.

INSTAURAÇÃO DO INCIDENTE DE INSANIDADE MENTAL

O art. 149, *caput*, do Código de Processo Penal dispõe que, havendo dúvida acerca da integridade mental do acusado, o juiz determinará a instauração do incidente de insanidade mental e ordenará que o acusado seja submetido a exame médico-legal, o qual corresponde a perícia psiquiátrica de responsabilidade penal ou exame de sanidade mental.[33]

CAPACIDADE DE ENTENDIMENTO

O agente deve saber que o fato é ilícito e que sua conduta é vedada por lei. A potencial consciência de ilicitude (entendimento de que o ato praticado é socialmente reprovável) deve ser tomada sob o aspecto cultural.

CAPACIDADE DE AUTODETERMINAÇÃO

O agente deve ser capaz de se controlar e de se autogovernar diante de determinadas situações.[33,34]

ESPECIAL TRATAMENTO CURATIVO

> **Especial tratamento curativo** ▶ corresponde a um programa de tratamento penitenciário, o qual poderá ocorrer em regime de internação, em hospitais de custódia e tratamento, ou ambulatorial.

Nos casos em que o agente for considerado inimputável, deverá receber uma MS para tratamento de sua doença mental. Nos semi-imputáveis, a substituição da pena imposta por MS poderá ocorrer caso exista especial tratamento curativo para o transtorno mental identificado no criminoso.[34]

CAUSAS MODIFICADORAS DE IMPUTABILIDADE

Doença mental

A doença mental é retratada no *caput* do art. 26 do CP como um pressuposto biológico da inimputabilidade. O termo doença mental deve ser entendido pelo psiquiatra forense como um transtorno mental grave, que produza incapacidade no entendimento do caráter ilícito do fato e incapacidade na autodeterminação de acordo com esse entendimento. São exemplos: estados demenciais avançados, síndromes cerebrais orgânicas graves e síndromes psicóticas.

Sendo a culpabilidade o pressuposto para aplicação da pena, não a tendo o agente será então inimputável, persistindo o crime (fato típico e antijurídico). A sanção penal que será aplicada ao agente consistirá na MS.[33]

Desenvolvimento mental incompleto

Ocorre nos indivíduos em razão da idade (menores de 18 anos são penalmente inimputáveis, estando sujeitos às normas da legislação especial – Estatuto da Criança e do Adolescente [ECA]) e nos silvícolas inadaptados, isto é, que não assimilaram os valores da vida civilizada.[33]

Convém ressaltar que o ECA denomina criança a pessoa de até 12 anos de idade incompletos e adolescente aquela entre 12 e 18 anos. Nesse Estatuto, as condutas descritas como crimes ou contravenções penais recebem a nomenclatura de atos infracionais. A criança infratora recebe as sanções chamadas de medidas específicas de proteção, enquanto o adolescente infrator tem como sanção a medida socioeducativa.[33]

Desenvolvimento mental retardado

É o estado mental característico do deficiente intelectual, cuja gravidade irá variar de leve a profunda.[36] Se o agente for incapaz de entender o caráter ilícito do fato ou de determinar-se de acordo com esse entendimento, será inimputável, sendo essa situação mais compatível com o retardo mental grave.[33]

Embriaguez completa proveniente de caso fortuito ou força maior

Denomina-se embriaguez a intoxicação aguda e transitória causada pelo consumo de álcool ou substância de efeitos semelhantes. O estado de embriaguez deve remover do agente a capacidade de entendimento do caráter ilícito do fato ou a capacidade de determinação.[33]

> **Embriaguez completa** ▶ há absoluta falta de entendimento por parte do agente, com confusão mental e falta de coordenação motora.

> **Embriaguez incompleta** ▶ resta ao agente alguma capacidade de entendimento, com relativo comprometimento de funções mentais e da coordenação motora.

Merece ênfase que só há exclusão da imputabilidade na embriaguez completa proveniente de caso fortuito ou força maior.

Quanto ao elemento subjetivo, a embriaguez pode ser:

- **Voluntária ou culposa (não acidental):** o agente usa bebidas alcoólicas, ou outras substâncias de efeitos análogos, intencionalmente para se embriagar, ou sem esse objetivo, porém de modo descuidado e excessivo.
- **Acidental:** pode ser proveniente de:
  - Caso fortuito: o agente não conhece o efeito da substância que ingere ou desconhece alguma condição sua de suscetibilidade a ela
  - Força maior: o agente foi forçado a utilizar a substância alcoólica ou de efeitos análogos

Na embriaguez acidental completa proveniente de caso fortuito ou força maior, há inimputabilidade. O agente estará isento de pena e não lhe será aplicada MS.

Perturbação da saúde mental, desenvolvimento mental incompleto ou retardado

O agente com perturbação da saúde mental ou desenvolvimento mental incompleto ou retardado cujas capacidades de entendimento e de determinação estejam parcialmente reduzidas dispõe de justificativa para a redução da pena de um a dois terços, ou imposição pelo juiz de MS, sendo então considerado como semi-imputável. São formas exemplificativas de transtornos mentais equivalentes às perturbações da saúde mental: os transtornos da personalidade, os transtornos parafílicos e o transtorno de estresse pós-traumático (TEPT). Quadros de retardo mental leve ou moderado também podem conduzir à semi-imputabilidade.

PERÍCIAS DE IMPUTABILIDADE PENAL/SANIDADE MENTAL

No grupo de perícias criminais, esse é o subtipo mais importante, sendo um exame retrospectivo, isto é, irá acessar o estado mental do agente à época dos fatos criminais, ocorrida há dias, semanas, meses e até anos. A atuação do psiquiatra forense se fará necessária sempre que houver indicativos ou suspeitas de transtornos mentais na pessoa do agente ao tempo da ação criminosa que possam guardar alguma relação de causalidade com o delito. É extremamente importante frisar que o simples diagnóstico de patologia psiquiátrica no agente não altera sua responsabilização penal, assim, adentramos no chamado critério biopsicológico.

O CRITÉRIO BIOPSICOLÓGICO EM PERÍCIAS DE IMPUTABILIDADE PENAL

A investigação e o raciocínio técnico-pericial devem responder a quatro questões principais:

1. **Havia algum transtorno mental no agente na época do crime?** Sendo uma perícia retrospectiva, o exame de sanidade mental verifica se o agente tinha algum transtorno mental durante o fato, especificando-o, atualmente, de acordo com a *Classificação internacional de doenças e problemas relacionados à saúde* (CID-10),[37] a qual em breve deverá ser suplantada pela CID-11. Havendo um ou mais diagnósticos psiquiátricos, ele(s) deverá(ão) ser traduzido(s) e qualificado(s) segundo a nomenclatura legal em doença mental, desenvolvimento mental incompleto ou retardado e perturbação da saúde mental.
2. **Há nexo causal entre o transtorno mental identificado e o crime?** A ação ou omissão criminosa deve ser uma expressão sintomatológica do transtorno mental identificado no agente. Explicando melhor, não há nexo causal entre o crime de corrupção ativa (art. 333 do CP) e um episódio depressivo leve.
3. **Como estava a capacidade de entendimento do agente no momento do crime?** O perito deve avaliar, após constatar a presença de um transtorno mental e o nexo causal com o crime, se o agente era capaz de entender o caráter ilícito da ação ou da omissão naquela ocasião.
4. **Como estava a capacidade de determinação do agente na época do crime?** O perito deve investigar como se encontrava a capacidade de autogoverno do agente, se ele era capaz de se controlar diante dos impulsos e tendências criminosas. Aqui, as funções mentais que deverão ser mais bem investigadas serão o nível de consciência, a afetividade e o humor, a existência de alucinações audioverbais no momento do crime (especialmente vozes de comando), a conduta e a sexualidade.

Por fim, mesmo tendo o agente um transtorno mental grave, tal qual a esquizofrenia paranoide, se, ao tempo do crime, ele estava em tratamento especializado e com remissão dos sintomas psicóticos, sendo capaz de entender o que fazia e de controlar seu comportamento, deverá ser considerado plenamente imputável.

PERÍCIAS NOS TRANSTORNOS POR USO DE SUBSTÂNCIAS PSICOATIVAS

Lei no 11.343, de 23 de agosto de 2006[38]
Art. 45. É isento de pena o agente que, em razão da dependência, ou sob o efeito, proveniente de caso fortuito ou força maior, de droga, era, ao tempo da ação ou da omissão, qualquer que tenha sido a infração penal praticada, inteiramente incapaz de entender o caráter ilícito do fato ou de determinar-se de acordo com esse entendimento.
Parágrafo único. Quando absolver o agente, reconhecendo, por força pericial, que este apresentava, à época do fato previsto neste artigo, as condições referidas no caput deste artigo, poderá determinar o juiz, na sentença, o seu encaminhamento para tratamento médico adequado.
Art. 46. As penas podem ser reduzidas de um terço a dois terços se, por força das

circunstâncias previstas no art. 45 desta Lei, o agente não possuía, ao tempo da ação ou da omissão, a plena capacidade de entender o caráter ilícito do fato ou de determinar-se de acordo com esse entendimento.

Vemos que a investigação da imputabilidade penal do agente que cometer um crime estando sob o efeito de substâncias – sejam elas lícitas ou ilícitas – também seguirá o critério biopsicológico e será uma perícia retrospectiva. Devem ser pesquisados: qual(is) substância(s) foi(ram) consumida(s); sua(s) quantidade(s); se o uso da(s) substância(s) gerou algum transtorno mental no agente (elemento biológico); se existe nexo causal entre o transtorno e o delito; se as capacidades de entendimento e de determinação do agente estavam intactas ou prejudicadas (elemento psicológico) no momento do crime (fator cronológico); se houve instalação de dependência; os fatores desencadeantes do consumo; a última dose usada antes do crime; se existem sintomas de abstinência; e, por fim, a motivação para o crime.[34,39]

Convém ressaltar que a referida Lei engloba o uso de opioides, canabinoides, cocaína, anfetaminas, alucinógenos, solventes voláteis e múltiplas drogas, porém não inclui o álcool, devendo-se então empregar o art. 26 do CP.[34]

Nesse contexto, os quadros clínicos podem variar desde intoxicações agudas (que raramente promoverão inimputabilidade, a não ser nas intoxicações patológicas e em casos de grave síndrome de dependência) até transtornos psicóticos residuais, passando pela síndrome de dependência.

Sobre a síndrome de dependência, é importante verificar a ocorrência de dependência física e psicológica, a gravidade e as reais repercussões na vida global do examinando. A observação do estado geral do examinando fornecerá importantes pistas sobre o caso, e fontes colaterais de informações se fazem fundamentais para um melhor esclarecimento da situação.

Considerando as sérias implicações do beber e dirigir, um estudo transversal foi realizado entre motoristas de 25 capitais brasileiras e encontrou uma prevalência de transtornos psiquiátricos de 40,5% entre motoristas que recentemente consumiram bebidas alcoólicas ou usaram drogas ilícitas, em comparação a 12,9% nos demais motoristas. Os participantes cujos testes foram positivos para o uso de substâncias tinham maior probabilidade de terem transtornos do humor, TEPT, transtorno da personalidade antissocial ou outras patologias mentais.[40] Outro aspecto que merece atenção é a associação entre violência doméstica e uso nocivo de álcool/consumo de drogas ilícitas, sobretudo cocaína.[41]

Os dados apresentados são relevantes para exemplificar a complexidade desse tipo de perícia psiquiátrica, que, além de determinar se o agente envolvido em certo delito, como homicídio por atropelamento ou por violência entre parceiros íntimos, estava sob uso de alguma substância psicoativa, necessita investigar o grau de embriaguez, se o sujeito era dependente químico ou usuário ocasional e se tinha outros diagnósticos positivos.

PERÍCIAS NOS EXAMES DE SUPERVENIÊNCIA DE DOENÇA MENTAL

A superveniência de doença mental corresponde ao surgimento de quadro psiquiátrico no agente em período posterior à prática criminosa. Os sintomas podem ser decorrentes de uma condição médica primária (síndrome cerebral orgânica, síndromes ansiosas, depressivas ou psicóticas, etc.), transtornos por uso de substâncias (especialmente pelo consumo de drogas ilícitas ou síndrome de abstinência a elas ou ao álcool) ou de uma causa idiopática.

É uma perícia transversal, ou seja, avalia o momento atual, presente, visando estabelecer: o diagnóstico, a indicação terapêutica e o prognóstico. A partir dessas informações, pode haver a indicação de transferências temporárias dos apenados para um hospital de custódia e tratamento (HCT) e até mesmo a troca de pena de reclusão por medida de segurança.

O psiquiatra forense deve se manter atento aos casos de simulação de doença mental, sendo interessante coletar informações com fontes colaterais sobre o caso, como funcionários do sistema penitenciário e familiares do examinando.[42] Apenados com transtorno da personalidade antissocial e psicopatia não se beneficiam de especial tratamento curativo, e sua transferência definitiva para um HCT resultará em sérios problemas disciplinares e complicações institucionais, com consequências muitas vezes graves, tanto para os pacientes mais vulneráveis quanto para a equipe assistencial e de segurança.

Outra questão que merece destaque é o suicídio prisional, que consiste em modo comum de morte nas prisões, tendo o enforcamento como meio principal. Fatores de risco como presença de um transtorno mental grave, histórico de abuso de álcool ou drogas, pouco suporte social, tentativas prévias, elevada impulsividade e agressividade devem ser pesquisados.[43]

PERÍCIAS NAS AVALIAÇÕES DE RISCO DE VIOLÊNCIA

O risco de comportamento violento de pacientes psiquiátricos e detentos pode ser investigado pelo psiquiatra forense. Nesse contexto, os exames de verificação de cessação de periculosidade e de cessação de dependência química são exemplos de perícias prospectivas que avaliam se a condição perigosa do detento ou do paciente em cumprimento de MS foi cessada. O psiquiatra forense também pode ser solicitado a realizar a avaliação de risco em pacientes psiquiátricos internados, constituindo medida com potencial para salvar vidas tanto dos próprios pacientes quanto das pessoas que estabelecem contato com eles, sejam familiares, sejam profissionais da equipe terapêutica.[44]

O processo de avaliação de risco de violência deve, idealmente, ser composto pela avaliação clínica, complementada por quatro etapas:

1. Identificação de fatores de risco empiricamente válidos e legalmente aceitáveis, como idade, histórico de violência, abuso de substâncias, etc.
2. Determinação de um método para mensuração desses fatores de risco
3. Estabelecimento de um procedimento para combinar a mensuração com os fatores de risco
4. Realização de uma estimativa de risco de violência[11]

Os seguintes instrumentos padronizados podem ser usados:

a. **Psychopathy Checklist-Revised (PCL-R):** instrumento diagnóstico e prognóstico, sendo a principal ferramenta para identificar indivíduos com características psicopáticas em *settings* correcionais. Pode ser útil na predição de recidivismo, violência e resultado de tratamento, sendo composta por 20 itens, os quais avaliam traços afetivos, interpessoais e estilo de vida cronicamente instável, antissocial e impulsivo.
b. **Historical, Clinical, Risk Management – 20 (HCR-20):** estrutura 2 dos 4 componentes (identificação e mensuração dos fatores de risco). Contém 20 itens: 10 históricos, 5 clínicos e 5 de manejo de risco.
c. **Classification of Violence Risk (COVR):** ferramenta eletrônica, capaz de avaliar o indivíduo em 44 fatores de risco. Estrutura 3 dos 4 componentes (identificação, mensuração e combinação dos fatores de risco).
d. **Violence Risk Appraisal Guide (VRAG):** uma das escalas mais usadas internacionalmente, estrutura todos os 4 componentes (identificação, mensuração, combinação dos fatores de risco e especificação atuarial, de acordo com modelos estatísticos). É composta por 12 itens que abrangem características demográficas, psicométricas e da história criminal. Além de auxiliar na predição do risco de recidiva de comportamento violento em criminosos com transtornos mentais, é empregada para avaliar o risco de recidiva de violência e agressão sexual em criminosos sexuais em um período específico após a liberação da detenção.[10-12]

As ferramentas citadas diferem em seus usos, benefícios, limitações e habilidade de prever violência futura.[44,45] No Brasil, encontram-se validadas a PCL-R e a HCR-20.

A CONCORDÂNCIA ENTRE PERITOS E ASSISTENTES TÉCNICOS ACERCA DO DIAGNÓSTICO PSIQUIÁTRICO EM CRIMES GRAVES

A confiabilidade no diagnóstico é essencial para a evidência psiquiátrica, visto que poucos transtornos mentais dispõem de marcadores biológicos específicos. Em estudo realizado na Austrália, a concordância diagnóstica entre os psiquiatras forenses que avaliaram casos de crimes graves daquele país se mostrou superior com relação aos transtornos psicóticos quando comparados aos transtornos ansiosos e depressivos, possivelmente pela presença de sinais mais objetivos nas psicoses e de uma história de tratamento médico bem documentada.[46]

CONSIDERAÇÕES FINAIS

Cabe ao psiquiatra forense zelar pelo ofício e fornecer diagnósticos com sólido respaldo nas informações investigadas durante o exame pericial e devidamente descritas no corpo do laudo ou parecer. A avaliação psiquiátrica forense inicia com a leitura atenta dos autos do processo, seguida por avaliação psiquiátrica completa. Nela está incluída uma investigação profunda sobre a história de vida do periciado, seus antecedentes criminais, o consumo e o padrão de uso de álcool e/ou drogas, a investigação da história familiar de doença mental e/ou criminalidade e sua visão sobre o delito. Muitas vezes, informações de terceiros confiáveis podem contribuir para a checagem de dados e o melhor entendimento da situação.

REFERÊNCIAS

1. Ribé JM, Martí-Tusquets JL. Psiquiatría forense. Barcelona: ESPAXS; c2002.
2. Layde JB. Cross-cultural issues in forensic psychiatry training. Acad Psychiatry. 2004;28(1):34-9.
3. Telles LEB, Abdalla-Filho E. Ensino de psiquiatria forense no Brasil. In: Abdalla-Filho E, Chalub M, Telles LEB. Psiquiatria forense de Taborda. 3. ed. Porto Alegre: Artmed; 2015.
4. Telles LEB, Barros AJS, Costa GM, Bins HDC. Psiquiatria forense. In: Meleiro AMAS, coordenadora. Psiquiatria: estudos fundamentais. Rio de Janeiro: Guanabara Koogan; 2018.
5. Brasil. Lei nº 13.105, de 16 de março de 2015. Código de Processo Civil [Internet]. Brasília: Presidência da República; 2020 [capturado em 7 jan 2020]. Disponível em: http://www.planalto.gov.br/ccivil_03/_ato2015-2018/2015/lei/l13105.htm.
6. Brasil. Lei nº 12.842, de 10 de julho de 2013. Dispõe sobre o exercício da Medicina [Internet]. Brasília: Presidência da República; 2020 [capturado em 7 jan 2020]. Disponível em: http://www.planalto.gov.br/ccivil_03/_Ato2011-2014/2013/Lei/L12842.htm.
7. Brasil. Conselho Federal de Medicina. Resolução CFM nº 2.217, de 27 de setembro de 2018. Aprova o Código de Ética Médica. Diário Oficial da União. 1 nov. 2018;Seção 1:179-82.
8. Brasil. Conselho Federal de Medicina. PROCESSO-CONSULTA CFM Nº 2746/06 – PARECER CFM Nº 5/09. Ementa: Trata-se de indicar as condições pelas quais um chefe de serviço médico público deve indicar psiquiatras para realizar perícias judiciais [Internet]. Brasília: CFM; 2009 [capturado em 12 jan 2020]. Disponível em: https://sistemas.cfm.org.br/normas/visualizar/pareceres/BR/2009/5.
9. Brasil. Conselho Federal de Medicina. Resolução CFM nº 2.057, de 20 de setembro de 2013. Consolida as diversas resoluções da área da Psiquiatria e reitera os princípios universais de proteção ao ser humano, à defesa do ato médico privativo de psiquiatras e aos critérios mínimos de segurança para os estabelecimentos hospitalares ou de assistência psiquiátrica de quaisquer naturezas, definindo também o modelo de anamnese e roteiro pericial em psiquiatria. Diário Oficial da União. 12 nov. 2013;Seção 1:165-71.
10. Brasil. Lei nº 10.406, de 10 de janeiro de 2002. Institui o Código Civil [Internet]. Brasília: Presidência da República; 2020 [capturado em 7 jan 2020]. Disponível em: http://www.planalto.gov.br/ccivil_03/leis/2002/l10406.htm.
11. Taborda JGV, Abdalla-Filho E, Mecler K, de Moraes T. Avaliação da capacidade civil. In: Abdalla-Filho E, Chalub M, Telles LEB. Psiquiatria forense de Taborda. 3. ed. Porto Alegre: Artmed; 2015.
12. Rodrigues S. Direito civil. 32. ed. São Paulo: Saraiva; 2002.
13. Lee J, Chaloner Winton Hall R. The Impact of Gliomas on Cognition and Capacity. J Am Acad Psychiatry Law. 2019;47(3):350-9.
14. Reed GM, First MB, Kogan CS, Hyman SE, Gureje O, Gaebel W, et al. Innovations and changes in the ICD-11 classification of mental, behavioural and neurodevelopmental disorders. World Psychiatry. 2019;18(1):3-19.
15. Brasil. Lei nº 13.146, de 6 de julho de 2015. Institui a Lei Brasileira de Inclusão da Pessoa com Deficiência (Estatuto da Pessoa com Deficiência) [Internet]. Brasília: Presidência da República; 2020 [capturado em 7 jan 2020]. Disponível em: http://www.planalto.gov.br/ccivil_03/_ato2015-2018/2015/lei/l13146.htm.
16. Brasil. Conselho Federal de Medicina. Recomendação CFM Nº 1/2016. Dispõe sobre o processo de obtenção de consentimento livre e esclarecido na assistência médica [Internet]. Brasília: CFM; 2016 [capturado em 7 jan 2020]. Disponível em: https://portal.cfm.org.br/images/Recomendacoes/1_2016.pdf.

17. Appelbaum P, Grisso T. MacArthur competence assessment tool for clinical (MacCAT-CR) research. Sarasota: Professional Resource; 2001.
18. Appelbaum PS. Assessment of patients' competence to consent to treatment. N Engl J Med. 2007;357:1834-40.
19. Grisso T, Appelbaum PS. Assessing competence to consent to treatment: a guide for physicians and other health professionals. New York: Oxford University; 1998.
20. Brasil. Conselho Federal de Medicina. Resolução nº 1.995/2012. Dispõe sobre as diretivas antecipadas de vontade dos pacientes. Diário Oficial da União. 31 ago. 2012:Seção I, p.269-70.
21. Joy M, Weiss KJ. Consent for intimacy among persons with neurocognitive impairment. J Am Acad Psychiatry Law. 2018;46(3):286-94.
22. Shulman KI, Peisah C, Jacoby R, Heinik J, Finkel S. Contemporaneous assessment of testamentary capacity. Int Psychogeriatr. 2009;21(3):433-9.
23. Shulman KI, Cohen CA, Kirsh FC, Hull IM, Champine PR. Assessment of testamentary capacity and vulnerability to undue influence. Am J Psychiatry. 2007;164(5):722-7.
24. Peisah C, Luxenberg J, Liptzin B, Wand AP, Shulman K, Finkel S. Deathbed wills: assessing testamentary capacity in the dying patient. Int Psychogeriatr. 2014;26(2):209-16.
25. Marson DC, Sawrie SM, Snyder S, McInturff B, Stalvey T, Boothe A, et al. Assessing financial capacity in patients with Alzheimer disease: a conceptual model and prototype instrument. Arch Neurol. 2000;57(6):877-84.
26. Sudo FK, Laks J. Financial capacity in dementia: a systematic review. Aging Ment Health. 2017;21(7):677-83.
27. Brasil. Lei nº 12.318, de 26 de agosto de 2010. Dispõe sobre a alienação parental e altera o art. 236 da Lei no 8.069, de 13 de julho de 1990 [Internet]. Brasília: Presidência da República; 2020 [capturado em 7 jan 2020]. Disponível em: http://www.planalto.gov.br/ccivil_03/_ato2007-2010/2010/lei/l12318.htm.
28. Billick SB, Siric SJ. Role of the psychiatric evaluator in child custody disputes. In: Rosner R. Principles and practice of forensic psychiatry. 2nd ed. London: Arnold; 2003.
29. Kraus LJ, Thomas CR, Bukstein OG, Walter HJ, Benson RS, Chrisman A, et al. Practice parameter for child and adolescent forensic evaluations. J Am Acad Child Adolesc Psychiatry. 2011;50(12):1299-312.
30. De Borba Telles LE, Peres Day V, Soares Barros AJ, Fay De Azambuja MR. O psiquiatra forense frente às demandas dos tribunais de família. Rev Fac Med. 2015;63(3):511-16.
31. Azambuja MRF, Telles LEB, Day VP. A alienação parental à luz do direito da criança. Revista de Direito da Infância e da Juventude. 2013;1:83-100.
32. Brasil. Decreto-Lei nº 2.848, de 7 de dezembro de 1940. Código Penal [Internet]. Brasília: Presidência da República; 2020 [capturado em 7 jan 2020]. Disponível em: http://www.planalto.gov.br/ccivil_03/decreto-lei/del2848.htm.
33. Andreucci RA. Manual de direito penal. 13. ed. São Paulo: Saraiva Jur; 2019.
34. Abdalla-Filho E, Chalub M, Telles LEB. Psiquiatria forense de Taborda. 3. ed. Porto Alegre: Artmed; 2015.
35. Zaffaroni ER. Pierangeli JH. Manual de direito penal brasileiro: parte geral. 2. ed. São Paulo: Revista dos Tribunais; 1999.
36. American Psychiatric Association. Manual diagnóstico e estatístico de transtornos mentais: DSM-5. 5. ed. Porto Alegre: Artmed; 2014.
37. Organização Mundial da Saúde. Classificação de transtornos mentais e de comportamento da CID-10: descrições clínicas e diretrizes diagnósticas. Porto Alegre: Artmed; 1993.
38. Brasil. Lei nº 11.343, de 23 de agosto de 2006. Institui o Sistema Nacional de Políticas Públicas sobre Drogas – Sisnad; prescreve medidas para prevenção do uso indevido, atenção e reinserção social de usuários e dependentes de drogas; estabelece normas para repressão à produção não autorizada e ao tráfico ilícito de drogas; define crimes e dá outras providências [Internet]. Brasília: Presidência da República; 2020 [capturado em 7 jan 2020]. Disponível em: http://www.planalto.gov.br/ccivil_03/_ato2004-2006/2006/lei/l11343.htm.
39. Chalub M, Telles LEB. Álcool, drogas e crime. Rev Bras Psiquiatr. 2006;28(supl 2):s69-s73.
40. Faller S, Webster JM, Leukefeld CG, Bumaguin DB, Duarte Pdo C, De Boni R, et al. Psychiatric disorders among individuals who drive other after the recent use of alcohol and drugs. Braz J Psychiatry. 2012;34(3):314-20.
41. Ally EZ, Laranjeira R, Viana MC, Pinsky I, Caetano R, Mitsuhiro S, et al. Intimate partner violence trends in Brazil: data from two waves of the Brazilian National Alcohol and Drugs Survey. Rev Bras Psiquiatr. 2016;38(2):98-105.
42. Telles LEB, Blank P, Costa GM, Schwengber HE, Jaeger CM, Meyer LF. Perícia de troca de pena por medida de segurança no estado do Rio Grande do Sul. MULTIJURIS. 2012;7(11):45-51.
43. Costa GM, Telles LEB. Suicídio e prisão. In: Abdalla-Filho E, Chalub M, Telles LEB. Psiquiatria forense de Taborda. 3. ed. Porto Alegre: Artmed; 2015.
44. Jaber FS, Mahmoud KF. Risk tools for the prediction of violence: 'VRAG, HCR-20, PCL-R'. J Psychiatr Ment Health Nurs. 2015;22(2):133-41.
45. Rosner R, Scott CL. Principles and practice of forensic psychiatry. 3rd ed. Boca Raton: CRC Press; 2017.
46. Nielssen O, Elliott G, Large M. The reliability of evidence about psychiatric diagnosis after serious crime: part I. Agreement between experts. J Am Acad Psychiatry Law. 2010;38(4):516-23.

CAPÍTULO 14

ESTIGMA

Vanessa Leal
Alexandre Paim Diaz
Antônio Geraldo da Silva

PONTOS-CHAVE

- O estigma é um processo social complexo que inclui aspectos cognitivos, emocionais e comportamentais: estereótipos, preconceito e discriminação.
- O estigma em relação à doença mental tem impacto nos relacionamentos interpessoais, no acesso a emprego e na qualidade dos cuidados em saúde.
- O estigma também influencia no direcionamento de investimentos e políticas públicas em serviços de saúde mental.
- Psicoeducação, campanhas públicas e atuação da mídia podem ser empregadas no combate ao estigma.

VINHETA CLÍNICA 14.1

M., 23 anos, sexo masculino, hospitalizado três vezes com sintomas agudos de esquizofrenia, é um exemplo de pessoa que sofre estigma decorrente de transtorno mental. Após três anos em remissão dos sintomas, vivia sozinho em sua cidade, trabalhava na recepção de um consultório odontológico e desfrutava de uma vida social ativa. Devido a uma recente recaída de sua doença, foi hospitalizado, levando 50 dias para se recuperar e retornar ao trabalho. Percebeu, porém, que sua recuperação em relação aos sintomas não era o suficiente. O dono do consultório o demitiu, pois achava, devido ao diagnóstico, que M. poderia ter uma repentina "explosão de raiva". A família do jovem o convenceu de que precisava voltar a morar próximo da casa de seus pais, pois havia riscos de viver sozinho em uma cidade afastada. Tendo de voltar para a cidade de sua família, M. perdeu o contato com seus amigos. Mesmo após melhora dos sintomas, ele passou pela perda de emprego, amigos, moradia e rotina.

As pessoas que enfrentam algum transtorno mental podem lidar com um duplo problema: além dos sintomas e das limitações do próprio transtorno, podem enfrentar o desconhecimento e o preconceito da sociedade sobre sua doença.[1]

Se compararmos a mesma história com o curso de uma doença clínica crônica, como diabetes – que também pode apresentar recaídas graves e hospitalizações –, é improvável que a pessoa enfrente todas essas dificuldades do estigma público.

Estudos já demonstraram que a opinião pública atribui características negativas às doenças mentais em comparação às não psiquiátricas. De acordo com esses trabalhos, crianças com doença mental eram mais propensas a serem consideradas "preguiçosas" do que aquelas com asma, e adultos com alguma psicopatologia eram vistos como menos competentes para decisões profissionais e pessoais em comparação a pessoas sem transtorno psiquiátrico.[2,3]

IMPACTO DO ESTIGMA

O estigma público da doença mental é devastador para os doentes e afeta todas as áreas da vida do indivíduo, como relacionamentos interpessoais, acesso a emprego e qualidade dos cuidados em saúde. O estigma é descrito como um processo social complexo que envolve diferentes aspectos cognitivos, emocionais e comportamentais: estereótipos, preconceito e discriminação.[1,4]

Estereótipos ▶ uma maneira de categorizar informações sobre diferentes grupos sociais, incluindo opiniões coletivas sobre grupos de pessoas.

Distinguir entre diferentes grupos é um processo natural entre os seres humanos; no entanto, toda demarcação em grupos envolve uma simplificação excessiva. É importante destacar que a rotulagem implica uma separação entre "nós" e "eles", o que facilmente leva à crença de que "eles" são diferentes de "nós". Os estereótipos com frequência são pejorativos. Exemplos de estereótipos associados às doenças mentais incluem periculosidade e incompetência.[4-6]

Preconceito ▶ conjunto de reações emocionais negativas que reforçam os estereótipos, levando a uma reação comportamental – a discriminação.

Por sua vez, a discriminação se manifesta de várias maneiras: perda de oportunidades, coerção, segregação e recusa de ajuda. Esse processo, associado a diferenças de poder social, econômico e político entre os grupos, impede o combate dessa posição desvalorizada pelo grupo estigmatizado e leva a prejuízos em muitos aspectos da vida do indivíduo. Estima-se que os prejuízos do estigma geram mais sofrimento e isolamento do que a doença mental propriamente dita.[7-9]

Esse processo está associado a piora do prognóstico da doença mental: há atraso no diagnóstico, menor adesão ao tratamento e aumento das taxas de suicídio. Na Europa, um estudo mostrou que os países com maiores taxas de suicídio são os que apresentam menor aceitação social de pessoas com problemas de saúde mental. Outro levantamento epidemiológico pontuou que o preconceito contra pessoas com doença mental aumentava a resistência ao tratamento e a descontinuação do serviço de assistência.[7-10]

Cerca de 50% das pessoas que tomam medicação antipsicótica não seguem o regime de tratamento como prescrito, o que se dá, pelo menos em parte, devido a reações adversas às medicações. No entanto, o estigma social também tem grande papel nessa baixa adesão, o que pode levar a recorrências, muitas vezes associadas a um aumento considerável dos custos diretos e indiretos por ano em todo o mundo.[11]

Um preconceito prevalente é a crença de que pacientes com doença mental grave teriam um potencial heteroagressivo maior quando comparados à população geral. A associação entre percepção de periculosidade de pessoas com transtorno mental, medo e distanciamento social já é constatada em diferentes culturas. Esse entendimento de muitas pessoas da sociedade pode levar a julgamentos equivocados sobre caráter e personalidade.

No entanto, estudos mostram que pessoas com doença mental grave têm, na verdade, probabilidade maior de serem alvo de violência. Apesar disso, os estereótipos de doença mental permanecem durante gerações, o que pode estar relacionado, até certo ponto, ao nível de conhecimento da população geral sobre saúde e psicopatologia. O estigma é um problema também de desconhecimento. Assim, é necessário fornecer mais informações sobre a natureza das condições e opções de tratamento disponíveis, de modo que os julgamentos possam ter uma base fundamentada. Nesses casos, o melhor remédio é a informação.[3,12-14]

Como complicação adicional, algumas pessoas com doença mental podem assimilar para si os preconceitos sobre seu transtorno, prejudicando sua autoestima e sua autoeficácia – o chamado "autoestigma".[15-17]

Autoeficácia ▶ construto cognitivo que representa a confiança de uma pessoa em sua capacidade de realizar tarefas específicas.

Autoestima ▶ avaliação subjetiva que uma pessoa faz de si.

O prejuízo dos construtos de autoeficácia e autoestima está associado à incapacidade de prosseguir um trabalho ou de aproveitar oportunidades de vida.

O autoestigma é um indicador de sobrecarga causada pela doença. Hoje, é considerado uma barreira para o processo de recuperação total do indivíduo doente.[9,16,17]

Mesmo que uma pessoa com doença mental não sofra preconceito pela sociedade, ela ainda pode se sentir estigmatizada – o diagnóstico em si provoca sentimento de inadequação social –, o que pode resultar em emoções negativas, como vergonha, senso de inutilidade e isolamento. Muitos indivíduos antecipam a discriminação e, assim, evitam situações em que podem se sentir desrespeitados, diminuindo, então, o comportamento de busca por seus objetivos de vida: um efeito chamado de "Por que tentar?".[17,18]

Ainda que os problemas de saúde mental sejam altamente prevalentes, as pessoas com transtornos muitas vezes relutam em revelar sua condição. A menção de um transtorno psiquiátrico pode reduzir significativamente as chances de emprego do indivíduo em comparação a outras doenças, como diabetes ou hipertensão arterial. Grande parte das pessoas com doença mental relatam sofrer discriminação pela enfermidade e mostram desconforto em informar seu diagnóstico.

Maior percepção do estigma pelo paciente tem sido associada a maior desemprego. Estudos que avaliem crenças e atitudes da população em relação às pessoas que apresentam transtornos psiquiátricos devem levar em consideração o impacto do estigma na produtividade dos pacientes.[19,20]

Há uma clara necessidade de intervenções voltadas para o empoderamento de pessoas com doença mental e treinamentos sobre o enfrentamento do estigma internalizado. A discriminação antecipada é um fenômeno muito comum em todo o mundo. A pesquisa sobre superação da discriminação pode oferecer novas maneiras de melhorar a funcionalidade e a qualidade de vida de pessoas com transtornos psiquiátricos.

Por fim, a discriminação e o estigma também influenciam no direcionamento de investimentos e políticas públicas em serviços de saúde mental. Estima-se que 60% das pessoas com sofrimento mental, mesmo em países de alta renda, não recebem os cuidados de que necessitam.[11,21]

Ainda que haja a necessidade de uma assistência integral, os recursos financeiros são menores para o sistema de saúde mental. Alguns estudos mostraram uma associação inversa entre estigma, criação e acesso à assistência. Caplan e colaboradores demonstraram que o estigma em relação aos transtornos psiquiátricos foi a barreira mais significativa para o acesso de pacientes e seus familiares aos serviços de saúde mental disponíveis.[22-24] A percepção de que a saúde mental era "opcional", e não um componente fundamental nos cuidados primários de saúde, é um dos estereótipos que permeiam esse contexto.

COMBATENDO O ESTIGMA

A erradicação dessa percepção equivocada parece ser complexa. Explicações genéticas, neurobiológicas e sociais sobre doença mental têm impactos positivos e negativos, dependendo do contexto cultural da população atingida. A influência das variações culturais sobre o estigma deve ser continuamente explorada e empregada para adequar as intervenções antiestigma em cada população.[15,19,24] O cuidado no combate ao estigma deve ser no sentido da não generalização das intervenções e de explicações educacionais para todos os públicos-alvo de ação.[25-27]

Entre as formas de combater o estigma, podemos citar:

- educação ou grupos psicoeducativos
- campanhas públicas
- contato regular com pessoas que enfrentam doenças mentais
- atuação da mídia

A mídia tem papel fundamental nessa luta, porque pode influenciar o comportamento do público.[25,28,29] Por meio de filmes e jornais, ela transmitiu por anos estereótipos sobre pessoas com doenças mentais – seriam "malvadas", perversas, cruéis e insensíveis, e, assim, deveriam ser temidas e excluídas; seriam rebeldes, imprudentes e irresponsáveis, portanto não poderiam tomar decisões de vida sozinhas; ou seriam ingênuas e pueris, de modo que precisariam ser excessivamente assistidas.

Os profissionais da saúde precisam fornecer informações claras ao paciente e à família sobre o diagnóstico e seus sintomas, além de sentimentos e comportamentos que não têm relação com o diagnóstico. É importante enfatizar informações sobre a causa multifatorial das doenças mentais, bem como que a pessoa afetada não é responsável por ficar doente e não deve ser culpada pela condição.

Além disso, atitudes de médicos em relação aos transtornos mentais e à prevenção do estigma são importantes para unir os profissionais da saúde e o público. Deve-se avaliar as próprias atitudes e questionar como os indivíduos com transtornos mentais são afetados por elas.

É importante educar os profissionais da saúde que estão em contato direto com os pacientes para atuar como uma ponte entre esses indivíduos e o tratamento.[27,30,31]

Acredita-se que o estigma seja um problema sobretudo social, que deve ser combatido por abordagens públicas. Até que esse problema seja reduzido na sociedade, os profissionais da saúde devem estar cientes do significado e das graves consequências do estigma para indivíduos com doença mental.[6,8]

REFERÊNCIAS

1. Angermeyer MC, Matschinger H. The stigma of mental illness: Effects of labelling on public attitudes towards people with mental disorder. Acta Psychiatr Scand. 2003;108(4):304-9.
2. Walker JS, Coleman D, Lee J, Squire PN, Friesen BJ. Children's stigmatization of childhood depression and ADHD: Magni-

tude and demographic variation in a national sample. J Am Acad Child Adolesc Psychiatry. 2008;47(8):912-20.
3. Pescosolido BA, Monahan J, Link BG, Stueve A, Kikuzawa S. The public's view of the competence, dangerousness, and need for legal coercion of persons with mental health problems. Am J Public Health. 1999;89(9):1339-45.
4. Goffman E. Stigma: notes on the management of spoiled identity. New York: Simon & Schuster; 1963.
5. Loch AA, Guarniero FB, Lawson FL, Hengartner MP, Rössler W, Gattaz W, et al. Stigma toward schizophrenia: do all psychiatrists behave the same? Latent profile analysis of a national sample of psychiatrists in Brazil. BMC Psychiatry. 2013;13(92).
6. Thornicroft G, Rose D, Kassam A, Sartorius N. Stigma: ignorance, prejudice or discrimination? Br J Psychiatry. 2007;190:192-3.
7. Sirey JA, Bruce ML, Alexopoulos GS, Perlick DA, Raue P, Friedman SJ, et al. Perceived stigma as a predictor of treatment discontinuation in young and older outpatients with depression. Am J Psychiatry. 2001;158(3):479-81.
8. Corrigan PW. How stigma interferes with mental health care. Am Psychol. 2004;59(7):614-625.
9. Corrigan PW, Rafacz J, Rüsch N. Examining a progressive model of self-stigma and its impact on people with serious mental illness. Psychiatry Res. 2011;189(3):339-43.
10. Schomerus G, Evans-Lacko S, Rüsch N, Mojtabai R, Angermeyer MC, Thornicroft G. Collective levels of stigma and national suicide rates in 25 European countries. Epidemiol Psychiatr Sci. 2015;24(2):166-71.
11. Kohn R, Saxena S, Levav I, Saraceno B. The treatment gap in mental health care. Bull World Health Organ. 2004;82(11):858-66.
12. Wehring HJ, Carpenter WT. Violence and schizophrenia. Schizophr Bull. 2011;37(5):877-8.
13. Link BG, Phelan JC, Bresnahan M, Stueve A, Pescosolido BA. Public conceptions of mental illness: labels, causes, dangerousness, and social distance. Am J Public Health. 1999;89(9):1328-33.
14. Jorm AF, Korten AE, Jacomb PA, Christensen H, Henderson S. Attitudes towards people with a mental disorder: a survey of the Australian public and health professionals. Aust N Z J Psychiatry. 1999;33(1):77-83.
15. Angermeyer MC, Beck M, Dietrich S, Holzinger A. The stigma of mental illness: patients' anticipations and experiences. Int J Soc Psychiatry. 2004;50(2):153-62.
16. Yılmaz E, Okanlı A. The effect of internalized stigma on the adherence to treatment in patients with schizophrenia. Arch Psychiatr Nurs. 2015;29(5):297-301.
17. Corrigan PW, Watson AC, Barr L. The self–stigma of mental illness: implications for self-esteem and self-efficacy. J Soc Clin Psychol. 2006; 25(8): 875-84.
18. Corrigan PW, Larson JE, Rüsch N. Self-stigma and the "why try" effect: impact on life goals and evidence-based practices. World Psychiatry. 2009;8(2):75-81.
19. Angermeyer MC, Dietrich S. Public beliefs about and attitudes towards people with mental illness: a review of population studies. Acta Psychiatr Scand. 2006;113(3):163-79.
20. Alonso J, Buron A, Rojas-Farreras S, de Graaf R, Haro JM, de Girolamo G, et al. Perceived stigma among individuals with common mental disorders. J Affect Disord. 2009; 118(1-3):180-6.
21. Alonso J, Codony M, Kovess V, Angermeyer MC, Katz SJ, Haro JM, et al. Population level of unmet need for mental healthcare in Europe. Br J Psychiatry. 2007;190:299-306.
22. Caplan S, Little TV, Reyna P, Sosa Lovera A, Garces-King J, Queen K, et al. Mental health services in the Dominican Republic from the perspective of health care providers. Glob Public Health. 2018;13(7):874-98.
23. O'Brien A, Moir F, Thom K. The provision of mental health care by primary health organisations in the northern region: barriers and enablers. J Prim Health Care. 2009;1(2):120-5.
24. Crisp AH, Gelder MG, Rix S, Meltzer HI, Rowlands OJ. Stigmatisation of people with mental illnesses. Br J Psychiatry. 2000;177:4-7.
25. Sayce L. Beyond good intentions. Making anti-discrimination strategies work. Disability & Society. 2003;18(5): 625-42.
26. Holloway F, Szmukler G. Public policy and mental health legislation should be reconsidered. BMJ. 1999;318(7194):1354.
27. Corrigan PW, editor. On the stigma of mental illness: practical strategies for research and social change. Washington: American Psychological Association; 2005.
28. Clement S, Lassman F, Barley E, Evans-Lacko S, Williams P, Yamaguchi S, et al. Mass media interventions for reducing mental health-related stigma. Cochrane Database Syst Rev. 2013;(7):CD009453.
29. Betton V, Borschmann R, Docherty M, Coleman S, Brown M, Henderson C. The role of social media in reducing stigma and discrimination. Br J Psychiatry. 2015;206(6):443-4.
30. Thornicroft C, Wyllie A, Thornicroft G, Mehta N. Impact of the "Like Minds, Like Mine" anti-stigma and discrimination campaign in New Zealand on anticipated and experienced discrimination. Aust N Z J Psychiatry. 2014;48(4):360-70.
31. Solomon P, Draine J, Mannion E, Meisel M. Impact of brief family psychoeducation on self-efficacy. Schizophr Bull. 1996;22(1):41-50.

LEITURA RECOMENDADA

Csillag C, Nordentoft M, Mizuno M, Jones PB, Killackey E, Taylor M, et al. Early intervention services in psychosis: from evidence to wide implementation. Early Interv Psychiatry. 2016;10(6):540-546.

CAPÍTULO 15

FILOSOFIA, PSIQUIATRIA E SOCIEDADE

Fernando Portela Câmara
Leonardo C. P. Câmara
Antônio Geraldo da Silva

PONTOS-CHAVE

- A psiquiatria destacou-se da medicina legal como uma disciplina própria a partir da noção de "alienação mental".
- A discussão sobre esse conceito partiu da filosofia moral, no final do século XVIII, continuando no século seguinte com o conceito de *proton pseudos*, "o erro original", de Aristóteles, sendo assim chamado qualquer raciocínio formalmente correto, mas cuja conclusão é falsa por se basear em uma falsa premissa.
- Essa discussão surgiu a partir da crítica de Kant sobre o direito de mentir no âmbito da ética, justiça e moral. Esse conceito impregnou a incipiente psiquiatria da época e foi o ponto de partida para a reformulação da noção de doença mental, abandonando-se a ideia de causa moral.
- Este foi o início do materialismo naturalístico de Griesinger, que lançou as bases filosóficas da psiquiatria. O conceito consolidou a teoria de causa local ou cerebral da doença mental e isentou o paciente como responsável por sua doença.
- Isso levou ao primeiro impacto social com a liberação dos doentes dos grilhões por Pinel, Esquirol e Herbart, tendo influenciado a primeira legislação sobre doentes mentais. O doente mental não é responsável por sua doença: esta é uma questão médica e não moral.
- Kraepelin e Schneider se destacam na sequência como impulsionadores de uma psiquiatria clínica baseada em evidências epidemiológicas e científicas, consolidando o conceito de doença mental como fato biológico. Isso culminou na psiquiatria atual.

O CONCEITO ORGANIZADOR DA PSIQUIATRIA MODERNA: O *PROTON PSEUDOS*

A psiquiatria é, entre todas as especialidades médicas, a que mais faz interface com a sociologia e a filosofia. Embora tenha sido um capítulo da medicina legal nas faculdades de medicina até recentemente, desenvolveu-se paralelamente na psiquiatria um pensamento humanista que teve sua origem no Iluminismo.

No século XIX, os psiquiatras eram chamados de "alienistas", pois seu objeto de estudo era a alienação, ou insanidade. A doença mental era tida como uma manifestação de perda do exercício livre da razão. A ideia de *proton pseudos* (πρῶτον ψεῦδος), ou "erro original" (ou, ainda, como preferimos, "erro essencial"), foi revivida por Immanuel Kant (1724-1804), em 1797, em sua obra *Metafísica dos costumes*[1] e em outras obras, como uma crítica à mentira praticada pela filosofia moral no direito e nas relações sociais. O debate popularizou-se no século XIX, especialmente depois da crítica de Benjamim Constant a Kant naquele mesmo ano,[2] e a tréplica deste, que reduz a tese de Constant a um *proton pseudos*.[3] Isso influenciou muitos pensadores, e o debate foi também muito ativo na psiquiatria daquela época. A expressão vem da lógica de Aristóteles para denotar o falso silogismo, um raciocínio equivocado resultante de uma cadeia dedutiva que parte de uma premissa inconsistente. No caso extremo, haveria um *proton pseudos* patológico que levaria à alienação, uma condição que incluía os delírios, as alucinações e outras alterações sensoperceptivas. Os psiquiatras da época, então alienistas, associavam a noção de *proton pseudos* a um defeito cerebral como causa da alienação. Esse "erro primordial" no desenvolvimento do cérebro, que afeta a mente, isentaria o doente de culpa pela sua miséria psicossocial.

Os trabalhos de Philippe Pinel (1745-1826), na França, seguido por seu discípulo e sucessor Esquirol (1772-1840), e de Johann Herbart (1776-1841), na Alemanha, foram fundamentados nessa visão da loucura ("alienação mental", no jargão da época). Pinel e Esquirol começaram a humanizar o tratamento destinado aos doentes mentais na virada do século XVIII, que logo foi seguido em toda a Europa e nas Américas (as ideias de Pinel culminaram na criação da legislação francesa para os doentes mentais em 1838, que perdurou até 1990). Influenciado pela reforma humanista da Revolução Francesa, Pinel difundiu a visão dos doentes mentais como indivíduos membros da sociedade com direitos próprios e com autonomia que, embora diminuída pela doença, não se perde totalmente. Eles não são culpados por sua condição, mas vítimas de um *proton pseudos* da própria natureza.

O conceito kantiano de *proton pseudos* marcou o fim do caráter místico religioso das doenças mentais e as realocou no *materialismo metafísico*, incentivando a pesquisa e o tratamento. Ao mesmo tempo em que essa corrente filosófica dominava a psiquiatria, o romantismo alemão incentivou um movimento psiquiátrico que enfatizava a afetividade e as distorções perceptivas na vida e na relação das pessoas mentalmente perturbadas. Isso introduziu na anamnese a subjetividade e seu desenvolvimento ideográfico antes da doença, contrastando com a abordagem nomotética do Iluminismo, racional e precisa, que tinha em Kant um de seus expoentes.

No final da primeira metade do século XIX, o psiquiatra germânico Wilhelm Griesinger (1817-1868) rejeitou o materialismo metafísico e o subjetivismo por uma abordagem neurobiológica das doenças psiquiátricas. Seu livro *Pathologie und Therapie der psychischen Krankheiten* (*Patologia e tratamento das doenças mentais*), publicado em 1845 e em 1861, foi muito influente. Griesinger é um autor que continua em evidência e suas ideias são ainda influentes em certas correntes da psicopatologia. Ele criou a teoria unitária das doenças mentais, na qual propõe a existência de um núcleo psicótico único (a psicose unitária, ou *Einheitspsychose*) que se manifesta clinicamente em diferentes estágios: um transtorno afetivo, uma esquizofrenia e, por fim, a demência. O materialismo naturalístico de Griesinger influenciou a geração seguinte de psiquiatras, como Theodor Meynert (1833-1892) e Emil Kraepelin (1856-1926), para citar dois exemplos ilustres.

Kraepelin trouxe a psiquiatria para a era moderna ao desenvolver, como ele mesmo disse, "[...] um novo método para a compreensão das doenças mentais". Ele introduziu o método clínico, com o qual caracterizou a psicose maníaco-depressiva e a *dementia praecox*, e aplicou medidas quantitativas. Com isso, substituiu o diagnóstico sintomático, ou sindrômico, pelo categórico (retomado em bases estatísticas pela terceira edição revisada do *Manual diagnóstico e estatístico de transtornos mentais* [DSM-III-R]) e, ainda, introduziu o heredograma no histórico do paciente, surpreendendo pela primeira vez a suspeita de hereditariedade na doença maníaco-depressiva e na demência precoce.[4] Sua convivência com os pacientes o levou a considerar a importância do curso da doença na classificação das doenças mentais (o prognóstico).

Kraepelin rompeu com a psicose unitária de Griesinger ao identificar, com seus métodos precisos, três formas bem definidas e não superpostas de psicoses: a psicose maníaco-depressiva, a demência precoce e a psicose delirante. Definiu a demência precoce como o "[...] desenvolvimento subagudo de uma debilitação mental peculiar no indivíduo jovem", apresentando-a na quarta edição do seu livro *Leherbuch der Psychiatrie* (1893). Essa condição correspondia ao que Ewald Hecker havia chamado de hebefrenia, que Kraepelin caracterizou metodologicamente. Na sexta edição de seu livro (1899), Kraepelin dividiu a demência precoce em três formas: hebefrênica, catatônica e paranoide. Com isso, inaugurou também o diagnóstico dimensional.[4,5]

Junto com seu amigo Alois Alzheimer (1864-1915), Kraepelin partilhava a ideia de que as doenças mentais eram expressão de uma doença orgânica do cérebro, o *proton pseudos* anatomopatológico. Eles examinaram os cérebros dos doentes mentais em busca de alterações anatômicas significativas, mas não conseguiram as provas que tanto almejavam. A descoberta da alteração anatômica da demência que levou o nome de seu amigo (com a qual colaborou) consolidou em Kraepelin a tese de que a psicose maníaco-depressiva e a demência precoce teriam substratos anatomopatológicos distintos.[4]

Na época de Kraepelin, florescia a psicanálise inaugurada por Sigmund Freud (1856-1939), que defendia as doenças mentais como tendo uma origem psíquica, *sine materiae*. Kraepelin se opunha firmemente a isso, defendendo serem tais doenças uma alteração mental emergente de um substrato cerebral patológico. Entretanto, o pensamento freudiano ganhou força e influenciou o eminente psiquiatra Eugene Bleuler (1857-1939), que relativizou o diagnóstico de Kraepelin sobre a *dementia praecox* (renomeando-a como esquizofrenia) e a doença maníaco-depressiva. Seu livro *Dementia praecox oder die Gruppe der Schizophrenienin*, de 1911, foi um marco na psiquiatria do novo século. O principal argumento de Bleuler para mudar o nome da demência precoce para esquizofrenia foi que "[...] nem sempre a *dementia praecox* se torna uma demência e nem sempre ela aparece *praecociter*". Fazendo eco aos psicanalistas, ele rejeitou enfaticamente o fatalismo da doença mental, tida então como uma degeneração do caráter devido a lesões nervosas irreversíveis.

Em 1895, Freud, no seu *Projeto para uma psicologia científica*, usa a expressão *proton pseudos* para expressar o sintoma histérico, com isso querendo dizer que o sintoma seria uma interpretação errônea de uma ideia ou imagem intensa que irrompe na mente.[6] Percebe-se, nessa formulação, a interpretação ou análise da psique, justificando a psicanálise. Em seu estudo anterior (1891), *Sobre as afasias*, Freud usa o termo em alemão *principiellen Fehler* (erro de princípio) para criticar a tese de Wernicke de que o elemento psíquico formava-se na terminação da fibra nervosa (hoje diríamos nas sinapses), pois acreditava que o processo ocorria na célula nervosa propriamente (hoje diríamos em uma rede neural).

Coube a Karl Jaspers (1883-1969), em sua *Psicopatologia geral* (1913),[7] reintroduzir a subjetividade na psiquiatria, valorizando a empatia, a linguagem verbal, a expressão, o comportamento e a arte como instrumentos de avaliação psicopatológica. Ele defendia que o acesso ao estado mental do sujeito só era possível por via indireta e rejeitava toda abordagem objetiva e quantitativa, assim como a visão naturalística de Kraepelin e Bleuler e a visão mentalista de

Freud. Jaspers rompe com o conceito de *proton pseudos* na psiquiatria, mas este retorna, de forma implícita, com Kurt Schneider (1887-1967), autor da universalmente conhecida obra *Psicopatologia clínica*,[8] em que realoca a psiquiatria em bases racionais. Schneider negava também que o diagnóstico psiquiátrico devia se fundamentar no objetivismo e em postulados naturalísticos, e defendia o diagnóstico como um construto baseado em dados empíricos, uma observação que influenciaria as classificações psiquiátricas modernas, junto com Kraepelin. Ele concordava que as doenças mentais se deviam em grande parte a fatores neurobiológicos, mas não aceitava que isso determinasse as dificuldades psicossociais desses pacientes. Schneider sistematizou a classificação psiquiátrica e racionalizou o diagnóstico com base no raciocínio estatístico, aproximando-se, nesse particular, de Kraepelin. Sem dúvida alguma, ele influenciou significativamente a organização das modernas classificações psiquiátricas.

O FUTURO

A psiquiatria contemporânea experimentou um considerável avanço, especialmente com o desenvolvimento de modernos tratamentos farmacológicos para depressão, esquizofrenia e doença bipolar, além de ferramentas diagnósticas como imagens funcionais do cérebro *in vivo*, potenciais evocados, testes neuropsicológicos da função executiva, testagem de polimorfismo genético, etc. Por exemplo, um conceito que propõe, sob a noção de endofenótipos,[9] a unificação entre doença mental, comportamento, genética e neurobiologia tem feito interessantes progressos.[10] As sucessivas edições da *Classificação internacional de doenças e problemas relacionados à saúde* (CID) e do DSM não são marcas de progresso, mas tentativas de racionalizar o diagnóstico dentro do paradigma tradicional legado por Kraepelin e por Schneider. A questão fundamental da psiquiatria atual é refundar, em bases seguras, uma correlação consistente entre psicopatologia, neurobiologia e psicofarmacologia, realizando o que Van Praag preconizou como a evolução da psicopatologia descritiva para uma psicopatologia fun-

cional.[11] É por esse princípio que a psiquiatria atual prefere distanciar-se de idealismos para adotar uma conduta pragmática como filosofia.[12-14] Não se trata apenas de uma questão de interesse acadêmico, mas de interesse geral para a sociedade, que precisa entender de modo claro e inequívoco a realidade da doença mental, seu impacto na responsabilidade pessoal, na formulação de políticas de saúde mental coletiva e na necessidade de pesquisas.

A baixa confiabilidade do diagnóstico psiquiátrico e o grande desenvolvimento da neurobiologia em nossa época têm influenciado os psiquiatras na busca de ferramentas neurocientíficas para aprofundar as causas dos transtornos mentais, revisar a nosologia, aprimorar o diagnóstico e descobrir novas formas eficazes de tratamento. Isso ainda não influenciou a CID-11, mas tocou, embora superficialmente, o DSM-5, que introduziu o diagnóstico espectral e adicionou dados genéticos a alguns dos transtornos mais importantes. Há um longo caminho até que se forme uma base de dados suficientemente confiável para se chegar a um consenso científico que nos leve a uma psicopatologia funcional.[14]

A NECESSIDADE DA PSIQUIATRIA

Desde que a psiquiatria incorporou o método clínico, passou a ser um ramo da medicina; do materialismo metafísico migrou para um materialismo naturalístico, buscando associar a doença mental a perturbações neurobiológicas que, ao afetarem a totalidade do indivíduo, tornam essas perturbações também socialmente sensíveis. Griesinger foi o introdutor desse método que filosoficamente deriva do realismo, uma parte da epistemologia que considera a existência do mundo como independente dos sentidos e da razão humanos (ou seja, não é uma abstração humana). Disso resultou o "reducionismo naturalístico" que Kraepelin bem evidenciou ao considerar as doenças mentais como "entidades naturais em psiquiatria", reais e não conceituais.

As classificações foram criadas para servir de instrumento de comunicação e pesquisa entre psiquiatras e pesquisadores. Devem ser constantemente revistas à medida que mudanças são propostas e novos consensos se formam pela experiência e pelas pesquisas. Entretanto, a apropriação das classificações psiquiátricas por não médicos e o abuso do diagnóstico com base apenas em seus critérios levaram a um reducionismo nominalista que produziu uma psiquiatria dogmática e ateórica praticada por indivíduos inexperientes e sem formação em psicopatologia. Esse "estilo" de diagnosticar por classificação só contribuiu para introduzir mais incertezas ao diagnóstico psiquiátrico, levando ao reducionismo heurístico dos profissionais experientes, que baseiam o seu diagnóstico na vivência, na empatia, na psicopatologia e na intuição.

A distorção entre uma psiquiatria cientifica, com base em evidências, e uma psiquiatria ateórica, com base em classificações, só fortaleceu um materialismo pseudossocialista e pseudo-humanista que destilou um "movimento antipsiquiátrico", doutrina que nega a condição médica da doença mental para elevá-la a uma condição político-ideológica de suposta manobra de exclusão de indivíduos não alinhados com a ordem ditada pela "sociedade burguesa" e acusa a psiquiatria de ser "instrumento de repressão". Aqui está o exemplo kantiano do *proton pseudos*, um erro fatal cujo efeito é levar a saúde mental coletiva ao caos.

A doença mental, assim como as demais doenças, não é uma construção social, mas uma realidade provada pelo acúmulo de dados empíricos, pela manifestação de padrões mentais e comportamentais anormais independentes de época, lugar e cultura, e por marcos heredológicos e biológicos, como, por exemplo, os endofenótipos. Dar atenção ao indivíduo que, devido à doença mental, é excluído da sociedade produtiva, tratá-lo e inseri-lo de volta à sociedade à qual pertence é objeto e missão da psiquiatria, que é, assim, essencial dentro da complexidade da sociedade moderna.

REFERÊNCIAS

1. Kant I. Princípios metafísicos da doutrina da virtude. In: Kant I. A metafísica dos costumes. São Paulo: EDIPRO; 2003, c1797.
2. Constant B. Des principes. In: Puente FR, organizador. Os filósofos e a mentira. Belo Horizonte: UFMG; 2002, c1797. p. 61-72.
3. Kant I. Über ein vermeintliches Recht aus Menschenliebe zu Lügen. In: Puente FR, organizador. Os filósofos e a mentira. Belo Horizonte: UFMG; 2002, c1797. p. 73-83.
4. Câmara FP. The Kraepelin's catastrophe. Rev Latinoam Psicopatol Fundam. 2007;10(2):307-18.
5. Câmara FP. A construção do diagnóstico psiquiátrico. Rev Latinoam Psicopatol Fundam. 2007;10(4):677-84.
6. Freud S. Projeto para uma psicologia científica, (parte 2, itens 4 e 5). In: Obras psicológicas de Sigmund Freud: edição standard brasileira. Rio de Janeiro: Imago; 1996, c1895. p. 406-11.
7. Jaspers K. Psicopatologia geral. São Paulo: Atheneu; 1973. 2 v.
8. Schneider K. Psicopatologia clínica. Lisboa: Mestre Jou; 1968.
9. Gottesman II, Gould TD. The endophenotype concept in psychiatry: etymology and strategic intentions. Am J Psychiatry. 2003;160(4):636-45.
10. Câmara FP, Silva AG, Câmara LCP. Endofenótipos. In: Nardi AE, Silva AG, Quevedo JL, organizadores. PROPSIQ Programa de Atualização em Psiquiatria: Ciclo 8. Porto Alegre: Artmed Panamericana; 2018. p. 9-63. (Sistema de Educação Continuada a Distância, v. 1).
11. van Praag HM. Serotonin disturbances in psychiatric disorders. Functional versus nosological interpretation. In: Gastpar M, Wakelin JS, editors. Selective 5-HT-reuptake Inhibitors: novel or commonplace agents? Basel: Karger, 1988. p. 52-7.
12. Câmara FP, Câmara LCP. Filosofia da psiquiatria. I – Da psicologia à neurociência, Psychiatry On-Line Brazil. 2017;22(3).
13. Câmara FP, Câmara LCP. Filosofia da psiquiatria. II – A crise do DSM e o paradigma translacional. Psychiatry On-Line Brazil. 2017;22(4).
14. Câmara FP, Câmara LCP. Filosofia da psiquiatria. III – O futuro da psicopatologia. Psychiatry On-Line Brazil. 2017;22(5).

CAPÍTULO 16

SAÚDE MENTAL DA MULHER: TÓPICOS IMPORTANTES

Joel Rennó Jr.
Renan Rocha

Para todo problema complexo existe sempre uma solução simples, atraente e errada.
Henry Louis Mencken

PONTOS-CHAVE

- A mais recente edição do *Manual diagnóstico e estatístico de transtornos mentais* (DSM-5), da American Psychiatric Association (APA),[1] estabeleceu definitivamente o transtorno disfórico pré-menstrual (TDPM), apresentando-o no grupo dos transtornos depressivos. Entre os seus critérios diagnósticos, encontram-se 11 grupos de manifestações clínicas, dos quais 10 são sintomas e sinais psiquiátricos.
- As manifestações vasomotoras foram identificadas como fatores preditivos independentes para a depressão na perimenopausa. Assim, sudorese noturna e sobretudo fogachos durante o climatério são sintomas de alerta para o rastreamento da depressão e para sua alta suspeição.
- Um consenso de diretrizes de instituições médicas de referência recomenda o rastreamento da depressão em gestantes, preferencialmente empregando instrumento psicométrico padronizado e validado. Na gravidez, a Escala de Depressão Pós-parto de Edimburgo (Edinburgh Postnatal Depression Scale – EPDS) é o instrumento de rastreamento mais recomendado e utilizado.
- De modo marcante durante o período perinatal, há intensas variações na atividade das enzimas hepáticas metabolizadoras do citocromo P450. Assim, alterações farmacocinéticas específicas podem causar grande impacto terapêutico no uso de antidepressivo na gravidez e no pós-parto, em função de frequentes e importantes oscilações nos níveis séricos.
- No pós-parto, há necessidade de muita atenção para sintomas e sinais de mania ou hipomania, pois o puerpério é uma fase de altíssimo risco para a manifestação do transtorno bipolar (TB). O diagnóstico incorreto de depressão unipolar em uma gestante bipolar pode levar a um tratamento inefetivo, induzir um episódio maníaco psicótico e aumentar o risco de suicídio.

VINHETA CLÍNICA 16.1

Em consulta médica ambulatorial, uma mulher de 25 anos, casada, relata ao psiquiatra sintomas predominantemente depressivos de intensidade moderada que iniciaram há três semanas, poucos dias após o nascimento por parto vaginal de seu primeiro filho, saudável, após uma gestação sem intercorrências médicas.

Durante a anamnese, a paciente relata de modo recorrente e espontâneo que tem pouca afeição pelo filho, razão pela qual se sente muito constrangida. Ao ser questionada de maneira específica, responde que depois do parto tornou-se uma pessoa chorosa, insone, "meio esquecida" e com apetite reduzido. A paciente faz referências à existência de pensamentos acelerados, sem conteúdos ansiogênicos, vinculados a uma inquietude psicomotora.

Sintomas psicóticos estão ausentes. A paciente nega ideias de agressão que envolvam ela, o filho ou outra pessoa. Há uso recreativo ocasional de bebidas alcoólicas em pequenas quantidades. Também nega uso atual ou prévio de tabaco ou outras drogas. Ausência de história psiquiátrica pessoal e de eventos passados sugestivos de síndrome psicopatológica. Em relação à história médica familiar, a paciente comunica que, há cerca de 15 anos, sua mãe "faz tratamento para bipolaridade" e que "só melhorou com o lítio".

Ao exame físico, não foram identificadas alterações nosológicas. Apresenta exames laboratoriais puerperais de função tireóidea e hemograma completo cujos resultados são normais. Atualmente, a paciente está amamentando.

TRANSTORNO DISFÓRICO PRÉ-MENSTRUAL

As manifestações psicopatológicas associadas ao ciclo menstrual têm sido tema de interesse médico ao longo do tempo, desde autores clássicos, como Semônides (2600 a.C.) e Hipócrates (600 a.C.), passando pelos trabalhos de Robert Frank e Katherine Dalton, até os grupos de estudos do National Institute of Mental Health (NIMH), dos Estados Unidos, e da *Classificação internacional de doenças e problemas relacionados à saúde* (CID), em suas nona e décima edições, mais recentemente.

A denominação transtorno disfórico pré-menstrual (TDPM) recebeu maior destaque em 1994, com a publicação da quarta edição do *Manual diagnóstico e estatístico de transtornos mentais* (DSM-IV), da American Psychiatric Association (APA).[2] Em 2012, a quinta edição do DSM (DSM-5) estabeleceu definitivamente o TDPM, apresentando-o no grupo dos transtornos depressivos. Entre os seus critérios diagnósticos, encontram-se 11 grupos de manifestações clínicas, dos quais 10 são sintomas e sinais psiquiátricos.[3]

EPIDEMIOLOGIA E ETIOPATOGENIA

Durante a menacme, cerca de 75% das mulheres relatam sintomas psíquicos e físicos relacionados ao período pré-menstrual. Um subgrupo apresenta o TDPM, com uma prevalência de até 8%. A faixa etária mais acometida é a dos 25 aos 35 anos.[4]

 Menacme ▶ é o período fértil da mulher, que vai da primeira à última menstruação.

A etiopatogenia do TDPM é multifatorial, composta por elementos hormonais, neurológicos, genéticos e ambientais. Entre as hipóteses principais, destaca-se aquela que considera que as mulheres com TDPM teriam maiores alterações na neurotransmissão serotonérgica em resposta às flutuações hormonais normais do ciclo menstrual em sua fase lútea. No TDPM, foram identificados níveis reduzidos de serotonina e ácido gama-aminobutírico (GABA), bem como a presença de disfunção no córtex pré-frontal dorsolateral. Pesquisas genéticas encontraram evidências de que o polimorfismo do gene transportador de serotonina e a variação de alelo relacionado ao receptor alfa-estrogênio estão significativamente relacionados ao transtorno.[5,6]

Alguns achados suportam a hipótese de que o TDPM é uma entidade clínica única:[7]

- Associação da duração dos sintomas com a fase lútea do ciclo menstrual
- Componente genético distinto
- Sintomas relacionados à função ovariana normal
- Resposta terapêutica significativa a medicamentos serotonérgicos, mesmo com o uso intermitente
- Resposta terapêutica a pequenas doses de medicamentos serotonérgicos e recorrência dos sintomas logo após a suspensão da terapia

APRESENTAÇÃO CLÍNICA

O TDPM é um diagnóstico baseado em achados clínicos, estabelecido após a cuidadosa exclusão de outras doenças. Por meio da anamnese, o transtorno apresenta-se ao médico como um conjunto peculiar de sintomas recorrentes e cíclicos que singularmente iniciam na fase pré-menstrual, com duração de 5 a 15 dias. No período entre tais episódios, as manifestações clínicas tornam-se discretas ou ausentes. A redução da intensidade nosológica geralmente ocorre a partir da menstruação.

São frequentes os sintomas ansiosos, depressivos e disfóricos, bem como as alterações nos padrões do sono e no comportamento alimentar. A intensidade das manifestações prejudica significativamente a vida social e ocupacional da mulher de maneira semelhante à depressão maior, que é a comorbidade mais comum do TDPM.[3]

De modo marcante e mais específico, a paciente com TDPM geralmente apresenta:[7]

- Labilidade afetiva
- Irritabilidade, ira
- Desesperança, baixa autoestima
- Tensão psicomotora

Retrospectivamente, considera-se a possibilidade de diagnóstico de TDPM quando um conjunto de sintomas característicos esteve presente na maioria dos ciclos menstruais ao longo dos 12 meses mais recentes. Prospectivamente, o uso de diário para o registro de sintomas durante pelo menos dois ciclos menstruais pode ser um valioso instrumento para o esclarecimento diagnóstico, sobretudo em suspeita concomitante de episódio de transtorno depressivo ou bipolar e transtorno da personalidade *borderline*.[3,7]

TRATAMENTO

O tratamento do TDPM compreende:[8,9]

- Psicoeducação sobre o TDPM
- Exercícios físicos ou atividades esportivas regulares e compatíveis com cada paciente
- Redução alimentar de cafeína, sal, açúcar e álcool
- Terapia cognitiva com foco nas percepções a respeito do ciclo menstrual
- Terapia comportamental com foco em técnicas de relaxamento
- Medicamentos específicos

Em função da eficácia e da segurança estabelecidas, os principais medicamentos para o TDPM são os inibidores seletivos da recaptação de serotonina (ISRSs). Três foram aprovados pela Food and Drug Administration (FDA): fluoxetina, sertralina e paroxetina. As doses terapêuticas mínimas são 20, 50 e 12,5 mg/dia, respectivamente. Outros medicamentos serotonérgicos e duais também demonstraram efetividade para o TDPM, como escitalopram, duloxetina, citalopram, clomipramina, venlafaxina.[10]

Food and Drug Administration (FDA) ▶ agência federal dos Estados Unidos da América, responsável pela avaliação da segurança e eficácia de medicamentos.

Ressalta-se que a terapia medicamentosa pode ser contínua, sistematicamente intermitente – na fase lútea – ou, ainda, em alguns casos, administrada somente a partir do início das manifestações do TDPM. O uso contínuo é indicado sobretudo para sintomas depressivos e somáticos. O uso intermitente e eficaz de antidepressivos serotonérgicos é possível, pois reduzem com rapidez a intensidade do TDPM. Após cerca de 48 horas de tratamento, a melhora clínica é significativa, possivelmente em função dos efeitos farmacológicos na modulação da atividade da alopregnanolona, metabólito da progesterona, sobre os receptores GABAérgicos tipo A.[11]

Para a paciente com TDPM que deseja anticoncepção oral, a FDA aprovou a associação de etinilestradiol (0,02 mg/dia) com drospirenona (3 mg/dia) por 24 dias, com intervalo de quatro dias. No seguimento específico, avalia-se a pressão arterial sistêmica e manifestações sugestivas de trombose venosa profunda e embolia pulmonar. Em caso de respostas terapêuticas insatisfatórias e persistência de sintomas graves, o médico pode considerar o uso de agonistas do hormônio liberador de gonadotrofina. Porém, há importantes efeitos adversos relacionados a seu uso crônico, como toxicidade cardíaca e osteoporose.[9,10]

DEPRESSÃO CLIMATÉRICA

O climatério é um período de particular vulnerabilidade às manifestações psiquiátricas depressivas, e a depressão tem associações significativas com doenças ginecológicas e obstétricas, como endometriose, síndrome do ovário policístico, infertilidade, falência ovariana prematura e abortamento espontâneo recorrente. Em função da alta prevalência dos sintomas e sinais clínicos depressivos no sexo feminino, particularmente no climatério, a alta suspeição diagnóstica é pertinente. Por isso, ginecologistas estão em posição profissional estrategicamente importante para a realização do rastreamento em suas pacientes. Nesse sentido, propõe-se uma maior aproximação entre ginecologistas e psiquiatras, de modo que a disposição mútua possibilite um maior compartilhamento dos conhecimentos e das questões dessa interface médica.[12]

EPIDEMIOLOGIA E ETIOPATOGENIA

A depressão apresenta, no sexo feminino, uma prevalência ao longo da vida de aproximadamente 20%, e o risco de sua manifestação nas mulheres é 1,5 a 3 vezes superior ao visto nos homens. A maior vulnerabilidade da mulher para a depressão parece estar parcialmente associada a oscilações rápidas e intensas dos hormônios reprodutivos, que influenciam os sistemas serotonérgico e noradrenérgico. De fato, a partir da puberdade, torna-se notável um aumento significativo de episódios depressivos, o que sugere a existência de influências endócrinas relevantes. O estrogênio modula aspectos neurobiológicos associados à patogênese da depressão, como o eixo hipotálamo-hipófise-suprarrenal e os mecanismos de neuroplasticidade, incluindo a regulação do fator neurotrófico derivado do cérebro. Devido aos efeitos monoaminérgicos, os polimorfismos e as alterações em genes relacionados à síntese e ao metabolismo de estrogênio têm sido associados ao maior risco de sintomas e sinais depressivos.[13]

Concomitante ao declínio da função ovariana, o climatério é a longa transição para a vida não reprodutiva da mulher. Durante esse período, ocorre a perimenopausa, caracterizada por irregularidade menstrual e oscilações hormonais erráticas. A perimenopausa estende-se até um ano após a última menstruação – a menopausa, aos 51 anos de idade, aproximadamente –, enquanto a transição menopausal é o período iniciado a partir da irregularidade menstrual até a menopausa. Embora sua concentração varie de modo significativo durante tais períodos reprodutivos, o nível sérico do hormônio folículo-estimulante encontra-se, de modo característico, elevado, sobretudo quando mensurado entre o segundo e o quinto dia da fase menstrual folicular.[12]

Estudos transversais e prospectivos investigaram a relação entre climatério e manifestações depressivas e constataram um aumento significativo – de até três vezes – no número de mulheres com sintomas e sinais depressivos durante esse período. Esse risco elevado foi identificado mesmo entre mulheres que não tinham episódios depressivos anteriores. Os resultados de recente metanálise apoiam a hipótese de uma associação entre as oscilações hormonais femininas e a depressão ao mostrar que o risco da doença está relacionado à idade em que a menopausa ocorre e à duração da menacme. Os autores da metanálise concluíram que uma exposição mais longa aos hormônios endógenos – consequência de um período reprodutivo mais duradouro e de uma menopausa mais tardia – estava associada a um menor risco de depressão após a menopausa.[14]

APRESENTAÇÃO CLÍNICA

Durante a perimenopausa, particularmente, constata-se maior frequência e gravidade nas manifestações depressivas. O surgimento ou a exacerbação de sintomas e sinais depressivos no climatério, sobretudo na perimenopausa, podem ser secundários a distúrbios do ciclo sono-vigília oriundos do impacto das manifestações vasomotoras (sudorese noturna e fogachos) na mulher, sendo essa hipótese descrita como "efeito dominó". De fato, a perimenopausa é considerada por alguns autores como um fator de risco independente para a depressão, sobretudo quando estão presentes sudorese noturna e fogachos. As manifestações vasomotoras foram identificadas como fatores preditivos independentes para a depressão na perimenopausa. Assim, sudorese noturna e sobretudo fogachos durante o climatério são sinais de alerta para a pertinência do rastreamento da depressão e para a alta suspeição da doença. Os seguintes fatores também estão significativamente associados a um maior risco de depressão no climatério: TDPM prévio, expectativas e percepções negativas a respeito do climatério, doença crônica durante a menacme, obesidade mórbida e eventos estressores.[15]

Fogachos ▶ são sensações transitórias e súbitas de calor que se iniciam na parte superior do tronco ou pescoço e sobem em direção à face e à cabeça.

Deve-se estar atento a possível sobreposição de manifestações climatéricas e depressivas. Os principais sintomas e sinais compartilhados são a redução da atenção, a diminuição da energia, o desejo sexual hipoativo e as alterações do sono. Essa avaliação nosológica e seu diagnóstico diferencial podem ser auxiliados pelo Questionário de Saúde da Mulher e pela Escala Climatérica de Greene. Para o rastreamento de episódio de depressão, o Patient Health Questionnaire-9 (PHQ-9) mostrou-se um instrumento válido em brasileiros.[13]

O transtorno bipolar (TB) deve ser permanentemente considerado como um diagnóstico diferencial na mulher com depressão. Os poucos estudos a respeito do impacto do climatério no TB sugerem a exacerbação de suas manifestações psiquiátricas durante esse período da vida, com predomínio de sintomas e sinais depressivos. Um estudo longitudinal com 47 mulheres investigou a taxa de recorrência de episódios de TB durante a transição menopausal e constatou que 68% das pacientes apresentaram um novo episódio depressivo.[16] Em outra pesquisa, 44 mulheres entre 40 e 60 anos com diagnóstico de TB e que apresentavam manifestações climatéricas participaram de um estudo observacional prospectivo. Os resultados indicaram que as manifestações psiquiátricas maníacas, hipomaníacas e depressivas foram significativamente mais intensas durante a perimenopausa.[14]

TRATAMENTO

No climatério, os principais tratamentos para a depressão são os ISRSs, os inibidores seletivos da recaptação de norepinefrina e serotonina, a terapia hormonal e a psicoterapia. Esta última pode ser especialmente benéfica para as mulheres que vivenciam com maior intensidade as questões vinculadas às modificações físicas, psicológicas e sociais peculiares a tal período da vida e aos conflitos íntimos relacionados a sentimentos de perda e medo. Identificaram-se dois estudos específicos sobre a eficácia da psicoterapia em mulheres com depressão na perimenopausa, cujos resultados foram favoráveis à terapia cognitiva.[17]

Embora possa ser benéfica a algumas pacientes de modo particular, a terapia hormonal estrogênica para a depressão no climatério apresenta evidências científicas divergentes e controversas. A North American Menopause Society (NAMS) considera os resultados dos estudos insuficientes para a indicação da terapia hormonal como tratamento adjunto de depressão, de acordo com parecer científico publicado em 2017.[18] Segundo as diretrizes do Canadian Network for Mood and Anxiety Treatments (CANMAT)[19] de 2016, a terapia hormonal poderia ser recomendada como tratamento de segunda escolha para mulheres sem contraindicações e com pleno conhecimento dos riscos adversos envolvidos. Nesses casos, quando a terapia com estrogênio é utilizada na perimenopausa, ela deve ser combinada com progestogênio em dose suficiente para suprimir a ovulação.[19]

A respeito do tratamento medicamentoso da depressão, algumas questões de eficácia e tolerabilidade persistem. Setenta por cento dos pacientes permanecem apresentando manifestação clínica relevante após tratamento com antidepressivo de primeira escolha. Cinquenta por cento deles abandona o tratamento em função de efeitos adversos ou intoleráveis, como aumento de peso ou disfunção sexual. Uma das possíveis respostas para tais questões é a identificação de fatores preditores de maior eficácia e tolerabilidade, como sexo, idade ou manifestações clínicas específicas. Assim, pode-se aplicar essa abordagem para o aperfeiçoamento do tratamento no climatério. Questiona-se, portanto, a existência de antidepressivo que possa ser candidato à terapia de primeira escolha – eficaz e tolerável – para a depressão no climatério com manifestações vasomotoras, pois até 80% das mulheres relatam fogachos nesse período. Os fogachos em geral começam dois anos antes da menopausa, atingem pico um ano após e gradualmente diminuem ao longo de cerca de dez anos. Estão associados com sintomas e sinais depressivos, distúrbios do sono e pior qualidade de vida, e, por isso, o tratamento concomitante é pertinente.[20]

Assim, selecionar de modo mais criterioso e específico a terapia antidepressiva é uma abordagem que pode resultar em benefícios relevantes às pacientes no climatério, pois as características individuais podem ser referências estratégicas para escolhas terapêuticas mais eficazes, seguras e toleráveis. Considerando-se as peculiaridades da depressão da mulher no climatério e a qualidade dos estudos, destacam-se paroxetina, escitalopram e desvenlafaxina entre as opções das terapias medicamentosas. Em 2013, a FDA aprovou a paroxetina para o tratamento de fogachos. Nesse contexto terapêutico em particular, apresentam-se com menor ênfase citalopram, duloxetina, mirtazapina, quetiapina e venlafaxina. Dos medicamentos mencionados, o escitalopram e a desvenlafaxina têm recebido maior atenção de pesquisadores e periódicos científicos. Um ensaio clínico randomizado os comparou e concluiu que ambos apresentam eficácia, segurança e tolerabilidade semelhantes para mulheres com depressão na pós-menopausa, com idade entre 40 e 70 anos.[17,20]

Dois ensaios clínicos randomizados controlados por placebo indicaram a eficácia da desvenlafaxina no tratamento da depressão no climatério.[14] Nessa população, uma análise conjunta de nove ensaios clínicos demonstrou que o medicamento apresenta índices de remissão significativos. Um ensaio clínico aberto durante a pós-menopausa concluiu que o fármaco promove resposta terapêutica moderada e sustentada. A respeito das manifestações vasomotoras, cinco ensaios clínicos randomizados controlados por placebo indicaram a eficácia da substância. Os resultados de tais estudos demonstraram que a dose diária mais eficaz para sudorese noturna e fogachos é 100 mg. Em um único estudo randomizado, a resposta terapêutica da desvenlafaxina foi semelhante à do placebo. Em relação à função sexual, a análise integrada de nove ensaios clínicos randomizados controlados por placebo mostrou que 1% das mulheres em uso de desvenlafaxina declarou redução da libido e anorgasmia. Dois ensaios clínicos randomizados controlados por placebo apresentaram índices semelhantes entre placebo e o medicamento na função sexual em mulheres. Quanto à variação da massa corporal, uma metanálise de dez ensaios clínicos controlados com placebo investigou a alteração de peso e constatou ausência de diferença estatística significativa entre o placebo e a desvenlafaxina: menos de 1% das pacientes tratadas com a substância apresentou alteração clínica expressiva da massa corporal.[19,20]

A respeito de escitalopram, em um ensaio clínico aberto envolvendo mulheres de 45 a 65 anos, o medicamento demonstrou efetividade no tratamento da depressão. Especificamente na perimenopausa, o fármaco mostrou-se efetivo em um ensaio clínico aberto no tratamento da depressão associada a fogachos. Em comparação a etinilestradiol e acetato de noretindrona, o escitalopram foi associado a maior remissão de manifestações depressivas em um estudo clínico randomizado do qual participaram mulheres com transtornos depressivos no climatério. Quanto a sua eficácia para fogachos, um ensaio clínico randomizado controlado por placebo concluiu que a substância é uma terapia eficaz e segura para esse sintoma vasomotor; no entanto, outro estudo que utilizou os mesmos métodos não identificou diferença significativa entre escitalopram e placebo nesse tratamento. Dois ensaios clínicos randomizados controlados por placebo indicaram que o medicamento reduziu o impacto negativo dos fogachos na qualidade de vida de mulheres no climatério. Um ensaio clínico aberto envolvendo mulheres no climatério mostrou redução significativa na frequência e na intensidade de fogachos. Em relação à disfunção sexual, uma metanálise concluiu que o escitalopram apresenta um dos menores índices entre os ISRSs. Os índices clínicos da função sexual relativos ao escitalopram e ao placebo foram semelhantes em um ensaio clínico randomizado controlado por placebo no qual participaram mulheres com fogachos durante o climatério. Em um ensaio clínico randomizado controlado por placebo envolvendo mulheres de 40 a 62 anos de idade, não foi identificada piora na função sexual durante o uso de escitalopram. Quanto a alterações de massa corporal, o medicamento foi associado a pequenas alterações de peso após 12 semanas de tratamento, com um aumento médio de 0,14 kg, em um ensaio clínico aberto randomizado. Houve pequeno aumento de peso após 32 semanas de uso de escitalopram em pacientes com depressão, independentemente da dose utilizada, de acordo com ensaio clínico aberto.[17,19]

Em 1993, a National Institutes of Health (NIH), agência nacional de pesquisas médicas dos Estados Unidos, divulgou o estabelecimento de novos padrões de pesquisa por meio do documento Revitalization Act, no qual solicita aos investigadores científicos que considerem a inclusão do sexo feminino nos estudos e analisem seus desfechos. De fato, a literatura médica aponta diferenças entre os sexos em relação à farmacocinética e à farmacodinâmica, bem como sugere a influência do climatério na resposta terapêutica aos antidepressivos. No entanto, em 2007, cerca de metade dos ensaios clínicos randomizados para tratamento de depressão identificados no banco de dados Medline ainda apresentava ausência de resultados para o sexo feminino. No mesmo ano, cerca de 99% dos ensaios clínicos randomizados para tratamento de depressão observados na base de dados ClinicalTrials.gov mostravam ausência de desfechos para as mulheres participantes. É lamentável que muitos estudos que incluem mulheres permaneçam sem investigar os resultados por sexo. Portanto, enfatiza-se que pesquisar as respostas terapêuticas específicas da mulher aos tratamentos antidepressivos é uma atitude científica fundamental para o contínuo aperfeiçoamento farmacológico, principalmente em períodos da vida associados a maior vulnerabilidade a depressão, durante os quais são imperativos os esforços médicos para a alta suspeição, o rastreamento, o diagnóstico e os tratamentos pertinentes.[17]

DEPRESSÃO GESTACIONAL

De acordo com a Federação Brasileira das Associações de Ginecologia e Obstetrícia (Febrasgo), a gestante com depressão apresenta uma gravidez de alto risco. De fato, o transtorno durante a gravidez é um fator de risco independente para o comportamento suicida, e esta é uma das causas mais comuns de mortalidade materna. A grávida depressiva apresenta maior risco de pré-eclâmpsia, diabetes melito gestacional, tabagismo, uso de álcool, depressão pós-parto, abortamento autoinduzido, habilidades de enfrentamento mal-adaptativas – como redução na busca por cuidados e na capacidade de reavaliação positiva –, alterações cerebrais e comportamentais na prole, crescimento intrauterino restrito, prematuridade e baixo peso da criança ao nascer.[21]

> **Gravidez de alto risco** ▶ gestações que, por terem características específicas ou por sofrerem algum agravo, apresentam maior probabilidade de evolução desfavorável, tanto para o feto como para a mãe.

EPIDEMIOLOGIA E ETIOPATOGENIA

No Brasil, pesquisas com métodos e participantes heterogêneos constataram prevalências entre 12,9 e 37,9% para a depressão na gestação, e um estudo de corte transversal utilizando entrevista clínica semiestruturada apresentou prevalência de 14,2%. Entre os fatores de risco para depressão na gravidez, destaca-se o episódio depressivo prévio, que pode elevar o risco em dez vezes. Aproximadamente 50% das gestações brasileiras são não planejadas e demonstram forte associação com depressão durante a gravidez, sendo consideradas fator de risco independente. Outros fatores de risco relevantes são suporte social ausente, estar mãe solteira, violência doméstica, nível econômico inferior, nível educacional inferior.[22]

Estudos genéticos e de família indicam que um subgrupo de mulheres apresenta maior risco para a depressão na gravidez. Os exatos mecanismos ainda são pouco conhecidos, mas parecem estar vinculados às oscilações intensas dos hormônios sexuais e suas implicações em monoaminas. Os hormônios esteroides femininos, estrogênio e progesterona, além de suas funções reprodutivas, têm potentes efeitos neurorreguladores em diversas funções mentais, incluindo o humor. Principalmente nos segundo e terceiro trimestres de gestação, acontecem mudanças endócrinas marcantes, com grande elevação nos níveis de estrogênio e progesterona. Em mulheres suscetíveis a tais oscilações, essas importantes alterações hormonais compõem a etiopatogênese da depressão na gravidez.[23]

Outros fatores etiológicos gestacionais sugeridos pelos estudos incluem desregulação hormonal da tireoide, níveis reduzidos de melatonina e alterações do cortisol e de fatores imunológicos. A relevância dos mecanismos inflamatórios na etiopatogenia da depressão perinatal também é cada vez mais reconhecida. Sintomas depressivos estão relacionados à elevação da expressão de certas citocinas pró-inflamatórias, como a interleucina 6, que ativa uma enzima metabolizadora de triptofano, reduzindo a disponibilidade de serotonina na sinapse e concomitantemente produzindo neurotoxinas. De fato, alguns estudos identificam a associação dos níveis de interleucina 6 com a depressão na gestação.[23]

APRESENTAÇÃO CLÍNICA

Com frequência, sintomas e sinais francamente depressivos durante a gravidez não são percebidos de modo adequado pelas próprias gestantes e por seus familiares, em função da expectativa de que a gravidez deva ser um período de bem-estar mental e, portanto, protetor de doenças psiquiátricas. Assim, muitas gestantes sentem-se constrangidas por não estarem bem psiquicamente, o que pode afastá-las ainda mais da busca por ajuda médica. Nesse contexto cultural, ocorre o estigma aos pacientes, médicos e tratamentos especificamente envolvidos: a psicofobia perinatal.[24]

Um estudo realizado em hospital maternidade da cidade de São Paulo constatou que cerca de 79% das mulheres que apresentavam depressão moderada a grave não foram diagnosticadas ao longo da rotina obstétrica pré-natal.[25] Em outra pesquisa desenvolvida na capital paulista, gestantes de alto risco acompanhadas em programa pré-natal de hospital público universitário foram investigadas a respeito da presença de depressão moderada a grave. Constatou-se que 9% das participantes apresentavam a doença, porém nenhuma delas se tratava com medicamentos para o transtorno.[26] De acordo com os pesquisadores, a carência terapêutica indica a provável ausência do diagnóstico.[26] Estudos com desenhos semelhantes demonstraram resultados similares, e, consequentemente, seus autores sugerem a pertinência do rastreamento de rotina para a depressão na gravidez, preferencialmente por meio de instrumento psicométrico padronizado.[27]

> **Rastreamento** ▶ exame de indivíduos assintomáticos para a identificação presuntiva de doença não reconhecida anteriormente.

As seguintes instituições recomendam formalmente o estabelecimento do rastreamento rotineiro da depressão na gestação: o American College of Obstetricians and Gynecologists (ACOG), o Royal College of Obstetricians and Gynaecologists (RCOG), a American Medical Association (AMA), o National Institute for Health and Care Excellence (NICE), a American Academy of Pediatrics (AAP) e a American Academy of Family Physicians (AAFP). Entretanto, existem alguns obstáculos para essa conduta, como a carência de tempo para o rastreamento, a psicofobia perinatal e o treinamento insuficiente ou inadequado na pós-graduação.[28]

As citadas diretrizes a respeito da prevenção secundária da depressão orientam que os médicos sejam ativos perante as gestantes e realizem o rastreamento empregando instrumento padronizado e validado. Na gravidez, a Escala de Depressão Pós-parto de Edimburgo (Edinburgh Postnatal Depression Scale – EPDS) é o instrumento de rastreamento mais recomendado e utilizado, e já foi traduzido, adaptado e validado para brasileiros. Sua aplicação é relativamente rápida e simples. É de domínio público, portanto gratuita, e pode ser reproduzida desde que a referência original da EPDS seja citada em cada cópia (Quadro 16.1).[28,29]

A depressão na gestação pode ser subestimada em função da sobreposição de determinadas manifestações depressivas com certas queixas típicas da gravidez, como fadiga e distúrbios do sono, da alimentação ou sexuais. Portanto, deve-se estar particularmente atento a outros sintomas e sinais depressivos importantes, como a anedonia e o isolamento social.[31]

TRATAMENTO

A terapia cognitivo-comportamental (TCC) e a terapia interpessoal (TIP) apresentam resultados predominantemente favoráveis em estudos de eficácia e efetividade para depressão gestacional. Esses tratamentos costumam ser indicados como monoterapia nos casos de intensidade leve a moderada ou em associação com medicamentos nos casos de intensidade moderada a grave.[32]

A cada ano, novos medicamentos são introduzidos no mercado farmacêutico, e muitas bulas trazem somente informações incipientes sobre a segurança das substâncias durante a gestação ou a amamentação. No entanto, gestantes e lactantes apresentam doenças para as quais o tratamento farmacológico é essencial, de modo que médico e paciente necessitam ponderar sobre os riscos de uma terapia insuficiente para a mãe, de toxicidade para o bebê e outras importantes questões relacionadas ao uso de medicamentos no período perinatal.[33]

Ao longo dos últimos 30 anos, houve um incremento de 60% na prescrição de fármacos no primeiro trimestre da gestação. Atualmente, cerca de 80% das mulheres utilizam ao menos um medicamento durante a gravidez. Concomitantemente, as graves consequências teratogênicas do uso da talidomida durante a gestação aumentaram significativamente a percepção de risco, de modo que alguns médicos e pacientes buscam evitar o uso de quaisquer medicamentos no período perinatal, mesmo em condições médicas graves.[31]

Evitar o uso racional de medicamento psiquiátrico durante a gestação devido à intenção de garantir uma gravidez livre de riscos é uma estratégia clínica frágil e contestável, pois, infelizmente, até 5,5% dos neonatos podem apresentar malformação congênita maior, cuja etiologia é predominantemente idiopática ou cromossômica.[34] Deve-se considerar também os riscos associados à própria depressão gestacional para se ponderar que, embora exista presença de risco em qualquer decisão, as evidências científicas permitem que as condutas mais adequadas para cada paciente possam ser identificadas.[32,33]

Na análise de determinado medicamento psiquiátrico como um possível tratamento para a gestante depressiva, é fundamental avaliar em conjunto com a paciente a relevância dos benefícios terapêuticos atuais ou prováveis, em

QUADRO 16.1 ▶ ITENS DA EPDS

1. Eu tenho sido capaz de rir e achar graça das coisas.
   - ( ) Como eu sempre fiz
   - ( ) Não tanto quanto antes
   - ( ) Sem dúvida, menos que antes
   - ( ) De jeito nenhum

2. Eu tenho pensado no futuro com alegria.
   - ( ) Sim, como de costume
   - ( ) Um pouco menos que de costume
   - ( ) Muito menos que de costume
   - ( ) Praticamente não

3. Eu tenho me culpado sem razão quando as coisas dão errado.
   - ( ) Não, de jeito nenhum
   - ( ) Raramente
   - ( ) Sim, às vezes
   - ( ) Sim, muito frequentemente

4. Eu tenho ficado ansiosa ou preocupada sem uma boa razão.
   - ( ) Sim, muito seguido
   - ( ) Sim, às vezes
   - ( ) De vez em quando
   - ( ) Não, de jeito nenhum

5. Eu tenho me sentido assustada ou em pânico sem um bom motivo.
   - ( ) Sim, muito seguido
   - ( ) Sim, às vezes
   - ( ) Raramente
   - ( ) Não, de jeito nenhum

6. Eu tenho me sentido sobrecarregada pelas tarefas e acontecimentos do meu dia a dia.
   - ( ) Sim. Na maioria das vezes eu não consigo lidar bem com eles.
   - ( ) Sim. Algumas vezes não consigo lidar bem como antes.
   - ( ) Não. Na maioria das vezes consigo lidar bem com eles.
   - ( ) Não. Eu consigo lidar com eles tão bem quanto antes.

7. Eu tenho me sentido tão infeliz que eu tenho tido dificuldade de dormir.
   - ( ) Sim, na maioria das vezes
   - ( ) Sim, algumas vezes
   - ( ) Raramente
   - ( ) Não, nenhuma vez

8. Eu tenho me sentido triste ou muito mal.
   - ( ) Sim, na maioria das vezes
   - ( ) Sim, muitas vezes
   - ( ) Raramente
   - ( ) Não, de jeito nenhum

9. Eu tenho me sentido tão triste que tenho chorado.
   - ( ) Sim, a maior parte do tempo
   - ( ) Sim, muitas vezes
   - ( ) Só de vez em quando
   - ( ) Não, nunca

10. Eu tenho pensado em fazer alguma coisa contra mim mesma.
    - ( ) Sim, muitas vezes
    - ( ) Às vezes
    - ( ) Raramente
    - ( ) Nunca

Fonte: Cox e colaboradores.[30]

curto e longo prazos, sobretudo quando as demais opções de tratamento são insatisfatórias ou estão indisponíveis. Nesse processo de tomada de decisão, são critérios importantes as respostas individuais a tratamentos específicos e a intensidade das manifestações clínicas prévias e atuais. Também, deve-se considerar que episódios depressivos não tratados estão associados a maior risco de importantes intercorrências obstétricas, puerperais e neonatais, com implicações negativas no desenvolvimento da criança e nas relações familiares.[32,33]

Embora as pesquisas na área da psiquiatria perinatal progridam, ainda não há respostas definitivas a diversas questões para as quais os estudos disponíveis são insuficientes, inconclusivos ou conflitantes. De fato, é muito difícil sustentar cientificamente a perfeita segurança de qualquer substância durante a gestação. Como consequência, complexos dilemas clínicos, éticos e legais se apresentam e exigem do médico uma conduta. Médicos especialistas não psiquiatras costumam superestimar o risco reprodutivo relacionado a medicamentos neuropsiquiátricos, enquanto psiquiatras demonstram uma percepção de risco reprodutivo em maior conformidade com o conhecimento concernente. Ambos os profissionais, em geral, deparam-se com as seguintes situações, entre outras, a respeito do uso de medicamentos psiquiátricos na gestação:[33]

- Informações e recomendações divergentes na literatura médica especializada
- O viés de pesquisa contra a hipótese nula em psicofarmacologia perinatal, ou seja, distorções favoráveis à hipótese da existência de associação entre medicamentos psiquiátricos e desfechos obstétricos e perinatais adversos
- Dificuldades na interpretação pertinente de importantes aspectos epidemiológicos, bioestatísticos e metodológicos dos estudos perinatais
- As categorias de risco farmacológico na gravidez da FDA, que, de acordo com a própria instituição, frequentemente expressam de modo insatisfatório ou inadequado o conhecimento médico a respeito da segurança reprodutiva de determinada substância
- Informações incompletas ou incorretas nos meios de comunicação
- A psicofobia perinatal
- A ansiedade antecipatória de paciente e familiares
- Conceitos ou condutas tecnicamente equivocados de médicos ou outros profissionais

Entre os achados positivos de estudos originais e metanálises que investigaram os possíveis riscos do uso de antidepressivos durante a gravidez, destacam-se as seguintes associações:[35-37]

a. Paroxetina e malformações cardiovasculares – sobretudo defeitos septais –, com magnitude de medidas de associação que oscilaram predominantemente entre 1,5 e 2,5.
b. ISRSs e hipertensão pulmonar persistente do neonato – esta estimada em 0,2 a 0,6% das grávidas expostas a antidepressivos –, com magnitude de medidas de associação em torno de 1,2.
c. ISRSs e tricíclicos e sinais heterogêneos de mal-adaptação neonatal aguda, uma síndrome encontrada em 15 a 30% das gestantes expostas a antidepressivos, habitualmente com duração limitada e sem sequelas para o neonato.
d. Sertralina e atresia anal, com magnitude de medidas de associação que oscilaram entre 2,5 e 4,4.

Tais achados positivos contrastam com sua ausência em outras pesquisas primárias e metanálises. Ressalta-se que as características das amostras e dos métodos dos estudos citados e as magnitudes dos efeitos estimados não permitem inferências definitivas a respeito de tais associações. As conclusões a respeito da segurança reprodutiva de uma substância devem previamente considerar também os critérios de teratogenicidade humana de Sheperd e de Brent.[37]

Os resultados de estudos de associação perinatais que envolvem antidepressivos devem ser recebidos com particular cautela, sobretudo em função de recorrentes vieses de pesquisa nos quais predominam elementos de confusão, como a gravidade da depressão e outros fatores de risco relacionados e, com frequência, subestimados. Para melhor compreensão das possíveis implicações médicas, deve-se avaliar os prováveis riscos também a partir dos números absolutos dos sujeitos pesquisados e dos critérios diagnósticos empregados para a investigação da severidade clínica dos desfechos.[36]

Portanto, a qualidade do conhecimento profissional do médico sobre a segurança reprodutiva de medicamentos demanda, necessariamente, constante dedicação à atualização e à capacidade de interpretar as informações da literatura dos pontos de vista estatístico e clínico. A percepção de risco e os possíveis vieses cognitivos relacionados são fenômenos humanos complexos, e o psiquiatra também deve estar atento a essas influências na produção das pesquisas médicas, na comunicação dos seus dados e na prática do processo de tomada de decisão.[38]

Em 2008, a FDA manifestou oficialmente uma contundente autocrítica a respeito de suas próprias categorias farmacológicas sobre a segurança reprodutiva dos medicamentos. Já em 2009, o ACOG e a APA produziram um documento conjunto, intitulado *Managing depression in pregnancy*. Esse trabalho histórico tentou atenuar os danos causados por uma confiança excessiva e simplista na classificação da FDA. Nesse contexto da interface entre obstetrícia e psiquiatria, o *Manual de gestação de alto risco*, publicado em 2011 pela Febrasgo,[39] pondera que suas recomendações terapêuticas para a depressão na gestação "não substituem a participação do especialista em saúde mental que, à medida do possível, deve participar da tomada de decisões". Com efeito, a referência ao psiquiatra nesses casos tem sido conduta sugerida com ênfase, baseada em evidências de melhores desfechos em pacientes de serviços de obstetrícia e ginecologia.[40]

Em 2014, a FDA estabeleceu uma nova regulamentação. Em síntese, as categorias A, B, C, D e X estão ausentes de todas as bulas desde junho de 2018, e somente os medicamentos aprovados a partir de junho de 2001 registram em suas bulas as informações sobre a segurança do uso na gravidez e na lactação, transmitidas por meio de um conteúdo científico narrativo apresentado em uma nova estrutura. No Brasil, a Agência Nacional de Vigilância Sanitária (Anvisa) tem usado a classificação da FDA como referência. Porém, após anos de estudos, a própria instituição norte-americana concluiu que suas categorias de risco perinatal são inadequadas ("*not adequate*") e desatualizadas ("*fails to provide up-to-date information*"). Consequentemente, acredita-se que as novas normas em implementação nos Estados Unidos conduzirão a mudanças relevantes no conteúdo das bulas brasileiras ao longo dos próximos anos, cujas implicações serão significativas na prática clínica dos médicos que trabalham com a segurança reprodutiva dos medicamentos.[41]

De modo marcante durante a gravidez, ocorrem intensas variações na atividade das enzimas hepáticas metabolizadoras do citocromo P450. Dessa forma, alterações farmacocinéticas específicas podem causar sério impacto terapêutico para a gestante em uso de antidepressivo, em função de frequentes e importantes oscilações nos níveis séricos. Portanto, deve-se estar vigilante para a necessidade de aperfeiçoamento da conduta diante das particularidades farmacocinéticas perinatais de determinado antidepressivo.[42]

Assim, é equivocado concluir que existe um antidepressivo em particular que possa ser considerado a melhor opção para todas as gestantes com depressão, bem como que não há um antidepressivo que seja absolutamente contraindicado na gravidez. Recomenda-se que as seguintes condutas sejam consideradas no processo de manutenção ou seleção de antidepressivo na gestação:[32,35]

a. Investigar minuciosamente a história médica das respostas terapêuticas específicas.
b. Se possível, evitar testes terapêuticos, substituições ou associações medicamentosas.
c. Buscar e manter a dosagem mínima efetiva e estar atento para a necessidade de reduzi-la ou aumentá-la em intensidade compatível com as peculiaridades farmacocinéticas de antidepressivo específico.
d. Considerando-se que a depressão na gravidez é o principal fator de risco para a depressão pós-parto, analisar com muita cautela se a redução de dose ou suspensão de antidepressivo próximo ao parto é uma opção.

Deve haver diálogo e esclarecimentos médicos prévios à concepção para a mulher na menacme que apresenta ou tenha apresentado manifestações psiquiátricas depressivas ou que faz uso de medicamentos psiquiátricos. A conduta ideal é a realização de um planejamento terapêutico pré-concepcional que envolva obstetra e psiquiatra, em mútua colaboração. Assim, recomenda-se sempre uma conduta individualizada proveniente da análise minuciosa das particularidades de cada caso e do discernimento rigoroso das melhores evidências disponíveis. Portanto, o exame crítico de cada estudo primário à luz do conhecimento em epidemiologia clínica perinatal é o trabalho insubstituível.[33,40]

DEPRESSÃO PÓS-PARTO

A depressão pós-parto (DP) é uma entidade clínica heterogênea que geralmente se refere a um episódio depressivo maior ou à presença de sintomas depressivos de intensidade moderada a grave nos primeiros meses após o nascimento. De fato, a maior vulnerabilidade da mulher a sintomas e sinais depressivos ocorre no mínimo por seis meses depois do parto. A DP está relacionada a maior risco de descontinuação da amamentação, conflitos familiares e negligência em relação às necessidades físicas e psíquicas da criança. Além disso, pode influenciar negativamente o relacionamento entre mãe e filho, uma vez que compromete a capacidade da criação de vínculos saudáveis estáveis. Também ocorrem danos ao desenvolvimento psicomotor e à linguagem, possivelmente implicando prejuízos cognitivos e sociais relevantes.[43]

A DP pode dificultar que a mulher interprete adequadamente os comportamentos da criança, o que favorece que esta, ao longo do tempo, apresente respostas mal-adaptativas, tornando-se isolada ou inquieta ou manifestando transtornos alimentares ou de sono. Essa escalada de eventos exacerba os sofrimentos de ambos. Consequentemente, observam-se reduções na frequência, na duração e na qualidade da amamentação. Algumas mães passam a temer, evitar ou suspender as mamadas, aumentando os riscos ao desenvolvimento físico e psíquico da criança. Com efeito, adolescentes e adultos cujas mães apresentaram DP demonstram maior risco para doenças psiquiátricas.[44]

EPIDEMIOLOGIA E ETIOPATOGENIA

No Brasil, amostras de base populacional e de populações de unidades hospitalares terciárias demonstraram prevalência aproximada de 20% para DP, semelhante à recente metanálise que identificou prevalência de 20% para estudos que empregaram a EPDS. O único estudo brasileiro que investigou a prevalência de DP por meio de entrevista diagnóstica semiestruturada constatou prevalência de 7,2%.[43,45]

Entre os principais fatores de risco para a DP, destaca-se a depressão na gravidez. De fato, 60% das mulheres com a condição já apresentavam a doença na gestação. Outros fatores significativamente associados são cesariana de emergência, estresse constante no cuidado filial, manifestações psiquiátricas ansiosas pré-natais e suporte social inadequado. Em mulheres com história de DP, há 25% de risco de recorrência na gestação subsequente.[45]

Além da vulnerabilidade genética, os elementos envolvidos na etiologia da DP incluem redução dos níveis de hormônios reprodutivos, alterações tireóideas, disfunções no eixo hipotálamo-hipófise-suprarrenal e anormalidades do colesterol e ácidos graxos. Estudos com humanos e em roedores durante o período perinatal demonstram oscilações de estradiol, corticosterona, hormônio liberador corticotrópico e oxitocina. Particularmente, as taxas de progesterona são aproximadamente 20 vezes maiores durante a gestação humana, e o incremento de estradiol é ainda maior (200-300 vezes). Porém, concomitantemente à expulsão da placenta, progesterona e estradiol apresentam abrupta redução, levando à hipótese de que um "estado de retirada de estradiol" durante as primeiras semanas após o parto contribui para a DP.[46]

Há uma base genética para episódios psiquiátricos que começam particularmente dentro de quatro semanas após o parto. Fatores genéticos explicam 38% da variância da DP, conforme estudo com gêmeos. Regiões dos cromossomos 1 e 9 e um gene em particular, o HMCN1, foram vinculados com a DP, porém os achados necessitam ser replicados em amostras maiores. O HMCN1 é altamente expresso no hipocampo e, em estudo animal, apresentou alteração relacionada à diminuição abrupta de estrogênio após o parto. De fato, algumas mulheres com DP apresentam uma elevada sensibilidade à sinalização de estrogênio. Ainda, o polimorfismo da região promotora do gene transportador de serotonina pode desempenhar papel na suscetibilidade à DP no período do pós-parto imediato.[47]

APRESENTAÇÃO CLÍNICA

Atualmente, o rastreamento da DP por meio de instrumento psicométrico validado é recomendado por instituições como o ACOG, o RCOG, a AMA, o NICE, a AAP e a AAFP. Esse rastreamento demonstrou ser uma intervenção economicamente viável, na qual os benefícios são maiores que os custos. Nesse sentido, a EPDS é o instrumento de rastreamento mais recomendado e mais empregado em ambientes clínicos e de pesquisa. A ferramenta é utilizada para triagem, portanto não define o diagnóstico nem a gravidade da doença.[45]

A EPDS foi desenvolvida especificamente para evitar a identificação excessiva da DP, pois fadiga, alterações alimentares e distúrbios do sono são relativamente mais comuns no pós-parto. No entanto, também são sugestivos de DP. Por isso, a EPDS contempla sobretudo sintomas cognitivos e afetivos. No Brasil, de acordo com duas das principais pesquisas, o melhor ponto de corte para rastreamento foi o escore igual ou superior a dez.[48] Deve-se conceder especial atenção à história pessoal ou familiar de depressão, psicose ou TB, principalmente se estiver associada ao período perinatal. A alta suspeição é pertinente, e o médico deve estar muito atento para sintomas e sinais de mania ou hipomania, pois o puerpério é uma fase de altíssimo risco para a manifestação do TB. O diagnóstico incorreto de depressão unipolar em uma gestante com TB pode levar a um tratamento inefetivo, induzir um episódio maníaco psicótico e aumentar o risco de suicídio.[45]

Para uma mulher com transtorno depressivo, o pós-parto é o momento da vida com maior risco de surgimento do TB. De fato, entre as mães no pós-natal com pontuação da EPDS igual ou superior a dez, cerca de 20% têm alto risco para TB. O diagnóstico diferencial entre o TB e a DP pode ser particularmente desafiador, pois há certo desconhecimento entre médicos e pacientes de que a DP pode ser uma manifestação de TB. Além disso, não há recomendações formais para o rastreamento de manifestações maníacas ou hipomaníacas. Ainda, a avaliação de tais manifestações requer anamnese especializada para o diagnóstico diferencial. Assim, de modo equivocado, o TB no pós-parto tem sido diagnosticado como transtorno depressivo.[48,49]

A mulher com TB tem um alto risco de recorrência da doença no pós-parto. Em um estudo envolvendo mães com TB, cerca de 20% dos nascimentos foram seguidos por um episódio de mania ou depressão psicótica, e em outros 25% houve episódio de depressão não psicótica. Em outra pesquisa, mulheres com episódio de TB na primeira gestação demonstraram 100% de recorrência da doença na segunda gravidez. O DSM-5 indica o uso do termo "especificador de início perinatal" para referência ao episódio de TB com início na gestação ou em até quatro semanas após o nascimento.[49,50]

As consequências da ausência do diagnóstico apropriado do TB podem ser as mais graves, uma vez que, proporcionalmente, se trata da doença psiquiátrica mais associada a suicídio e, no período pós-parto, o risco de hospitalização por TB aumenta em 23 vezes. Independentemente do uso de medicamentos psiquiátricos, mulheres com TB apresentam maior risco de eventos adversos perinatais, incluindo prematuridade, neonatos com peso inadequado para a idade gestacional, hipertensão gestacional, hemorragias e maior necessidade de cesariana.[50]

TRATAMENTO

Em caso de suspeita ou confirmação de diagnóstico psiquiátrico, a paciente deve ser informada e esclarecida sobre todas as opções de tratamento pertinentes ao pós-parto. A seleção terapêutica depende do histórico médico-psiquiátrico, da singularidade do conjunto de sintomas e sinais específicos que a paciente apresenta, da gravidade de cada uma das manifestações e do seu impacto funcional, das preferências pessoais da mulher diante de diferentes características das opções de tratamento e do acesso da paciente a tais opções. O êxito terapêutico no pós-parto pode reduzir os riscos de desfechos adversos associados às doenças psiquiátricas nesse período.[51]

As evidências dos benefícios da amamentação para a criança incluem associação a maior coeficiente intelectual e menor risco de obesidade e diabetes melito. Entretanto, a decisão de amamentar também requer uma análise cuidadosa da severidade da instabilidade do humor e do possível comprometimento do juízo crítico da mãe. Ainda, a amamentação pode causar privação de sono na genitora, que se trata de um fator de risco importante para precipitar ou exacerbar manifestações psiquiátricas graves. Portanto, a amamentação e suas rotinas devem ser muito bem ponderadas e conduzidas diante do caso de uma mãe com particularidades psiquiátricas. Assim, em conjunto com a paciente e familiares, podem ser consideradas determinadas medidas destinadas a minimizar a interrupção do sono, incluindo auxílios para os cuidados noturnos da criança.[52]

Durante o pós-natal, a TCC e a TIP apresentam resultados predominantemente favoráveis em estudos de eficácia e efetividade para depressão. São tratamentos geralmente indicados como monoterapia nos casos de intensidade leve a moderada ou em associação com medicamentos nos casos de intensidade moderada a grave.[28]

A respeito da eficácia dos antidepressivos, uma revisão sistemática do Grupo Cochrane identificou três estudos randomizados controlados por placebo que avaliaram a eficácia desses fármacos na DP. Os índices de resposta terapêutica (RR: 1,43; IC 95%: 1,03-2,03) e de remissão (RR: 1,79; IC 95%: 1,08-2,98) foram mais altos no grupo de mulheres que utilizou antidepressivo.[53]

A maioria dos estudos a respeito da segurança dos antidepressivos durante a lactação são relatos e séries de casos. Raras são as pesquisas que incluem um grupo-controle.

As reações adversas agudas – quando ocorrem – são reversíveis, e o lactente apresenta geralmente episódio de irritabilidade, inquietude ou distúrbio do sono. Os estudos em neonatos são com frequência complicados pela exposição pré-natal ao mesmo medicamento, o que pode aumentar o risco de efeitos adversos precoces. Poucas pesquisas investigaram a influência dos fatores de confusão associados à depressão, como o tabagismo e o uso de álcool ou outras substâncias pela mãe. Os dados sobre o desenvolvimento de longo prazo da criança cuja mãe tenha utilizado antidepressivo na lactação ainda não permitem conclusões a respeito desse aspecto da segurança reprodutiva.[54]

De modo geral, a exposição a antidepressivos (incluindo-se os tricíclicos) maternos em lactentes é cinco vezes menor que a exposição uterina. A maioria dos ISRSs e dos inibidores da recaptação da serotonina e norepinefrina se transfere para o leite em uma dose inferior a 10% da dose infantil relativa (*relative infant dose*, RID), taxa compatível com uma quantidade marcadamente inferior à gestacional e considerada por especialistas como referência para um perfil de segurança mais favorável. Embora em alguns casos fluoxetina e citalopram possam exibir índices relativamente mais elevados de RID, eles têm sido bem tolerados pelos lactentes, demonstrando associação a sinais adversos em 4 a 5% dos casos, nos quais predominam manifestações breves de irritabilidade. Um estudo recente constatou que o uso materno de sertralina e paroxetina estava associado a manifestações adversas em 13 e 11% dos lactentes, respectivamente; os principais sinais foram insônia (88%) e inquietude motora (55%). Portanto, não há antidepressivo materno livre de riscos para a criança durante a lactação.[55,56]

Ainda não está clara a evidência de benefício devido ao descarte de leite materno em picos séricos estimados de antidepressivos ou em função de amamentação ou retirada de leite imediatamente após a ingestão de antidepressivo, que visariam reduzir a exposição da criança aos medicamentos. Apesar da variabilidade entre os antidepressivos em relação à passagem para o leite materno e os seus níveis em lactentes, a substituição de medicamento em função da lactação deve ser ponderada considerando-se também sua efetividade para determinada paciente durante a gravidez ou mesmo antes dela. Portanto, deve-se revisar especificamente tais evidências de segurança reprodutiva na lactação a respeito de determinados antidepressivos aos quais a mãe tenha apresentado resposta terapêutica favorável.[42]

Os níveis séricos em recém-nascidos prematuros ou naqueles com insuficiência hepática e renal podem ser maiores, e, portanto, a consulta com o pediatra também deve orientar as decisões nesses casos. De modo marcante durante o período perinatal, há grande e diversa oscilação nas atividades das enzimas hepáticas metabolizadoras do citocromo P450. Assim, alterações farmacocinéticas específicas podem causar grande impacto terapêutico para a mulher que usa antidepressivo no pós-parto, em função de possíveis variações nos níveis séricos. Consequentemente, deve-se conceder atenção para a necessidade de aperfeiçoamento da conduta posológica perante as peculiaridades farmacocinéticas perinatais de certo antidepressivo.[42,57]

Deve haver diálogo e esclarecimentos médicos prévios ao período pós-parto para a gestante que apresenta ou tenha apresentado manifestações psiquiátricas depressivas ou que faça uso de medicamentos psiquiátricos. A conduta ideal é a realização de um planejamento terapêutico pré-concepcional e pré-natal que envolva obstetra e psiquiatra, em mútua colaboração. Não há um antidepressivo único que possa ser considerado a melhor opção para todas as pacientes com DP. Recomenda-se sempre uma conduta individualizada proveniente da análise minuciosa das particularidades de cada caso e do discernimento rigoroso das melhores evidências disponíveis. Mais uma vez, o exame crítico de cada estudo primário à luz do conhecimento em epidemiologia clínica perinatal é um trabalho insubstituível.[57]

REFERÊNCIAS

1. American Psychiatric Association. Manual diagnóstico e estatístico de transtornos mentais: DSM-5. 5. ed. Porto Alegre: Artmed; 2014.
2. American Psychiatric Association. Manual diagnóstico e estatístico de transtornos mentais: DSM-IV. 4. ed. Porto Alegre: Artes Médicas; 1995.
3. Zachar P, Kendler KS. A diagnostic and statistical manual of mental disorders history of premenstrual dysphoric disorder. J Nerv Ment Dis. 2014;202(4):346-52.
4. Cirillo PC, Passos RBF, Bevilaqua MCN, López JRR, Nardi AE. Bipolar disorder and premenstrual syndrome or premenstrual dysphoric disorder comorbidity: a systematic review. Rev Bras Psiquiatr. 2012;34(4):467-79.
5. Rapkin AJ, Akopians AL. Pathophysiology of premenstrual syndrome and premenstrual dysphoric disorder. Menopause Int. 2012;18(2):52-9.
6. Epperson CN. Premenstrual dysphoric disorder and the brain. Am J Psychiatry. 2013;170(3):248-52.
7. Epperson CN, Steiner M, Hartlage SA, Eriksson E, Schmidt PJ, Jones I, et al. Premenstrual dysphoric disorder: evidence for a new category for DSM-5. Am J Psychiatry. 2012;169(5):465-75.
8. Rapkin AJ, Lewis EI. Treatment of premenstrual dysphoric disorder. Womens Health (Lond). 2013;9(6):537-56.
9. Lustyk MK, Gerrish WG, Shaver S, Keys SL. Cognitive-behavioral therapy for premenstrual syndrome and premenstrual dysphoric disorder: a systematic review. Arch Womens Ment Health. 2009;12(2):85-96.
10. Vigod SN, Frey BN, Soares CN, Steiner M. Approach to premenstrual dysphoria for the mental health practitioner. Psychiatr Clin North Am. 2010;33(2):257-72.
11. Lanza di Scalea T, Pearlstein T. Premenstrual dysphoric disorder. Psychiatr Clin North Am. 2017;40(2):201-216.
12. Llaneza P, García-Portilla MP, Llaneza-Suárez D, Armott B, Pérez-López FR. Depressive disorders and the menopause transition. Maturitas. 2012;71(2):120-30.
13. de Kruif M, Spijker AT, Molendijk ML. Depression during the perimenopause: a meta-analysis. J Affect Disord. 2016;206:174-180.
14. Soares CN. Depression and menopause: current knowledge and clinical recommendations for a critical window. Psychiatr Clin North Am. 2017;40(2):239-254.
15. Worsley R, Bell RJ, Gartoulla P, Robinson PJ, Davis SR. Moderate-severe vasomotor symptoms are associated with moderate-severe depressive symptoms. J Womens Health (Larchmt). 2017;26(7):712-8.
16. Marsh WK, Templeton A, Ketter TA, Rasgon NL. Increased frequency of depressive episodes during the menopausal transition in women with bipolar disorder: preliminary report. J Psychiatr Res. 200842(3):247-51.
17. Soares CN. Tailoring strategies for the management of depression in midlife years. Menopause. 2017;24(6):699-701.
18. The NAMS 2017 Hormone Therapy Position Statement Advisory Panel. The 2017 hormone therapy position statement of The North American Menopause Society. Menopause. 2017;24(7):728-53.
19. MacQueen GM, Frey BN, Ismail Z, Jaworska N, Steiner M, Lieshout RJ, et al. Canadian Network for Mood and Anxiety Treatments (CANMAT) 2016 clinical guidelines for the management of adults with major depressive disorder: section 6. Special populations: youth, women, and the elderly. Can J Psychiatry. 2016;61(9):588-603.
20. Minuzzi L, Frey BN, Soares CN. Depression during the menopausal transition: an update on epidemiology and biological treatments. Focus. 2012;10(1):22-7.
21. Field T. Prenatal depression risk factors, developmental effects and interventions: a review. J Pregnancy Child Health. 2017;4(1).
22. Castro e Couto T, Cardoso MN, Brancaglion MY, Faria GC, Garcia FD, Nicolato R, et al. Antenatal depression: Prevalence and risk factor patterns across the gestational period. J Affect Disord. 2016;192:70-5.
23. Gelman PL, Flores-Ramos M, López-Martínez M, Fuentes CC, Grajeda JP. Hypothalamic-pituitary-adrenal axis function during perinatal depression. Neurosci Bull. 2015;31(3):338-50.
24. Byatt N, Biebel K, Friedman L, Debordes-Jackson G, Ziedonis D, Pbert L. Patient's views on depression care in obstetric set-

tings: how do they compare to the views of perinatal health care professionals? Gen Hosp Psychiatry. 2013;35(6):598-604.
25. Chalem E, Mitsuhiro SS, Manzolli P, Barros MC, Guinsburg R, Sass N, et al. Underdetection of psychiatric disorders during prenatal care: a survey of adolescents in Sao Paulo, Brazil. J Adolesc Health. 2012;50(1):93-6.
26. Benute GRG, Nomura RMY, Reis JS, Fraguas Junior R, Lucia MCS, Zugaib M. Depression during pregnancy in women with a medical disorder: risk factors and perinatal outcomes. Clinics. 2010;65(11):1127-31.
27. Byatt N, Hicks-Courant K, Davidson A, Levesque R, Mick E, Allison J, et al. Depression and anxiety among high-risk obstetric inpatients. Gen Hosp Psychiatry. 2014;36(6):644-9.
28. O'Connor E, Rossom RC, Henninger M, Groom HC, Burda BU. Primary care screening for and treatment of depression in pregnant and postpartum women: evidence report and systematic review for the US Preventive Services Task Force. JAMA. 2016;315(4):388-406.
29. Castro E Couto T, Martins Brancaglion MY, Nogueira Cardoso M, Bergo Protzner A, Duarte Garcia F, Nicolato R, et al. What is the best tool for screening antenatal depression? J Affect Disord. 2015;178:12-7.
30. Cox JL, Holden JM, Sagovsky R. Detection of postnatal depression: Development of the 10-item. Edinburgh Postnatal Depression Scale. Br J Psychiatry. 1987;150:782-6.
31. Kammerer M, Marks MN, Pinard C, Taylor A, von Castelberg B, Künzli H, et al. Symptoms associated with the DSM IV diagnosis of depression in pregnancy and post partum. Arch Womens Ment Health. 2009;12(3):135-41.
32. van Ravesteyn LM, Lambregtse-van den Berg MP, Hoogendijk WJ, Kamperman AM. Interventions to treat mental disorders during pregnancy: A systematic review and multiple treatment meta-analysis. PLoS One. 2017;12(3):e0173397.
33. Kalfoglou AL. Ethical and clinical dilemmas in using psychotropic medications during pregnancy. AMA J Ethics. 2016;18(6):614-23.
34. Texas Department of State Health Services (TDSHS). Texas birth defects registry's: report of birth defects among 1999-2011 Deliveries: summary and key findings. Austin: TDSHS; 2015.
35. Angelotta C, Wisner KL. Treating depression during pregnancy: are we asking the right questions? Birth Defects Res. 2017;109(12):879-87.
36. Grimes DA, Schulz KF. False alarms and pseudo-epidemics: the limitations of observational epidemiology. Obstet Gynecol. 2012;120(4):920-7.
37. Palmsten K, Hernández-Díaz S. Can non-randomized studies on the safety of antidepressants during pregnancy convincingly beat confounding, chance, and prior beliefs? Epidemiology. 2012;23(5):686-8.
38. Grzeskowiak LE, Gilbert AL, Morrison JL. Investigating outcomes associated with medication use during pregnancy: a review of methodological challenges and observational study designs. Reprod Toxicol. 2012;33(3):280-9.
39. Federação Brasileira das Associações de Ginecologia e Obstetrícia. Manual de gestação de alto risco. São Paulo: FEBRASGO; 2011.

40. Hoffman MC, Wisner KL. Psychiatry and obstetrics: an imperative for collaboration. Am J Psychiatry. 2017;174(3):205-7.
41. Food and Drug Administration, HHS. Content and format of labeling for human prescription drug and biological products; requirements for pregnancy and lactation labeling. Final rule. Fed Regist. 2014;79(233):72063-103.
42. Panchaud A, Weisskopf E, Winterfeld U, Baud D, Guidi M, Eap CB, et al. [Pharmacokinetic alterations in pregnancy and use of therapeutic drug monitoring]. Therapie. 2014;69(3):223-34.
43. Hahn-Holbrook J, Cornwell-Hinrichs T, Anaya I. Economic and health predictors of national postpartum depression prevalence: a systematic review, meta-analysis, and meta-regression of 291 studies from 56 countries. Front Psychiatry. 2018;8:248.
44. Ghaedrahmati M, Kazemi A, Kheirabadi G, Ebrahimi A, Bahrami M. Postpartum depression risk factors: a narrative review. J Educ Health Promot. 2017;6:60.
45. Brummelte S, Galea LA. Postpartum depression: etiology, treatment and consequences for maternal care. Horm Behav. 2016;77:153-66.
46. Schiller CE, Meltzer-Brody S, Rubinow DR. The role of reproductive hormones in postpartum depression. CNS Spectr. 2015;20(1):48-59.
47. Mendoza B C, Saldivia S, Pihán R. Update on the neurobiological aspects of postpartum depression. EC Neurology. 2017;31-8.
48. Stewart DE, Vigod S. Postpartum depression. N Engl J Med. 2016 Dec 1;375(22):2177-86.
49. Wesseloo R, Kamperman AM, Munk-Olsen T, Pop VJ, Kushner SA, Bergink V. Risk of postpartum relapse in bipolar disorder and postpartum psychosis: A systematic review and meta-analysis. Am J Psychiatry. 2016;173(2):117-27.
50. Sharma V, Doobay M, Baczynski C. Bipolar postpartum depression: an update and recommendations. J Affect Disord. 2017;219:105-11.
51. O'Hara MW, Engeldinger J. Treatment of postpartum depression: recommendations for the clinician. Clin Obstet Gynecol. 2018;61(3):604-14.
52. Anderson EA, Kim DR. Psychiatric consultation to the postpartum mother. Curr Psychiatry Rep. 2015;17(4):561.
53. Molyneaux E, Howard LM, McGeown HR, Karia AM, Trevillion K. Antidepressant treatment for postnatal depression. Cochrane Database Syst Rev. 2014;(9):CD002018.
54. Orsolini L, Bellantuono C. Serotonin reuptake inhibitors and breastfeeding: a systematic review. Hum Psychopharmacol. 2015;30(1):4-20.
55. Uguz F, Arpaci N. Short-term safety of paroxetine and sertraline in breastfed infants: a retrospective cohort study from a university hospital. Breastfeed Med. 2016;11:487-9.
56. Weisskopf E, Fischer CJ, Bickle Graz M, Morisod Harari M, Tolsa JF, Claris O, et al. Risk-benefit balance assessment of SSRI antidepressant use during pregnancy and lactation based on best available evidence. Expert Opin Drug Saf. 2015;14(3):413-27.
57. Fortinguerra F, Clavenna A, Bonati M. Psychotropic drug use during breastfeeding: a review of the evidence. Pediatrics. 2009;124(4):e547-56.

CAPÍTULO 17

EMERGÊNCIAS PSIQUIÁTRICAS

Leonardo Baldaçara

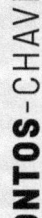

- Emergências psiquiátricas são complicações das doenças mentais que requerem medidas imediatas.
- Representam de 10 a 15% dos atendimentos pré-hospitalares e de 4 a 6,3% dos atendimentos em serviços de emergências.
- Para melhor condução dos casos, os profissionais da saúde necessitam de treinamento adequado e condutas cientificamente fundamentadas.
- A estrutura e a equipe precisam ser diferenciadas para o atendimento de tais emergências.
- Toda emergência comportamental deve ser considerada de origem orgânica até que se prove o contrário.
- Entre as principais situações estão o *delirium*, o comportamento suicida, a agitação psicomotora, os transtornos relacionados ao uso e abuso de substâncias, a ansiedade, os transtornos psicóticos e os transtornos do humor.

> **VINHETA CLÍNICA 17.1**
>
> Um homem de 23 anos é conduzido ao pronto-socorro (PS) pelo Serviço de Atendimento Móvel de Urgência (SAMU) após ter sido flagrado andando nu e agitado em via pública. Encontrava-se extremamente inquieto, com higiene bem precária, unhas grandes e odor alcóolico. Andava de um lado para o outro e parecia conversar com alguém não presente na sala. Seu discurso era de conteúdo religioso. Não mantinha contato verbal nem visual com a equipe. Após ser abordado para avaliação de sinais vitais, tornou-se agressivo, e foi necessária sua contenção. Na avaliação, notou-se estar desidratado, com hiperemia conjuntival e pupilas bem dilatadas. A frequência cardíaca era de 120 bpm, a pressão arterial de 140/100 mmHg e a temperatura axilar de 37º C. Estava eupneico, acianótico. Sem alterações a ausculta cardíaca e pulmonar.

Emergências psiquiátricas são todas as condições em que há uma perturbação de pensamento, emoções ou comportamento, nas quais um atendimento médico imediato é necessário para evitar prejuízos à saúde psíquica, física e social do próprio indivíduo ou de outrem.[1,2] Trata-se de complicações de doenças mentais, que podem ser o início dos sintomas ou a agudização de doença preexistente.

Apesar de sua importância e frequência, ainda são situações com as quais a maioria dos profissionais da saúde não se sente à vontade para lidar, visto que não estão entre as prioridades na formação dos cursos de graduação e de pós-graduação. Portanto, o treinamento é essencial, principalmente por serem eventualidades que podem ocorrer em qualquer local: nos hospitais, nos serviços de emergências, nos ambulatórios ou até mesmo nas residências ou em locais públicos.

EPIDEMIOLOGIA

As emergências psiquiátricas representam de 10 a 15% dos atendimentos dos serviços pré-hospitalares[3] e de 4 a 6,3% dos atendimentos em serviços de emergências.[4-6] No Quadro 17.1, estão listadas as principais situações e os principais diagnósticos que recebem atendimento em emergências.

Em 2007, um levantamento brasileiro também demonstrou que os pacientes chegam aos serviços de emergência psiquiátrica das seguintes maneiras: 52% são levados por seus familiares, 30% vão sozinhos (espontaneamente), 6% são transferidos de outros serviços de saúde, 8% vão conduzidos por policiais e apenas 2% são levados pelo Serviço Móvel de Urgência (SAMU).[8] Curiosamente, o formato

QUADRO 17.1 ▶ PRINCIPAIS SITUAÇÕES E DIAGNÓSTICOS QUE LEVAM A EMERGÊNCIAS PSIQUIÁTRICAS

Principais situações	Principais diagnósticos
Agitação psicomotora	Dependência (de substâncias)
Agressividade	Depressão
Comportamento suicida	Doença física/*delirium*
Delirium	Esquizofrenia
Episódio depressivo	Intoxicação aguda
Episódio maniforme	Psicose induzida
Sintomas ansiosos	Síndrome de abstinência
Surto psicótico	Transtorno de ansiedade
Uso e abuso de drogas ou medicações	Transtorno bipolar

Fonte: Elaborado com base em Baldaçara e colaboradores.[2,7]

mais apropriado para tal condução é o menos utilizado, mais uma vez reforçando o quanto é necessário ampliar o treinamento das equipes de saúde no tema.

ESTRUTURA E EQUIPE RECOMENDADA PARA ATENDIMENTO DAS EMERGÊNCIAS PSIQUIÁTRICAS

Não há ainda consenso na literatura sobre qual o melhor local para atendimento das emergências psiquiátricas. Além disso, tais condições podem ocorrer em qualquer lugar. Mesmo assim, recomenda-se que, uma vez identificada tal situação, caso o paciente não esteja em um serviço de saúde, seja conduzido a local apropriado e evitem-se medidas heroicas em ambientes não preparados para a ocorrência, como usar medicação parenteral psicotrópica em ambiente doméstico ou público. Para a condução a um serviço apropriado, o meio de transporte mais recomendado, como mencionado, é o SAMU. Devem ser desencorajadas situações como a condução do paciente agitado e agressivo em carros particulares de familiares ou de pacientes com risco de suicídio a pé ou em transporte coletivo até o pronto-socorro (PS).

Com relação à estrutura do local onde será realizado o atendimento inicial à emergência psiquiátrica, ela irá variar de acordo com a demanda. Para serviços pouco demandados, o mínimo necessário é uma sala de emergência em PS, com a presença do psiquiatra no serviço, além de equipe treinada, equipamentos apropriados e medicações específicas (que serão abordados a seguir).[9-15] Também é importante salientar que, no caso de o paciente necessitar de observação, a recomendação é que se tenha como leito disponível uma cama (com elevação da cabeceira), e não a maca.

Para serviços de maior demanda, recomenda-se a criação de espaço denominado Serviço de Emergência Psiquiátrica, também conhecido como SEP ou PES.[9] Apesar de não haver na literatura um número específico para definir o momento de sua implantação, já que depende das características de cada serviço ou região, recomenda-se que seja feita no caso da ocorrência de 3.000 ou mais atendimentos por ano.[9] O serviço pode ser uma unidade separada do PS ou estar inserido dentro dele.

Serviço de Emergência Psiquiátrica (SEP ou PES) ▶ local especializado para o atendimento de emergências psiquiátricas,[8] que pode estar inserido em um PS, em um hospital geral, em um hospital psiquiátrico especializado ou até mesmo ser separado dessas estruturas.[8]

Outros requisitos para a implementação de um SEP são citados no Quadro 17.2.

O recomendado é que o consultório tenha duas portas. Caso só tenha uma porta, o ambiente deve ser disposto de forma que o médico fique mais próximo desta que o paciente.

ABORDAGEM GERAL DAS EMERGÊNCIAS PSIQUIÁTRICAS

No atendimento aos pacientes com alterações comportamentais de origem psiquiátrica nas emergências, o médico pode deparar-se com situações que não configuram necessariamente uma emergência. É importante estabelecer um diagnóstico diferencial da situação, a fim de

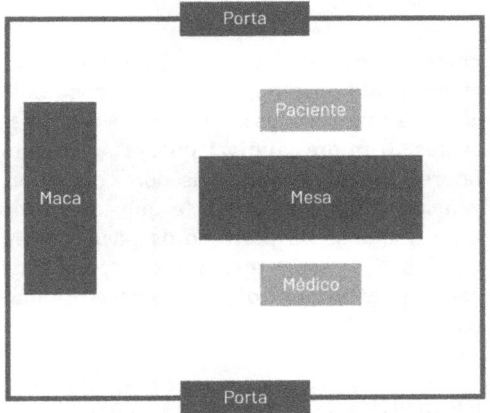

FIGURA 17.1 ▶ Modelo sugerido de consultório para atendimento de emergências psiquiátricas.
Fonte: Baldaçara.[17]

QUADRO 17.2 ▶ REQUISITOS PARA UM SEP
Espaço: Um local para atendimento de pacientes em emergências psiquiátricas deve levar em conta as necessidades do indivíduo. Por exemplo, sujeitos muitos irritados, ansiosos, desconfiados, agitados ou até violentos podem requerer um ambiente mais silencioso. É preciso considerar o paciente impulsivo ou paranoico que pode fugir, o indivíduo agitado que requer restrição ou reclusão e o paciente suicida que necessita de um ambiente livre de perigos. Muitos exigirão alto nível de supervisão, por isso é importante poder observar toda a área, bem como os locais onde não é possível que sejam instituídos mecanismos de solicitação de pedido de socorro (como no caso de consultórios, em que a porta ficará fechada). Deve ser um ambiente em que há segurança para a equipe e para os pacientes, com área livre de objetos que possam ser arremessados ou nos quais o indivíduo ou a equipe possam tropeçar. Ao mesmo tempo, também deve ser um local em que o sigilo e a privacidade do paciente sejam resguardados. O local deve ter consultório médico adaptado para atendimento dos indivíduos com transtornos mentais (Fig. 17.1). É importante que se tenha um local com camas para observação e um espaço especial para pacientes de maior gravidade em agitação. Essa sala deve ser de fácil visualização e acesso para toda a equipe.[1,5,9,11,16]
Suporte: Independentemente de o atendimento de emergência psiquiátrica ter sido realizado em um PS ou em um SEP, o paciente deve receber auxílio para manter seu acompanhamento ambulatorial após a alta. O PS ou o SEP devem estar inseridos em uma Rede de Atenção Psicossocial (RAPS), composta por seus mais diversos serviços, principalmente ambulatório especializado. O encaminhamento dos pacientes pode ocorrer de forma espontânea ou coercitiva. Para tanto, o recomendado é que seja feito pelo SAMU, cuja equipe também deve estar treinada para tais especificidades. Se o local for um SEP, ele deve receber suporte de um PS e/ou de um hospital geral para diagnóstico diferencial e/ou encaminhamento das perturbações comportamentais de origem orgânica. O PS e o SEP devem ter um local de internação psiquiátrica de retaguarda, que deve ser uma unidade especializada no hospital geral ou um hospital psiquiátrico, onde seja garantida a continuidade do cuidado por equipe multidisciplinar especializada com psiquiatra.[1,5,9,11,16]
Equipamentos: Um local para atendimento de emergências psiquiátricas deve contar com todo aparato que precisa estar disponível em qualquer PS, incluindo sala de emergência, material para atendimento de emergências cardiológicas, material para intubação e ventilação mecânica, material para sondagem, material para acesso venoso, entre outros. Também devem estar disponíveis exames complementares, como em qualquer outro serviço de emergência. Além disso, requer camas com possibilidade de elevação da cabeceira com grade de proteção para evitar quedas e, ainda, material apropriado para contenção física em casos de agitação psicomotora.[1,5,9,11,16]
Medicações: Além das medicações que qualquer outro PS deve ter disponíveis, um serviço que atende emergências psiquiátricas deve dispor de medicações psicotrópicas, seja por via oral, seja por via parenteral, atentando-se para um repertório que pode ser utilizado para casos de agitação psicomotora e síndrome de abstinência. As medicações essenciais podem ser encontradas em Baldaçara e colaboradores.[20]

poupar tempo e esforço para oferecer o melhor atendimento possível, mas sempre cogitando que as situações mais graves podem estar presentes. É imprescindível que se descartem fatores orgânicos como causadores das emergências comportamentais e que, acima de tudo, foque-se na proteção do paciente. No Quadro 17.3, estão resumidos os principais passos na abordagem das emergências psiquiátricas.

DELIRIUM

Segundo a versão beta da 11ª edição da *Classificação internacional de doenças e problemas relacionados à saúde* (CID-11),[18] o *delirium* (ou estado confusional agudo) é caracterizado pela atenção perturbada (i. e., capacidade reduzida de dirigir, focalizar, sustentar e deslocar a atenção) e consciência (ou seja, orientação reduzida ao ambiente) que se desenvolve em um curto período de tempo e tende a flutuar durante o curso de um dia, acompanhada de outras deficiências cognitivas, como déficit de memória, desorientação ou comprometimento da linguagem, habilidade visuoespacial ou percepção. A perturbação do ciclo vigília-sono (redução da ativação do início agudo ou perda total do sono com a reversão do ciclo vigília-sono) também pode estar presente. Os sintomas são atribuíveis a uma perturbação ou doença não classi-

> **QUADRO 17.3** ▶ ABORDAGEM GERAL DAS EMERGÊNCIAS PSIQUIÁTRICAS
>
> - Colher o maior número de informações possíveis
> - Exame físico
> - Suporte de vida
> - Tranquilização rápida
> - Colher novas informações e aprofundar exame físico e psíquico
> - Diagnóstico diferencial: descartar doenças orgânicas
> - Exames complementares se indicado
> - Hipótese diagnóstica quanto a doença mental
> - Optar pelo local de atendimento: ambulatorial, PS ou enfermaria
> - Encaminhamento ao local apropriado para tratamento e segmento

ficada como transtornos mentais e comportamentais, à intoxicação ou abstinência de substâncias ou a medicamentos.[18]

Não é objetivo desta seção aprofundar-se no tema. Contudo, serão apresentadas as características de reconhecimento e conduta no *delirium* nas emergências.

Uma informação imprescindível para diagnosticar o *delirium* nas emergências é considerar a seguinte premissa: todo caso admitido na emergência comportamental é secundário a doença clínica até que se prove o contrário. Portanto, o *delirium* deve ser a primeira hipótese a ser cogitada entre os diagnósticos diferenciais, mesmo no paciente com diagnóstico de doença mental prévia (lembrando que a psicopatologia é um fator de risco para o adoecimento físico). Assim, deve-se sempre seguir os passos do Quadro 17.3. O diagnóstico de *delirium* pode ser confirmado pelos critérios da CID-11, complementado ou não por escalas e associado a achados físicos ou laboratoriais.

Uma vez diagnosticado, a conduta terá como prioridade a identificação do fator orgânico causal e sua reversão. Demais condutas serão secundárias, visando apenas diminuir o tempo da doença e melhorar o quadro comportamental para facilitar a reversão da causa orgânica (tal como o controle da agitação). Para tanto, as medidas secundárias poderão ser divididas em dois tipos: medicamentosas e não medicamentosas. O Quadro 17.4 traz mais detalhes.

AGITAÇÃO PSICOMOTORA

A agitação psicomotora em pacientes com condições psiquiátricas representa uma situação frequente e clinicamente relevante na psiquiatria, não apenas em emergências, mas também durante a hospitalização ou em ambientes psiquiátricos ambulatoriais.[10]

O primeiro passo para a abordagem de um paciente agitado é a avaliação, na qual o médico deve realizar um exame inicial de seu estado mental o mais rapidamente possível, com o objetivo de determinar a causa mais provável dessa condição, de modo a orientar as intervenções preliminares para acalmar o paciente. Uma vez que este tenha sido acalmado, uma avaliação psiquiátrica mais ampla pode ser completada. Os possíveis diagnósticos diferenciais de um estado de agitação são apresentados no Quadro 17.5.

A abordagem sempre deve ser acompanhada de medidas de proteção ambiental para a equipe e o paciente. Uma vez detectada a agitação e averiguada a necessidade de intervenção,

> **QUADRO 17.4** ▶ ABORDAGEM DO *DELIRIUM*
>
> **Delirium identificado**
>
> **Diagnóstico e reversão da causa orgânica**
>
> **Medidas não medicamentosas**
> - Fornecimento de orientação regular
> - Afixação de relógios e calendários
> - Higiene do sono: ambiente iluminado e com maiores estímulos durante o dia, baixas luminosidade e sonoridade à noite
> - Redução da privação sensorial
> - Alimentação e hidratação
> - Tratamento da dor
> - Redução do número de medicações
> - Suspensão de anticolinérgicos
> - Mobilidade
>
> **Medidas medicamentosas** (controle da agitação, insônia e sintomas psicóticos)
> - Haloperidol: 2 a 6 mg/dia
> - Lorazepam: 0,5 a 2 mg/dia
> - Risperidona: 0,25 a 3 mg/dia
>
> **Fonte:** Adaptado de Baldaçara e colaboradores.[2]

QUADRO 17.5 ▶ CAUSAS DE AGITAÇÃO PSICOMOTORA

Agitação por condições médicas gerais: trauma craniano, infecções (em especial do sistema nervoso central), encefalopatia renal ou hepática, toxinas ambientais, distúrbios metabólicos, hipoglicemia, hipoxia, doença tireoidiana, crise convulsiva, doses tóxicas de medicamentos.

Agitação por intoxicação ou abstinência de substâncias: álcool, cocaína e derivados, ecstasy, anfetaminas, inalantes, alucinógenos, quetamina, Cannabis.

Agitação por transtorno psiquiátrico: transtorno psicótico, episódios de mania, episódios de humor misto, depressão agitada, transtorno de ansiedade, transtorno da personalidade, autismo.

Agitação de causa incerta: assumir como secundária a condição médica geral até que se prove o contrário.

Fonte: Elaborado com base em Garriga e colaboradores[10] e Nordstrom e colaboradores.[12]

QUADRO 17.6 ▶ PRINCÍPIOS GERAIS DA DESESCALADA VERBAL

- Respeitar o paciente e seu espaço pessoal
- Não ser provocativo
- Estabelecer contato verbal
- Ser conciso
- Identificar desejos e sentimentos
- Escutar atentamente o que o paciente está dizendo
- Concordar ou concordar para discordar
- Estabelecer regras e limites claros
- Oferecer opções e otimismo
- Dialogar com o paciente e a equipe

Fonte: Adaptado de Garriga e colaboradores.[10]

deve-se começar pela opção menos invasiva possível. Apesar de não ter comprovação científica é recomendável, por questões éticas, iniciar pela abordagem verbal. De todas as técnicas, a técnica da desescalada verbal (verbal de-escalation) tem sido a mais mencionada na literatura (Quadro 17.6). Trata-se de uma forma de abordagem verbal progressiva com o intuito de atenuar as defesas e a agressividade do paciente.

Caso a abordagem verbal falhe, o próximo passo poderá ser a abordagem medicamentosa – mais uma vez, seguindo a proposta de primeiro utilizar a medida menos invasiva (medicações por via oral) e, somente após sua falha, medidas mais invasivas (medicações por via intramuscular e contenção física). O uso de medicações por via intravenosa não é recomendável. Caso opte-se pela abordagem medicamentosa por via oral, é importante lembrar que ela requer colaboração do paciente, capacidade de deglutir e maior tempo de espera do efeito (em média 60 min). Já a via parenteral tem efeito mais rápido (em torno de 30 min), mas apresenta maior número de efeitos colaterais e requer monitoração mais rigorosa. No Quadro 17.7, estão listadas sugestões de medicações por via oral e intramuscular baseadas nas últimas evidências da literatura, na experiência dos autores e em sua disponibilidade em nosso País. O uso de medicações deve seguir os princípios da tranquilização rápida: medicar o suficiente para o paciente ficar calmo, sem sedá-lo excessivamente, visando os menores efeitos colaterais possíveis.[2,19]

Caso a abordagem medicamentosa falhe, recorre-se à contenção física (também chamada de contenção mecânica). Esse procedimento só deverá ser realizado como último recurso e para a proteção do paciente. Primeiramente, é necessário comunicar a decisão à equipe e só iniciar quando todos os membros estiverem posicionados. Recomenda-se que a conduta seja realizada por, no mínimo, cinco pessoas, sendo um indivíduo para imobilizar cada membro, e o quinto, o interlocutor (que comunicará o paciente sobre a contenção), responsável por proteger a cabeça do indivíduo, abrir portas e colocar as contenções. Uma vez imobilizado, o paciente deve ser conduzido a uma cama com cabeceira ligeiramente elevada e posicionado em decúbito dorsal, com os braços paralelos ao tronco. Uma vez contido, deve ser medicado, monitorado a cada 15 minutos na primeira hora (principalmente com medida de sinais vitais) e a cada 30 minutos nas 4 horas subsequentes.[2,10] Quando estiver tranquilo, a contenção deve ser retirada.

QUADRO 17.7 ▶ ABORDAGEM MEDICAMENTOSA DA AGITAÇÃO PSICOMOTORA (SUGESTÕES)

Opções por via oral	Início da ação
Asenapina 10 mg, comprimidos sublinguais	0,5-1,5 h
Clonazepam 2 a 4 mg, solução oral ou comprimidos	1-3 h
Lorazepam 2 a 4 mg, comprimidos	2 h
Olanzapina 2,5 a 10 mg, orodispersível ou comprimidos	1-2 h / 4-6 h
Risperidona 0,5 a 6 mg, solução oral ou comprimidos	1 h
Opções por via intramuscular	
Haloperidol 2,5 a 5 mg	30 min
Midazolam 5 a 15 mg, máximo de 0,35 mg/kg	20 min
Ziprasidona 10 mg a cada 2 h ou 20 mg a cada 4 h, máximo 40 mg ao dia	1 h
Associações	
Haloperidol 2,5 a 5 mg + prometazina 50 mg por via intramuscular	30 min
Haloperidol 2,5 a 5 mg + midazolam 5 a 15 mg por via intramuscular	20-30 min

Fonte: Adaptado de Baldaçara e colaboradores.[20]

COMPORTAMENTO SUICIDA

A versão beta da CID-11 traz definições para comportamento suicida, ideação suicida e tentativa de suicídio, como segue.

> **Comportamento suicida** ▶ ações concretas, como comprar uma arma ou estocar medicamentos, que são tomadas como preparação para o desejo de acabar com a própria vida, mas que não constituem uma tentativa real de suicídio.[18]

> **Ideação suicida** ▶ pensamentos, ideias ou ruminações sobre a possibilidade de acabar com a vida, que vão desde pensar que seria melhor morrer até a formulação de planos elaborados.[18]

> **Tentativa de suicídio** ▶ episódio específico de comportamento de autoagressão realizado com a intenção consciente de acabar com a própria vida.[18]

Todas essas definições tratam de complicações de doenças mentais e, se não abordadas adequadamente, podem culminar em uma fatalidade, na qual o indivíduo, levado por seu sofrimento ou falta de crítica, evolui para uma autoagressão grave que abrevia sua vida, denominada suicídio.

Na emergência, tanto a ideação suicida quanto a tentativa ou qualquer comportamento que sugira um maior risco de suicídio devem ser considerados graves. A primeira medida a se tomar deverá ser a proteção do paciente e o impedimento de que o comportamento evolua para uma fatalidade. A segunda é realizar um pré-diagnóstico para considerar o tratamento mais adequado. Já a terceira, baseada nos fatores de risco e proteção, é conduzir o paciente para o local de tratamento mais apropriado (ambulatório, hospital-dia ou Centro de Atenção Psicossocial (CAPS), ou, ainda, enfermaria especializada). O Quadro 17.8 fornece mais detalhes.

USO E ABUSO DE SUBSTÂNCIAS

Entre as emergências relacionadas ao uso e ao abuso de substâncias temos as intoxicações, a síndrome de abstinência, a dependência grave e sintomas induzidos (como psicose e mania).[21] Na abordagem das intoxicações, a prioridade é o suporte de vida, iniciando primeiro pela abordagem clássica da permeabilidade das vias aéreas, respiração, circulação e tratamento de condições clínicas adversas que venham a surgir de modo secundário aos efeitos da droga. Caso seja pertinente, algumas substâncias podem ter seus efeitos amenizados pelo uso de algumas medicações.[21] Ressalta-se que o diag-

QUADRO 17.8 ▶ CONDUTA NO COMPORTAMENTO SUICIDA NA EMERGÊNCIA

Proteção do paciente
- Não deixá-lo sozinho.
- Evitar substâncias ou objetos que ele possa utilizar para ferir-se.
- Dar suporte psicológico e oferecer escuta empática de seu sofrimento.
- Em caso de alto risco, considerar o uso de medicações sedativas ou ansiolíticas.

Diagnóstico da doença mental
- A tentativa de suicídio sem um diagnóstico de doença mental é incomum; portanto, considerar a presença de diagnósticos de doenças de início recente ou crônicas.

Avaliação dos fatores de risco
- Tentativas de suicídio prévias e várias recentes.
- Verbalização do plano suicida.
- Doenças mentais: transtornos do humor, uso e abuso de substâncias, transtornos da personalidade, esquizofrenia, transtorno de ansiedade, comorbidades.
- Fatores sociodemográficos: homens, idade entre 15 e 35 anos e acima de 75 anos, estratos econômicos extremos, residentes em áreas urbanas, desempregados (principalmente após perda recente do emprego), aposentados, isolamento social, solteiros ou separados, migrantes.
- Fatores psicológicos: perdas recentes, perdas de figuras parentais na infância, dinâmica familiar conturbada, datas importantes, reações de aniversário, personalidade com traços significativos de impulsividade, agressividade, humor lábil.
- Condições clínicas incapacitantes: doenças orgânicas incapacitantes, dor crônica, lesões desfigurantes perenes, epilepsia, trauma medular, neoplasias malignas, aids.

Avaliação dos fatores de proteção
- Suporte familiar ou social.
- Desejo em fazer o tratamento.
- Arrependimento ou medo de morrer.
- Acesso ao tratamento.

Condução ao local de tratamento mais apropriado
- Ambulatório: poucos fatores de risco, desejo de fazer tratamento, suporte social e acesso ao serviço de saúde.
- Hospital-dia ou CAPS: vários fatores de risco; tentativas prévias, mas não recentes; suporte social insuficiente, mas com desejo de realizar tratamento e acesso ao serviço de saúde.
- Internação em enfermaria especializada: verbalização e manutenção do plano suicida, várias tentativas prévias recentes, falta de suporte familiar com falta de acesso a atendimento ambulatorial, doença mental não compensada, tais como transtorno psicótico, transtorno do humor, uso e abuso de substâncias, impulsividade com histórico de autolesões, comportamento de risco ou abuso de substâncias.

Fonte: Adaptado de Baldaçara e colaboradores.[2]

nóstico de outras condições de saúde mental só poderá ser realizado passadas 48 horas do uso da substância, não sendo prudente o diagnóstico imediato de sintomas psicóticos, maniformes, risco de suicídio, depressão e transtorno de ansiedade logo na admissão da intoxicação.[21] Mais detalhes da conduta nas intoxicações podem ser vistos nos Quadros 17.9 e 17.10.

Com relação à síndrome de abstinência, algumas substâncias promovem sintomas exacerbados, enquanto outras desencadeiam sintomas mais brandos. Casos leves geralmente requerem apenas orientação (com algumas exceções).[21] Em contrapartida, casos graves, como o *delirium tremens*, requerem observação e monitoramento. Para mais detalhes, ver o Quadro 17.11.

Em relação à dependência, casos com preservação da consciência e crítica, sem repercussões físicas severas, devem ser encaminhados ao ambulatório.[21] Casos moderados, mas com certa colaboração do paciente, podem ser encaminhados para centros especializados, como hospital-dia, ambulatórios ou CAPS.[21] Entretanto, qualquer encaminhamento só deve

QUADRO 17.9 ▶ ABORDAGEM GERAL DAS INTOXICAÇÕES AGUDAS

Suporte avançado de vida
- Garantir via aérea pérvia
- Verificar controle respiratório e oxigenação
- Averiguar estabilidade cardiovascular
- Acesso venoso para hidratação, se desidratado ou hipotensão, e para infusão de medicações, se indicado

Uso de antídotos (Quadro 17.10), se houver. Os efeitos de algumas drogas não podem ser revertidos diretamente, tais como o álcool e a *Cannabis*.

Controle comportamental (Quadro 17.10).

Se desnutrido, prescrição de reposição de tiamina.

Lavagem gástrica com uso de carvão ativado, se indicada.

Fonte: Adaptado de Baldaçara e colaboradores.[2]

QUADRO 17.10 ▶ SINAIS E SINTOMAS DAS INTOXICAÇÕES E CONDUTA PARA ALGUMAS SUBSTÂNCIAS

Substância	Sinais e sintomas	Conduta
Álcool	Euforia, seguida de fala arrastada, hálito etílico, dificuldade de marcha, redução dos reflexos, diminuição da sensibilidade, sonolência, náuseas e vômitos, coma	Suporte; se houver agitação, haloperidol por via intramuscular
Alucinógenos	Distorção perceptiva, midríase, ansiedade, labilidade afetiva, insônia, inquietação, sudorese e arrepios	Suporte; se houver agitação, haloperidol por via intramuscular
Benzodiazepínicos	Sonolência, lentificação, diminuição dos reflexos, depressão respiratória, hipotensão	Suporte, flumazenil
Cocaína e derivados	Tremores, sudorese, agitação, disforia, ansiedade, taquicardia, aumento dos níveis pressóricos, arritmias cardíacas, crise convulsiva, sintomas psicóticos	Suporte, benzodiazepínicos
Estimulantes	Tremores, sudorese, agitação, disforia, ansiedade, taquicardia, aumento dos níveis pressóricos, arritmias cardíacas, crise convulsiva, sintomas psicóticos	Suporte, benzodiazepínicos
Cannabis	Euforia, jocosidade, hiperemia conjuntival, prejuízo cognitivo, prejuízo motor, taquicardia, sintomas psicóticos	Suporte; se houver agitação, haloperidol por via intramuscular
Opioides	Analgesia, sonolência, lentificação, diminuição dos reflexos, depressão respiratória, hipotensão, náuseas e vômitos, constipação	Suporte, naloxona
Solventes	Euforia, seguida de fala arrastada, hálito etílico, dificuldade de marcha, redução dos reflexos, diminuição da sensibilidade, sonolência, náuseas e vômitos, coma	Suporte; se houver agitação, haloperidol por via intramuscular

Conduta geral: manter vias aéreas livres, garantir respiração e oxigenação, garantir circulação (frequência cardíaca, pressão arterial e perfusão dentro dos níveis de normalidade), garantir nível de consciência, acesso venoso para hidratação e administração de medicações, descartar outras causas de alteração comportamental.

Fonte: Adaptado de Baldaçara e colaboradores.[21]

QUADRO 17.11 ▶ SINAIS E SINTOMAS DAS ABSTINÊNCIAS E CONDUTA PARA ALGUMAS SUBSTÂNCIAS

Substância	Sinais e sintomas	Conduta
Álcool	Irritabilidade, ansiedade, tremores, sudorese fria, náuseas, vômitos, agitação, alucinações visuais (pequenos animais) e outras distorções perceptivas, delírio, taquicardia, crise hipertensiva, crise convulsiva	Suporte, tiamina, benzodiazepínicos, em especial diazepam 10 mg por via oral repetido até 80 mg a cada hora até melhora dos sintomas. Se houver agitação ou manutenção dos sintomas, haloperidol por via oral ou intramuscular. Se houver crise convulsiva, diazepam por via intravenosa
Alucinógenos	Não há descrição	Orientação
Benzodiazepínicos	Semelhante à abstinência de álcool de forma mais branda	Suporte, benzodiazepínicos de meia-vida longa por via oral
Cocaína e derivados	Cansaço, aumento do apetite, irritabilidade, ansiedade, depressão, perda da capacidade de sentir prazer, distúrbios do sono, retardamento psicomotor e "fissura"	Suporte e orientação
Estimulantes	Semelhante à cocaína	Suporte e orientação
Maconha	Irritabilidade, ansiedade, dificuldades para dormir, alterações no humor e perda do apetite	Orientação
Opioides	Ansiedade, inquietação, bocejos e espirros, sudorese, lacrimejamento, rinorreia, obstrução nasal, náuseas, midríase, tremor, inquietação, piloereção, vômitos, diarreia, espasmo e dor muscular, aumento da pressão arterial, taquicardia, febre e calafrios, dor	Suporte; metadona por via oral, buprenorfina transdérmica, clonidina por via oral
Solventes	Ansiedade, agitação, tremores, câimbras nas pernas e insônia	Suporte; se houver agitação, haloperidol por via intramuscular

Conduta geral: manter vias aéreas livres, garantir respiração e oxigenação, garantir circulação (frequência cardíaca, pressão arterial e perfusão dentro dos níveis de normalidade), garantir nível de consciência, acesso venoso para hidratação e administração de medicações, descartar outras causas de alteração comportamental.
Fonte: Adaptado de Baldaçara e colaboradores.[21]

ocorrer após cuidadosa avaliação clínica e do estado mental, descartando-se certas emergências ou indicações de internação, como desnutrição grave, infecções, *delirium*, distúrbios metabólicos, traumas, surtos (psicótico ou maniforme), ideação suicida, cardiopatias, etc.[21]

Independentemente da condição de intoxicação, abstinência, dependência ou outra, os pacientes com certo grau de comprometimento nutricional devem sempre receber reposição de tiamina, por via oral ou parenteral, antes de qualquer aporte de glicose, para evitar o desenvolvimento de síndrome de Wernicke ou futuro desenvolvimento de síndrome de Korsakoff.[21]

Sintomas psiquiátricos induzidos, como mania e psicose, devem receber o tratamento específico, além da abordagem relacionada ao abuso de substância.[21]

ANSIEDADE

A ansiedade e os transtornos relacionados ao medo (fobias) são caracterizados por temor e ansiedade excessivos e distúrbios comportamentais relacionados, com sintomas que são graves o suficiente para resultar em sofrimento ou prejuízo significativos nas áreas pessoal, familiar, social, educacional e ocupacional ou outras áreas importantes de funcionamento.[18]

Medo e ansiedade são fenômenos intimamente relacionados.

 Medo ▶ representa uma reação a ameaça iminente percebida no presente.

 Ansiedade ▶ mais orientada para o futuro, referindo-se à ameaça antecipada percebida.[18]

Uma característica-chave de diferenciação entre a ansiedade e os transtornos relacionados ao medo são os focos de apreensão específicos da doença, isto é, o estímulo ou a situação que desencadeia o medo ou a ansiedade. A apresentação clínica de ansiedade e transtornos relacionados ao medo normalmente inclui cognições associadas específicas, que podem auxiliar na diferenciação entre os transtornos, esclarecendo o foco de apreensão.[18]

Os transtornos de ansiedade são, basicamente, de abordagem ambulatorial. Reservam-se à emergência os casos de agudização da ansiedade, com desconforto respiratório, palpitações, sensação de perda de controle, tremores exacerbados, entre outros, muitas vezes fechando diagnóstico de crise ou ataque de pânico.[21] O primeiro passo sempre é descartar sintomas ansiosos secundários a doenças físicas, como doença coronariana, insuficiência cardíaca, arritmias cardíacas, asma, hipertireoidismo, efeitos colaterais de medicações (broncodilatadores, anorexígenos, metilfenidato, aminofilina, bupropiona) ou abuso de substâncias (cocaína, *ecstasy*). Feito isso, deve-se tentar sempre a conduta não medicamentosa, por exemplo, respiração lenta e profunda, técnicas cognitivo-comportamentais, técnicas de *neurofeedback*, etc. As medicações (Quadro 17.12) só deverão ser usadas em casos de sintomas intensos, após falha de outras medidas e/ou recorrência dos sintomas nas últimas horas ou dias. Entretanto, a escolha pela medicação deve sempre considerar, além dos efeitos colaterais, o tempo para início de ação, que muitas vezes é superior ao da remissão espontânea da crise ansiosa (como ocorre nas crises de pânico). A prescrição de antidepressivos deve ser limitada ao ambulatório, visto que requer acompanhamento.[21]

QUADRO 17.12 ▶ ABORDAGEM DOS SINTOMAS ANSIOSOS NO PRONTO-SOCORRO

Medicações (sugestões)	Início da ação	Intervalo
Alprazolam comprimidos de 0,25, 0,5, 1 e 2 mg	0,7 e 2,1 h	6, 8, 12 ou 24 h
Bromazepam comprimidos de 3 e 6 mg ou solução oral com 2,5 mg/mL	1 a 2 h	8, 12 e 24 h
Clonazepam comprimidos com 0,5 e 2 mg, comprimidos sublinguais com 0,25 mg e solução oral com 2,5 mg/mL	1 a 3 h	12 e 24 h
Cloxazolam comprimidos de 1, 2 e 4 mg	1 h	24 h
Diazepam comprimidos de 5 e 10 mg	30 a 90 min	12 e 24 h

Fonte: Elaborada com base em Baldaçara e colaboradores.[2,21]

EPISÓDIO PSICÓTICO

Psicose ▶ estado mental caracterizado por prejuízos significativos no teste de realidade e alterações no comportamento manifestadas em sintomas positivos, como delírios persistentes, alucinações persistentes, pensamento desorganizado (que em geral se manifesta como fala desorganizada), comportamento grosseiramente desorganizado e experiências de passividade e controle, bem como em sintomas negativos, como afeto, avolia e perturbações psicomotoras.[18]

Os sintomas de psicose ocorrem com frequência e intensidade suficientes para que sejam considerados um desvio das normas culturais ou subculturais esperadas.[18] Podem ser divididos em psicoses primárias (esquizofrenia, transtorno esquizoafetivo, transtorno esquizotípico, transtorno delirante e psicose aguda e transitória) e secundárias (psicose induzida, psicose no transtorno bipolar, depressão psicótica, demência com sintomas psicóticos, sintomas psicóticos no *delirium*); além disso, os sintomas psicóticos podem decorrer de outras doenças físicas.[2]

Deve-se, no primeiro momento, identificar e tratar o fato desencadeante. Inicialmente, precisamos hierarquizar o atendimento e focar no sintoma que oferece maior risco, como, por exemplo, priorizar o tratamento da agitação psicomotora, o que pode ser feito com as medidas comportamentais e farmacológicas já mencionadas. É importante ressaltar que um paciente paranoide e hipervigilante pode perceber a oferta de ajuda de um membro da equipe como uma agressão e atacar em autodefesa. Alucinações auditivas de comando podem fazer o indivíduo negar sintomas e jogar receitas médicas no lixo logo após deixar o setor de emergência. Deve-se evitar o uso de celulares e fazer anotações *a posteriori*, sob o risco de desencadear interpretações delirantes.

Se possível, é muito importante ouvir o paciente sozinho e depois colher informações com familiares ou demais acompanhantes. Uma vez que esses são pacientes com distorção do senso de realidade, eles podem omitir informações, dissimular ou não aceitar que estão doentes. Outro detalhe importante, principalmente na emergência, é ser flexível com o tempo da entrevista, uma vez que os pacientes podem não se sentir confortáveis com uma consulta demorada ou considerar uma ofensa quando não conseguem dizer tudo que sentem.

Para o tratamento da agitação psicomotora, deve-se dar prioridade aos antipsicóticos típicos ou atípicos, conforme recomendado na seção sobre agitação. Os pacientes sem indicação de internação, após resolução do quadro agudo, devem ser encaminhados para tratamento psiquiátrico com a prescrição inicial do antipsicótico mais adequado considerando sua sintomatologia, eventuais comorbidades e sua realidade financeira. Para mais detalhes, ver Quadro 17.13.

QUADRO 17.13 ▶ ABORDAGEM DO EPISÓDIO PSICÓTICO NA EMERGÊNCIA

Passos do Quadro 17.3

Diagnóstico diferencial
- Intoxicação aguda por substâncias
- Psicose induzida
- Psicose breve
- Esquizofrenia
- Mania
- Depressão com sintomas psicóticos
- Demência
- Outros transtornos psicóticos

Conduta inicial
- Cuidados gerais com a saúde. Descartar ou tratar o *delirium*.
- Descartar comportamento suicida.
- Orientação e interrupção do abuso de substâncias.
- No caso de intoxicação aguda por substâncias, dar suporte e aguardar 48 h para avaliar se os sintomas irão remitir espontaneamente. Utilizar medicação antipsicótica somente em caso de agitação ou para reversão dos sintomas pelo uso agudo (p. ex., benzodiazepínicos para intoxicação por cocaína).
- Psicose induzida, esquizofrenia, psicose breve: iniciar medicação antipsicótica.
- Se houver mania, utilizar as medicações do Quadro 17.14. Incluir nas opções o uso de antipsicóticos.
- Se houver depressão com sintomas psicóticos, iniciar o uso de antipsicótico associado a medicação antidepressiva (se depressão unipolar) ou seguir as orientações do Quadro 17.14 para depressão bipolar.

Continua

> **QUADRO 17.13** ▶ ABORDAGEM DO EPISÓDIO PSICÓTICO NA EMERGÊNCIA

- No caso de demência, usar antipsicótico somente se houver alteração comportamental severa (agitação). Sintomas deliroides e cognitivos deverão ser conduzidos com tratamento específico no ambulatório. Descartar a comorbidade com *delirium* no PS.
- Outros transtornos psicóticos dependerão da gravidade, pois serão mais adequadamente conduzidos no ambulatório.

Decisão sobre o local de continuidade do tratamento

> **QUADRO 17.14** ▶ EMERGÊNCIAS NOS TRANSTORNOS DO HUMOR

Passos do Quadro 17.3

Episódio depressivo na depressão maior: descartar doença orgânica ou comorbidade, avaliar estado nutricional, risco de suicídio e sintomas psicóticos. Definir o local de tratamento e acompanhamento. A conduta antidepressiva só deverá ser iniciada no local se a mesma equipe fizer o acompanhamento longitudinal e de longo prazo.

Episódio depressivo bipolar: idem ao anterior. Medicações sugeridas: lítio e lamotrigina. Antipsicóticos atípicos (quetiapina ou lurasidona). Associações: lítio ou divalproato + lurasidona. Lamotrigina como adjuvante.

Episódio de mania: descartar doença orgânica ou comorbidade. Avaliar critérios de internação. Avaliar estado nutricional, sintomas psicóticos, estado de agitação e agressividade. Medicações sugeridas: lítio, divalproato. Antipsicóticos atípicos (quetiapina, asenapina, aripiprazol, paliperidona ou risperidona). Associações: lítio ou divalproato + quetiapina ou aripiprazol ou risperidona ou asenapina.

Episódio misto do humor: descartar doença orgânica ou comorbidade, avaliar estado nutricional, risco de suicídio, sintoma psicótico, estado de agitação e agressividade. Medicações sugeridas: divalproato + antipsicóticos atípicos (asenapina, aripiprazol, olanzapina ou ziprasidona).

Fonte: Elaborado com base em Baldaçara e colaboradores[2] e Yatham e colaboradores.[22]

TRANSTORNOS DO HUMOR

Os transtornos do humor referem-se a um agrupamento que compreende os transtornos bipolares (transtornos bipolar tipo I, tipo II, ciclotímico e outros) e os transtornos depressivos (episódio depressivo, transtorno depressivo recorrente, transtorno distímico, transtorno misto ansioso e depressivo e outros).[18] São definidos de acordo com tipos específicos de episódios de humor e seu padrão ao longo do tempo. Os principais tipos de episódios de humor são o depressivo, o maníaco, o misto e o hipomaníaco. Os episódios de humor não são entidades de diagnóstico independente e, portanto, não têm seus próprios códigos de diagnóstico. Em vez disso, compõem os elementos primários da maioria dos transtornos depressivos e bipolar.

Os transtornos do humor requerem acompanhamento de longo prazo.[18] Reservam-se à emergência os casos agudizados, com risco de vida ao indivíduo ou a outrem, como agitação psicomotora, comportamento suicida, episódio de humor com sintomas psicóticos severos, perda ponderal ou outro prejuízo grave da saúde física. No Quadro 17.14, estão listadas as principais emergências e a conduta sugerida quanto ao episódio específico do humor.

ASPECTOS ÉTICOS E LEGAIS

Com relação aos aspectos éticos e legais do atendimento das emergências psiquiátricas, alguns documentos são referência: Resolução do Conselho Federal de Medicina (CFM) 2057/2013,[23] Resolução CFM 1598/2000,[24] Lei 10.216/2010[25] e Código de Ética Médica (CEM).[26]

Uma grande ressalva ética que deve ser considerada no atendimento de emergências é que nenhum estabelecimento de hospitalização ou de assistência médica em geral, público ou privado, poderá recusar atendimento médico sob a alegação de que o paciente seja portador de doença mental. Como consta nos documentos mencionados no parágrafo anterior e em diversos outros, os portadores de transtorno psiquiátrico devem ser tratados sem diferencial perante os demais. Uma atitude frequente e que deve ser evitada é sobrepor a doença mental a outras doenças e queixas físicas, muitas vezes, o real motivo da busca pelo atendimento.

Além disso, um aspecto importante das emergências é o consentimento. Considerando a necessidade de avaliação rápida e de condutas imediatas em pacientes agudizados – e na maioria das vezes sem crítica e em risco de vida –, alguns cuidados devem ser tomados. No artigo 14 da Resolução CFM 2057/2013,[23] consta que, quando não é possível a obtenção do consentimento, as condutas devem ser caracterizadas e justificadas em prontuário, sob a justificava de evitar danos imediatos ou iminentes ao paciente ou a terceiros. Além disso, deve-se buscar o consentimento do responsável legal.

Por sua vez, é dever do médico respeitar e garantir o direito ao sigilo de todas as pessoas com doença mental sob sua responsabilidade profissional, exceto nas situações previstas em lei ou no CEM, como, por exemplo, quando o sigilo pode colocar o paciente e/ou terceiros em risco. É muito importante que falta de crítica do paciente e estados de agitação ou intoxicação recebam os mesmos cuidados para a preservação do sigilo como em qualquer outra situação.

Por fim, os tipos de internação por doença mental são previstos na Lei 10216/2001[25] e na Resolução CFM 1598/2000:[24] internação voluntária (com o consentimento do paciente), involuntária (sem seu consentimento) e compulsória (determinada pela Justiça). A internação involuntária requer apenas a indicação médica, porém deve ser minuciosamente registrada em prontuário, e os órgãos competentes (como o Ministério Público) devem ser comunicados da entrada e da saída do indivíduo. Uma questão sempre presente e importante é definir as indicações de internação que podem ser justificadas mesmo sendo involuntárias (Resolução CFM 2057/2013[23]), a saber:

- Incapacidade grave de autocuidados
- Risco de vida ou de prejuízos graves à saúde
- Risco de autoagressão ou de heteroagressão
- Risco de prejuízo moral ou patrimonial
- Risco de agressão à ordem pública

O Quadro 17.15 resume os cuidados éticos que devem ser observados nas emergências.

QUADRO 17.15 ▶ CUIDADOS ÉTICOS NAS EMERGÊNCIAS

Realizar avaliação cuidadosa.

Registrar no prontuário do que foi observado, evolução e medidas tomadas.

Registrar no prontuário quem conduziu o paciente ao PS.

Registrar os dados do representante legal. Não estando no local, comunicar a família ou o representante imediatamente a respeito da admissão do paciente e da necessidade de sua presença.

Cuidado com o sigilo.

Consentimento do indivíduo. Se não for possível, justificar as medidas no prontuário.

Se internação involuntária: o médico que realiza o procedimento deve registrar no prontuário as razões da internação, bem como os motivos da ausência de consentimento do paciente – nesse caso, deve buscar o consentimento de um responsável legal.

No caso de fuga:
- Registrar em prontuário.
- Comunicar a polícia e realizar boletim de ocorrência. Registrar como indivíduo desaparecido.
- Comunicar os familiares se não estiverem presentes no local na hora da ocorrência.
- Caso o paciente tenha crítica e não apresente comportamento de risco, registrar como evasão ou abandono de tratamento.

A alta é um procedimento médico, que só deverá ser efetuado se o profissional achar que há condições para que o paciente deixe a instituição. No caso de o indivíduo não ter condições, não proceder alta. Caso o paciente deixe o local acompanhado e apoiado por seus familiares ou outros representantes, considerar evasão, e não alta a pedido. A alta a pedido visa principalmente respeitar a autonomia do indivíduo e de sua família, e só deverá ser realizada quando não há risco em deixar o local e na possibilidade de outras alternativas de tratamento.

Fonte: Brasil[24-26] e Alves.[27]

REFERÊNCIAS

1. Cordeiro D, Baldaçara L. Emergências psiquiátricas. São Paulo: Roca; 2007.
2. Baldaçara L, Cordeiro DC, Calfat EB, Cordeiro Q, Tung TC. Emergências psiquiátricas. 2. ed. Rio de Janeiro: Elsevier; c2019.
3. Pajonk FG, Schmitt P, Biedler A, Richter JC, Meyer W, Luiz T, et al. Psychiatric emergencies in prehospital emergency medical systems: a prospective comparison of two urban settings. Gen Hosp Psychiatry. 2008;30(4):360-6.
4. Boudreaux ED, Allen MH, Claassen C, Currier GW, Bertman L, Glick R, et al. The Psychiatric Emergency Research Collaboration-01: methods and results. Gen Hosp Psychiatry. 2009;31(6):515-22.
5. Zeller SL, Rhoades RW. Systematic reviews of assessment measures and pharmacologic treatments for agitation. Clin Ther. 2010;32(3):403-25.
6. Barratt H, Rojas-García A, Clarke K, Moore A, Whittington C, Stockton S, et al. Epidemiology of mental health attendances at emergency departments: systematic review and meta-analysis. PLoS One. 2016;11(4):e0154449.
7. Baldaçara L, Ismael F, Leite V, Pereira LA, Dos Santos RM, Gomes Júnior VP, et al. Brazilian guidelines for the management of psychomotor agitation. Part 1. Non-pharmacological approach. Braz J Psychiatry. 2019;41(2):153-67.
8. Calfat ELB. Apresentação do pronto-socorro do centro de atenção integrada à saúde mental da irmandade da Santa Casa de Misericórdia de São Paulo. In: Cordeiro D, Baldaçara L. Emergências psiquiátricas. São Paulo: Roca; 2007. p. 1-9.
9. Allen MH, Forster P, Zealberg J, Currier G. Report and recommendations regarding psychiatric emergency and crisis services. Washington: APA; 2002.
10. Garriga M, Pacchiarotti I, Kasper S, Zeller SL, Allen MH, Vázquez G, et al. Assessment and management of agitation in psychiatry: expert consensus. World J Biol Psychiatry. 2016;17(2):86-128.
11. Kawakami D, Prates JG, Tung TC. Propostas para o futuro: estrutura física e equipe ideal nas emergências psiquiátricas. Revista Debates em Psiquiatria. 2016;6(4):28-34.
12. Nordstrom K, Zun LS, Wilson MP, Md VS, Ng AT, Bregman B, et al. Medical evaluation and triage of the agitated patient: consensus statement of the American Association for Emergency Psychiatry project Beta medical evaluation workgroup. West J Emerg Med. 2012;13(1):3-10.
13. Wilson MP, Pepper D, Currier GW, Holloman GH Jr, Feifel D. The psychopharmacology of agitation: consensus statement of the American Association for Emergency Psychiatry project Beta psychopharmacology workgroup. West J Emerg Med. 2012;13(1):26-34.
14. Holloman GH Jr, Zeller SL. Overview of project BETA: best practices in evaluation and treatment of agitation. West J Emerg Med. 2012;13(1):1-2.
15. Stowell KR, Florence P, Harman HJ, Glick RL. Psychiatric evaluation of the agitated patient: consensus statement of the American Association for Emergency Psychiatry project Beta psychiatric evaluation workgroup. West J Emerg Med. 2012;13(1):11-6.
16. Government of Western Australia Department of Health. Guidelines: The management of disturbed/violent behaviour in inpatient psychiatric settings. Perth: Western Australia Department of Health; 2006. p. 64.
17. Baldaçara LR. PEC – Emergências psiquiátricas [Internet]. [S. l.: PEC-ABP; 2013, capturado em 16 jul. 2019]. Disponível em: http://www.pec-abp.org.br/index.php.
18. World Health Organization. ICD-11: international classification of diseases for mortality and morbidity statistics. Geneva: WHO; 2018.
19. Baldaçara L, Sanches M, Cordeiro DC, Jackoswski AP. Rapid tranquilization for agitated patients in emergency psychiatric rooms: a randomized trial of olanzapine, ziprasidone, haloperidol plus promethazine, haloperidol plus midazolam and haloperidol alone. Rev Bras Psiquiatr. 2011;33(1):30-9.
20. Baldaçara L, Diaz AP, Leite V, Pereira LA, Santos RM, Gomes Júnior VP, et al. Brazilian guidelines for the management of psychomotor agitation. Part 2. Pharmacological approach. Braz J Psychiatry. 2019. [In press].
21. Baldaçara L, Pereira LA, Cordeiro Q, Tung TC. Medicina psiquiátrica de emergência. In: Meleiro AMAS, coordenador. Psiquiatria: estudos fundamentais. Rio de Janeiro: Guanabara Koogan; 2018.
22. Yatham LN, Kennedy SH, Parikh SV, Schaffer A, Bond DJ, Frey BN, et al. Canadian Network for Mood and Anxiety Treatments (CANMAT) and International Society for Bipolar Disorders (ISBD) 2018 guidelines for the management of patients with bipolar disorder. Bipolar Disord. 2018;20(2):97-170.
23. Brasil. Conselho Federal de Medicina. Resolução CFM nº 2.057, de 20 de setembro de 2013. Consolida as diversas resoluções da área da Psiquiatria e reitera os princípios universais de proteção ao ser humano, à defesa do ato médico privativo de psiquiatras e aos critérios mínimos de segurança para os estabelecimentos hospitalares ou de assistência psiquiátrica de quaisquer naturezas, definindo também o modelo de anamnese e roteiro pericial em psiquiatria. Diário Oficial da União. 12 nov. 2013;Seção 1:165-71.
24. Brasil. Conselho Federal de Medicina. Resolução CFM nº 1.598, de 9 de agosto de 2000. Normatiza o atendimento médico a pacientes portadores de transtorno mental. Diário Oficial da União. 18 ago. 2000;Seção 1:63.
25. Brasil. Lei nº 10.216, de 6 de abril de 2001. Dispõe sobre a proteção e os direitos das pessoas portadoras de transtornos mentais e redireciona o modelo assistencial em saúde mental [Internet]. Brasília: Presidência da República; 2019 [capturado em 10 jun. 2019]. Disponível em: http://www.planalto.gov.br/ccivil_03/leis/leis_2001/l10216.htm.
26. Brasil. Conselho Federal de Medicina. Código de ética médica: resolução CFM nº 1.931, de 17 de setembro de 2009 (versão de bolso). Brasília: CFM; 2010.
27. Alves LC, coordenador. Ética e psiquiatria. São Paulo: CRM-SP; 2007.

CAPÍTULO 18

NOVOS TRATAMENTOS EM PSIQUIATRIA: EXERCÍCIO FÍSICO COMO RECURSO TERAPÊUTICO COADJUVANTE

Sergio Eduardo de Carvalho Machado
Diogo Telles Correia

PONTOS-CHAVE

- A neurociência do exercício vem mostrando evidências que ligam o aumento do nível de atividade física a mudanças positivas no funcionamento cognitivo e cerebral.
- Entre os indivíduos com doença mental estabelecida, o exercício físico é reconhecido como um aspecto essencial no tratamento multidisciplinar de depressão, ansiedade e psicose.
- A abordagem atual da nosologia psiquiátrica trata as síndromes comportamentais como transtornos psiquiátricos distintos, cujos componentes podem ser consequência de disfunção em um ou mais circuitos neurais.
- Como regra, os biomarcadores podem expressar uma neuroprogressão geral de transtornos mentais ou o grau de deterioração para eventos repetidos relacionados aos sintomas da doença.
- O American College of Sports Medicine (ACSM) recomenda um acúmulo de pelo menos 150 minutos de atividade aeróbica moderada (50-55% VO2 de reserva – VO2R) semanalmente ou 75 minutos de atividade vigorosa (70-75% VO2R) por semana para a promoção da saúde.
- Na prática clínica atual, o papel do exercício físico como uma terapia adicional no tratamento da sintomalogia e do comprometimento cognitivo e no aumento da qualidade de vida em transtornos psiquiátricos ainda permanece indefinido.
- No entanto, as diretrizes de prescrição indicam o exercício físico como parte do tratamento de psicopatologias, mas falta maior clareza sobre sua eficácia na sintomatologia dos transtornos.

> **VINHETA CLÍNICA 18.1**
>
> A. S., 36 anos de idade, sexo masculino, casado, foi levado ao psiquiatra para atendimento por familiares. O paciente revelou ao médico que teve episódio de profunda tristeza, perda de interesse em tudo, isolamento social e alteração no sono e no humor nas últimas duas semanas. Após ser avaliado, foi diagnosticado com depressão e devidamente medicado com inibidores seletivos da recaptação de serotonina (ISRSs), fluoxetina 20 mg/dia, sendo também indicado que procurasse um profissional de educação física para realizar um programa de exercícios físicos como terapia complementar ao tratamento. O paciente iniciou seu programa com treinamento contra resistência com duração de 40 minutos, três vezes por semana (exercícios multiarticulares com 3 séries de 8-12 repetições a 80% de 1 repetição máxima), mais treinamento cardiorrespiratório do tipo anaeróbico com duração de 20 minutos (30 tiros de 20 segundos com 1 minuto de intervalo entre cada um), também três vezes por semana. Após três meses de tratamento, A. S. retornou ao psiquiatra relatando melhora dos sintomas de depressão, bem como no condicionamento físico.

A neurociência do exercício vem mostrando evidências que ligam o aumento do nível de atividade física a mudanças positivas no funcionamento cognitivo e cerebral.[1,2] Esse tipo de literatura abriu caminho para os neurocientistas examinarem os mecanismos responsáveis pelo aumento da saúde cerebral e da cognição induzida pelo exercício físico, ou seja, uma forma estruturada de esforço físico, que varia de mudanças moleculares a sistêmicas na cognição e no funcionamento do cérebro.[3] Nos últimos 20 anos, o exercício tem sido considerado um "remédio"[4] ou como um método eficaz de prevenção e tratamento para várias doenças, como, por exemplo, os transtornos psiquiátricos.[5] A prática de exercícios tem a vantagem de não gerar efeitos colaterais, ao contrário do uso de medicamentos. Além disso, o exercício é uma terapia de baixo custo em comparação aos tratamentos médicos tradicionais, como medicamentos, cirurgias e internações.[4-6] O papel do exercício na prevenção de doenças metabólicas e cardiovasculares não é novo. No entanto, neste momento, seus efeitos sobre o funcionamento cognitivo e cerebral vêm recebendo atenção substancial da comunidade científica.[6]

Os efeitos do exercício físico sobre a saúde física e mental têm sido discutidos durante séculos. Sêneca, um filósofo e dramaturgo romano, recomendava exercícios físicos em seus escritos para alcançar mente e corpo sadios.[1] Nesse contexto, a neurociência, campo de pesquisa emergente que compreende muitas investigações multidisciplinares, busca explicações sobre a relação entre o corpo e o cérebro.[2] Essa relação começou a ser investigada há quase oito décadas, com estudos correlacionando predominantemente os efeitos de substâncias, como a amônia, nas funções cerebrais e na fadiga.[1,3]

O cérebro humano é capaz de se reorganizar por meio de diferentes tipos de estímulos, o que pode levar a mudanças nas propriedades funcionais e estruturais, um processo conhecido como neuroplasticidade.

> **Neuroplasticidade** ▶ processo de reorganização cerebral por meio de diferentes estímulos e que pode levar a mudanças nas propriedades funcionais e estruturais do cérebro.

Em consonância com isso, estudos em humanos[4,5] e em animais[3] mostram que o exercício promove alterações cerebrais, atuando como um agente facilitador da neuroplasticidade. Além disso, essas pesquisas sugerem uma associação de volume e intensidade do exercício com aumento da neurogênese, sinaptogênese, angiogênese e níveis de biomarcadores. Ademais, de acordo com tais estudos, as habilidades cognitivas e motoras foram correlacionadas a esses processos na saúde e nos transtornos neuropsiquiátricos. Investigações desse tipo vêm sendo fonte de grande discussão e atenção por parte dos cientistas, uma vez que o exercício demonstrou promover potenciais benefícios para a saúde mental em certos transtornos neurodegenerativos e psiquiátricos.[4,6]

Entre os indivíduos com doença mental estabelecida, o exercício físico é reconhecido como um aspecto essencial no tratamento multidisciplinar de depressão,[3-5] ansiedade[6] e psicose.[7-9] Na última década, do ponto de vista da saúde pública, tem aumentado o interesse pelos efeitos benéficos do exercício físico na saúde mental.[7] Atualmente, está bem estabelecido que ele tem efeito preventivo para depressões subsequentes e declínio cognitivo, bem como está associado a menor ideação suicida.[7,10]

Um dos principais fatores de risco que têm sido associados a um distresse em múltiplos estudos transversais é a inatividade física.[11,12] Um recente estudo transversal de grande representatividade nacional na Escócia demonstrou um benefício claro de resposta à dose entre níveis mais baixos de atividade física e redução do distresse.[12] Outro estudo transversal com 4.337 adultos em Cingapura demonstrou que níveis mais altos de atividade física também parecem conferir proteção contra o distresse.[13] Embora esses estudos tenham fornecido uma visão útil da relação entre níveis de atividade física e sofrimento psíquico, a natureza transversal impede quaisquer inferências sobre a direcionalidade das relações observadas. Apesar da escassez de estudos regionalmente representativos e longitudinais sobre essa relação, um estudo de quatro anos desenvolvido na Austrália, que incluiu 17.080 pessoas, demonstrou que níveis mais altos de atividade física de moderada a vigorosa estavam associados a redução na incidência de distresse.[14,15] Dada a complexa natureza dos transtornos psiquiátricos, os benefícios do exercício físico para esses pacientes poderão ser multidimensionais, abrangendo os vários domínios afetados. Assim, este capítulo visa discutir os efeitos do exercício, não só na redução da sintomatologia psiquiátrica, mas também na melhora do desempenho cognitivo e na promoção do funcionamento na vida diária e da qualidade de vida (QV). Pretende-se, ainda, debater os principais desafios na prescrição e promoção da adesão ao exercício nessa população e quais as questões fundamentais a serem exploradas em investigações futuras.

ASSOCIAÇÃO ENTRE SUBSTÂNCIA BRANCA E CONECTIVIDADE CEREBRAL NA FISIOPATOLOGIA DOS TRANSTORNOS MENTAIS

As funções corticais e comportamentais mais altas são reguladas e moduladas pela atividade coordenada de múltiplas regiões do cérebro, nas áreas tanto neocorticais quanto subcorticais.[16] Regiões cerebrais anatomicamente conectadas e envolvidas em processamento cognitivo/comportamental específico podem ser conceitualizadas como parte de circuitos de processamento neural. Espera-se, portanto, que o comprometimento estrutural e funcional desses circuitos resulte em aberrações nas funções que medeiam. Interrupções em processos como aprendizado, humor, memória e percepção podem se dar como sinais e sintomas isolados ou como agrupamentos de sinais e sintomas que são clinicamente reconhecidos e rotulados como síndromes. A abordagem atual da nosologia psiquiátrica trata as síndromes comportamentais como transtornos psiquiátricos distintos, cujos componentes podem ser consequência de disfunção em um ou mais circuitos neurais. Portanto, os transtornos psiquiátricos, como atualmente conceituados, podem representar funcionamento anormal concomitante em vários circuitos neurais do sistema nervoso central (SNC).[16]

O papel da integridade da substância branca tem sido amplamente associado à fisiopatologia dos transtornos psiquiátricos. Isso ocorre apesar do reconhecimento de que os circuitos neurais e a conectividade são essenciais para nossa compreensão do processamento de informações cognitivas e emocionais. A substância branca fornece o arcabouço e a base anatômica da conectividade neural e do circuito no SNC, conectando regiões corticais e subcorticais críticas, dentro e entre os hemisférios, de maneiras funcionalmente importantes. Além disso, representa cerca de 40 a 50% do volume cerebral,[17] e é composta por milhões de axônios, investidos de mielina, que se combinam para formar tratos que atravessam o cérebro dentro e entre os hemisférios, bem como para regiões caudais do tronco cerebral e cerebelar. Os tratos são ricamente entrelaçados e, embora a maior parte da substância branca seja encontrada dentro deles, algumas fibras mielinizadas também podem ser encontradas nas regiões de substância cinzenta. Um pequeno número de tratos da substância branca percorre estruturas de substância cinzenta cortical e subcortical em direção ao seu destino final. A presença de mielina aumentou muito a velocidade de condução axonal e isso, juntamente com sua extensa conectividade, torna a substância branca fundamental para a atividade neuronal integrada. O suprimento de sangue para a substância branca vem principalmente das artérias penetrantes dos grandes vasos na base do cérebro. Esses pequenos vasos são vulneráveis à lipo-hialinose, doença de pequenos vasos/microvasos.[17]

A substância branca é uma parte importante do conjunto neuronal que atende às funções elementares da vida cotidiana, que incluem aquelas inseridas nos domínios sensório-motor, emocional e cognitivo. Em domínios comportamentais e transtornos psiquiátricos, as relações cérebro-comportamento são mais complexas e difíceis de elucidar. Não se pensa mais que funções comportamentais e cognitivas complexas residam em regiões cerebrais circunscritas, mas sim que são mediadas por redes neurais que estão amplamente dispersas no cérebro.[16] O paradigma mudou de localização anatômica e isolamento funcional para circuitos neurais e atividade neuronal integradas. Essas redes neurais multifocais e amplamente distribuídas são responsáveis por funções críticas como humor, percepção, atenção, motivação e controle social do comportamento. Características clínicas que abrangem múltiplos fenômenos cognitivos e comportamentais formam o núcleo dos principais transtornos psiquiátricos. Por exemplo, a depressão é caracterizada por anormalidades no humor, percepção, motivação e atenção.[16,17]

Com frequência essas características coexistem com sinais "vegetativos", como transtornos do sono, perturbações do apetite e perda de peso. Na esquizofrenia, anormalidades na percepção, como alucinações auditivas e ideias delirantes, são comumente encontradas junto com déficits em domínios cognitivos, como a memória de trabalho e as funções executivas. A atividade coordenada de múltiplas áreas e circuitos nas regiões neocortical, límbica e subcortical é necessária para sustentar as funções comportamentais e cognitivas normais que desagregam os trantornos psiquiátricos.[16] A natureza dos circuitos envolvidos pode determinar os domínios precisos que estão comprometidos e provavelmente respondem pela heterogeneidade clínica encontrada com frequência na prática.[17]

Grande parte de nossa compreensão da anatomia e do significado funcional dos tratos da substância branca provém de estudos com primatas, nos quais é possível aplicar técnicas anatômicas e fisiológicas de ponta ao estudo direto da conectividade e da função cerebral. O cérebro primata é dividido classicamente em cinco zonas corticais:[16] núcleo límbico, paralímbico, associação multimodal, associação unimodal e regiões sensório-motoras. Características histológicas e arquitetônicas relativamente específicas caracterizam cada zona. As áreas de associação multimodal, das quais os lóbulos pré-frontais são um componente importante, servem para integrar temporariamente as informações do mundo externo e do ambiente interno. O córtex pré-frontal (CPF), uma área que tem sido implicada de modo consistente na etiologia de transtornos comportamentais, tem conexões axonais aferentes e eferentes profusas com múltiplas regiões neocorticais, subcorticais e límbicas,[16,17] que incluem o diencéfalo, os gânglios da base, o sistema límbico e outros córtices de associação. Várias dessas conexões são recíprocas e fornecem o substrato anatômico para a habilidade do lobo pré-frontal de integrar temporariamente funções como linguagem, comportamento e memória. A região pré-frontal e suas subdivisões estão envolvidas em diversas funções cognitivas e comportamentais pertinentes aos transtornos psiquiátricos, as quais compreendem a atenção, o controle social do comportamento e a capacidade de formular e realizar uma sequência de atos.[16,17]

As funções do CPF dependem muito de sua conectividade diversa e extensa e são "funcionalmente sem sentido, se retiradas de redes amplas que se estendem muito além dos confins de qualquer área pré-frontal".[16] A complexidade funcional, baseada em conectividade generalizada, não é exclusiva do lobo pré-frontal, sendo também encontrada em outras regiões do cérebro relevantes para o processamento de estímulos emocionais. Enquanto circuitos individuais podem subservar componentes de processos cognitivos específicos, uma interação dinâmica entre circuitos e redes é necessária para processamento comportamental e cognitivo de ordem superior, como interpretar e modular respostas a estímulos externos. Rupturas na conectividade, estrutural e/ou fisiológica, estão, portanto, implícitas em transtornos nos quais as funções mediadas pela conectividade são comprometidas.[17]

Um comprometimento da substância branca leva a perturbações na conectividade neural (estrutural) e na condutividade (comprometimento fisiológico dos circuitos neurais) que fornecem importantes substratos neurobiológicos para os principais transtornos psiquiátricos. Essas rupturas, tanto corticocorticais quanto corticossubcorticais, resultam na desregulação das funções emocionais e cognitivas mediadas por esses circuitos. As consequências de tal fenômeno são déficits nesses domínios comportamentais que se apresentam clinicamente como agrupamentos de sinais e sintomas (síndromes), os quais são diagnosticados e tratados como transtornos psiquiátricos. Perturbações na conectividade podem ser o resultado de eventos neuronais endógenos geneticamente programados ou a formação de sinapses anormais reguladas pelo desenvolvimento.[18] Além disso, processos fisiopatológicos exógenos, como desmielinização, doença microvascular e trauma mecânico, isolados ou combinados, podem resultar em conexões enfraquecidas entre regiões cerebrais importantes, necessárias para a manutenção e modulação de comportamentos específicos.[19]

As consequências biológicas do comprometimento da substância branca podem se estender às regiões sinápticas e ter implicações para aspectos importantes da função dos neurotransmissores, como transporte, liberação e recaptação.[20] Disfunção comportamental e doença psiquiátrica podem representar "síndromes de desconexão de ordem superior" secundárias ao comprometimento da substância branca.[21] Nos últimos anos, evidências crescentes de abordagens relacionadas à ressonância magnética forneceram apoio adicional para um papel importante da substância branca na depressão, sobretudo em idosos. Um dos achados mais consistentes na pesquisa sobre depressão tem sido a identificação de lesões de alta intensidade no parênquima de pacientes com o transtorno quando comparados a controles.[22] Essas lesões ocorrem predominantemente na substância branca, tanto na parte frontal (periventricular) quanto na substância branca profunda, embora também tenham sido identificadas nos núcleos subcorticais. Nosso grupo demonstrou que lesões de alta intensidade e volumes menores do lobo frontal representam caminhos complementares, embora autônomos, para a depressão em idosos.[23] Estudos de espectroscopia por ressonância magnética (RMN) em adultos não idosos com transtornos do humor revelam aumentos nos níveis de colina em áreas subcorticais que incluem regiões cinzentas e de substância branca.[24] Um estudo com RMN sugere que há uma correlação entre lesões de alta intensidade na substância branca profunda e níveis mais baixos de N-acetil-aspartato (NAA) na substância branca frontal dorsolateral em pacientes idosos com depressão.[25] Indivíduos diagnosticados com esquizofrenia demonstram diminuição nos níveis de NAA, um marcador putativo de integridade neuronal, na substância branca quando comparados a controles.[26]

Observações precoces em pacientes diagnosticados com esquizofrenia e transtornos do humor, usando imagens por tensor de difusão (DTI), indicam uma diminuição na anisotropia em tratos da substância branca à medida que atravessam o cérebro.[27] Essa é uma área em desenvolvimento na neurociência comportamental com potencial de esclarecer mecanismos básicos na pesquisa psiquiátrica.[26] Os avanços tecnológicos claramente permitiram identificar as alterações cerebrais antes inacessíveis à pesquisa clínica. Essas observações indicam coletivamente que o comprometimento da substância branca, em regiões críticas do cérebro, pode ser relevante para a fisiopatologia dos transtornos do humor.

Deve ser enfatizado que a neurobiologia das doenças psiquiátricas é complexa e provavelmente envolve múltiplas regiões, sistemas e tratos no cérebro. Além disso, enquanto mudanças comportamentais e no humor são encontradas com frequência em transtornos com envolvimento da substância branca, tais mudanças não são necessariamente vistas em todos os casos. Mesmo em transtornos com envolvimento predominante da substância branca, como os já descritos, as contribuições das estruturas da substância cinzenta são uma possibilidade distinta.[28] Com relação às distinções da substância branca, estas são um pouco arbitrárias e não devem ser feitas prematuramente, sobretudo no contexto do comportamento. Apesar dessas ressalvas, as evidências que ligam a lesão da substância branca ao comportamento e ao humor são consistentes e evolutivas, capazes de afetar os comportamentos em todo o espectro etário, desde pacientes com transtornos do desenvolvimento até idosos com transtornos mentais e relacionados ao humor.

As abordagens de neuroimagem *in vivo*, focadas na associação entre rupturas/mudanças na estrutura e função da substância branca e fenômenos comportamentais e cognitivos específicos em pacientes diagnosticados com transtornos psiquiátricos, são um importante primeiro passo no processo. Elas ajudam a estabelecer ligações mais definitivas entre características comportamentais específicas e aberrações na estrutura e função da substância branca. A espectroscopia de ressonância magnética nuclear bidimensional (RMN 2D) nos permite estimar os níveis de proteínas macromoleculares, como leucina, isoleucina, valina e treonina e fosfolipídeos, incluindo fosfocolina e fosfoetanolamina. Esses metabólitos são inacessíveis pela abordagem mais tradicional de RMN-1D. Abordagens com aquisição RMN-2D junto com DTI permitem testar a integridade bioquímica e estrutural dos tratos axonais que podem estar prejudicados em doenças psiquiátricas.

Já a transferência de magnetização (TM) é uma abordagem complementar que nos permite examinar o estado das proteínas macromoleculares em regiões específicas do cérebro. A combinação de TM com RMN-2D tem o potencial de caracterizar mais precisamente os componentes proteicos dos tratos relevantes da substância branca no cérebro.[29] Estudos de ressonância magnética funcional (RMf) usando tarefas cognitivas podem ser empregados para investigar circuitos neurais específicos envolvidos no processamento de informações em pacientes diagnosticados com transtornos psiquiátricos.[30] Paradigmas como as tarefas N-back e Go-Nogo ajudam a investigar os circuitos dorsolaterais e orbitofrontais do CPF. Padrões de ativação regional aparentes em imagens de RMf podem ser usados para modelar conectividade e circuitos no cérebro. Estudos translacionais e pré-clínicos facilitarão o estudo direto da biologia da massa branca a partir de perspectivas estruturais e moleculares. O tecido *post mortem* de pacientes anteriormente bem caracterizados deve permitir o estudo das relações entre as medidas clínicas pré-mortais e a integridade estrutural da substância branca, da mielina e da glia em amostras de tecido bem preservadas.[31] Estudos de associação *post mortem*, junto com RMf, ajudarão a examinar os correlatos patológicos de regiões/setores identificados como anormais em estudos de neuroimagem. O trabalho pré-clínico que permite explorar as funções dos genes relacionados a função e conectividade da substância branca deve ser mais explorado.[32]

Atualmente, é possível examinar a conectividade cerebral por DTI, abordagens histológicas e RMf em animais para estudar o impacto do gene *knock out* e de experimentos transgênicos sobre conectividade. A combinação dessas abordagens ajudará a examinar as relações da biologia do comportamento em vários níveis, desde sistemas e comportamento moleculares até sistemas neurais. Embora nenhum conjunto único de experimentos forneça o quadro completo, eles nos permitirão coletivamente entender melhor o papel da conectividade, dos circuitos neurais e da base molecular e celular dos transtornos psiquiátricos.

O PAPEL DOS BIOMARCADORES NA FISIOPATOLOGIA DOS TRANSTORNOS MENTAIS

Estudos têm apontado uma forte e inversa associação entre sintomas e níveis séricos de alguns biomarcadores fisiológicos.[33,34] Como regra, os biomarcadores podem expressar uma neuroprogressão geral de transtornos mentais ou o grau de deterioração para eventos repetidos relacionados aos sintomas da doença. Entre os biomarcadores existentes, os mais comumente observados nesses estudos são o fator neurotrófico derivado do cérebro (BDNF),[35] o fator neurotrófico derivado da glia (GDNF),[34] o cortisol[36] e as citocinas.[37] O BDNF e o GDNF têm um extenso papel na fisiopatologia dos transtornos psiquiátricos e, portanto, serão abordados primeiro.

A desregulação da neurotrofina em estruturas cerebrais, no hipocampo, por exemplo, e, em menor extensão, em outros tecidos do corpo sugere um mediador da progressão da doença.[38] A melhoria desses biomarcadores parece refletir balanço positivo e reorganização do curso da doença. Essas neurotrofinas são, então, sustentadas como substâncias orquestradas durante a neuroplasticidade, promovendo maior eficiência sináptica/conectividade e arborização dendrítica, além de serem também mediadoras de neurotransmissores importantes implicados na fisiopatologia dos transtornos psiquiátricos.[39]

Níveis circulantes reduzidos de BDNF, por exemplo, são comumente observados em pacientes com depressão, transtorno bipolar e esquizofrenia.[40] A diminuição nos níveis de BDNF implica menor capacidade para restabelecer-se a partir de um estímulo estressante, isto é, a alostase.[38] Um aumento da carga alostática, por sua vez, parece manter os níveis de cortisol cronicamente mais elevados em pacientes psiquiátricos.[38]

Alostase ▶ capacidade de restabelecer-se diante de um estímulo estressante.

As concentrações de cortisol são maiores no período diurno,[41] e mudanças ocorrem ao longo do dia e em resposta a estímulos estressantes. Essa é uma resposta fisiológica comumente observada e ativada pelo eixo hipotálamo-hipófise-suprarrenal (HHS), que medeia a secreção do hormônio adrenocorticotrófico e a liberação de cortisol pelo córtex suprarrenal. Esse caminho é ativado cronicamente em pacientes com depressão, transtorno bipolar e ansiedade.[36] A concentração de BDNF também parece aumentar, sobretudo durante o dia, junto com os níveis de cortisol após o ciclo circadiano.[41] Esse evento pode ser explicado como uma corregulação entre essas duas variáveis para estabelecer a homeostase. Aumentando-se os níveis circulantes do BDNF, é possível fornecer uma menor carga alostática e, consequentemente, uma melhor regulação do cortisol existente, já o aumento da concentração de BDNF[42] afeta de modo positivo os sintomas por um segundo mecanismo mensageiro, mais especificamente induzindo aumento da sinalização intracelular via expressão de proteína G, e aumento da interação com neurotransmissores ligados a mudanças no humor.[43] Por exemplo, parece que serotonina e neurotrofinas, como o BDNF, também estão intimamente relacionadas e sinalizam o fim da corregulação da promoção da plasticidade neuronal em várias áreas do cérebro.[44] A expressão aumentada dos receptores BDNF TrkB também é causada por medicamentos antidepressivos estabilizadores do humor.

Semelhante aos efeitos produzidos pelo BDNF, o GDNF parece correlacionar-se negativamente com os sintomas de transtornos psiquiátricos,[34] o que levou à proposição de um possível efeito protetor, embora não haja consenso a esse respeito até o momento.[34] Esse fator neurotrófico é capaz de promover a sobrevivência e a diferenciação de células neuronais dopaminérgicas, além de uma alta afinidade por captação de dopamina. Circuitos dopaminérgicos formam uma via direta relacionada aos mecanismos envolvidos com o controle do humor. A redução da dopamina está inversamente relacionada aos sintomas da depressão, e seu aumento está diretamente associado à mania,[45] de modo que o GDNF também consiste em uma importante peça de um grande quebra-cabeça a ser investigado.

Por fim, sabe-se que o desequilíbrio entre citocinas pró e anti-inflamatórias está envolvido na fisiopatologia dos transtornos mentais.[37] Mudanças no perfil de certas citocinas, como fator de necrose tumoral alfa (TNF-α) e proteína C-reativa, bem como interleucina 1 e interleucina 6, são comumente associadas a transtornos do humor e outros.[37] Evidências também apoiam uma maior concentração de citocinas pró-inflamatórias livres em pacientes com transtorno bipolar, se comparados a indivíduos saudáveis, demonstrando, assim, uma grave reação inflamatória nesses pacientes. Portanto, uma maior concentração de citocinas circulantes é implicada em um aumento na neurotoxicidade.[46] Nesse estado de inflamação crônica, como observado em indivíduos bipolares, os macrófagos permanecem no cérebro para manter uma configuração de sinalização inflamatória, e esse mecanismo pode ser responsável por desmielinização, adesão celular e apoptose de neurônios e células gliais.[46] Embora haja uma série de correlatos biológicos que se associam aos sintomas e transtornos mentais, não se encontraram ainda marcadores biológicos que sejam patognomônicos de cada sintoma ou perturbação psiquiátrica.

BENEFÍCIOS E/OU ADAPTAÇÕES GERAIS DO EXERCÍCIO PARA A PROMOÇÃO DA SAÚDE

O ACSM recomenda um acúmulo de pelo menos 150 minutos de atividade aeróbica moderada (50-55% VO2R) por semana ou 75 minutos de atividade vigorosa (70-75% VO2R) semanalmente para promoção da saúde. O resultado desse somatório é observado, sobretudo, nos estados físico, metabólico e sistêmico, proporcionando proteção sobre os fatores de risco associados à doença arterial coronariana (DAC)

(perfil lipídico, controle da massa corporal, alterações da glicemia de repouso e pressão arterial).[47] Sabe-se também que um aumento de apenas 1 MET (1 equivalente metabólico = 3,5 mL/kg/min) na aptidão cardiorrespiratória (VO2máx) representa uma diminuição na mortalidade relativa de cerca de 13%, a despeito de qualquer tipo de doença previamente instalada, como a DAC.[48,49]

Além da saúde física, aspectos da saúde mental também devem ser enfatizados.[49,50] A promoção de alterações morfológicas e funcionais em várias áreas do cérebro (CPF, hipocampo)[51] e a formação de novas sinapses neuronais[52] podem reduzir os efeitos deletérios ao cérebro associados à idade e a diferentes transtornos psiquiátricos. Nesse sentido, as evidências tendem a demonstrar efeitos positivos na redução da gravidade dos sintomas relacionados a doenças como depressão, transtorno bipolar, esquizofrenia e outras.[53-56] Além disso, com a prática de exercícios aeróbicos, modificações positivas significativas no humor[54,57] e na função cognitiva[51] são consideradas, e esses benefícios são observados em indivíduos com diferentes doenças psiquiátricas, como transtornos bipolares,[58] depressivos,[10] esquizofrênicos,[59] de pânico e de estresse pós-traumático (TEPT).[60] Os pacientes psiquiátricos, independentemente de seu estado clínico, apresentam baixa aptidão cardiorrespiratória e níveis de força muscular,[61] bem como diversos efeitos deletérios às capacidades funcional e estrutural do cérebro.[34,37,62-64] Portanto, é prudente propor que o condicionamento cardiorrespiratório (a melhora do VO2máx) seja uma via importante para o tratamento de diferentes transtornos psiquiátricos, uma vez que seus mecanismos fisiopatológicos podem ser minimizados e/ou reorganizados.

EXERCÍCIO FÍSICO NA PRÁTICA CLÍNICA EM PSIQUIATRIA

Na prática clínica atual, o papel do exercício físico como terapia adicional no tratamento da sintomalogia e do comprometimento cognitivo, bem como no aumento da QV em pacientes com transtornos psiquiátricos, ainda permanece indefinido.[65-67] No entanto, as diretrizes de prescrição o indicam como parte do manejo desses transtornos, ainda que falte maior clareza sobre sua eficácia na sintomatologia dessas doenças.[68-73]

Os transtornos psiquiátricos comumente afetam o bem-estar e a QV. Portanto, a melhora da QV é um dos principais objetivos assistenciais no manejo dessas condições. Além disso, humor deprimido e incapacidades cognitivas são importantes contribuintes na redução da QV. A maioria dos tratamentos para transtornos psiquiátricos aliviam os sintomas específicos da doença, sua progressão ou a recaída. Em contrapartida, a terapia com exercícios físicos tem como objetivo geral o bem-estar e a melhora do humor e da cognição, independentemente do transtorno a ser tratado.

Hoje, o exercício físico isolado ainda não é visto como uma intervenção eficaz. Por exemplo, em uma revisão recente, Kok e Reynolds[74] avaliaram o tratamento da depressão em idosos e afirmaram que os sintomas depressivos podem ser efetivamente tratados com antidepressivos, enquanto o exercício físico pode não ser uma modalidade de tratamento convencional, ainda que haja a possibilidade de considerá-lo como terapia complementar. Para demência, ainda não estão disponíveis agentes modificadores da doença, e o tratamento é limitado à melhora dos sintomas.[75]

O exercício físico ainda não é parte integrante do tratamento dos transtornos psiquiátricos. Com base nos achados da literatura, é provável que pacientes com qualquer transtorno possam se beneficiar da prática de exercícios físicos como terapia adicional. Como questões de segurança e restrições de idade não parecem ser fatores limitantes, os profissionais da saúde poderiam usar a literatura existente para fornecer aos pacientes uma intervenção sob medida em termos de tipo de exercício, tempo de prática e duração do período de intervenção. Os estudos mostram uma interação dose-efeito positiva para o tempo de exercício, indicando que programas de exercícios mais longos são eficazes para a melhora do humor.

MECANISMOS NEUROBIOLÓGICOS DO EXERCÍCIO FÍSICO

Os efeitos neurobiológicos do exercício que melhoram o humor parecem influenciar vários mecanismos neurais relacionados a depressão e ansiedade.[76-80] Há evidências de que a prática de exercícios físicos provoca alterações nos níveis das monoaminas[81,82] e de cortisol,[82] bem como leva a adaptações nas estruturas límbicas envolvidas na depressão e promove a regulação positiva de fatores neurotróficos.[76,78] Estudos que compararam exercício físico à farmacoterapia como tratamento para depressão mostraram que a eficiência da medicação é semelhante aos efeitos do exercício físico de alta intensidade.[76] O efeito do exercício físico na ansiedade também é comparável a tratamentos farmacológicos ou terapia cognitivo-comportamental (TCC).[83] Blumenthal e colaboradores[84] mostraram que a resposta inicial é mais rápida com medicação antidepressiva, mas, após 16 semanas de tratamento, o exercício é igualmente eficaz, o mesmo ocorrendo para depressão. A seguir, serão apresentados achados referentes aos efeitos neurobiológicos do exercício.

NÍVEIS DE MONOAMINA

Uma disfunção no sistema da serotonina (5-hidroxitriptamina – 5HT) tem sido sugerida como causa imediata da depressão.[77] A diminuição dos níveis do ácido 5-hidroxi-indolacético (5HIAA), principal metabólito da 5HT no corpo humano, a redução do triptofano plasmático e a baixa relação do aminoácido triptofano com anormalidades da função 5HT têm sido comumente relatadas em pacientes deprimidos.[77] O papel da 5HT nos transtornos de ansiedade tem sido discutido, porém ainda há controvérsias.[76] Embora estudos em pacientes com TEPT tenham sugerido alterações no transportador 5HT,[76,78] até o momento nenhum papel primário foi estabelecido para ele na fisiopatologia dos transtornos de ansiedade. No entanto, o tratamento antidepressivo também é usado para esses transtornos, e geralmente tem como alvo a recaptação de serotonina e/ou norepinefrina, elevando sua disponibilidade na fenda sináptica.[10,76] Os antidepressivos atuais são eficazes para cerca de 65% dos pacientes deprimidos e, em geral, atrasam o início dos efeitos terapêuticos. Isso sugere que adaptações neurais ou plasticidade seguem o aumento dos níveis de monoaminas,[77] que também pode ser alcançado pela prática continuada de exercícios físicos. Norepinefrina e níveis significativamente aumentados de 5HT, bem como expressão dos receptores 5HIAA e 5-HT2C no sistema límbico, foram relatados em estudos com animais que realizaram um programa de exercício em esteira ergométrica.[77]

ATIVIDADE DO EIXO HIPOTÁLAMO-HIPÓFISE-SUPRARRENAL

Embora a ativação do eixo HHS possa ser considerada um mecanismo adaptativo básico em resposta a mudanças, a alta e prolongada atividade desse sistema apresenta risco à saúde do organismo. O estresse crônico está ligado a hiperatividade do eixo HHS e níveis elevados de glicocorticoides.[85,86] Além disso, um reduzido potencial de ligação do transportador 5HT talâmico tem sido associado ao aumento da resposta do cortisol e à elevação da ansiedade estado, sugerindo interação entre a 5HT e a resposta do hormônio do estresse, implicada em estados de humor negativos em humanos.[10] A maioria dos pacientes depressivos apresenta alterações do sistema HHS, que resulta em mudança na regulação da atividade secretora de adrenocorticotrofina (ACTH) e cortisol, os quais se apresentam aumentados.[87] Outras observações na depressão relataram níveis aumentados de fator liberador de corticotropina (CRF) no líquido cerebrospinal, bem como neurônios secretando CRF em maiores níveis no córtex límbico, o que contribui para a hiperatividade do eixo HHS na depressão.[88]

Enquanto 50 a 60% dos pacientes deprimidos apresentam alterações no sistema HHS,[89] os estudos observam diferentes resultados nos transtornos de ansiedade.[90] Em comparação a indivíduos depressivos, os ansiosos apresentam redução da secreção de ACTH e cortisol; no entanto, quando comparados a controles saudáveis, essa secreção mostra-se aumentada.[90] Enquanto os ataques de pânico desencadeados clínicamente não são acompanhados por níveis elevados de cortisol, as crises espontâneas fora da clínica estão associadas a níveis aumentados de cortisol.[90] Além disso, foi observado que as diminuições das liberações de ACTH e cortisol induzidas pelo estresse levam à redução do comportamento ansioso em animais.[91] A atividade física de intensidade moderada influencia esse sistema de forma que haja um aumento nos níveis de humor.

O exercício, como outros estressores, ativa o sistema nervoso simpático, resultando na secreção de glicocorticoides.[88,91] No entanto, os indivíduos fisicamente ativos mostram atenuação e dissipação mais rápidas do cortisol após uma sessão de exercício do que pessoas menos ativas.[87] Além disso, enquanto estressores fisicamente exigentes desencadearam respostas aumentadas de glicocorticoides nos animais exercitados, os estímulos psicologicamente estressantes de nível leve resultam em uma resposta atenuada de glicocorticoides, o que mostra um comportamento menos ansioso em situações que envolvam novidades.[92] Portanto, o exercício pode reduzir os sintomas de depressão e ansiedade por sua influência no sistema HHS e pela atenuação da resposta dos glicocorticoides aos estímulos estressantes.

Outro fator relevante que influencia o sistema HHS é o peptídeo natriurético atrial (ANP), que tem mostrado inibir o sistema HHS[92] e exibir atividade ansiolítica após administração central ou periférica.[93] O exercício físico aumenta as concentrações plasmáticas de ANP,[87] e os efeitos ansiolíticos do exercício correlacionam-se com um aumento nas concentrações plasmáticas de ANP.[90] Dessa maneira, pode-se afirmar que o exercício interage com o sistema HHS na redução de sintomas depressivos e relacionados à ansiedade por sua resposta atenuada a estímulos estressantes. Mesmo que a prática do exercício possa levar à deterioração do estado de humor como resultado de uma síndrome de *overtraining*,[94] ela segue uma função hormética,[95] elevando os níveis de humor com exercício de intensidade moderada.

ADAPTAÇÃO NAS ESTRUTURAS NEURONAIS

A depressão pode levar à atrofia neuronal e à perda de células nas regiões do córtex límbico, incluindo a amígdala, o CPF e o hipocampo.[96,97] A depressão está ligada ao declínio de funções cognitivas,[98] nas quais o hipocampo desempenha um papel crucial. A neurogênese do hipocampo tem sido geralmente relacionada a melhorias no aprendizado e no funcionamento da memória.[99] Além disso, o hipocampo também está envolvido na regulação da resposta ao estresse do HHS.[97] Assim, danos ou atrofia do hipocampo prejudicam esse sistema e levam a uma resposta prolongada do estresse do HHS aos estressores psicológicos.[97] Altos níveis de glicocorticoides induzem alterações atróficas em sub-regiões do hipocampo,[97] o que está de acordo com as reduções de volume deste observadas na depressão.

Pacientes com depressão mostraram ter volume do hipocampo esquerdo 19% menor do que controles saudáveis,[100] o que sugere que esse transtorno provoca perda volumétrica hipocampal, especialmente no hemisfério esquerdo. Estudos de ressonância magnética estrutural (RMe) de indivíduos que sofrem de TEPT também identificaram reduções sutis no volume do hipocampo em comparação a controles saudáveis.[101] No entanto, a TCC bem-sucedida, adaptada às necessidades individuais, pode produzir alterações volumétricas na amígdala no caso de ansiedade crônica.[102] A observação de atrofia neuronal e perda celular em estruturas límbicas de pacientes depressivos, bem como as ações opostas de estresse e tratamento antidepressivo sobre a expressão de fatores de crescimento específicos, levaram à "hipótese neurotrófica da depressão".[103]

FATORES DE CRESCIMENTO NEUROTRÓFICOS

Tem sido demonstrado que o estresse pode reduzir a expressão de vários fatores de crescimento neurotrófico no hipocampo, enquanto o tratamento crônico com antidepressivos age de maneira oposta.[104] Os efeitos protetores do exercício físico contra o estresse também mostraram a indução da neurogênese[80] e a expressão do fator de crescimento[105] no hipocampo. Diferentes estímulos estressantes, como estresse de imobilização aguda[106] ou administração de corticosterona,[107] reduzem a expressão de fatores neurotróficos no hipocampo. Estudos em humanos demonstraram que a deficiência na disponibilidade de BDNF está associada à vulnerabilidade a depressão[98] e é aumentada após 30 minutos de exercício em pacientes com transtorno de pânico, mas não em controles saudáveis.[108] A expressão aumentada dos fatorores de crescimento cerebral, como o BDNF, de crescimento do nervo (NGF), de crescimento semelhante à insulina (IGF-1) e de crescimento endotelial vascular (VEGF) é o efeito mais reprodutível do exercício no cérebro de roedores,[109] o qual está relacionado a plasticidade, função e saúde cerebral.[78] Curiosamente, o exercício físico neutraliza as mudanças atróficas no hipocampo por seu impacto sobre a expressão de fatores de crescimento neurotróficos, atuando como se fosse um medicamento antidepressivo e ansiolítico.[108] A hipótese neurotrófica da depressão pode ser pensada como forma alternativa de tratamento para qualquer transtorno psiquiátrico. Em resumo, esses achados neurobiológicos sustentam que a saúde cerebral depende do exercício físico e que seu nível aumentado deve ser promovido como estratégia de prevenção e reabilitação para evitar ou tratar transtornos psiquiátricos.

CONSIDERAÇÕES FINAIS

Em conclusão, estudos sugerem que níveis mais altos de atividade física leve e moderada podem desempenhar um papel protetor contra os transtornos mentais. Ao identificar os fatores específicos de proteção, podemos desenvolver programas/intervenções que visem aumentar o nível de atividade física em grupos suscetíveis ao desenvolvimento de doenças psiquiátricas. Pesquisas futuras são necessárias para confirmar ou refutar essas descobertas e entender possíveis mecanismos subjacentes.

O exercício físico como terapia adicional a pacientes com transtornos mentais parece ser seguro e representar melhora na qualidade de vida, além de promover efeitos benéficos sobre a sintomatologia, com uma correlação dose-resposta positiva. Embora as evidências ainda não sejam extensas, há alguns estudos com resultados positivos em relação à eficácia do exercício na cognição. Portanto, a fim de melhorar o estado de saúde dos pacientes psiquiátricos, o exercício físico deve ser considerado como parte essencial do tratamento.

REFERÊNCIAS

1. Krouse R, Wickwire GC, Burge WE. Warmup period in physical exercise in relation to brain potential. Fed Proc. 1946;5(1 Pt 2):57.
2. Archer T, Josefsson T, Lindwall M. Effects of physical exercise on depressive symptoms and biomarkers in depression. CNS Neurol Disord Drug Targets. 2014;13(10):1640-53.
3. Vrba R. Significance of glutamic acid in metabolic processes in the rat brain during physical exercise. Nature. 1955;176(4496):1258-61.
4. Williams DM. Exercise, affect, and adherence: an integrated model and a case for self-paced exercise. J Sport Exerc Psychol. 2008;30(5):471-96.
5. Blay SL, Andreoli SB, Fillenbaum GG, Gastal FL. Depression morbidity in later life: prevalence and correlates in a developing country. Am J Geriatr Psychiatry. 2007;15(9):790-9.
6. Pires FO. Thomas Kuhn's 'Structure of Scientific Revolutions' applied to exercise science paradigm shifts: example including the Central Governor Model. Br J Sports Med. 2013;47(11):721-2.
7. Wegner M, Helmich I, Machado S, Nardi AE, Arias-Carrion O, Budde H. Effects of exercise on anxiety and depression disorders: review of meta- analyses and neurobiological mechanisms. CNS Neurol Disord Drug Targets. 2014;13(6):1002-14.
8. Brookmeyer R, Johnson E, Ziegler-Graham K, Arrighi HM. Forecasting the global burden of Alzheimer's disease. Alzheimers Dement. 2007;3(3):186-91.
9. Ahlskog JE. Does vigorous exercise have a neuroprotective effect in Parkinson disease? Neurology. 2011;77(3):288-94.
10. de Souza Moura AM, Lamego MK, Paes F, Ferreira Rocha NB, Simoes-Silva V, Rocha SA, et al. Comparison among aerobic exercise and other types of interventions to treat depression: a systematic review. CNS Neurol Disord Drug Targets. 2015;14(9):1171-83.
11. Hamer M, Stamatakis E, Steptoe A. Dose-response relationship between physical activity and mental health: the Scottish Health Survey. Br J Sports Med. 2009;43(14):1111-4.
12. Hamer M, Biddle SJH, Stamatakis E. Weekend warrior physical activity pattern and common mental disorder: a population wide study of 108,011 British adults. Int J Behav Nutr Phys Act. 2017;14(1):96.
13. Sloan RA, Sawada SS, Girdano D, Liu YT, Biddle SJ, Blair SN. Associations of sedentary behavior and physical activity with psychological distress: a cross-sectional study from Singapore. BMC Public Health. 2013;13:885.
14. Perales F, Pozo-Cruz JD, Pozo-Cruz BD. Impact of physical activity on psychological distress: a prospective analysis of an Australian national sample. Am J Public Health. 2014;104(12):e91-7.
15. Füzéki E, Engeroff T, Banzer W. Health benefits of light-intensity physical activity: a systematic review of accelerometer data of the National Health and Nutrition Examination Survey (NHANES). Sports Med. 2017;47(9):1769-93.
16. Fuster JM. The prefrontal córtex--an update: time is of the essence. Neuron. 2001;30(2):319-33.
17. Filley CM. The behavioral neurology of cerebral white matter. Neurology. 1998;50(6):1535-40.
18. Akbarian S, Kim JJ, Potkin SG, Hetrick WP, Bunney WE Jr, Jones EG. Maldistribution of interstitial neurons in prefrontal white matter of the brains of schizophrenic patients. Arch Gen Psychiatry. 1996;53(5):425-36.
19. Thomas AJ, Ferrier IN, Kalaria RN, Perry RH, Brown A, O'Brien JT. A neuropathological study of vascular factors in late-life depression. J Neurol Neurosurg Psychiatry. 2001;70(1):83-7.
20. Morris JS, Smith KA, Cowen PJ, Friston KJ, Dolan RJ. Covariation of activity in habenula and dorsal raphe nuclei following tryptophan depletion. Neuroimage. 1999;10(2):163-72.
21. Geschwind, N. Disconnexion syndromes in animals and man. II. Brain. 1965;88(3):585-644.
22. Steffens DC, Bosworth HB, Provenzale JM, MacFall JR. Subcortical white matter lesions and functional impairment in geriatric depression. Depress Anxiety. 2002;15(1):23-8.
23. Kumar A, Mintz J, Bilker W, Gottlieb G. Autonomous neurobiological pathways to late-life major depressive disorder: clinical and pathophysiological implications. Neuropsychopharmacology. 2002;26(2):229-36.
24. Hamakawa H, Kato T, Murashita J, Kato N. Quantitative proton magnetic resonance spectroscopy of the basal ganglia in patients with affective disorders. Eur Arch Psychiatry Clin Neurosci. 1998;248(1):53-8.
25. Murata T, Kimura H, Omori M, Kado H, Kosaka H, Iidaka T, et al. MRI white matter hyperintensities, (1)H-MR spectroscopy and cognitive function in geriatric depression: a comparison of early- and late-onset cases. Int J Geriatr Psychiatry. 2001;16(12):1129-35.
26. Lim KO, Adalsteinsson E, Spielman D, Sullivan EV, Rosenbloom MJ, Pfefferbaum A. Proton magnetic resonance spectroscopic imaging of cortical gray and white matter in schizophrenia. Arch Gen Psychiatry. 1998;55(4):346-52.
27. Taylor WD, Payne ME, Krishnan KR, Wagner HR, Provenzale JM, Steffens DC, et al. Evidence of white matter tract disruption in MRI hyperintensities. Biol Psychiatry. 2001;50(3):179-83.
28. Catalaa I, Fulton JC, Zhang X, Udupa JK, Kolson D, Grossman M, et al. MR imaging quantitation of gray matter involvement in multiple sclerosis and its correlation with disability measures and neurocognitive testing. AJNR Am J Neuroradiol. 1999;20(9):1613-8.
29. Thomas MA, Yue K, Binesh N, Davanzo P, Kumar A, Siegel B, et al. Localized two-dimensional shift correlated MR spectroscopy of human brain. Magn Reson Med. 2001;46(1):58-67.

30. Callicott JH, Bertolino A, Mattay VS, Langheim FJ, Duyn J, Coppola R, et al. Physiological dysfunction of the dorsolateral prefrontal cortex in schizophrenia revisited. Cereb Cortex. 2000;10(11):1078-92.
31. Rajkowska G. Postmortem studies in mood disorders indicate altered numbers of neurons and glial cells. Biol Psychiatry. 2000;48(8):766-77.
32. Campagnoni AT, Skoff RP. The pathobiology of myelin mutants reveal novel biological functions of the MBP and PLP genes. Brain Pathol. 2001;11(1):74-91.
33. Fernandes BS, Gama CS, Kauer-Sant'Anna M, Lobato MI, Belmonte-de-Abreu P, Kapczinski F. Serum brain-derived neurotrophic factor in bipolar and unipolar depression: a potential adjunctive tool for differential diagnosis. J Psychiatr Res. 2009;43(15):1200-4.
34. Barbosa IG, Huguet RB, Sousa LP, Abreu MN, Rocha NP, Bauer ME, et al. Circulating levels of GDNF in bipolar disorder. Neurosci Lett. 2011;502(2):103-6.
35. Hashimoto K. Brain-derived neurotrophic factor as a biomarker for mood disorders: an historical overview and future directions. Psychiatry Clin Neurosci. 2010;64(4):341-57.
36. Watson S, Gallagher P, Ritchie JC, Ferrier IN, Young AH. Hypothalamic-pituitary-adrenal axis function in patients with bipolar disorder. Br J Psychiatry. 2004;184:496-502.
37. Kunz M, Ceresér KM, Goi PD, Fries GR, Teixeira AL, Fernandes BS, et al. Serum levels of IL-6, IL-10 and TNF-α in patients with bipolar disorder and schizophrenia: differences in pro- and anti-inflammatory balance. Braz J Psychiatry. 2011;33(3):268-74.
38. Grande I, Magalhães PV, Kunz M, Vieta E, Kapczinski F. Mediators of allostasis and systemic toxicity in bipolar disorder. Physiol Behav. 2012;106(1):46-50.
39. Grande I, Fries GR, Kunz M, Kapczinski F. The role of BDNF as a mediator of neuroplasticity in bipolar disorder. Psychiatry Investig. 2010;7(4):243-50.
40. Cunha AB, Frey BN, Andreazza AC, Goi JD, Rosa AR, Gonçalves CA, et al. Serum brain-derived neurotrophic factor is decreased in bipolar disorder during depressive and manic episodes. Neurosci Lett. 2006;398(3):215-9.
41. Begliuomini S, Lenzi E, Ninni F, Casarosa E, Merlini S, Pluchino N, et al. Plasma brain-derived neurotrophic factor daily variations in men: correlation with cortisol circadian rhythm. J Endocrinol. 2008;197(2):429-35.
42. Angelucci F, Aloe L, Jiménez-Vasquez P, Mathé AA. Lithium treatment alters brain concentrations of nerve growth factor, brain-derived neurotrophic factor and glial cell line-derived neurotrophic factor in a rat model of depression. Int J Neuropsychopharmacol. 2003;6(3):225-31.
43. Frey BN, Fonseca MMR, Machado-Vieira R, Soares JC, Kapczinski F. Neuropathological and neurochemical abnormalities in bipolar disorder. Rev Bras Psiquiatr. 2004;26(3):180-8.
44. Mattson MP, Maudsley S, Martin B. BDNF and 5-HT: a dynamic duo in age-related neuronal plasticity and neurodegenerative disorders. Trends Neurosci. 2004;27(10):589-94.
45. Berk M, Dodd S, Kauer-Sant'anna M, Malhi GS, Bourin M, Kapczinski F, et al. Dopamine dysregulation syndrome: implications for a dopamine hypothesis of bipolar disorder. Acta Psychiatr Scand Suppl. 2007;(434):41-9.
46. Kraft AD, McPherson CA, Harry GJ. Heterogeneity of microglia and TNF signaling as determinants for neuronal death or survival. Neurotoxicology. 2009;30(5):785-93.
47. Swain DP, Franklin BA. Comparison of cardioprotective benefits of vigorous versus moderate intensity aerobic exercise. Am J Cardiol. 2006;97(1):141-7.
48. Myers J, Prakash M, Froelicher V, Do D, Partington S, Atwood JE. Exercise capacity and mortality among men referred for exercise testing. N Engl J Med. 2002;346(11):793-801.
49. Kodama S, Saito K, Tanaka S, Maki M, Yachi Y, Asumi M, et al. Cardiorespiratory fitness as a quantitative predictor of all-cause mortality and cardiovascular events in healthy men and women: a meta-analysis. JAMA. 2009;301(19):2024-35.
50. Rojas Vega S, Strüder HK, Vera Wahrmann B, Schmidt A, Bloch W, Hollmann W. Acute BDNF and cortisol response to low intensity exercise and following ramp incremental exercise to exhaustion in humans. Brain Res. 2006;1121(1):59-65.
51. Colcombe SJ, Erickson KI, Scalf PE, Kim JS, Prakash R, McAuley E, et al. Aerobic exercise training increases brain volume in aging humans. J Gerontol A Biol Sci Med Sci. 2006;61(11):1166-70.
52. Schinder AF, Poo M. The neurotrophin hypothesis for synaptic plasticity. Trends Neurosci. 2000;23(12):639-45.
53. Ng F, Dodd S, Berk M. The effects of physical activity in the acute treatment of bipolar disorder: a pilot study. J Affect Disord. 2007;101(1-3):259-62.
54. Daumit GL, Dickerson FB, Appel LJ. Weight loss in persons with serious mental illness. N Engl J Med. 2013;369(5):486-7.
55. Pearsall R, Smith DJ, Pelosi A, Geddes J. Exercise therapy in adults with serious mental illness: a systematic review and meta-analysis. BMC Psychiatry. 2014;14:117.
56. Pearsall R, Hughes S, Geddes J, Pelosi A. Understanding the problems developing a healthy living programme in patients with serious mental illness: a qualitative study. BMC Psychiatry. 2014;14:38.
57. Tomporowski PD. Effects of acute bouts of exercise on cognition. Acta Psychol (Amst). 2003;112(3):297-324.
58. de Sá Filho AS, de Souza Moura AM, Lamego MK, Ferreira Rocha NB, Paes F, Oliveira AC, et al. Potential therapeutic effects of physical exercise for bipolar disorder. CNS Neurol Disord Drug Targets. 2015;14(10):1255-9.
59. Rimes RR, de Souza Moura AM, Lamego MK, de Sá Filho AS, Manochio J, Paes F, et al. Effects of exercise on physical and mental health, and cognitive and brain functions in schizophrenia: clinical and experimental evidence. CNS Neurol Disord Drug Targets. 2015;14(10):1244-54.
60. Kandola A, Vancampfort D, Herring M, Rebar A, Hallgren M, Firth J, et al. Moving to beat anxiety: epidemiology and therapeutic issues with physical activity for anxiety. Curr Psychiatry Rep. 2018;20(8):63.
61. Shah A, Alshaher M, Dawn B, Siddiqui T, Longaker RA, Stoddard MF, et al. Exercise tolerance is reduced in bipolar illness. J Affect Disord. 2007;104(1-3):191-5.
62. Anticevic A, Brumbaugh MS, Winkler AM, Lombardo LE, Barrett J, Corlett PR, et al. Global prefrontal and fronto-amygdala dysconnectivity in bipolar I disorder with psychosis history. Biol Psychiatry. 2013;73(6):565-73.
63. Blumberg HP, Kaufman J, Martin A, Whiteman R, Zhang JH, Gore JC, et al. Amygdala and hippocampal volumes in adolescents and adults with bipolar disorder. Arch Gen Psychiatry. 2003;60(12):1201-8.
64. Chang K, Adleman NE, Dienes K, Simeonova DI, Menon V, Reiss A. Anomalous prefrontal-subcortical activation in

familial pediatric bipolar disorder: a functional magnetic resonance imaging investigation. Arch Gen Psychiatry. 2004;61(8):781-92.
65. Hindle JV, Petrelli A, Clare L, Kalbe E. Nonpharmacological enhancement of cognitive function in Parkinson's disease: a systematic review. Mov Disord. 2013;28(8):1034-49.
66. Kalron A, Zeilig G. Efficacy of exercise intervention programs on cognition in people suffering from multiple sclerosis, stroke and Parkinson's disease: a systematic review and meta-analysis of current evidence. NeuroRehabilitation. 2015;37(2):273-89.
67. Ranjbar E, Memari AH, Hafizi S, Shayestehfar M, Mirfazeli FS, Eshghi MA. Depression and exercise: a clinical review and management guideline. Asian J Sports Med. 2015;6(2):e24055.
68. California Department of Public Health. Guideline for Alzheimer's disease management: California Workgroup on Guidelines for Alzheimer's Disease Management: final report. Sacramento: California Department of Public Health; 2008. p. 1-122.
69. Keus S, Munneke M, Graziano M, Paltamaa J, Pelosin E, Domingos J, et al. European physiotherapy guideline for Parkinson's disease: development and scientific justification. [Amsterdã]: KNGF; 2014. p. 1-29.
70. The National Institute for Health and Care Excellence. Psychosis and schizophrenia in adults: treatment and management. London: NICE; 2014. NICE Clinical Guidelines nº 178.
71. Netz Y. Is the Comparison between exercise and pharmacologic treatment of depression in the clinical practice guideline of the American college of physicians evidence-based? Front Pharmacol. 2017;8:257.
72. The National Institute for Health and Care Excellence. Multiple sclerosis in adults: management. London: NICE; 2014. NICE Clinical Guidelines nº 186. p. 20-2.
73. Vidal-Jordana A, Montalban X. Multiple sclerosis: epidemiologic, clinical, and therapeutic aspects. Neuroimaging Clin N Am. 2017;27(2):195-204.
74. Kok RM, Reynolds CF 3rd. Management of depression in older adults: a review. JAMA. 2017;317(20):2114-22.
75. Dunkel P, Chai CL, Sperlágh B, Huleatt PB, Mátyus P. Clinical utility of neuroprotective agents in neurodegenerative diseases: current status of drug development for Alzheimer's, Parkinson's and Huntington's diseases, and amyotrophic lateral sclerosis. Expert Opin Investig Drugs. 2012;21(9):1267-308.
76. Blumenthal JA, Babyak MA, Doraiswamy PM, Watkins L, Hoffman BM, Barbour KA, et al. Exercise and pharmacotherapy in the treatment of major depressive disorder. Psychosom Med. 2007;69(7):587-96.
77. Chaouloff F. Physical exercise and brain monoamines: a review. Acta Physiol Scand. 1989;137(1):1-13.
78. Cotman CW, Berchtold NC, Christie LA. Exercise builds brain health: key roles of growth factor cascades and inflammation. Trends Neurosci. 2007;30(9):464-72.
79. Dishman RK. Brain monoamines, exercise, and behavioral stress: animal models. Med Sci Sports Exerc. 1997;29(1):63-74.
80. Ernst C, Olson AK, Pinel JP, Lam RW, Christie BR. Antidepressant effects of exercise: evidence for an adult-neurogenesis hypothesis? J Psychiatry Neurosci. 2006;31(2):84-92.
81. Wipfli B, Landers D, Nagoshi C, Ringenbach S. An examination of serotonin and psychological variables in the relationship between exercise and mental health. Scand J Med Sci Sports. 2011;21(3):474-81.
82. Rudolph DL, McAuley E. Cortisol and affective responses to exercise. J Sports Sci. 1998;16(2):121-8.
83. Wipfli BM, Rethorst CD, Landers DM. The anxiolytic effects of exercise: a meta-analysis of randomized trials and dose-response analysis. J Sport Exerc Psychol. 2008;30(4):392-410.
84. Blumenthal JA, Babyak MA, Moore KA, Craighead WE, Herman S, Khatri P, et al. Effects of exercise training on older patients with major depression. Arch Intern Med. 1999;159(19):2349-56.
85. Lupien SJ, Buss C, Schramek TE, Maheu F, Pruessner J. Hormetic influence of glucocorticoids on human memory. Nonlinearity Biol Toxicol Med. 2005;3(1):23-56.
86. Wüst S, Federenko I, Hellhammer DH, Kirschbaum C. Genetic factors, perceived chronic stress, and the free cortisol response to awakening. Psychoneuroendocrinology. 2000;25(7):707-20.
87. Lamego MK, de Souza Moura AM, Paes F, Ferreira Rocha NB, de Sá Filho AS, Lattari E, et al. Aerobic exercise does not predict brain derived neurotrophic factor and cortisol alterations in depressed patients. CNS Neurol Disord Drug Targets. 2015;14(9):1116-28.
88. Raadsheer FC, Hoogendijk WJ, Stam FC, Tilders FJ, Swaab DF. Increased numbers of corticotropin-releasing hormone expressing neurons in the hypothalamic paraventricular nucleus of depressed patients. Neuroendocrinology. 1994;60(4):436-44.
89. Ströhle A. [The neuroendocrinology of stress and the pathophysiology and therapy of depression and anxiety]. Nervenarzt. 2003;74(3):279-91; quiz 292.
90. de Souza Moura AM, Lamego MK, Paes F, Ferreira Rocha NB, Simoes-Silva V, Rocha SA, et al. Effects of aerobic exercise on anxiety disorders: a systematic review. CNS Neurol Disord Drug Targets. 2015;14(9):1184-93.
91. Timpl P, Spanagel R, Sillaber I, Kresse A, Reul JM, Stalla GK, et al. Impaired stress response and reduced anxiety in mice lacking a functional corticotropin-releasing hormone receptor 1. Nat Genet. 1998;19(2):162-6.
92. Droste SK, Chandramohan Y, Hill LE, Linthorst AC, Reul JM. Voluntary exercise impacts on the rat hypothalamic-pituitary-adrenocortical axis mainly at the adrenal level. Neuroendocrinology. 2007;86(1):26-37.
93. Ströhle A, Kellner M, Holsboer F, Wiedemann K. Anxiolytic activity of atrial natriuretic peptide in patients with panic disorder. Am J Psychiatry. 2001;158(9):1514-6.
94. Urhausen A, Kindermann W. Diagnosis of overtraining: what tools do we have? Sports Med. 2002;32(2):95-102.
95. Calabrese EJ, Baldwin LA, Holland CD. Hormesis: a highly generalizable and reproducible phenomenon with important implications for risk assessment. Risk Anal. 1999;19(2):261-81.
96. Videbech P, Ravnkilde B. Hippocampal volume and depression: a meta-analysis of MRI studies. Am J Psychiatry. 2004;161(11):1957-66.
97. McEwen BS. Physiology and neurobiology of stress and adaptation: central role of the brain. Physiol Rev. 2007;87(3):873-904.

98. Neves-Pereira M, Mundo E, Muglia P, King N, Macciardi F, Kennedy JL. The brain-derived neurotrophic factor gene confers susceptibility to bipolar disorder: evidence from a family-based association study. Am J Hum Genet. 2002;71(3):651-5.
99. Winocur G, Wojtowicz JM, Sekeres M, Snyder JS, Wang S. Inhibition of neurogenesis interferes with hippocampus-dependent memory function. Hippocampus. 2006;16(3):296-304.
100. Bremner JD, Narayan M, Anderson ER, Staib LH, Miller HL, Charney DS. Hippocampal volume reduction in major depression. Am J Psychiatry. 2000;157(1):115-8.
101. Kasai K, Yamasue H, Gilbertson MW, Shenton ME, Rauch SL, Pitman RK. Evidence for acquired pregenual anterior cingulate gray matter loss from a twin study of combat-related posttraumatic stress disorder. Biol Psychiatry. 2008;63(6):550-6.
102. Hölzel BK, Carmody J, Evans KC, Hoge EA, Dusek JA, Morgan L, et al. Stress reduction correlates with structural changes in the amygdala. Soc Cogn Affect Neurosci. 2010;5(1):11-7.
103. Duman RS, Li N. A neurotrophic hypothesis of depression: role of synaptogenesis in the actions of NMDA receptor antagonists. Philos Trans R Soc Lond B Biol Sci. 2012;367(1601):2475-84.
104. Duman RS, Monteggia LM. A neurotrophic model for stress-related mood disorders. Biol Psychiatry. 2006;59(12):1116-27.
105. Castrén E, Võikar V, Rantamäki T. Role of neurotrophic factors in depression. Curr Opin Pharmacol. 2007;7(1):18-21.
106. Nibuya M, Morinobu S, Duman RS. Regulation of BDNF and trkB mRNA in rat brain by chronic electroconvulsive seizure and antidepressant drug treatments. J Neurosci. 1995;15(11):7539-47.
107. Barbany G, Persson H. Regulation of neurotrophin mRNA expression in the rat brain by glucocorticoids. Eur J Neurosci. 1992;4(5):396-403.
108. Ströhle A, Stoy M, Graetz B, Scheel M, Wittmann A, Gallinat J, et al. Acute exercise ameliorates reduced brain-derived neurotrophic factor in patients with panic disorder. Psychoneuroendocrinology. 2010;35(3):364-8.
109. Bhui K, Fletcher A. Common mood and anxiety states: gender differences in the protective effect of physical activity. Soc Psychiatry Psychiatr Epidemiol. 2000;35(1):28-35.

CAPÍTULO 19

TRANSTORNOS DA PERSONALIDADE E COMORBIDADES

Alexandre Martins Valença
Lisieux E. de Borba Telles
Leonardo Fernandez Meyer

PONTOS-CHAVE

- A personalidade pode ser definida como um padrão individual de comportamento, pensamentos e sentimentos, que caracteriza o modo de ser, no mundo, do indivíduo.
- Transtorno da personalidade (TP) pode ser definido como um padrão de funcionamento anormal do indivíduo, em geral envolvendo diferentes áreas da personalidade, estando associado a prejuízos interpessoais e sociais significativos.
- Aproximadamente 15% de todos os adultos norte-americanos têm pelo menos um TP, sendo a prevalência estimada de 5,7% para o Grupo A (paranoide, esquizoide e esquizotípica); 1,5% para o Grupo B (histriônica, narcisista, antissocial e *borderline*); e 6% para o Grupo C (evitativa, dependente e obsessivo-compulsiva).
- Com frequência, há comorbidade entre TPs de grupos diferentes, sendo a presença de um TP considerada fator predisponente para outros transtornos mentais e intercorrências psiquiátricas (abuso de substâncias, suicídio, transtornos do humor e de ansiedade, transtornos alimentares e do controle de impulsos), afetando negativamente seu curso e prognóstico, bem como a resposta ao tratamento.
- O tratamento dos TPs pode incluir tanto técnicas psicoterápicas quanto a associação de diferentes métodos e/ou psicofármacos.
- A perícia psiquiátrico-forense pode representar o primeiro contato do portador de TP com um psiquiatra, pois, em alguns casos, a ausência de sofrimento e crítica o leva a não buscar qualquer assistência médica.

> **VINHETA CLÍNICA 19.1**
>
> L. A., 23 anos de idade, sexo feminino, solteira, é trazida para atendimento em unidade de emergência psiquiátrica por familiares. Ao relatar o motivo do atendimento, a paciente permanece com o olhar fixo no chão, chorosa, sem mirar o entrevistador. Sua mãe conta que L. A. teve episódio de automutilação (escoriações no antebraço provocadas por tesoura de unhas) após um desentendimento com o namorado. Tal comportamento ocorreu em outras ocasiões, sempre motivado por estresses afetivos com amigos ou namorados anteriores. O médico consegue estabelecer *rapport* adequado com a paciente. Ao ser questionada sobre o motivo de tal conduta, L. A. responde que experimenta forte sensação de vazio e angústia em momentos de rompimento de relações com outras pessoas. Diz que, além de cortes no antebraço, costuma consumir drogas ilícitas com bebidas alcoólicas, de maneira abusiva, em busca de alívio. Relata rompantes de impulsividade quando contrariada ou ao experimentar sensação de abandono. Menciona acompanhamento psicoterápico prévio, que interrompeu voluntariamente, e uso de clonazepam sem orientação médica. Sem relato de tentativa de suicídio ou internação psiquiátrica.

A personalidade pode ser definida como um padrão individual de comportamento, pensamentos e sentimentos, que caracteriza o modo de ser, no mundo, do indivíduo. Dois elementos constituintes são didaticamente úteis no exame de traços anormais (patológicos) da personalidade: o *caráter* e o *temperamento*.[1-3]

> **Caráter** ▶ configuração singular de hábitos e disposições, obtidos pela experiência, que individualiza cada um por seu modo de ser e agir.
>
> **Temperamento** ▶ disposição inata do indivíduo e que dá sua tonalidade afetiva ante estímulos e o ambiente.

A personalidade, em termos psicopatológicos, se estrutura por meio do *desenvolvimento psíquico* do indivíduo.

> **Desenvolvimento psíquico** ▶ o incremento (evolução) dos rendimentos psicopatológicos (objetivos e subjetivos), o que se dá a partir das inclinações pessoais (p. ex., caráter e temperamento), das vivências biográficas e de aspectos culturais e relativos à tradição (familiar e histórica). Tais elementos, em conjunto, moldam o modo de ser e determinam as características idiossincráticas do indivíduo, configurando sua *persona*, ou personalidade, cujo pleno desenvolvimento se dá no fim da adolescência ou início da idade adulta.[4,5]

> **Transtorno da personalidade (TP)** ▶ pode ser definido, em linhas gerais, como um padrão de funcionamento anormal (patológico ou disfuncional) do indivíduo, geralmente envolvendo diferentes áreas da personalidade, sendo quase sempre associado a prejuízos interpessoais e sociais significativos. Surge no fim da adolescência (ou início da idade adulta), tem curso recorrente, prognóstico reservado e tendência à cronicidade.

EVOLUÇÃO HISTÓRICA DO CONCEITO

A categorização diagnóstica (nosológica) dos TPs, conforme adotada na psiquiatria moderna, teve seu início com os trabalhos de Kurt Schneider,[4] cuja principal contribuição foi a adoção de modelos fenomenológicos de personalidade, reconhecidos como *tipos ideais*.[5]

> **Tipos ideais** ▶ construtos teóricos de modelos (ideais) de personalidade que abarcam todas as características psicopatológicas correspondentes a um determinado tipo de personalidade.

O diagnóstico é realizado por meio da comparação de semelhanças entre os achados clínicos de um caso singular e as características psicopatológicas descritas em cada tipo ideal de personalidade. Os tipos ideais de personalidades psicopáticas de Schneider são:[4]

- hipertímicos
- depressivos
- inseguros de si
- fanáticos
- necessitados de atenção
- emocionalmente lábeis
- explosivos
- desalmados
- abúlicos
- astênicos

Esse modelo psicopatológico influenciou o desenvolvimento da 3ª e da 4ª edições do *Manual diagnóstico e estatístico de transtornos mentais* (DSM-III e DSM-IV, respectivamente), na seção sobre os TPs. A *Classificação internacional de doenças* (CID), em suas 9ª e 10ª edições (CID-9 e CID-10, respectivamente), teve a mesma influência teórica. As edições anteriores de ambas as classificações (DSM e CID) eram baseadas em elementos da psicologia analítica, cuja principal crítica é a carência de elementos de cientificidade na categorização diagnóstica. A Tabela 19.1 traz uma comparação entre os diferentes tipos de TPs classificados nesses manuais.[1]

O modelo nosológico adotado nessas edições dos manuais de classificação diagnóstica é o categorial. Nesse modelo, os diferentes tipos de TPs são individualizados em categorias, de acordo com os sinais, os sintomas e os tipos de comportamento verificados. As diretrizes diagnósticas visam incluir a grande variabilidade de apresentações clínicas possíveis para cada tipo específico de TP.

A mudança na perspectiva diagnóstica com a adoção do diagnóstico categorial trouxe avanços à psiquiatria, marcadamente na pesquisa científica, dada a dificuldade de identificação dos transtornos com o modelo anterior. Uma das principais críticas a esse modelo diagnóstico é a pouca correspondência entre os TPs descritos nos manuais e as apresentações clínicas verificadas na prática. Estas frequentemente apresentam características de diferentes TPs, fato que cria uma dificuldade nosológica, dada a impossibilidade (hermenêutica) do compartilhamento de elementos psicopatológicos de diferentes tipos de transtornos em um mesmo caso singular. Para tais casos, o modelo categorial indica o diagnóstico de TP não especificado. A Tabela 19.1 compara os diferentes tipos de TPs existentes nos manuais CID-9, CID-10, DSM-III, DSM-IV e DSM-5.[1,2,6]

O DSM-5 trouxe o modelo dimensional como alternativa ao categorial, mas inclui ambos os modelos como possibilidades ao diagnóstico nosológico de TPs. Esse modelo diagnóstico traz como inovação a adoção de critérios gerais e especificadores de traços de funcionamento da personalidade. Dada a maior especificidade psicopatológica de determinados tipos de TPs, foram descritos os seguintes tipos específicos (que seguem as mesmas diretrizes – características gerais e específicas):

- antissocial
- evitativa
- *borderline*
- narcisista
- obsessivo-compulsiva
- esquizotípica

A Tabela 19.2 contém os elementos do funcionamento da personalidade aplicados a todos os TPs.[7-9]

Além dos elementos gerais do funcionamento da personalidade, o modelo alternativo do DSM-5 inclui 25 facetas de personalidade, que correspondem a traços anormais de personalidade que podem ser identificados nas apresentações clínicas.[7] O modelo alternativo permite o compartilhamento de características psicopatológicas entre os diferentes tipos de TPs. Assim, são evitadas as dificuldades inerentes ao modelo de diagnóstico psiquiátrico categorial dos TPs, ainda vigente na CID-10 e no DSM-5, que replicou e manteve, integralmente, os critérios diagnósticos de TPs de sua edição anterior. O profissional pode escolher qual modelo de diagnóstico nosológico irá usar.[7]

A transição do modelo diagnóstico categorial para o dimensional revela uma tendên-

TABELA 19.1 ▶ COMPARAÇÃO ENTRE OS DIFERENTES TIPOS DE TRANSTORNOS DA PERSONALIDADE CLASSIFICADOS NA CID E NO DSM

CID-9	CID-10	DSM-III	DSM-IV e DSM-5
TP paranoide	TP paranoide	TP paranoide	TP paranoide
TP esquizoide	TP esquizoide	TP esquizoide	TP esquizoide
TP com manifestação predominante sociopata ou associal	TP antissocial	TP antissocial	TP antissocial
TP explosivo NA	TP emocionalmente instável Tipo impulsivo Tipo *borderline*	NA TP *borderline*	NA TP *borderline*
TP histriônico	TP histriônico	TP histriônico	TP histriônico
TP anancástica	TP anancástica	TP obsessivo-compulsivo	TP obsessivo-compulsivo
NA	TP ansioso (evitativo)	TP evitativo	TP evitativo
NA	TP dependente	TP dependente	TP dependente
TP afetivo TP astênico	TP não especificado	TP passivo-agressivo TP esquizotípico TP narcisista TP autodefensivo TP sádico	NA TP esquizotípico TP narcisista NA NA TP não especificado

TP – transtorno da personalidade; CID – *Classificação internacional de doenças*; DSM – *Manual diagnóstico e estatístico de transtornos mentais*
Fonte: Gelder e colaboradores.[1]

cia dos manuais de classificação diagnóstica em psiquiatria a realizar uma correspondência mais precisa entre as diretrizes diagnósticas dos TPs e suas apresentações clínicas.[7] Essa mudança, idealmente, deverá ser gradual, para que os profissionais se habituem ao diagnóstico dimensional. A tendência foi inaugurada no DSM-5 e deverá também estar presente na CID-11. A orientação atual àqueles que usam a CID-10 é que raciocinem clinicamente com os TPs já codificados, como se correspondessem a modelos dimensionais, ou seja, com a possibilidade do compartilhamento de traços de personalidade entre diferentes tipos de TPs.[6,7]

EPIDEMIOLOGIA

Dados do National Epidemiologic Survey on Alcohol and Related Conditions (2001-2002) sugerem que aproximadamente 15% de todos os adultos norte-americanos têm pelo menos um TP. A prevalência estimada para os diferentes grupos sugere 5,7% para o Grupo A (paranoide, esquizoide e esquizotípica); 1,5% para o Grupo B (histriônica, narcisista, antissocial e *borderline*); e 6% para o Grupo C (evitativa, dependente e obsessivo-compulsiva), sendo frequente a comorbidade entre TPs de grupos diferentes.[7] As variações na prevalência podem

TABELA 19.2 ▶ ELEMENTOS DO FUNCIONAMENTO DA PERSONALIDADE, SEGUNDO O DSM-5 (MODELO ALTERNATIVO)[7]

Si mesmo (*self*)		Interpessoal	
1. Identidade:	Vivência de si como único, com fronteiras claras entre si mesmo e os outros; estabilidade da autoestima e precisão da autoavaliação; capacidade para, e habilidade de regular, várias experiências emocionais.	1. Empatia:	Compreensão e apreciação das experiências e motivações das outras pessoas; tolerância em relação a perspectivas divergentes; entendimento dos efeitos do próprio comportamento sobre os outros.
2. Autodirecionamento:	Busca de objetivos de curto prazo e de vida coerentes e significativos; utilização de padrões internos de comportamento construtivos e pró-sociais; capacidade de autorrefletir produtivamente.	2. Intimidade:	Profundidade e duração do vínculo com outras pessoas; desejo e capacidade de proximidade; respeito mútuo refletido no comportamento interpessoal.

ser decorrentes das diferenças nos critérios e instrumentos diagnósticos utilizados, porém, sabe-se que os TPs estão entre os transtornos psiquiátricos de maior prevalência em todo o mundo. A Tabela 19.3 apresenta as prevalências dos tipos de TPs.[7]

Cerca de 50% de todos os pacientes psiquiátricos apresentam um TP, frequentemente comórbido a outros transtornos mentais. O TP é considerado fator predisponente para outros transtornos mentais e intercorrências psiquiátricas (abuso de substâncias, suicídio, transtornos do humor e de ansiedade, transtornos alimentares e do controle de impulsos), afetando negativamente o curso, o prognóstico e a resposta ao tratamento desses transtornos. Assim, estão mais associados a incapacidade, morbidade e mortalidade nesses pacientes.[10]

Os TPs são fonte de grande sofrimento subjetivo e dificuldades de adaptação tanto para os portadores quanto para seus familiares. Sua presença está associada a maior risco de incapacidade para o trabalho, deficiência de suporte social, dificuldades de relacionamento interpessoal, problemas com autoridades legais e maior risco de tentativas de suicídio. É raro que o TP seja causa primária de busca por tratamento psiquiátrico. Os TPs têm sido habitualmente relacionados como preditores de mau prognóstico no tratamento de transtornos do humor, de ansiedade e alimentares.[11]

APRESENTAÇÃO CLÍNICA

Os TPs, de maneira geral, se caracterizam clinicamente como desvios do funcionamento do indivíduo, com inclinações e padrões de comportamento disfuncionais que trazem prejuízos significativos ao seu funcionamento nas esferas pessoal, social e/ou profissional. Apresentam seu início, geralmente, na adolescência, tendo tendência à cronicidade, com períodos de maior atividade sintomática. Na maioria dos casos, os traços anormais de personalidade são reativos (em intensidade variável) a estressores, principalmente ambientais e interpessoais. O Quadro 19.1 contém os critérios diagnósticos gerais dos TPs, de acordo com o modelo clássico do DSM-5.

O modelo de diagnóstico nosológico clássico do DSM classifica os TPs em grupos. Cada gru-

TABELA 19.3 ▶ PREVALÊNCIA DOS TRANSTORNOS DA PERSONALIDADE, SEGUNDO O DSM-5

Transtorno da personalidade	Prevalência na população
Grupo A	**5,7%**
Paranoide	2,3 – 4,4%
Esquizoide	3,1 – 4,9%
Esquizotípica	0,6 – 4,6%
Grupo B	**1,5%**
Narcisista	0 – 6,2%
Histriônica	1,84%
Borderline	1,6 – 5,9%
Antissocial	0,2 – 3,3%
Grupo C	**6%**
Obsessivo-compulsiva	2,1 – 7,9%
Dependente	0,49 – 0,6%
Evitativa	2,4%

Fonte: APA.[7]

QUADRO 19.1 ▶ CRITÉRIOS DIAGNÓSTICOS PARA TRANSTORNO DA PERSONALIDADE, SEGUNDO O DSM-5

A. Um padrão persistente de experiência interna e comportamento que se desvia acentuadamente das expectativas da cultura do indivíduo. Esse padrão manifesta-se em duas (ou mais) das seguintes áreas:
1. Cognição (modos de perceber e interpretar coisas, pessoas e eventos, conceber imagens de si mesmo e aos outros).
2. Afetividade (variação, intensidade, labilidade e adequação da resposta emocional).
3. Funcionamento interpessoal.
4. Controle dos impulsos.

B. O padrão persistente é inflexível e abrange uma faixa ampla de situações pessoais e sociais.
C. O padrão persistente provoca sofrimento clinicamente significativo e prejuízo no funcionamento social, profissional ou em outras áreas importantes da vida do indivíduo.
D. O padrão é estável e de longa duração e seu surgimento ocorre pelo menos a partir da adolescência ou início da fase adulta.
E. O padrão persistente não é mais bem explicado como uma manifestação ou consequência de outro transtorno mental.
F. O padrão persistente não é atribuível aos efeitos fisiológicos de uma substância ou a outra condição médica.

Fonte: APA.[7]

po inclui os TPs de acordo com suas semelhanças psicopatológicas descritivas. Assim:

- O Grupo A pode ser entendido como grupo dos TPs "excêntricos", que inclui os tipos paranoide, esquizoide e esquizotípico.
- O Grupo B corresponde ao grupo "dramático" ou "errático", que inclui os tipos antissocial, borderline, narcisista e histriônico.
- O Grupo C se refere ao grupo "ansioso", que inclui os tipos evitativo, dependente e obsessivo-compulsivo.[1-3]

Os diferentes tipos de TPs são apresentados a seguir. Para tanto, o DSM-5 (modelo clássico) foi escolhido, dada sua atualidade e o maior escrutínio na descrição dos diferentes tipos de TPs.[1-3,7]

GRUPO A

Transtorno da personalidade paranoide

O TP paranoide se caracteriza, em linhas gerais, pela presença de arraigada desconfiança, hipersensibilidade a críticas e inclinação à hostilidade. Indivíduos com esse diagnóstico apresentam tendência a desconfiança (suspeita) exagerada em relação a pessoas, situações ambientais estressantes ou estímulos específicos. Costumam ser fortemente reativos quando se sentem provocados (ou contrariados), sendo comum a existência a uma inclinação belicosa e/ou confrontadora.

A maioria desses pacientes não procura espontaneamente serviços de psiquiatria. Isso se explica pelo fato de apresentarem, caracteristicamente, sensação de autorreferência e/ou forte convicção em suas crenças anormais (patológicas), cujas características psicopatológicas são semelhantes às ideações delirantes verdadeiras presentes nas esquizofrenias. A falta de *insight* acerca de suas convicções patológicas é marcante nesses casos.[1-3]

Há tendência ao isolamento social e à preferência por atividades solitárias. Ao tentarem se aproximar de terceiros (incluindo grupos sociais), costumam ser reativos e adotam discurso em tom acusatório, excessivamente argumentativo, querelante ou reivindicativo. De maneira diversa, podem se aproximar para pedir ajuda ou cooperação devido à forte vigência de alterações do pensamento (ideias supervalorizadas ou delirantes paranoides). Também apresentam importante dificuldade no estabelecimento de relações interpessoais e, em geral, não costumam revelar suas crenças.[1-3]

A dificuldade de aceitar fracassos pessoais é comum em indivíduos com transtorno da personalidade paranoide. Frequentemente, esses pacientes culpam os outros por seus insucessos, acreditando que elementos ordinários do cotidiano representam "provas" de seus argumentos, sem qualquer evidência. Um exemplo clássico é o ciúme patológico, em que há tendência do paciente a buscar controle e domínio da vida cotidiana, rotina e privacidade de seu(sua) parceiro(a).

Os traços de personalidade paranoide têm início no fim da infância e início da adolescência. Podem apresentar significativo aumento de severidade, caso haja exposição a estressores (ambientais, interpessoais e intrapsíquicos). Episódios com sintomatologia severa podem levar a surtos psicóticos que podem remitir (após a terapêutica adequada) ou a quadros de esquizofrenia. Em alguns casos, o TP paranoide pode representar pródromos de quadros de esquizofrenia.

Os principais diagnósticos diferenciais dos TPs são apresentados na Tabela 19.4. O Quadro 19.2 traz os critérios diagnósticos do TP paranoide.[1-3,7]

TABELA 19.4 ▶ TRANSTORNOS DA PERSONALIDADE E SEUS PRINCIPAIS DIAGNÓSTICOS DIFERENCIAIS, SEGUNDO O DSM-5

Transtorno da personalidade	Diagnóstico diferencial com outros transtornos mentais	Diagnóstico diferencial com transtornos da personalidade
Paranoide	Esquizofrenia, transtorno delirante, episódio depressivo com sintomas psicóticos	TP esquizoide, TP esquizotípica, TP evitativa, TP *borderline*
Esquizoide	Esquizofrenia, transtorno delirante persistente	TP paranoide, TP esquizotípica, TP evitativa, TP obsessivo-compulsiva
Esquizotípica	Esquizofrenia, transtorno delirante, transtornos do humor com sintomas psicóticos	TP paranoide, TP esquizoide, TP *borderline* e TP evitativa
Antissocial	Transtorno bipolar, episódio depressivo (atípico), epilepsia (lobo temporal)	TP *borderline*, TP histriônica, TP narcisista
Borderline	Transtorno bipolar, episódio depressivo, depressão recorrente, transtornos ansiosos, de somatização e pós-traumáticos	TP paranoide, TP histriônica, TP narcisista
Histriônica	Transtornos de somatização, conversivos e dissociativos, transtorno bipolar (tipo II)	TP narcisista, TP *borderline*, TP antissocial, TP dependente

Continua

TABELA 19.4 ▶ TRANSTORNOS DA PERSONALIDADE E SEUS PRINCIPAIS DIAGNÓSTICOS DIFERENCIAIS, SEGUNDO O DSM-5

Transtorno da personalidade	Diagnóstico diferencial com outros transtornos mentais	Diagnóstico diferencial com transtornos da personalidade
Narcisista	Episódio depressivo, depressão recorrente, transtorno relacionado ao uso de substâncias, transtorno alimentar (anorexia)	TP histriônica, TP borderline, TP antissocial, TP esquizotípica, TP paranoide
Evitativa	Transtornos fóbicos e ansiosos, episódio depressivo, depressão recorrente	TP esquizoide, TP esquizotípica
Dependente	Episódio depressivo, depressão recorrente, transtorno bipolar (tipo II)	TP histriônica, TP borderline, TP narcisista
Obsessivo-compulsiva	Transtorno obsessivo-compulsivo, episódio depressivo, depressão recorrente, esquizofrenia, transtorno delirante persistente	TP esquizoide, TP paranoide, TP evitativa

TP – transtorno da personalidade.

Transtorno da personalidade esquizoide

O TP esquizoide se caracteriza por um padrão persistente de prejuízo de interação interpessoal e inserção social. Esses pacientes apresentam forte desconforto em situações sociais que demandam interação e são bastante introvertidos. A dificuldade de inserção social e o desconforto subjetivo quando expostos socialmente são marcas desse diagnóstico. De forma característica, esses indivíduos não apresentam desejo e/ou habilidades cognitivas para estabelecer contato satisfatório com outras pessoas.

Estes pacientes costumam ser pouco afetuosos (diminuição da afetividade) nas relações interpessoais, distantes e associáveis. São extremamente sérios e apresentam pouca modulação afetiva. Não costumam estabelecer contato visual com interlocutores, a linguagem tende a ser monótona, com pouca modulação afetiva e prosódia prejudicada. Seu discurso tende a ser formal e impessoal, com os elementos lógico-formais do pensamento preservados. A psicomotricidade costuma ser letárgica, com pouca gesticulação ou uso de maneirismos não verbais.[1-3]

Pacientes com TP esquizoide apresentam envolvimento ou preocupação com atividades, obrigações e temas habituais do cotidiano. Costumam ter predileção por *hobbies* e empregos solitários, cujas características dificilmente são suportadas (em longo prazo) por pessoas sem esse diagnóstico. Geralmente, há pouco *insight* do indivíduo em relação as suas alterações psicopatológicas, assim como pouca motivação para o tratamento ou para a modificação de seus padrões de comportamento. Há marcante prejuízo no relacionamento interpessoal, com dificuldade no estabelecimento de relações de amizade ou amorosas. A vida sexual tende a ser pobre, com a presença de elementos fantásticos e de imaturidade. Pacientes com TP esquizoide, em geral, preferem não expor sua intimidade aos outros e apresentam afeto caracteristicamente constrito.[1-3]

Os principais diagnósticos diferenciais do TP esquizoide estão resumidos na Tabela 19.4. O Quadro 19.3 traz seus critérios diagnósticos segundo o DSM-5.[1-3,7]

Transtorno da personalidade esquizotípica

Trata-se de um diagnóstico nosológico controverso, já que muitos dos indivíduos diagnosticados com TP esquizotípica são, posteriormen-

> **QUADRO 19.2 ▶ CRITÉRIOS DIAGNÓSTICOS PARA O TRANSTORNO DA PERSONALIDADE PARANOIDE, SEGUNDO O DSM-5**
>
> A. Um padrão de desconfiança e suspeita difusa dos outros, de modo que suas motivações são interpretadas como malévolas, que surge no início da vida adulta e está presente em vários contextos, conforme indicado por quatro (ou mais) dos seguintes:
> 1. Suspeita, sem embasamento suficiente, de estar sendo explorado, maltratado ou enganado por outros.
> 2. Preocupa-se com dúvidas injustificadas acerca da lealdade ou da confiabilidade de amigos e sócios.
> 3. Reluta em confiar nos outros devido a medo infundado de que as informações serão usadas maldosamente contra si.
> 4. Percebe significados ocultos humilhantes ou ameaçadores em comentários ou eventos benignos.
> 5. Guarda rancores de forma persistente (i. e., não perdoa insultos, injúrias ou desprezo).
> 6. Percebe ataques a seu caráter ou reputação que não são percebidos pelos outros e reage com raiva ou contra-ataca rapidamente.
> 7. Tem suspeitas recorrentes e injustificadas acerca da fidelidade do cônjuge ou parceiro sexual.
>
> B. Não ocorre exclusivamente durante o curso de esquizofrenia, transtorno bipolar ou depressivo com sintomas psicóticos ou outro transtorno psicótico e não é atribuível aos efeitos fisiológicos de outra condição médica.
>
> **Nota:** Se os critérios são atendidos antes do surgimento de esquizofrenia, acrescentar "pré-mórbido", isto é, "transtorno da personalidade paranoide (pré-mórbido)".
>
> Fonte: APA.[7]

> **QUADRO 19.3 ▶ CRITÉRIOS DIAGNÓSTICOS PARA O TRANSTORNO DA PERSONALIDADE ESQUIZOIDE, SEGUNDO O DSM-5**
>
> A. Um padrão difuso de distanciamento das relações sociais e uma faixa restrita de expressão de emoções em contextos interpessoais que surgem no início da vida adulta e estão presentes em vários contextos, conforme indicado por quatro ou mais dos seguintes:
> 1. Não deseja nem gosta de relações íntimas, inclusive ser parte de uma família.
> 2. Quase sempre opta por atividades solitárias.
> 3. Manifesta pouco ou nenhum interesse em ter experiências sexuais com outra pessoa.
> 4. Tem prazer em poucas atividades, por vezes em nenhuma.
> 5. Não tem amigos próximos ou confidentes que não sejam os familiares de primeiro grau.
> 6. Mostra-se indiferente ao elogio ou à crítica de outros.
> 7. Demonstra frieza emocional, distanciamento ou embotamento afetivo.
>
> B. Não ocorre exclusivamente durante o curso de esquizofrenia, transtorno bipolar ou depressivo com sintomas psicóticos, outro transtorno psicótico ou transtorno do espectro autista e não é atribuível aos efeitos psicológicos de outra condição médica.
>
> **Nota:** Se os critérios são atendidos antes do surgimento de esquizofrenia, acrescentar "pré-mórbido", isto é, "transtorno da personalidade esquizoide (pré-mórbido)".
>
> Fonte: APA.[7]

te, considerados com o diagnóstico de TP esquizoide ou esquizofrenia.

O TP esquizotípica se caracteriza por sua peculiaridade e estranheza nas relações interpessoais, resultando em isolamento social e falta de relacionamentos interpessoais próximos. O paciente tende a se sentir desconfortável na presença de terceiros e a evitar situações sociais com desconhecidos. Há também desinteresse por temas e preocupações usuais do cotidiano, como família, trabalho e amigos.[1-3]

Indivíduos com esse diagnóstico podem apresentar sintomas de autorreferência e interpretar fenômenos da realidade de maneira distorcida, entretanto, tal alteração não atinge a severidade de uma ideação delirante verdadeira. Pode haver interesse por temáticas místicas e religiosas, superstições ou fenômenos considerados paranormais. Seu pensamento tende a preferir temas abstratos e metafísicos, com significativo distanciamento de elementos usuais do cotidiano e de relações interpessoais. Alterações da sensopercepção também podem ser referidas (pseudoalucinações e ilusões).[1-3]

Esses pacientes apresentam significativa dificuldade de inserção em grupos sociais. Elementos como maneirismos verbais (alteração da prosódia), aparência incomum (vestes pouco usuais e/ou extravagantes), postura altiva e inadequação às convenções sociais costumam ser empecilhos a sua sociabilização. Tais características tendem a produzir prejuízos significativos no funcionamento social e profissional do indivíduo.

Os principais diagnósticos diferenciais desse TP estão resumidos na Tabela 19.4. O Quadro 19.4 traz os seus critérios diagnósticos segundo o DSM-5.[1-3,7]

GRUPO B

Transtorno da personalidade antissocial (TPAS)

Esse transtorno se caracteriza por um padrão de condutas com características de desprezo e indiferença pela segurança e pelo direito de outras pessoas, sem sentimentos de arrependimento, culpa, remorso ou compaixão. Geralmente tais características surgem na adolescência como tendência a comportamento e posturas opositoras aos mais velhos ou a regras vigentes.

Os pacientes costumam ser egocêntricos e intolerantes a sintomas ansiosos. Dada a falta de valores morais que permeiem suas condutas, apresentam recorrentemente comportamentos imorais, reprováveis socialmente ou que violam leis (ou regulamentações) vigentes. São frequentemente hostis e não conseguem vivenciar, conforme o esperado, sentimento de tristeza ou luto.[1-3]

Esses indivíduos têm tendência à violação de normas e regras sociais e à prática de atividades delitivas, em graus variados. Costumam demonstrar indiferença contra punições e não assumir a responsabilidade por atos praticados por si. Têm, caracteristicamente, charme superficial (comportamento sedutor) e elevada capacidade de manipular pessoas e/ou situações (em diferentes contextos) de acordo com seus interesses. Apresentam inclinação ao tédio e baixa tolerância a sintomas ansiosos, além de tendência a comportamento impulsivo, sem a devida preocupação com a ocorrência de desfechos negativos. É possível a manifestação de sintomas psicóticos (ideação autorreferente e/ou paranoide) em momentos de maior estresse e ansiedade.[1-3]

Suas relações interpessoais e sociais costumam ser prejudicadas. É comum a presença de comportamento parasitário nas relações, com pouca solidariedade ante adversidades ou dificuldades vivenciadas por terceiros. Podem ocorrer perversões (parafilias e pedofilia) e/ou agressões sexuais. Os relacionamentos amorosos, quando existentes, costumam ser breves e superficiais. Há pronunciada animosidade e resistência contra figuras de autoridade, principalmente quando confrontados (contrariados). Nesse sentido, há tendência a envolvimento em brigas e lutas, assim como em atividades ilícitas e/ou de risco (p. ex., uso de substâncias ou comportamento de risco).

QUADRO 19.4 ▶ CRITÉRIOS DIAGNÓSTICOS PARA O TRANSTORNO DA PERSONALIDADE ESQUIZOTÍPICA, SEGUNDO O DSM-5

A. Um padrão difuso de déficits sociais e interpessoais marcado por desconforto agudo e capacidade reduzida para relacionamentos íntimos, além de distorções cognitivas ou perceptivas e comportamento excêntrico, que surge no início da vida adulta e está presente em vários contextos, conforme indicado por cinco (ou mais) dos seguintes:

1. Ideias de referência (excluídos delírios de referência).
2. Crenças estranhas ou pensamento mágico que influenciam o comportamento e são inconsistentes com as normas subculturais (p. ex., superstições, crença em clarividência, telepatia ou "sexto sentido"; em crianças e adolescentes, fantasias ou preocupações bizarras).
3. Experiências perceptivas incomuns, incluindo ilusões corporais.
4. Pensamento e discurso estranhos (p. ex., vago, circunstancial, metafórico, excessivamente elaborado ou estereotipado).
5. Desconfiança ou ideação paranoide.
6. Afeto inadequado ou constrito.
7. Comportamento ou aparência estranha, excêntrica ou peculiar.
8. Ausência de amigos próximos ou confidentes que não sejam parentes de primeiro grau.
9. Ansiedade social excessiva que não diminui com o convívio e que tende a estar associada mais a temores paranoides do que a julgamentos negativos sobre si mesmo.

B. Não ocorre exclusivamente durante o curso de esquizofrenia, transtorno bipolar ou depressivo com sintomas psicóticos, outro transtorno psicótico ou transtorno do espectro autista.

Nota: Se os critérios são atendidos antes do surgimento de esquizofrenia, acrescentar "pré-mórbido", isto é, "transtorno da personalidade esquizotípica (pré-mórbido)".

Fonte: APA.[7]

Os principais diagnósticos diferenciais desse TP estão resumidos na Tabela 19.4. O Quadro 19.5 traz os seus critérios diagnósticos pelo DSM-5.[1-3,7]

Transtorno da personalidade *borderline* (TPB)

O TPB é uma síndrome caracterizada, em linhas gerais, por um quadro de instabilidade afetiva recorrente e rompantes de impulsividade, associado a senso de distorção da identidade e sentimento crônico, junto com sensação de intenso vazio no peito (angústia). No DSM-5, o subtipo *borderline* abarca ambas as subdivisões existentes na CID-10 (Tab. 19.1).

A CID-10 divide a classificação desse diagnóstico em dois subtipos:

- O tipo emocionalmente instável tem como principal característica a instabilidade emocional, com sentimento de vazio crônico e angústia.
- O tipo limítrofe (*borderline*) apresenta as mesmas características, associadas a tendência a comportamentos explosivos, com agressividade dirigida a si próprio (p. ex., tentativa de suicídio e episódio de automutilação) e a terceiros.

O DSM-5 abarca ambas as apresentações em um único tipo, denominado *borderline*.[7]

Um senso de identidade prejudicado é comum nesses pacientes. São verificados clinicamente traços contraditórios de personalidade que provocam queixas de esvaziamento afetivo crônico e instabilidade emocional. Há necessidade aumentada por receber atenção (ou obter afeto) de terceiros e forte receio de ser abandonado por aqueles que considera mais importantes para si. Costumam ser sugestionáveis e trocar recorrentemente de opinião. O uso abusivo e/ou compulsivo de substâncias é frequente e o envolvimento em situações de risco (p. ex., direção perigosa e múltiplos parceiros sexuais) é comum.[1-3]

A presença de humor crônico facilmente irritável, disforia e ambivalência é característica desse diagnóstico. Os pacientes apresentam humor instável, sendo comum a presença de afetos simultâneos e misturados, como alegria, raiva, tristeza e vazio emocional. A inclinação a comportamentos impulsivos e agressivos demonstra o padrão de instabilidade afetiva presente nesses pacientes. Episódios psicóticos breves (com ideação paranoide, desrealização e dissociação) podem ocorrer em situações de maior estresse afetivo. Outros desfechos graves e frequentes são episódios de automutilação e tentativas de suicídio.[1-3]

A ocorrência de extremos entre a idealização de pessoas e seu completo descrédito é comum nas relações interpessoais. Objetos queridos ou amados costumam ser diminuídos ou desvalorizados em momento posterior, geralmente como resposta a estressores. Os pacientes tendem a ser bastante sugestionáveis e cos-

---

QUADRO 19.5 ▶ CRITÉRIOS DIAGNÓSTICOS PARA O TRANSTORNO DA PERSONALIDADE ANTISSOCIAL, SEGUNDO O DSM-5

A. Um padrão difuso de desconsideração e violação dos direitos das outras pessoas que ocorre desde os 15 anos de idade, conforme indicado por três (ou mais) dos seguintes:
1. Fracasso em ajustar-se às normas sociais relativas a comportamentos legais, conforme indicado pela repetição de atos que constituem motivos de detenção.
2. Tendência à falsidade, conforme indicado por mentiras repetidas, uso de nomes falsos ou de trapaça para ganho ou prazer pessoal.
3. Impulsividade ou fracasso em fazer planos para o futuro.
4. Irritabilidade e agressividade, conforme indicado por repetidas lutas corporais ou agressões físicas.
5. Descaso pela segurança de si ou de outros.
6. Irresponsabilidade reiterada, conforme indicado por falha repetida em manter uma conduta consistente no trabalho ou honrar obrigações financeiras.
7. Ausência de remorso, conforme indicado pela indiferença ou racionalização em relação a ter ferido, maltratado ou roubado outras pessoas.

B. O indivíduo tem no mínimo 18 anos de idade.

C. Há evidências de transtorno da conduta com surgimento anterior aos 15 anos de idade.

D. A ocorrência de comportamento antissocial não se dá exclusivamente durante o curso de esquizofrenia ou transtorno bipolar.

Fonte: APA.[7]

tumam mudar de opinião reiteradas vezes, em relação a um mesmo assunto ou assuntos diferentes.

Os principais diagnósticos diferenciais desse TP estão resumidos na Tabela 19.4. O Quadro 19.6 traz os seus critérios diagnósticos segundo o DSM-5.[1-3,7]

Transtorno da personalidade histriônica

O TP histriônica, em linhas gerais, se caracteriza por expressão aumentada (frequentemente exagerada) de afetos e emoções em relação a suas queixas e expectativas, com tendência a dramaticidade, teatralidade e vitimização do indivíduo. Há grande demanda de atenção e afeto por parte de terceiros, o que costuma trazer prejuízos às relações interpessoais.

As apresentações clínicas do TP histriônica costumam ser bastante diversas, pouco lineares e com severidade variada, sendo comum a presença de alterações clínicas verificadas em outros transtornos psiquiátricos. As apresentações clínicas desse transtorno costumam apresentar maior variabilidade, se comparado aos demais TPs descritos, e, frequentemente, apresentam configurações psicopatológicas pouco usuais. Tal característica é comumente verificada em um mesmo caso singular, avaliado em momentos clínicos distintos. A alteração na sintomatologia pode ocorrer de maneira súbita e sem estressores evidentes.[1-3]

Os indivíduos com esse diagnóstico apresentam forte inclinação à emotividade, ao exibicionismo, ao egocentrismo e à sedução por meio da sexualidade. Apesar de receptivos e afetuosos, podem expressar forte raiva e tendência à agressividade quando contrariados ou expostos a situações de maior estresse afetivo. A presença de puerilidade afetiva (afeto imaturo), maneirismos de linguagem (fala infantilizada ou com o uso aumentado de diminutivos) e maneirismos não verbais (linguagem não verbal, gestos e comportamentos com significado) são elementos comumente verificados nesse diagnóstico.

Em episódios de crise (reagudização sintomática), é possível a ocorrência de sintomatologia psicótica (ideação deliroide e autorreferente

QUADRO 19.6 ▶ CRITÉRIOS DIAGNÓSTICOS PARA O TRANSTORNO DA PERSONALIDADE *BORDERLINE*, SEGUNDO O DSM-5

Um padrão difuso de instabilidade das relações interpessoais, da autoimagem e dos afetos e de impulsividade acentuada que surge no início da vida adulta e está presente em vários contextos, conforme indicado por cinco (ou mais) dos seguintes:
1. Esforços desesperados para evitar abandono real ou imaginado. (**Nota:** Não incluir comportamento suicida ou de automutilação coberto pelo Critério 5.)
2. Um padrão de relacionamentos interpessoais instáveis e intensos caraterizado pela alternância entre extremos de idealização e desvalorização.
3. Perturbação da identidade: instabilidade acentuada e persistente da autoimagem ou da percepção de si mesmo.
4. Impulsividade em pelo menos duas áreas potencialmente autodestrutivas (p. ex., gastos, sexo, abuso de substância, direção irresponsável, compulsão alimentar). (**Nota:** Não incluir comportamento suicida ou de automutilação coberto pelo Critério 5.)
5. Recorrência de comportamento, gestos ou ameaças suicidas ou de comportamento automutilante.
6. Instabilidade afetiva devida a uma acentuada reatividade de humor (p. ex., disforia episódica, irritabilidade ou ansiedade intensa com duração geralmente de poucas horas e apenas raramente de mais de alguns dias).
7. Sentimentos crônicos de vazio.
8. Raiva intensa e inapropriada ou dificuldade em controlá-la (p. ex., mostras frequentes de irritação, raiva constante, brigas físicas recorrentes).
9. Ideação paranoide transitória associada a estresse ou sintomas dissociativos intensos.

Fonte: APA.[7]

e pseudoalucinações) e dissociativa (desrealização e alterações da memória). Podem ocorrer comportamentos impulsivos, semelhantes aos presentes no TPB, com a possibilidade da ocorrência de tentativa de suicídio ou rompantes de heteroagressividade. Há presença de forte sugestionabilidade, o que traz elementos de imprevisibilidade nas motivações internas e nas decisões desses indivíduos.[1-3]

Os principais diagnósticos diferenciais desse TP estão resumidos na Tabela 19.4. O Quadro 19.7 traz os seus critérios diagnósticos segundo o DSM-5.[1-3,7]

Transtorno da personalidade narcisista

Pacientes com esse diagnóstico se caracterizam por senso exagerado de autoestima e importância (relevância) pessoal, sem, entretanto, haver compartilhamento dessas impressões por terceiros. Grandiosidade no comportamento e constante busca por admiração e reconhecimento por parte de outras pessoas são elementos característicos.

Indivíduos com TP narcisista buscam por ajuda, geralmente, se estão deprimidos ou se têm problemas que podem diretamente lhes trazer prejuízos. As relações interpessoais se destacam por um senso de egoísmo aumentado, sem haver genuína preocupação com os demais. O paciente com TP narcisista costuma apresentar interação social satisfatória e consistência no ambiente de trabalho, nos quais geralmente tem como principal objetivo obter admiração dos demais.[1-3]

Há, caracteristicamente, dificuldade em estabelecer relações amorosas duradouras e verdadeiras, havendo fantasias com a idealização da figura amada. As relações sexuais tendem a ter uma intimidade trivializada, com o foco na satisfação sexual, sem aprofundamento afetivo/amoroso com o(a) parceiro(a). Esses indivíduos apresentam autoestima frágil e se sentem vulneráveis quando perdem notoriedade ou protagonismo ante a outras pessoas, ou quando deixam de ter (ou não alcançam) o grau de prestígio desejado.[1-3]

Geralmente têm sentimento de raiva perene. Pode haver ressentimento exagerado ante a situações que abalem sua autoestima. Contrariamente, a ocorrência de sintomas hipomaníacos (exaltação, euforia e energia vital aumentadas) é comum quando se sentem afetivamente recompensados ou reconhecidos, conforme o esperado.

Em relação às amizades, tende a haver manipulação e exploração. A idealização de terceiros perpassa uma expectativa subjetiva de obter satisfação de suas demandas narcísicas, o que compromete o estabelecimento de vínculos estáveis e duradouros. Há dificuldade no estabelecimento de relações empáticas com terceiros, que se dão, geralmente, quando estes servem como plateia (espelho) para refletir o seu sucesso individual.

Os principais diagnósticos diferenciais desse TP estão resumidos na Tabela 19.4. O Quadro 19.8 traz os seus critérios diagnósticos segundo o DSM-5.[1-3,7]

QUADRO 19.7 ▶ CRITÉRIOS DIAGNÓSTICOS PARA O TRANSTORNO DA PERSONALIDADE HISTRIÔNICA, SEGUNDO O DSM-5

Um padrão difuso de emocionalidade e busca de atenção em excesso que surge no início da vida adulta e está presente em vários contextos, conforme indicado por cinco (ou mais) dos seguintes:

1. Desconforto em situações em que não é o centro das atenções.
2. A interação com os outros é frequentemente caracterizada por comportamento sexualmente sedutor inadequado ou provocativo.
3. Exibe mudanças rápidas e expressão superficial das emoções.
4. Usa reiteradamente a aparência física para atrair a atenção para si.
5. Tem um estilo de discurso que é excessivamente impressionista e carente de detalhes.
6. Mostra autodramatização, teatralidade e expressão exagerada das emoções.
7. É sugestionável (i. e., facilmente influenciado pelos outros ou pelas circunstâncias).
8. Considera as relações pessoais mais íntimas do que na realidade são.

Fonte: APA.[7]

GRUPO C

Transtorno da personalidade evitativa

Esse transtorno tem como principal característica uma significativa dificuldade em lidar com sentimentos de rejeição e/ou desaprovação. Os indivíduos costumam evitar situações sociais com exposição de elementos pessoais. Geralmente, há sentimentos de inferioridade, baixa autoestima e pouca autoconfiança. Esses indivíduos têm desejo de se relacionar interpessoalmente, mas evitam o contato por medo de serem desaprovados.[1-3]

Os pacientes com esse diagnóstico são extremamente tímidos, posicionam-se distan-

> **QUADRO 19.8** ▶ CRITÉRIOS DIAGNÓSTICOS PARA O TRANSTORNO DA PERSONALIDADE NARCISISTA, SEGUNDO O DSM-5
>
> Um padrão difuso de grandiosidade (em fantasia ou comportamento), necessidade de admiração e falta de empatia que surge no início da vida adulta e está presente em vários contextos, conforme indicado por cinco (ou mais) dos seguintes:
> 1. Tem uma sensação grandiosa da própria importância (p. ex., exagera conquistas e talentos, espera ser reconhecido como superior sem que tenha as conquistas correspondentes).
> 2. É preocupado com fantasias de sucesso ilimitado, poder, brilho, beleza ou amor ideal.
> 3. Acredita ser "especial" e único e que pode ser somente compreendido por, ou associado a, outras pessoas (ou instituições) especiais ou com condição elevada.
> 4. Demanda admiração excessiva.
> 5. Apresenta um sentimento de possuir direitos (p. ex., expectativas irracionais de tratamento especialmente favorável ou que estejam automaticamente de acordo com as próprias expectativas).
> 6. É explorador em relações interpessoais (i. e., tira vantagem de outros para atingir os próprios fins).
> 7. Carência de empatia: reluta em reconhecer ou identificar-se com os sentimentos e as necessidades dos outros.
> 8. É frequentemente invejoso em relação aos outros ou acredita que os outros o invejam.
> 9. Demonstra comportamentos ou atitudes arrogantes e insolentes.
>
> Fonte: APA.[7]

posto a situações em que se sinta com seus limites de evitação interpessoal ou social ultrapassados. Costumam avaliar negativamente as situações, ter pouca tolerância a afetos disfóricos e exagerar nos riscos existentes. Sentem-se envergonhados em diversos aspectos de sua vida, mas podem se mostrar abertos e espontâneos quando se sentem acolhidos.

Os principais diagnósticos diferenciais desse TP estão resumidos na Tabela 19.4. O Quadro 19.9 traz os seus critérios diagnósticos segundo o DSM-5.[1-3,7]

Transtorno da personalidade dependente

O TP dependente tem como principal característica a passividade. Os pacientes têm, caracteristicamente, um padrão de comportamento direcionado a evitar a perda de contatos e intimidades com terceiros. Há tendência à adaptação ou à substituição de seus elementos pes-

tes dos demais e não costumam manifestar demandas, desejos ou expectativas. Entretanto, apresentam desejo e necessidade de proximidade com terceiros, o que se justifica por seu receio de rejeição. Costumam evitar expressar suas opiniões e sentimentos e são pouco espontâneos. São ansiosos, sugestionáveis, inseguros e têm como tendência agradecer aos demais repetidamente. Geralmente, têm preocupações (em sua maioria de conteúdo trivial) recorrentes com relação a sua exposição.[1-3]

Há uma tendência do paciente a se perceber inadequado ou inapropriado em determinados contextos, com sobrevalorização de riscos e grau de exposição pessoal. Podem ocorrer reações de fuga e rompantes de ansiedade e/ou de choro imotivados caso o indivíduo seja ex-

> **QUADRO 19.9** ▶ CRITÉRIOS DIAGNÓSTICOS PARA O TRANSTORNO DA PERSONALIDADE EVITATIVA, SEGUNDO O DSM-5
>
> Um padrão difuso de inibição social, sentimentos de inadequação e hipersensibilidade a avaliação negativa que surge no início da vida adulta e está presente em vários contextos, conforme indicado por quatro (ou mais) dos seguintes:
> 1. Evita atividades profissionais que envolvam contato interpessoal significativo por medo de crítica, desaprovação ou rejeição.
> 2. Não se dispõe a envolver-se com pessoas, a menos que tenha certeza de que será recebido de forma positiva.
> 3. Mostra-se reservado em relacionamentos íntimos devido a medo de passar vergonha ou de ser ridicularizado
> 4. Preocupa-se com críticas ou rejeição em situações sociais.
> 5. Inibe-se em situações interpessoais novas em razão de sentimentos de inadequação.
> 6. Vê a si mesmo como socialmente incapaz, sem atrativos pessoais ou inferior aos outros.
> 7. Reluta de forma incomum em assumir riscos pessoais ou se envolver em quaisquer novas atividades, pois estas podem ser constrangedoras.
>
> Fonte: APA.[7]

soais (argumentos, opiniões, desejos, autoimagem) por aqueles adotados por outras pessoas. Costumam delegar a terceiros responsabilidade de escolhas e preferências de áreas fundamentais de sua vida (proteção, alimentação e fornecimento de meios materiais).[1-3]

Esses pacientes têm tendência a não expressar emoções e sentimentos pessoais em diferentes situações. São pessimistas, inseguros e têm baixa autoestima. Não manifestam elementos de agressividade, raiva, impulsividade ou sexualidade. Preferem não tomar decisões sobre as quais podem ser responsabilizados e costumam delegar suas escolhas, em diferentes contextos, a terceiros (geralmente familiares).

Há, comumente, pensamentos pessimistas e de ruína, sentimento de incapacidade, de impotência para lidar satisfatoriamente com seus autocuidados e situações do cotidiano ou domésticas. Pode haver aceitação de propostas desagradáveis, postura de submissão e aceitação de agressões verbais, físicas e sexuais (em casos de maior gravidade).[1-3]

Há um medo excessivo e irreal permanente (com picos de maior intensidade) de abandono. Os indivíduos com TP dependente procuram, de maneira contumaz, por companhia, atenção e afeto, mesmo que tenham de se submeter a relações interpessoais abusivas ou exploratórias. Há também renúncia e/ou modificações de seus desejos (ou preferências pessoais), no sentido de obter retorno afetivo conforme desejado.

Os principais diagnósticos diferenciais desse TP estão resumidos na Tabela 19.4. O Quadro 19.10 traz os seus critérios diagnósticos pelo DSM-5.[1-3,7]

Transtorno da personalidade obsessivo-compulsiva

Esse transtorno tem como principal marca a presença de uma inclinação exagerada e invasiva a ter o controle das situações. Esses pacientes, caracteristicamente, têm forte necessidade de controle sobre seus próprios sentimentos e de terceiros (afetivamente mais queridos), além de desejo de controlar variáveis ou situações fora do seu alcance ou responsabilidade. Na CID-10, esse diagnóstico tem a nomenclatura de TP anancástica.[1-3]

QUADRO 19.10 ▶ CRITÉRIOS DIAGNÓSTICOS PARA O TRANSTORNO DA PERSONALIDADE DEPENDENTE, SEGUNDO O DSM-5

A. Uma necessidade difusa e excessiva de ser cuidado que leva a comportamento de submissão e apego que surge no início da vida adulta e está presente em vários contextos, conforme indicado por cinco (ou mais) dos seguintes:
1. Tem dificuldades em tomar decisões cotidianas sem uma quantidade excessiva de conselhos e reasseguramento de outros.
2. Precisa que outros assumam responsabilidade pela maior parte das principais áreas de sua vida.
3. Tem dificuldades em manifestar desacordo com outros devido a medo de perder apoio ou aprovação. (**Nota:** Não incluir os medos reais de retaliação.).
4. Apresenta dificuldade em iniciar projetos ou fazer coisas por conta própria (devido mais a falta de autoconfiança em seu julgamento ou em suas capacidades do que a falta de motivação ou energia).
5. Vai a extremos para obter carinho e apoio de outros, a ponto de voluntariar-se para fazer coisas desagradáveis.
6. Sente-se desconfortável ou desamparado quando sozinho devido a temores exagerados de ser incapaz de cuidar de si mesmo.
7. Busca com urgência outro relacionamento como fonte de cuidado e amparo logo após o término de um relacionamento íntimo.
8. Tem preocupações irreais com medos de ser abandonado à própria sorte.

Fonte: APA.[7]

Os pacientes com esse diagnóstico apresentam, comumente, preocupação aumentada com detalhes, regras, simetrias, pontualidade e procedimentos padronizados. É comum a prática de verificações repetidas após a execução de determinada tarefa, a fim de atingir suas expectativas de perfeccionismo (geralmente exageradas). Tal característica costuma trazer prejuízo aos pacientes, como a perda de prazos e a diminuição da produtividade. Também apresentam dificuldade em delegar funções e tarefas, visto que geralmente consideram os demais incapazes de ter um desempenho conforme o seu.

Os pacientes com TP anancástica apresentam forte senso moral e de respeito às regras e normas de convívio social. Há marcante dificuldade em não seguir os padrões ético-morais vigentes – geralmente, são seguidos com retidão e rigor. Na maioria dos casos, não há significativa expressão do afeto (constrito), havendo pouca variabilidade ou expressão de emoções, independentemente dos elementos afetivos presentes em determinada situação. Não há variação significativa do repertório afetivo desses pacientes, cujos padrões de resposta costumam ser similares, qualquer que seja a situação afetiva vivenciada.[1-3]

Não costumam chorar ou expressar seu humor em situações do cotidiano. O humor caracteristicamente sério pode ter sintomas depressivos e ansiosos. São afeitos à rotina, aos hábitos e à repetição e têm pouca espontaneidade. Frequentemente buscam o isolamento social e evitam atividades criativas ou que demandem maior expressão de seus afetos.

Os principais diagnósticos diferenciais desse TP estão resumidos na Tabela 19.4. O Quadro 19.11 traz os seus critérios diagnósticos segundo o DSM-5.[1-3,7]

TRANSTORNOS DA PERSONALIDADE E COMORBIDADES

Na prática clínica, a comorbidade de transtornos mentais com TPs é mais uma regra do que uma exceção. Em estudo de metanálise com artigos publicados entre 1980 e 2010, Friborg e colaboradores encontraram um risco aumentado de haver pelo menos um TP em indivíduos com transtorno bipolar, depressão maior (DM) e distimia, sendo maior nesta última. Nesse estudo, os TPs dos Grupos B (*borderline*, histriônica, narcisista e antissocial) e C (evitativa, obsessivo-compulsiva e dependente) foram mais frequentes nos indivíduos com transtorno bipolar (TB), enquanto o Grupo C predominou naqueles com DM e distimia. Em relação aos tipos específicos de TPs, o paranoide, o *borderline*, o histriônico e o obsessivo-compulsivo ocorreram com maior frequência no TB. Já o tipo evitativo foi mais frequente naqueles com distimia.[12]

Um estudo brasileiro realizou uma revisão sistemática sobre a comorbidade de TPs em pacientes bipolares eutímicos (Tab. 19.5).[13]

QUADRO 19.11 ▶ CRITÉRIOS DIAGNÓSTICOS PARA O TRANSTORNO DA PERSONALIDADE OBSESSIVO-COMPULSIVA, SEGUNDO O DSM 5

Um padrão difuso de preocupação com ordem, perfeccionismo e controle mental e interpessoal à custa de flexibilidade, abertura e eficiência que surge no início da vida adulta e está presente em vários contextos, conforme indicado por quatro (ou mais) dos seguintes:

1. É tão preocupado com detalhes, regras, listas, ordem, organização ou horários a ponto de o objetivo principal da atividade ser perdido.
2. Demonstra perfeccionismo que interfere na conclusão de tarefas (p. ex., não consegue completar um projeto porque seus padrões próprios demasiadamente rígidos não são atingidos).
3. É excessivamente dedicado ao trabalho e à produtividade em detrimento de atividades de lazer e amizades (não explicado por uma óbvia necessidade financeira).
4. É excessivamente consciencioso, escrupuloso e inflexível quanto a assuntos de moralidade, ética ou valores (não explicado por identificação cultural ou religiosa).
5. É incapaz de descartar objetos usados ou sem valor mesmo quando não têm valor sentimental.
6. Reluta em delegar tarefas ou trabalhar com outras pessoas a menos que elas se submetam à sua forma exata de fazer as coisas.
7. Adota um estilo miserável de gastos em relação a si e a outros; o dinheiro é visto como algo a ser acumulado para futuras catástrofes.
8. Exibe rigidez e teimosia.

Fonte: APA.[7]

Conclui-se, assim, que qualquer plano de tratamento de indivíduos com TB deve incluir uma investigação sobre a presença de TPs, especialmente nos casos em que não há resposta à psicofarmacoterapia de primeira linha. Os tratamentos médico e psicológico desses pacientes podem contribuir para um melhor prognóstico.

Os TPs têm recebido atenção crescente em relação ao curso e ao prognóstico da DM, pois tem sido sugerido que têm um impacto negativo nesta. Skodol e colaboradores realizaram estudo com amostra de pesquisa epidemiológica, entrevistando 1.996 indivíduos com DM, nos anos de 2001 e 2002 (fase 1) e 2004 e 2005 (fase 2), e observaram que muitos TPs foram associados à persistência de DM. Os TPs mais

TABELA 19.5 ▶ FREQUÊNCIA DE TRANSTORNOS DA PERSONALIDADE EM PACIENTES BIPOLARES EUTÍMICOS

Transtorno da personalidade	n (%)
Borderline	38 (10,1)
Histriônica	29 (7,7)
Obsessivo-compulsiva	28 (7,4)
Dependente	19 (5,0)
Narcisista	17 (4,5)
Esquizoide	11 (2,9)
Esquizotípica	11 (2,9)
Evitativa	11 (2,9)
Paranoide	5 (1,3)
Antissocial	3 (0,8)
Não especificado	7 (1,9)

Fonte: Bezerra-Filho e colaboradores.[13]

frequentes foram *borderline* (57,3%), esquizoide (48%) e esquizotípica (45,3%). Os autores destacam que, após controle para outros indicadores de prognóstico negativo, o TPB foi aquele que mais significativamente, do ponto de vista estatístico, esteve associado a DM persistente. Certamente, é importante avaliar a presença de TP em pacientes com DM para a consideração de prognóstico e tratamento.[14]

De fato, o TPB tem sido o mais associado à comorbidade com transtornos do humor. Achados neurobiológicos sugerem que a instabilidade afetiva no TPB é caracterizada por uma forte reação a questões ambientais e a estressores interpessoais. Já a instabilidade na depressão e no TB parece ser caracterizada por mudanças autônomas de humor, que se passam internamente.[15]

Outros estudos observaram a comorbidade de TPs em indivíduos com transtornos de ansiedade. Uma pesquisa de metanálise que avaliou essa comorbidade[16] teve como base 125 estudos publicados em 30 anos (1980-2010). Foi encontrada alta frequência de TP em todos os tipos de transtornos de ansiedade: 35% no transtorno de estresse pós-traumático (TEPT), 41% no transtorno de pânico sem agorafobia, 47% no transtorno de pânico com agorafobia e no transtorno de ansiedade generalizada, 48% no transtorno de ansiedade social e 52% no transtorno obsessivo-compulsivo. Outro achado dessa metanálise foi que a comorbidade com os transtornos do Grupo C (39%) foi significativamente maior que a comorbidade dos transtornos dos Grupos B (19%) e A (13%). Essa comorbidade é acompanhada de várias implicações clínicas: maior gravidade dos transtornos de ansiedade, maior risco de suicídio e impacto negativo no tratamento. Dessa forma, é importante que seja avaliada a presença de TPs em indivíduos com transtornos de ansiedade. Outros estudos têm apontado que o TPB parece ser o TP mais frequentemente associado aos transtornos de ansiedade.[17]

O TEPT, um transtorno de ansiedade, é caracterizado por diversas reações emocionais que se seguem a um evento traumático ameaçador à vida. A exposição a eventos traumáticos não é necessária para o diagnóstico de TPB, mas experiências adversas, como abuso físico e sexual, estão com frequência presentes nas histórias de vida de indivíduos diagnosticados com TPB. Um estudo epidemiológico realizado nos Estados Unidos entre 2004 e 2005[18] encontrou as seguintes prevalências ao longo da vida: TEPT (n = 2.463 – 6,6%) e TPB (n = 2.231 – 5,9%). Outro achado foi que 24,2% dos indivíduos com TEPT também apresentavam TPB, enquanto 30,2% dos indivíduos com TPB também apresentavam TEPT. Indivíduos que apresentavam comorbidade de TEPT e TPB tinham pior qualidade de vida, mais comorbidade com outros transtornos mentais, mais histórico de tentativas de suicídio e maior prevalência de eventos traumáticos na infância, se comparados àqueles que tinham apenas um dos transtornos.

A combinação entre os diagnósticos de TPB e TPAS encontra-se hiper-representada em *settings* forenses de alta segurança, onde tem sido associada a portadores de maiores escores de raiva, impulsividade, comportamento violento, antecedentes forenses e periculosidade.[19]

A comorbidade entre TPs e transtornos relacionados ao uso de substâncias também tem sido investigada. Pesquisando essa comorbidade, um estudo epidemiológico com "n" superior a 34 mil indivíduos encontrou que os TPs antissocial e *borderline* foram os mais frequentes em indivíduos que apresentavam dependência de substâncias. Os autores desse estudo defendem a ideia de que a dependência de substâncias e esses transtornos apresentam características comuns, como a impulsividade e a desinibição, o que poderia contribuir para a comorbidade.[20]

Pacientes com síndrome de dependência de álcool com TPs são diferentes daqueles sem TPs, conforme ilustra o Quadro 19.12.[21]

No que diz respeito aos transtornos alimentares, alguns estudos[22] os têm relacionado a patologias da personalidade – anorexia do tipo restritiva ao transtorno da personalidade obsessivo-compulsiva e anorexia do tipo bulímica e bulimia ao TPB. A Tabela 19.6 descreve essa questão.

Entre os TPs, o tipo *borderline* certamente é o apontado como aquele acompanhado de maiores taxas de comorbidade. Gunderson, um autor que deu grande contribuição para o conceito desse transtorno e sua inclusão como entidade nosológica distinta no DSM-III, baseado em estudos de revisão, aponta as diversas comorbidades presentes no TPB (Tab. 19.7).[24] A Tabela 19.8 descreve as principais comorbidades presentes nos transtornos da personalidade. É importante atenção clínica a essas comorbidades.

TRATAMENTO

Os TPs se constituem em um grupo heterogêneo, com distintas apresentações e evoluções.

QUADRO 19.12 ▶ CARACTERÍSTICAS DA SÍNDROME DE DEPENDÊNCIA DE ÁLCOOL EM INDIVÍDUOS COM TRANSTORNO DA PERSONALIDADE

- Nível maior de psicopatologia
- Início mais precoce do consumo de álcool
- Sintomas mais graves de dependência
- Nível mais baixo de funcionamento social
- Uso mais frequente de outras substâncias
- Aumento do comportamento suicida
- Períodos mais curtos de abstinência e recaídas mais frequentes
- Maior frequência de abandono de tratamento
- Pior prognóstico da síndrome de dependência

Fonte: Kienast e colaboradores.[21]

TABELA 19.6 ▶ RELAÇÃO ENTRE DOIS TRANSTORNOS DA PERSONALIDADE E TRANSTORNOS ALIMENTARES

Transtorno da personalidade	Prevalência na população geral	Prevalência de transtornos alimentares	Características	Manifestação da patologia alimentar
Obsessivo-compulsivo	8%	AN, tipo restritivo: 22%	Preocupação excessiva com regras, detalhes e listas; excessiva dedicação a tarefas; perfeccionismo	Patologia alimentar restritiva
Borderline	6%	AN, tipo bulímico: 25% BN: 28%	Impulsividade; instabilidade; vazio; raiva; atos de automutilação	Patologia alimentar impulsiva (compulsão alimentar, purgação)

AN – anorexia nervosa; BN – bulimia nervosa.
Fonte: Sansone e Sansone.[22]

TABELA 19.7 ▶ COMORBIDADE ESTIMADA DE TRANSTORNO DA PERSONALIDADE *BORDERLINE* COM OUTROS DIAGNÓSTICOS

Diagnóstico	TPB com outros diagnósticos (%)	Pacientes com outros diagnósticos com TPB (%)
Depressão	50	15
Distimia	70	10
Transtorno bipolar II	11	16
Transtorno bipolar I	9	11
Bulimia	20	20
Anorexia	5	20
Obesidade	5	10
TEPT	30	8
Abuso de substâncias	35	10
Abuso de álcool	25	5
Somatização	5	10
TP narcisista	25	~15
TPAS	25	~25

TPB – transtorno da personalidade *borderline*; TP – transtorno da personalidade; TEPT – transtorno de estresse pós-traumático; TPAS – transtorno da personalidade antissocial.
Fonte: Gunderson.[24]

Assim, as terapias podem incluir tanto técnicas psicoterápicas diversas quanto associação de diferentes métodos e/ou psicofármacos em algum período do tratamento. O mesmo ocorre em relação ao *setting* terapêutico, sendo o tratamento predominantemente realizado em nível ambulatorial – mas também a níveis hospitalar e de emergência em momentos de agudização da patologia e quando há riscos de autoagressão, heteroagressão e suicídio. O acompanhamento em hospital-dia tem se mostrado benéfico em casos graves.[25]

TRATAMENTO FARMACOLÓGICO

O tratamento farmacológico pode ser útil nos TPs, apesar da descrença de muitos clínicos em relação a esse aspecto. Não há medicamentos específicos recomendados para o tratamento farmacológico dos TPs. De forma geral, são indicados medicamentos para controle de sintomas nucleares e tratamento das comorbidades (Tab. 19.9).

O TPB certamente é aquele que apresenta maior demanda por tratamento, pois requer manejo de crises, avaliação de risco de auto ou heteroagressividade e de comportamento suicida. É muito importante que seja feita uma comunicação clara e direta, com objetivos e limites bem estabelecidos e com plano de tratamento que ofereça estrutura e segurança ao paciente.

As principais abordagens farmacológicas são os fármacos antipsicóticos e estabilizadores do humor, cuja ação esperada refere-se a regulação emocional, controle de raiva, da impulsividade e dos sintomas psicóticos transitórios; há, também, os antidepressivos para o tratamento de sintomas depressivos, frequentemente presentes. Deve-se evitar a prescrição de benzodiazepínicos, pelo potencial de abuso e efeito paradoxal com desinibição do comportamento, reservando sua indicação para situações de crise com elevada ansiedade e optando-se por aqueles de meia-vida longa.[26]

Gunderson propõe as seguintes intervenções farmacológicas para o tratamento de sintomas do TPB (Tab. 19.10).

TRATAMENTO PSICOTERÁPICO

A psicoterapia é o tratamento de escolha para os TPs. No entanto, sua prática é desafiadora, pois muitos portadores desses transtornos os apresentam de forma muito arraigada e egossintônica: temem a "perda da estabilidade" ao buscar ajuda, o que os faz evitar o tratamento. Uma vez em terapia, apresentam intensos sen-

TABELA 19.8 ▶ RESUMO DAS COMORBIDADES NOS TRANSTORNOS DA PERSONALIDADE[23]

Transtorno da personalidade	Com transtornos mentais	Com outros transtornos da personalidade
Paranoide	Depressão, distimia, TAS, agorafobia, TOC, transtornos por uso de substâncias	Esquizotípica, esquizoide, narcisista, *borderline*
Esquizoide	Depressão, transtorno delirante, esquizofrenia	Esquizotípica, paranoide, evitativa
Esquizotípica	Transtorno psicótico breve, transtorno esquizofreniforme, transtorno delirante, esquizofrenia, depressão	Paranoide, evitativa
Antissocial	Transtornos por uso de substâncias, transtorno do controle de impulsos (p. ex., jogo patológico)	Narcisista, histriônica, *borderline*
Borderline	Transtornos por uso de substâncias, transtornos alimentares, transtornos do controle de impulsos, TDAH, TEPT, transtornos do humor	Histriônica, dependente, antissocial, esquizotípica, narcisista
Histriônica	Transtornos de ansiedade, transtornos somatoformes, transtornos conversivos e dissociativos, distimia, transtornos alimentares, disfunções sexuais	*Borderline*, narcisista, antissocial, dependente
Narcisista	Depressão, distimia, transtornos por uso de substâncias, anorexia nervosa	Histriônica, *borderline*, paranoide, evitativa, antissocial
Evitativa	TAS, depressão	Dependente, esquizoide, paranoide
Dependente	Depressão, abuso de álcool, transtorno de pânico, transtornos somatoformes e de somatização, TAS	*Borderline*, histriônica, evitativa
Obsessivo-compulsiva	TOC, transtornos do humor, transtornos de ansiedade	Evitativa, *borderline*, narcisista, paranoide, histriônica

TAS – transtorno de ansiedade social; TOC – transtorno obsessivo-compulsivo; TDAH – transtorno de déficit de atenção/hiperatividade; TEPT – transtorno de estresse pós-traumático.

timentos transferenciais e despertam contratransferências igualmente importantes. Condutas ameaçadoras, auto e heteroagressivas e ataques ao *setting* não são incomuns durante a evolução do tratamento, determinando a necessidade de avaliação de risco por parte do terapeuta e a colocação de limites aos seus atos.

Pesquisas sobre a eficácia das diferentes terapias divergem quanto a metodologia, número de participantes e tempo de evolução, demonstrando resultados favoráveis. Para Gabbard, o sucesso de tais achados se deve ao fato de as abordagens terapêuticas fornecerem uma estrutura que possibilita ao paciente organizar seu caos interior e dar sentido a ele. Assim, a aliança terapêutica é o fator chave na mudança. Tais abordagens atuariam por meio de processos neurofisiológicos semelhantes.[27]

Estudos conduzidos com pacientes *borderline* relatam diferentes resultados conforme a técnica psicoterápica utilizada. Assim, uma metanálise conduzida por Cristea e colaboradores verificou que as psicoterapias, mais notavelmente a terapia comportamental dialética (DBT) e as abordagens psicodinâmicas, são mais eficazes para sintomas *borderline* e problemas relacionados a esse transtorno.[28]

As complexas apresentações dos transtornos graves, e mesmo sua oscilação sintomatológica, durante a evolução do tratamento jus-

TABELA 19.9 ▶ TRATAMENTO FARMACOLÓGICO DE SINTOMAS NUCLEARES DOS TRANSTORNOS DA PERSONALIDADE[24]

Sintomas	Estratégias farmacológicas
Ideias de autorreferência, alterações do pensamento, falta de senso de realidade, paranoia	Doses baixas de antipsicóticos atípicos (p. ex., risperidona, olanzapina)
Traços obsessivos, irritabilidade, depressão	ISRSs, IRSNs, IMAOs
Ansiedade social, hipersensibilidade à rejeição, ansiedade de desempenho, sensibilidade emocional excessiva	ISRSs, IMAOs, BZDs (alprazolam, clonazepam)
Hipomania, impulsividade, irritabilidade, agressividade, violência	Lítio, estabilizadores do humor (valproato, carbamazepina), antipsicóticos
Sintomas deficitários (p. ex., retraimento social)	Antipsicóticos atípicos, ISRSs

ISRSs – inibidores seletivos da recaptação de serotonina; IRSNs – inibidores da recaptação de serotonina e norepinefrina; IMAOs – inibidores da monoaminoxidase; BZDs – benzodiazepínicos.

tificam a associação frequente entre farmacoterapia e psicoterapia. Os fármacos atuam buscando controlar os sintomas disruptivos (ansiedade, depressão, agressão), e a psicoterapia promove processos integrativos do eu, estabelecendo finalmente autorregulação de humor e de comportamento. Assim, o tratamento de transtornos graves da personalidade tem apresentado melhores resultados com o uso de associação entre diferentes técnicas psicoterápicas e psicofármacos, conforme resultado da investigação conduzida por Lana e colaboradores.[25] Nessa investigação, os portadores de TPs foram atendidos por meio de técnicas dialéticas de conduta, mentalização, grupo de manejo do estresse e psicoterapia psicodinâmica em periodicidade semanal. Essas intervenções mostraram, durante o período de seguimento de três anos, diminuição das taxas de internação, menor tempo de permanência no hospital e diminuição das urgências psiquiátricas.

CONSIDERAÇÕES PSIQUIÁTRICO-FORENSES

Ao lidar com portadores de TPs, os médicos precisam estar atentos, uma vez que os indivíduos portadores desses quadros podem se envolver em condutas auto e heteroagressivas,

TABELA 19.10 ▶ TRATAMENTO FARMACOLÓGICO DO TRANSTORNO DA PERSONALIDADE *BORDERLINE*[24]

Constelação sintomatológica	Sintomas	Abordagem farmacológica
Desregulação afetiva	Labilidade afetiva, sentimentos de rejeição, raiva inapropriada, sintomas depressivos, explosões temperamentais	ISRSs, IRSNs, estabilizadores do humor (lítio, valproato, carbamazepina, lamotrigina e topiramato)
Impulsividade/descontrole comportamental	Comportamento impulsivo, agressividade, raiva/irritabilidade, automutilação	ISRSs, estabilizadores do humor (lítio, valproato, carbamazepina, lamotrigina e topiramato), antipsicóticos clássicos e atípicos
Alterações cognitivas e perceptuais	Ideias de autorreferência, ideação paranoide, ansiedade, tentativa de suicídio, hostilidade	Antipsicóticos clássicos e atípicos, ISRSs

ISRSs – inibidores seletivos da recaptação de serotonina; IRSNs – inibidores da recaptação de serotonina e norepinefrina.

tentativas de suicídio, demandas judiciais e condutas criminais com consequente envolvimento em processos. As avaliações são variadas, ocorrendo em hospitais, serviços públicos e consultórios particulares, incluindo desde o exame de indicação ou não de internação psiquiátrica e o exame para consentir com o tratamento até exames periciais, como a avaliação da imputabilidade penal, a avaliação da necessidade de troca de pena por medida de segurança, a avaliação da capacidade civil, a guarda de menores e a visitação. Demandas judiciais de reparação de danos morais ou materiais supostamente sofridos também podem ocorrer. Desacato a autoridades, denunciação caluniosa, ameaças, agressões corporais ou mesmo homicídio podem se dar como reação a supostas provocações, perseguições, humilhações ou suspeitas de adultério. A perícia pode representar o primeiro contato do portador de TP com um psiquiatra, pois a ausência de sofrimento e crítica de alguns os leva a não buscar qualquer assistência médica.

A grande variabilidade de sinais e sintomas dos diferentes quadros de TPs e suas diversas intensidades podem determinar também ampla variação de condutas violentas e até mesmo criminais:[29]

- Indivíduos com personalidade esquizoide podem cometer atos ilegais com base em suas crenças, às vezes com traços de crueldade, como no caso de um *serial killer* diagnosticado com esse transtorno.
- Personalidades obsessivo-compulsivas e evitativas podem incorrer em delitos de omissão.
- Indivíduos classificados como pertencentes ao Grupo B podem expressar raiva e outros afetos negativos com mais frequência, com mais intensidade e por um período maior de tempo.
- Personalidades histriônicas têm predileção por delitos de ameaça, injúria, denunciação caluniosa e lesões corporais.
- A tendência à atuação antilegal dos portadores de TPAS é múltipla e diversa. Sua prevalência é alta entre prisioneiros que respondem por diferentes delitos, como crimes contra a propriedade, crimes sexuais, homicídios cruéis e crimes em série. É possível, também, o envolvimento em condutas predatórias em núcleos familiares, empresas e outros cargos de poder.
- TPAS e TPB estão mais associados à conduta violenta. Enquanto a violência do TPAS costuma ser mais instrumental, a do TPB é mais reativa. Portadores de TPAS são frios e se envolvem mais em crimes que requeiram planejamento, como crimes contra a propriedade; já aqueles com TPB têm tendência a praticar atos mais impulsivos, como episódios explosivos de violência física. Ambos são os diagnósticos de patologias da personalidade mais associados à conduta incendiária.

A avaliação da imputabilidade penal de portadores de TPs deve consistir em amplo e cuidadoso exame do indivíduo, buscando compreender seu desenvolvimento até o presente momento. A anamnese objetiva com informantes confiáveis pode trazer informações importantes, uma vez que muitos dos comportamentos dos portadores desses transtornos são egossintônicos.

Na esfera penal, os TPs podem ser enquadrados de acordo com o artigo 26 do Código Penal Brasileiro, em seu parágrafo único, como portadores de perturbação da saúde mental. A existência de patologia da personalidade não é sinônimo de alteração da imputabilidade penal. É necessário avaliar, também, a capacidade de entendimento e determinação à época dos fatos, bem como a existência ou não de nexo causal com o delito. Caso o juiz conclua pela semi-imputabilidade, ele poderá diminuir a pena ou determinar o cumprimento de medida de segurança, caso haja recomendação médica de especial tratamento curativo.

A medida de segurança é bastante polêmica se indicada aos portadores de TPAS e/ou psicopatia.

Na esfera cível, o exame psiquiátrico mais realizado é aquele para fins de interdição, em que se avalia a capacidade do periciando de reger sua pessoa e administrar seus bens. Situações passíveis de avaliação incluem casos de gastos excessivos com possibilidade de dilapidação do patrimônio, envolvimento em jogos de azar e apostas e abandono de responsabilidades familiares. Em quaisquer casos, a avaliação do funcionamento psíquico do periciando deve ser abrangente e individualizada. Caso seja indicada a interdição, deve ser executada de forma seletiva e ligada apenas à incapacidade apresentada, como, por exemplo, para administrar os bens. Os psiquiatras também podem atuar na avaliação da capacidade de portadores de TPs para exercerem a guarda de seus filhos.

REFERÊNCIAS

1. Gelder GM, Andreasen NC, López-Ibor JJ, et al. New oxford textbook of psychiatry. 2nd ed. New York: Oxford University; 2009.
2. Blaney PH, Millon T. Oxford textbook of psychopathology. 2nd ed.. New York: Oxford University Press; 2009.
3. Buss DM, Hawlay PH. The evolution of personality and individual differences. New York: Oxford University Press; 2011.
4. Schneider K. Las personalidades psicopaticas. 7th ed. Madrid: Morata; 1974.
5. Jaspers K. General Psychopathology. Baltimore: Johns Hopkins Paperbaks; 1997.
6. WHO. International statistical classification of mental and behavioral disorders: tenth revision. Geneva: WHO; 2010.
7. APA. Diagnostic and statistical manual of mental disorders. 5th ed. Washington: American Psychiatry Publishing; 2013.
8. Hopwood CJ, Thomas KM, Markon KE, Wright AGC, Krueger RF. DSM-5 personality traits and DSM-IV personality disorders. J Abnorm Psychol. 2012;121(2):424-32.
9. Morey L, Skodol AE, Oldham JM. Clinician judgments of clinical utility: A comparison of DSM-IV-TR personality disorders and the alternative model for DSM-5 personality disorders. J Abnorm Psychol. 2014;123(2):398-405.
10. Svrakic DM, Cloninger CR. Personality Disorders. In: Sadock BJ, Sadock VA. Comprehensive Textbook of Psychiatry. 8th ed., New York: Lippincott Williams & Wilkins; 2005. vol. II, p. 2014-2063.
11. Tavares H, Ferraz RB. Transtornos da Personalidade. In: Miguel EC, Gentil V, Gattaz WF. Clínica Psiquiátrica. Barueri : Manole; 2011. vol. 1, p. 1051-1064.
12. Friborg O, Martinsen EW, Martinussen M, Kaiser S, Overgård KT, Rosenvinge JH. Comorbidity of personality disorders in mood disorders: a meta-analytic review of 122 studies from 1988 to 2010. J Affect Disord. 2014;152-154:1-11.
13. Bezerra-Filho S, Almeida AG, Studart P, Rocha MV, Lopes FL, Miranda-Scippa A. Personality disorders in euthymic bipolar patients: a systematic review. Rev Bras de Psiquiatr;. 2015; 37:162-167.
14. Skodol AE, Grilo CM, Keyes K, Geier T, Grant BF, Hasin D. Relationship of Personality Disorders to the Course of Major Depressive Disorder in a Nationally Representative Sample. Am J Psychiatry. 2011; 168(3): 257-264.
15. Sjastad HN, Grawe RW, Egeland J.Affective Disorders among Patients with Borderline Personality Disorder. PLOS ONE 2012; 7(2): 1-7.
16. Friborg O, Martinussen M, Kaiser S. Comorbidity of personality disorders in anxiety disorders: a meta-analysis of 30 years of Research. J Affect Disord 2013; 145: 143-155.
17. Latas M, Milovanovic S. Personality disorders and anxiety disorders: what is the relationship? Curr Opin Psychiatry. 2014 ;27(1):57-61.
18. Pagura J , Stein MB, Bolton JM, Cox BJ, Grant B. Comorbidity of borderline personality disorder and posttraumatic stress disorder in the U.S. Population. J Psychiatr Res. 2010; 44(16): 1190–1198.
19. Howard RC, Huband N, Duggan C, Mannion A. Exploring the link between personality disorder and criminality in a community sample. J Pers Disord. 2008; 22(6): 589–603.
20. Jahng S, Trull TJ, Wood, PK, Tragesser SL, Tomko R, Grant JD, et al. Distinguishing general and specific personality disorder features and implications for substance dependence comorbidity. Abnorm Psychol. 2011; 120(3): 656–669.
21. Kienast T, Stoffers J, Bermpohl F, Lieb K. Borderline personality disorder and comorbid addiction. Dtsch Arztebl Int 2014; 111(16): 280–6.
22. Sansone RA, Sansone LA. Personality Pathology and its influence on Eating Disorders. Innov clin Neurosci 2011; 8(3): 14-18.
23. Caballo VE. Manual de Transtornos de Personalidade. São Paulo: Santos; 2008. p. 25-615.
24. Gunderson JG. Borderline Personality Disorder. A clinical guide. Washington: American Psychiatric Publishing; 2008. p.1-175.
25. Lana F, Sánchez-Gil C, Ferrer L, López-Patón N, Litvan L, Marcos S, Sierra AC, Soldevilla JM, Feixas G, Pérez V. Efectividad de um programa terapêutico integrado para transtornos graves de la personalidade. seguimiento pragmático de 36 meses. Rev Psiquiat Salud Ment. 2015: 8(1):3-10.
26. Mazer AK, Macedo BBD, Juruena MF. Transtornos de Personalidade. Medicina (Ribeirão Preto) 2017; 50 (Supl. 1):85-97.
27. Gabbard GO. Psiquiatria psicodinâmica na prática clínica. 5. ed. Porto Alegre: Artmed; 2016.
28. Cristea IA, Gentili C, Cotet CD, Palomba D, Barbui C, Cuijpers P. Efficacy of psychotherapies for borderline personality disorder: a systematic review and meta-analysis. JAMA Psychiatry. 2017;74(4):319-328.
29. Ribé JM, Tusquets JL. Psiquiatría Forense. 2. ed. Barcelona: ESPAXS; 2002.

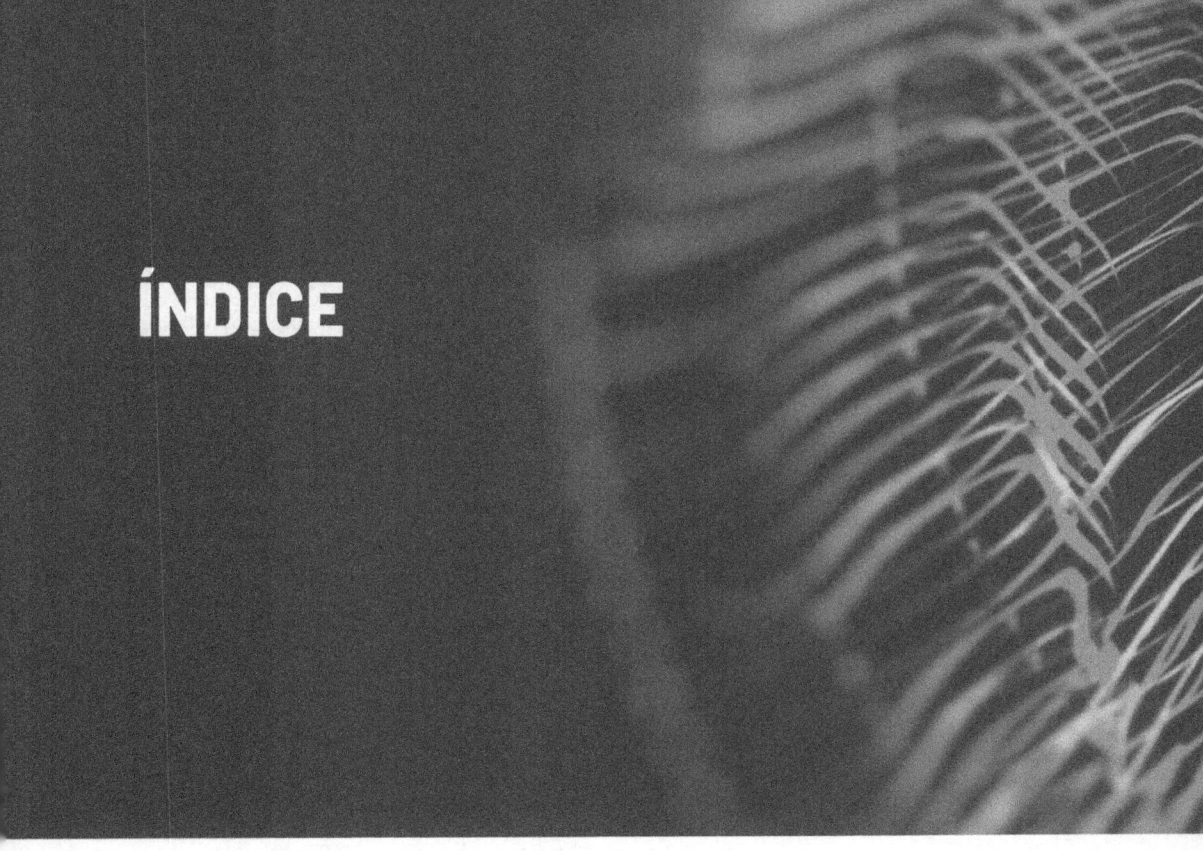

ÍNDICE

As letras f, t e q indicam, respectivamente, figuras, tabelas e quadros.

A

Alostase, 289
Ansiedade, 277
Avanços neurocientíficos, 5
Avaliação, 19q, 80
   avaliação abrangente do pré-escolar, 81q
   avaliação da capacidade civil, 222
   avaliação da capacidade para a tomada de decisão terapêutica, 225q
   avaliação da capacidade testamentária, 226q
   avaliação de sintomas, 100q
   avaliação diagnóstica, 120
   avaliação do exercício da parentalidade, 227q
Associação entre substância branca e conectividade cerebral, 285

C

Cannabis ver Maconha
Ciência em psiquiatria, 1-9
   avanços neurocientíficos, 5
   desafios, 6
   disseminação, 2, 6
   evidências científicas, 3
      prevenção, 3
         álcool, 3
         depressão, 3
         outras drogas, 3
         suicídio, 4
      tratamento, 4
         depressão, 4
         terapia interpessoal (TIP), 4
         transtornos psicóticos, 4
   implementação, 2
   implementação na prática clínica, 5
   práticas baseadas em evidências, 2

D

Delirium, 270, 271q
Depressão, 3-4, 82, 90
   depressão bipolar *versus* unipolar, 142
   depressão climatérica, 252
      apresentação clínica, 253
      epidemiologia, 252
      etiopatogenia, 252
      tratamento, 253
   depressão gestacional, 255
      apresentação clínica, 256
      epidemiologia, 256
      etiopatogenia, 256
      itens da EPDS, 258q
      tratamento, 257
   depressão pós-parto, 261
      apresentação clínica, 262
      epidemiologia, 261
      etiopatogenia, 261
      tratamento, 262

E

Emergências psiquiátricas, 267-281
   abordagem geral, 269, 271q
   agitação psicomotora, 271, 272q, 273q
   ansiedade, 277
      medo, 277
      sintomas ansiosos no pronto-socorro, 277q
   comportamento suicida, 273

conduta no comportamento suicida, 274q
ideação suicida, 273
tentativa de suicídio, 273
delirium, 270, 271q
desescalada verbal, 272q
episódio psicótico, 278, 278q
transtornos do humor, 279, 279q
uso e abuso de substâncias, 273
abstinências e conduta, 276q
intoxicações agudas, 275q
intoxicações e conduta, 275q
aspectos éticos e legais, 279
cuidados éticos nas emergências, 280q
epidemiologia, 268
estrutura e equipe recomendada, 269
modelo sugerido de consultório para atendimento, 269f
requisitos para um SEP, 270q
Serviço de Emergência Psiquiátrica, 269
principais situações e diagnósticos, 268q
Esquizofrenia, 173-178
CID-11, 176
critérios para diagnóstico, 176q
diretrizes diagnósticas, 174q
DSM-5, 175
domínios psicopatológicos, 175
subtipos, 175
Estigma, 237-241
autoeficácia, 239
autoestima, 239
combatendo o estigma, 240
estereótipos, 238
impacto, 238
preconceito, 238
Estimulação magnética transcraniana, 201-2018
bobinas, 206
bobina circular, 206f
bobina em duplo cone, 207f
bobina em figura de 8, 206f
bobina H1-A, 207f
bobina H5-A, 207f
bobina H6-C, 207f
conectividade funcional, 215
considerações históricas, 203
covid-19, 216
evidências de eficácia, 207
na dependência química, 212
nas alucinações auditivas resistentes, 210
no autismo de alto funcionamento, 214
no transtorno bipolar, 208
no transtorno de estresse pós-traumático, 213
no transtorno depressivo maior, 208

no transtorno obsessivo-compulsivo, 211
nos sintomas negativos da esquizofrenia, 210
nos transtornos de ansiedade, 213
técnica, 203
EMT, 204
limiar motor, 204
modelo de neuroestimulador, 204f

F

Filosofia, psiquiatria e sociedade, 243-247
conceito organizador da psiquiatria moderna, 244
futuro, 246
necessidade da psiquiatria, 246

M

Maconha, 33-53
abstinência, 42
Cannabis: remédio ou veneno, 45
condições clínicas com sintomas que podem ser aliviados, 47
anorexia e fadiga crônica secundária à aids, 48
canabinoides comercializados até o momento, 47q
dor crônica, 48
epilepsia, 49
esclerose múltipla, 48
evidências de eficácia do uso de derivados da *Cannabis*, 49t
glaucoma, 47
inflamação, 48
náusea, 48
transtornos mentais, 49
uso compassivo, 49
efeitos na saúde, 45
cânceres, 45
uso de maconha de curto e longo prazo, 47q
efeitos na saúde mental, 46
esquizofrenia e outras psicoses, 46
exposição pré-natal, perinatal e pós-natal, 45
morbidade, 45
risco de tentativas de suicídio, 46
sistema cardiovascular, 45
sistema respiratório, 45
transtorno bipolar, 46
transtornos ansiosos e depressivos, 46

transtornos relacionados ao sono, 46
como porta de entrada, 38
critério diagnóstico de transtorno por uso de *Cannabis*, 41q-42q
critérios diagnósticos de intoxicação por *Cannabis*, 41q
critérios diagnósticos para abstinência de *Cannabis*, 43q
definição, 36
dependência, 41
epidemiologia, 37
histórico, 35
idade de experimentação, 38f
intoxicação, 39
legalização: cenário e consequências, 50
cenário político de legalização da *Cannabis* no Brasil, 50
política internacional de legalização do plantio e uso de maconha, 50
panorama nos Estados Unidos, 50
panorama uruguaio, 50
potencial aditivo, 40
receptores centrais e periféricos, 40t
sintomas de abstinência de *Cannabis*, 42q
sintomas de abstinência, 39f
tratamento do transtorno por uso de *Cannabis*, 42
abordagem farmacológica, 44
ação sobre efeitos reforçadores, 44
ação sobre o sono, 44
ação sobre os sintomas da síndrome de abstinência, 44
indicação na prevenção de recaída, 44
abordagens psicoterápicas, 42

N

Novos tratamentos em psiquiatria, 283-297
adaptações gerais do exercício para a promoção da saúde, 290
alostase, 289
associação entre substância branca e conectividade cerebral, 285
benefícios do exercício para a promoção da saúde, 290
exercício físico na prática clínica em psiquiatria, 290
mecanismos neurobiológicos do exercício físico, 291
adaptação nas estruturas neuronais, 293

atividade do eixo hipotálamo-hipófise-suprarrenal, 292
fatores de crescimento neurotróficos, 293
níveis de monoamina, 291
neuroplasticidade, 284
papel dos biomarcadores, 289

P

Psiquiatria, ciência em ver Ciência em psiquiatria
Psiquiatria da infância e adolescência, 55-78
  fatores perpetuadores, 57
  fatores precipitantes, 57
  fatores predisponentes, 57
  fatores protetores, 57
  principais quadros clínicos e sua abordagem, 63
    transtorno de déficit de atenção/hiperatividade, 75
      conceito, 75
      fármacos aprovados pela Food and Drug Administration, 77t
      quadro clínico, 75
      soft signs, 76t
      terapêutica, 76
      testes neuropsicológicos de função executiva, 76t
    transtornos do desenvolvimento, 63
      retardo mental, 63
        atenção, 66q
        conceito, 63
        etapas da investigação diagnóstica, 65q
        manejo comportamental, 67t
        níveis, 65q
        terapêutica, 66
        tratamento, 64
    transtorno do espectro autista, 67
      conceito, 67
      níveis de gravidade, 70t
      quadro clínico, 67
      sintomas de autismo nos primeiros três anos de vida, 68t
      terapêutica, 69
      transtornos invasivos do desenvolvimento, 69t
      tratamento farmacológico dos sintomas, 71t
      uso de psicofármacos e efeitos colaterais, 70t
    transtornos específicos do desenvolvimento, 69
      conceito, 69
      critérios diagnósticos, 73q
      quadro clínico, 72
      terapêutica, 74
      procedência e diagnóstico, 59
      algoritmo diagnóstico, 59f
      fatores perpetuadores, 60
      fatores precipitantes, 60
      fatores predisponentes, 60
      fatores protetores, 60
      modelo de pensamento diagnóstico, 62f
  psiquiatria infantil, 58
Psiquiatria forense, 219-235
  atuação do psiquiatra nas perícias civis, 220
  perícias civis em psiquiatria, 222
    ação de guarda nos casos de dissolução conjugal, 226
    alienação parental, 226
    avaliação da capacidade civil, 222
    avaliação da capacidade para a tomada de decisão terapêutica, 225q
    avaliação da capacidade testamentária, 226q
    avaliação do exercício da parentalidade, 227q
    capacidade laboral, 226
    capacidade para a tomada de decisão terapêutica, 225
    capacidade testamentária, 225
    diretivas antecipadas de vontade dos pacientes, 225
    exercício da parentalidade nos casos de dissolução conjugal, 226
    roteiro básico do relatório pericial, 223q
  perícias criminais, 227
    actio libera in causa, 229
    capacidade de autodeterminação, 229
    capacidade de entendimento, 229
    causas modificadoras de imputabilidade, 229
    doença mental, 229
    desenvolvimento mental incompleto, 230
    desenvolvimento mental retardado, 230
    embriaguez completa proveniente de caso fortuito, 230
    embriaguez completa proveniente de força maior, 230
    embriaguez completa, 230
    embriaguez incompleta, 230
    perturbação da saúde mental, 230
    perturbação do desenvolvimento mental incompleto, 230
    perturbação do desenvolvimento mental retardado, 230
    conceitos primordiais, 227
    crime culposo, 228
    crime doloso, 228
    crime e contravenção penal, 228
    crime, 228
    critérios biológico e biopsicológico no direito brasileiro, 229
    culpabilidade, 228
    especial tratamento curativo, 229
    especial tratamento curativo, 229
    instauração do incidente de insanidade mental, 229
    nexo de causalidade, 228
    sujeito ativo do crime, 228
    sujeito passivo do crime, 228
  perícias de imputabilidade penal/sanidade mental, 231
    critério biopsicológico em perícias de imputabilidade penal, 231
  perícias nas avaliações de risco de violência, 233
  perícias nos exames de superveniência de doença mental, 232
  perícias nos transtornos por uso de substâncias psicoativas, 231
  peritos e assistentes técnicos acerca do diagnóstico psiquiátrico em crimes graves, 234

S

Saúde mental da mulher, 249-265
  depressão climatérica, 252
    apresentação clínica, 253
    epidemiologia, 252
    etiopatogenia, 252
    tratamento, 253
  depressão gestacional, 255
    apresentação clínica, 256
    epidemiologia, 256
    etiopatogenia, 256
    itens da EPDS, 258q
    tratamento, 257
  depressão pós-parto, 261
    apresentação clínica, 262
    epidemiologia, 261
    etiopatogenia, 261
    tratamento, 262
  transtorno disfórico pré-menstrual, 250

apresentação clínica, 251
epidemiologia, 250
etiopatogenia, 250
tratamento, 251
Saúde mental e pré-escola, 79-93
avaliação, 80
sugestões de brinquedos para a avaliação, 81q
avaliação abrangente do pré-escolar, 81q
depressão, 82
sintomas em crianças pré-escolares, 83q
saúde mental na primeira infância, 80
transtorno de déficit de atenção/hiperatividade, 81
características do pré-escolar, 82q
transtorno do sono, 85
principais sinais e sintomas, 86q
transtornos de ansiedade, 83
características associadas à ansiedade, 84q
fobia específica, 85
fobia social, 85
medo, 84
transtorno de ansiedade de separação, 84, 85
transtorno de ansiedade generalizada, 84
transtornos disruptivos, 87
transtorno do espectro autista, 87
critérios diagnósticos atuais, 88q
tratamento, 89
depressão, 90
transtorno de déficit de atenção/hiperatividade, 89
transtorno do espectro autista, 91
transtornos de ansiedade, 90
transtornos disruptivos, 91
transtornos do sono, 90
Suicídio, 157-172, 159
comportamento suicida, 159f
critérios diagnósticos, 160q
definição, 159
epidemiologia, 160
adolescentes, 161
adultos, 162
crianças, 161
idosos, 162
populações especiais, 162
fatores de proteção, 164, 165f
fatores de risco, 164
fisiopatologia, 163
genética, 163
genes associados a comportamento suicida, 164t

genes associados a transtornos mentais, 164t
hereditariedade, 163
histórico, 159
instrumentos de avaliação de risco, 166, 167f
sigilo médico, 170
transtorno mental, 165
tratamento farmacológico, 168
cetamina, 168
clozapina, 168
estratégias de saúde pública, 168
controle de acesso a meios, 170
detecção precoce, 169
lítio, 168

T

TAG *ver* Transtorno de ansiedade generalizada
TAS *ver* Transtorno de ansiedade de separação
TB *ver* Transtorno bipolar
TCP *ver* Terapia cognitiva processual
TDAH *ver* Transtorno de déficit de atenção/hiperatividade
TEA *ver* Transtorno do espectro autista
Terapia cognitiva processual, 179-200, 180
conceituação do caso, 180
CN negativa ativada, 182f
CN positiva ativada, 183f
descrição da técnica, 191
preparação para o recurso, 196q
preparo para o recurso, 197q
modelo cognitivo, 180
interações complexas, 181f
obstáculos que devem ser evitados pelo terapeuta ao utilizar o processo, 197
pensamentos automáticos disfuncionais, 182
definições, 184q
distorções cognitivas, 184q
exemplos, 184q
pressupostos subjacentes e comportamentos de segurança, 186
role-play consensual, 190f
sintomas codificados por cores, 191f
processo, 191, 193q
questionário de distorções cognitivas, 183
registro de pensamentos intrapessoal, 186
Terapia interpessoal, 4
TIP *ver* Terapia interpessoal

TOD *ver* Transtornos disruptivos
TP *ver* Transtorno da personalidade
TPAS *ver* Transtorno da personalidade antissocial
TPB *ver* Transtorno da personalidade *borderline*
Transtorno bipolar, 46, 102, 131-155, 132, 137, 138f, 139f, 142, 143, 208
comorbidades, 144
comorbidades associadas ao uso de psicofármacos, 147
comorbidades clínicas, 146
diabetes melito, 146
doenças cardiovasculares, 146
obesidade, 146
síndrome metabólica, 146
comorbidades psiquiátricas, 144
transtorno de déficit de atenção/hiperatividade, 145
transtorno obsessivo-compulsivo, 146
transtorno por uso de substâncias, 144
transtornos alimentares, 145
transtornos da personalidade, 145
transtornos de ansiedade, 145
conceito, 132
diagnóstico, 135
ciclotimia, 139
condições médicas que podem causar sintomas hipomaníacos, 140q
condições médicas que podem causar sintomas maníacos, 140q
critérios diagnósticos para um episódio depressivo maior, 138q
critérios diagnósticos para um episódio hipomaníaco, 137q
critérios diagnósticos para um episódio maníaco, 136q
episódio depressivo, 136
episódio hipomaníaco, 136
episódio maníaco, 136
espectro bipolar, 140
medicamentos que podem causar sintomas hipomaníacos, 140q
medicamentos que podem causar sintomas maníacos, 140q
substâncias que podem causar sintomas hipomaníacos, 140q

substâncias que podem causar sintomas maníacos, 140q
transtorno bipolar tipo I, 137
transtorno bipolar tipo I, 138f
transtorno bipolar tipo II, 137
transtorno bipolar tipo II, 139f
transtorno relacionado devido a outra condição médica, 139
transtorno relacionado especificado, 140
transtorno relacionado induzido por medicamento, 139
transtorno relacionado induzido por substância, 139
transtorno relacionado não especificado, 140
diagnóstico diferencial, 142
depressão bipolar versus unipolar, 142
transtorno bipolar versus esquizofrenia, 143
transtorno bipolar versus TDAH, 143
transtorno bipolar versus transtorno da personalidade borderline, 142
transtorno bipolar versus transtorno de ansiedade generalizada, 143
epidemiologia, 132
especificadores, 140
episódio com características mistas, 141f
etiologia, 133
fatores psicológicos, 134
fatores sociais, 134
fisiopatologia, 133
genética, 133
neurobiologia, 133
fatores que comprometem o tratamento, 152
automedicação, 152
estigma, 153
não adesão à farmacoterapia, 153
sistema de saúde, 153
histórico, 132
medicamento, 133
prognóstico, 147
suicídio, 147
abordagens farmacológicas, 147
abordagens psicoterápicas, 147
eletroconvulsoterapia, 148
psicoterapia, 152
pensamentos automáticos do paciente, 152

tratamento farmacológico, 148
efeitos colaterais, 151
escolha de medicamentos, 151
lamotrigina, 149
lítio, 149
medicamentos na gravidez, 152
medicamentos promissores, 152
tratamento de manutenção, 150
tratamento farmacológico de depressão bipolar, 149
tratamento farmacológico de episódios maníacos, 148
Transtorno da personalidade antissocial, 308, 309q
Transtorno da personalidade borderline, 142, 309, 310q, 317t, 319t
Transtorno da personalidade dependente, 312, 313q
Transtorno da personalidade esquizoide, 306, 307q
Transtorno da personalidade esquizotípica, 306, 308q
Transtorno da personalidade evitativa, 311, 312q
Transtorno da personalidade histriônica, 310, 311q
Transtorno da personalidade narcisista, 311, 312q
Transtorno da personalidade obsessivo-compulsiva, 313, 314q
Transtorno da personalidade paranoide, 304, 307q
Transtorno da personalidade, 103, 142, 145, 299-321, 300, 304, 306, 307q-314q, 308-314, 316t-319t
Transtorno de ansiedade de separação, 84, 85
Transtorno de ansiedade generalizada, 84, 143
Transtorno de déficit de atenção/ hiperatividade, 75, 81, 89, 95-110, 96, 101-104, 111-129, 116, 125t, 143, 145
Transtorno de déficit de atenção/ hiperatividade e aprendizagem, 111-129
apresentação clínica, 116
critérios diagnósticos, 116q, 120q
déficit específico de aprendizagem, 118
dificuldade de aprendizagem, 119t
formas de apresentação, 116q
sintomas, 118f
transtorno de déficit de atenção/hiperatividade, 116

transtorno específico da aprendizagem, 118, 119
avaliação diagnóstica, 120
baixo desempenho escolar, 124f
desatenção, 124f
diagnóstico diferencial, 124q
discalculia, 122t
dislexia, 122t
disortografia, 122t
epidemiologia, 115
prevalência do transtorno do desenvolvimento intelectual, 115t
evolução histórica do conceito, 113
aprendizagem, 113
denominações diagnósticas atuais, 115t
esquema do processo de aprendizagem, 114f
problemas causados em diferentes etapas da escolaridade, 113t
tratamento, 125
opções farmacológicas, 126t
tratamento do TDAH, 125t
tratamento farmacológico, 125
tratamento não farmacológico, 126
Transtorno de déficit de atenção/ hiperatividade no adulto, 95-110, 96
breve histórico do conceito, 96
epidemiologia, 97
diagnóstico, 99
apresentação clínica, 101f
avaliação de sintomas, 100q
impulsividade, 101
mudanças nos critérios diagnósticos, 99q
fisiopatologia, 97
fatores ambientais, 98f
neurofisiologia, 98
TDAH e comorbidades psiquiátricas em adultos, 101
TDAH e desregulação emocional, 104
regulação emocional, 104
TDAH e transtorno por uso de substâncias, 102
TDAH e transtornos alimentares, 103
TDAH e transtornos da personalidade, 103
TDAH e transtornos de ansiedade, 103
TDAH e transtornos do humor, 102
transtorno bipolar, 102
transtorno depressivo maior, 102
tratamento, 104
dieta, 105
farmacoterapia, 105

medicações não
    estimulantes, 107
medicamentos empregados,
    106t
ordem de prioridades
    no tratamento de
    comorbidades, 108f
psicoestimulantes, 106
psicoterapias
    comportamentais, 105
Transtorno do espectro autista, 67,
    87, 91
Transtorno obsessivo-compulsivo,
    146, 211
Transtorno por uso de substâncias,
    102, 144
Transtornos alimentares, 103, 145,
    316t
Transtornos da personalidade, 103,
    145, 299-321, 314, 318t
Transtornos da personalidade e
    comorbidades, 299-321, 314
    apresentação clínica, 303
    critérios diagnósticos, 304q
    grupo A, 304
        principais diagnósticos
            diferenciais, 305t
        transtorno da personalidade
            esquizoide, 306, 307q
        transtorno da personalidade
            esquizotípica, 306, 308q
        transtorno da personalidade
            paranoide, 304, 307q
    grupo B, 308
        transtorno da personalidade
            antissocial, 308, 309q
        transtorno da personalidade
            borderline, 309, 310q
        transtorno da personalidade
            histriônica, 310, 311q
        transtorno da personalidade
            narcisista, 311, 312q
    grupo C, 311
        transtorno da personalidade
            dependente, 312, 313q
        transtorno da personalidade
            evitativa, 311, 312q
        transtorno da personalidade
            obsessivo-compulsiva,
            313, 314q

caráter, 300
considerações psiquiátrico-
    forenses, 319
desenvolvimento psíquico, 300
epidemiologia, 302, 304t
evolução histórica do conceito,
    300
    diferentes tipos, 302t
    funcionamento da
        personalidade, 303t
    tipos ideais, 300
comorbidades nos transtornos da
    personalidade, 318t
pacientes bipolares eutímicos,
    315t
síndrome de dependência de
    álcool, 316q
temperamento, 300
transtorno da personalidade
    borderline com outros
    diagnósticos, 317t
transtorno da personalidade,
    300, 316t
transtornos alimentares, 316t
tratamento, 316
    tratamento farmacológico, 317
    sintomas nucleares, 319t
    transtorno da personalidade
        borderline, 319t
    tratamento psicoterápico, 317
Transtornos de ansiedade, 83, 90,
    103, 145, 213
Transtornos disruptivos, 87, 91
Transtornos do desenvolvimento,
    63
Transtornos do humor, 102, 279,
    279q
Transtornos específicos do
    desenvolvimento, 69
Transtornos por uso de
    substâncias, 11-32
    tratamento efetivo, 13, 14
        abordagens psicoterapêuticas,
            21
        acessível, 15
        adequado, 16
        avaliação, 19q
        baseado em evidências
            científicas, 18
        condições do paciente, 20q

dimensões da avaliação, 20q
disponível, 14
fármacos aprovados para
    o transtorno por uso de
    álcool, 24t
fármacos aprovados para
    o transtorno por uso de
    nicotina, 25t
fármacos aprovados para
    o transtorno por uso de
    opioides, 26t
farmacoterapia, 22
integrado com outros serviços,
    18
internação de curto prazo, 22
internação de longo prazo, 22
internação involuntária, 21, 28
internação voluntária, 21
internação, 21q
intervenções nos diferentes
    níveis de cuidado, 15q
modelo de tratamento
    indicado, 20q
NIDA, 14q
Organização Mundial da
    Saúde, 13q
padrões de ética, 18
princípios terapêuticos em
    adolescentes, 17q
psicoterapias no tratamento
    efetivo, 23q
substâncias em teste
    toxicológico de urina, 29q
taxas de recaída em doenças
    crônicas, 14f
testagens toxicológicas, 28
transtorno mental grave em
    tratamento, 27f
tratamento ambulatorial, 19, 20
tratamento integrado das
    comorbidades, 24
tratamento monitorado, 28
tratamento não voluntário, 26
tratamento reavaliado, 28
Transtornos psicóticos, 4
TUSs *ver* Transtorno por uso de
    substâncias